Handbuch der Urologie
Encyclopedia of Urology · Encyclopédie d'Urologie

Gesamtdisposition · Outline · Disposition générale

Allgemeine Urologie	General Urology	Urologie générale
I Anatomie und Embryologie	Anatomy and embryology	Anatomie et embryologie
II Physiologie und pathologische Physiologie	Physiology and pathological physiology	Physiologie normale et pathologique
III Symptomatologie und Untersuchung von Blut, Harn und Genitalsekreten	Symptomatology and examination of the blood, urine and genital secretions	Symptomatologie et examens du sang, de l'urine et des sécrétions annexielles
IV Niereninsuffizienz	Renal insufficiency	L'insuffisance rénale
V/1 Radiologische Diagnostik	Diagnostic radiology	Radiologie diagnostique
V/2 Radiotherapie	Radiotherapy	Radiothérapie
VI Endoskopie	Endoscopy	Endoscopie

Spezielle Urologie	Special Urology	Urologie spéciale
VII Mißbildungen und Verletzungen. Urologische Begutachtung	Developmental anomalies and injuries. The urologist's expert opinion	Malformations et traumatismes. L'expertise en urologie
VIII Entleerungsstörungen	Urinary stasis	La stase
IX/1 Unspezifische Entzündungen	Non-specific inflammations	Inflammations non-spécifiques
IX/2 Spezifische Entzündungen	Specific inflammations	Inflammations spécifiques
X Die Steinerkrankungen	Calculous disease	La lithiase urinaire
XI Tumoren	Tumours	Les tumeurs
XII Funktionelle Störungen	Functional disturbances	Les troubles fonctionnels
XIII/1 Operative Urologie 1	Operative urology 1	L'urologie opératoire 1
XIII/2 Operative Urologie 2	Operative urology 2	L'urologie opératoire 2
XIV Gynäkologische Urologie	Gynaecological urology	L'urologie de la femme
XV Die Urologie des Kindes	Urology in childhood	L'urologie de l'enfant
XVI General-Register und Schlußbetrachtungen	General-Index and Retrospect and outlook	Table de matières Conclusions

HANDBUCH DER UROLOGIE

ENCYCLOPEDIA OF UROLOGY

ENCYCLOPÉDIE D'UROLOGIE

HERAUSGEGEBEN VON · EDITED BY
PUBLIÉE SOUS LA DIRECTION DE

C. E. ALKEN   V. W. DIX   H. M. WEYRAUCH
HOMBURG (SAAR)   LONDON   SAN FRANCISCO

E. WILDBOLZ
BERN

III

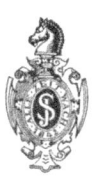

SPRINGER-VERLAG · BERLIN · GÖTTINGEN · HEIDELBERG · 1960

SYMPTOMATOLOGIE UND UNTERSUCHUNG VON BLUT, HARN UND GENITALSEKRETEN

SYMPTOMATOLOGY AND EXAMINATION OF THE BLOOD, URINE AND GENITAL SECRETIONS

VON / BY

KARL HINSBERG · DÜSSELDORF · JOSEF KIMMIG · HAMBURG
JOHANNES MEYER-ROHN · HAMBURG · R.H.O.B.ROBINSON · LONDON
CARL SCHIRREN · HAMBURG · RENATE WEHRMANN · HAMBURG

MIT 61 ABBILDUNGEN
WITH 61 FIGURES

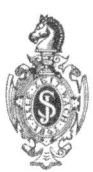

SPRINGER-VERLAG · BERLIN · GÖTTINGEN · HEIDELBERG · 1960

ISBN-13: 978-3-642-99868-3   e-ISBN-13: 978-3-642-99867-6
DOI: 10.1007/978-3-642-99867-6

Inhalt — Contents

Untersuchung des Blutes. Von KARL HINSBERG, unter Mitarbeit von F. H. BRUNS, W. GEINITZ, H. GREINER und W. STAIB. Mit 15 Abbildungen

Mitarbeiter von Band III — Contributors to volume III

KARL HINSBERG, o. Professor, Dr. phil., Direktor des Physiologisch-chemischen Institutes der Medizinischen Akademie in Düsseldorf.

JOSEF KIMMIG, o. Professor, Dr. med., Dr. phil., Direktor der Universitäts-Hautklinik und -Poliklinik, Hamburg.

JOHANNES MEYER-ROHN, Dr. med., Universitäts-Hautklinik und -Poliklinik, Hamburg.

R. H. O. B. ROBINSON, M. D., F. R. C. S., St. Thomas Hospital, London (Great Britain).

CARL SCHIRREN, Dr. med., Universitäts-Hautklinik und -Poliklinik, Hamburg.

RENATE WEHRMANN, Dr. med., Universitäts-Hautklinik und -Poliklinik, Hamburg.

The significance of abnormality of the volume and of the composition of the urine

by

R. H. O. B. Robinson

A. Variations in the quality and quantity of the urine

In urology it is changes in the character, quantity and voiding of urine which are, by implication, of paramount importance. The investigation of a patient complaining of symptoms referable to the urinary tract will consist in the first place in taking a careful and detailed history and, as a rule, some disturbance associated with the act of micturition will have been noticed. In many cases a surprisingly accurate provisional diagnosis can be arrived at from a consideration of such a history. The precise nature of any abnormality connected with micturition must be noted. Is there frequency, and if so how much ? Is the frequency diurnal or nocturnal or both ? Is the total volume of urine passed in twenty-four hours greater or less than normal ? On this point patients may prove surprisingly unobservant. Urination may have been found to be painful or difficult or both. On the other hand there may have been difficulty in controlling the escape of urine from the bladder, and this may or may not have been associated with periods of difficulty in voiding. If pain is experienced during the act of micturition the pain may be initial, continuous or terminal. A condition may have been arrived at in which the patient becomes unable to pass urine at all, either as the result of some sudden crisis or as the culmination of increasing difficulty. The symptom of retention has, of course, to be distinguished from the condition in which the patient ceases to pass any or sufficient urine because of suppression of renal function. Finally, it must be asked what, if any, abnormalities has the patient noticed in the quality of the urine passed, both as regards its consistence and quantity, on any particular occasion. Blood in the urine will have certainly arrested the patient's attention, but turbidity from pus, phosphates or protein and abnormal smell may pass unnoticed.

Taking such symptoms in more detail and to give them their correct connotation we can divide them into three groups, namely:

A. symptoms associated with abnormality in the act of micturition,

B. symptoms due to the secretion of abnormal quantities of urine, and

C. symptoms due to abnormal constituents of the urine.

Thus we must consider firstly frequency, dysuria, incontinence and retention; secondly polyuria, oliguria and anuria; and thirdly proteinuria, haematuria, pyuria, crystalluria, chyluria, bacteriuria, and pneumaturia.

I. Abnormalities in the act of micturition

1. Frequency

Frequency of micturition is the commonest symptom of disease affecting the urinary tract and may have its origin in the bladder itself or from factors outside the bladder altogether. For example, it may be an indication of cystitis or of polyuria. It is necessary to have a base line which can be considered as the normal pattern of micturition. An adult normally passes urine two to six times a day and never during the night, producing during the twenty-four hours some fifteen hundred millilitres. Children pass water more often than adults but by the age of twelve should have attained the adult pattern. Emotional and anxiety states are likely to produce frequency independently of any excessive secretion of urine or local disease of the urinary tract. An excessive secretion of urine may be due to an increased fluid intake or to the ingestion of substances with a specific diuretic effect such as tea and coffee. Cold weather by diminishing fluid loss from the skin will increase the output through the kidneys and thus frequency results, although the fluid intake may not have been excessive.

Frequency should, however, always arouse suspicion of organic disease in the urinary tract itself or some general disturbance such as diabetes mellitus or insipidus, primary aldosteronism or parathyroid abnormality. Renal conditions producing frequency are certain forms of chronic nephritis, tuberculosis and hydronephrosis. In renal tuberculosis the frequency antedates any actual disease of the bladder and is due to polyuria, while the same is true in hydronephrosis.

Another possibility is that abnormal nervous stimuli to the bladder are initiated by the abnormal kidney.

Conditions in the bladder productive of frequency are those which lead to irritability with frequent and complete emptying and those arising from obstruction with resultant impaired emptying in which only a portion of the bladder contents are expelled at any one act of micturition. Irritability of the bladder may be due to acute or chronic cystitis, to neoplasms and to foreign bodies, particularly stones. It may also result from stimulation of the bladder by a lesion outside the urinary tract such as an inflammatory lesion or tumour in the rectum or in the female genitalia.

Frequency may be due to diminished capacity of the bladder and this may be mechanical and the result of external pressure by adjacent structures such as the pregnant uterus, or it may be due to spasm and fibrosis in the wall of the bladder itself as occurs in long-standing inflammatory disease. Functional reduction in the capacity of the bladder may be due to a diverticulum which can only empty to a limited extent although holding the major part of the bladder contents. Lesions of the deep urethra, such as prostatitis in the male and urethro-trigonitis in the female, cause frequency from congestion of the sensitive bladder neck. Bladder neck obstruction, and associated with it the development of residual urine, causes frequency. This results, at any rate in the earlier stages of disease, from interference with the proper function of the internal vesical sphincter, which therefore permits the sudden emission of bladder urine into the sensitive posterior urethra. The presence of such urine produces an intense desire to empty the bladder. Frequency resulting from inco-ordination of the bladder sphincter and emptying mechanism occurs also in nervous diseases such as tabes dorsalis or spina bifida.

Nocturnal frequency or nocturia is an early symptom of considerable importance as it may be the first indication of prostatic enlargement. Nocturia may also indicate chronic nephritis, which produces polyuria from the inability of the kidneys to concentrate urine. Diurnal frequency as opposed to nocturnal suggests such a condition as vesical calculus, which causes irritation of the sensitive trigone with the patient in the erect position but does not do so when the patient is lying down.

2. Dysuria

Dysuria is defined in two different ways, some considering it to imply difficult micturition, while others postulate a painful element superimposed on the difficulty. Urgency implies that the act must be allowed to take place as soon as the first desire to void is experienced, whilst strangury denotes severe pain and straining although in fact the bladder may have been emptied. Hesitancy implies delay in commencing the act, with irregular stammering micturition. The causes of dysuria are usually located in the urethra or bladder, but the condition may arise from impaired motility of the bladder. Thus the urethra may be acutely inflamed and congested or the sequelae of inflammation in the shape of strictures may be present. Foreign bodies in and around the urethra or urethral calculi can produce complete or partial obstruction, as can also tumours of the glans penis or foreskin, or of the urethra itself in either sex. The urethra may be the seat of congenital narrowing as in phimosis, or of obstruction due to congenital valves in the posterior urethra. In the female diverticulum of the urethra may cause difficulty of varying degree.

At the bladder neck the commonest cause of difficulty is disease of the prostate in the shape of senile enlargement, of carcinoma, or of chronic inflammatory changes. Tumours or stones in the posterior urethra will have the same effect. Cystitis will produce painful micturition and even strangury, but not difficulty, whereas stones, tumours and foreign bodies in the bladder may all produce both pain and difficulty, in particular in the latter part of micturition.

Pressure upon the bladder from without produced by a retroverted gravid uterus, by uterine fibroids or by other affections of the female adnexa will also produce dysuria. Various rectal conditions ranging from faecal impaction to infiltrating tumours can produce considerable difficulty, often associated with pain. Occasionally a ureterocele may prolapse into the urethra and cause obstructed urination, while massive clots from a vesical haemorrhage will have the same effect.

Lastly, interference with the contractile power of the bladder from nerve lesions is met with, covering such varied causes as hysteria, reflex effects after perineal operations, organic nerve lesions and gross trauma to the spinal cord.

3. Incontinence

Incontinence of urine may be active or passive. By active incontinence is meant a condition in which the bladder is contracted and usually empty and is found when the sphincters are destroyed, paralysed or weakened and resistance to micturition overcome by a spastic detrusor muscle. Passive or paradoxical incontinence denotes a distended bladder from which a small amount of urine dribbles away continuously or intermittently.

Active incontinence is seen after trauma to the sphincters of the bladder or to their nerve supply as occurs in the autonomous bladder following spinal injury at a level which damages the spinal centre or interrupts the reflex arc. A similar condition is seen in spina bifida and disease of the spinal cord. Active incontinence also occurs not uncommonly after prostatic surgery.

Passive incontinence is most commonly met with in the later stages of bladder neck obstruction, but in this instance is often met with only at night when cerebral control is diminished during sleep and enuresis results. Such nocturnal incontinence may often be the only local symptom of advanced bladder neck obstruction.

In women and, in particular, girls a type of pseudo incontinence is occasionally met with due to the presence of an accessory ureter on one or both sides with its opening in the vestibule. If a similar anomaly occurs in the male, the opening is in the prostatic urethra above the external sphincter and therefore incontinence does not occur.

By stress incontinence is meant a type of passive incontinence in which a damaged pelvic floor and sphincters are not adequate to control the bladder when compressed by coughing or straining. The condition is usually found with cystocele following obstetrical trauma to the perineum.

Terminal dribbling after the imagined completion of the act of micturition is often seen associated with prostatic disease but also occurs in any condition where the sphincters of the bladder fail to close promptly and where the associated action of the bulbocavernosus muscle in compressing the urethra is sluggish. Irritative lesions in the anal canal often produce this symptom.

4. Retention

Retention of urine is defined as either acute or chronic. Acute when the inability to empty the bladder occurs suddenly without any previous disorder of micturition, and chronic when the patient has for a long time been conscious of inadequate emptying of the bladder and the passing of very inadequate quantities of urine at any one time.

Chronic retention may become progressively more marked until the condition of a full bladder with overflow or false incontinence develops. In this case a little urine escapes more or less continuously although the drainage from the bladder is totally inadequate to maintain health. Back pressure effects on the kidneys are progressive and the body attempts to compensate for the renal failure by a steady increase in the blood pressure to preserve secretion in the kidney. Ultimately uraemia, cardiac failure and death result.

Acute retention may be due to spasm, to congestion or to organic obstruction, but usually all three factors are present. Retention from spasm is seen as a postoperative phenomenon after operations on the anal canal, perineum or inguino-scrotal region. It also occurs from the irritation of balanitis and threadworms in children. Congestive retention is seen as a complication of enlarged prostate when the bladder has been allowed to become overfull or when constipation or alcohol in excess induce the condition. Acute retention of obstructive origin may also result from paraphimosis and from the impaction of a stone in the urethra. It is seen as a complication of urethral stricture, but this retention is usually induced by a maladroit instrumentation or by alcoholic excess. Rupture of the urethra if complete must inevitably lead to acute retention.

Chronic retention is seen typically in prostatic obstruction with a bar at the bladder outlet, in nervous injuries or diseases such as tabes and in cases of congenital valves in the posterior urethra in children. The last condition is of interest in that the retention may be present at birth, proving that it has commenced in utero and is contemporary with the onset of urinary secretion.

The correct therapy for retention will naturally differ in acute and in chronic retention. Acute retention developing without much history of antecedent difficulty can be relieved at once without fear of the onset of renal failure. The cause of the acute retention is often an enlarged prostate and this should ideally be dealt with at once to avoid the risks of infection of the urinary tract. The recently obstructed urinary tract is particularly vulnerable to acute ascending infection and the results of any such infection may be disastrous.

With this fact in mind the cause of the retention should be dealt with promptly and the bladder protected as much as possible by closed drainage under anti-biotic cover if drainage is called for.

In the case of patients with chronic retention complicated by gross elevation of the blood urea and raised blood pressure, the minimum that will relieve the obstruction should be carried out. Urethral catheterisation or suprapubic closed drainage under antibiotic cover should be instituted and only when there is evidence of reasonable recovery of kidney function should radical relief of the obstruction by surgery be undertaken. As the kidneys recover polyuria with a dilute urine will occur because of the poor concentrating power. Care must be taken at this stage not to drown the patient by excessive fluid administration and such fluid should preferably be administered by the mouth, three thousand millilitres in the twenty-four hours being the maximum permissible.

II. Abnormalities in the quantity of urine

Turning now to symptoms associated with the secretion of abnormal quantities of urine we must consider polyuria, oliguria and anuria with their effects.

1. Polyuria

Polyuria or the passage of an excessive quantity of urine may be a physiological phenomenon induced by an increased fluid intake and by a diminished loss of fluid from the body by routes other than the kidney such as the skin, bowel and lungs. It may be induced by the ingestion of diuretic substances such as tea and coffee in the diet or as the result of the administration of diuretic drugs for purposes of treatment. In cases of heart disease with fluid retention, marked polyuria will be produced by mercurial diuretics, and this fact occurring in a patient confined to bed may precipitate an attack of retention, thereby calling attention to the presence of prostatic enlargement.

In renal insufficiency there is a loss of concentrating power by the renal tubules with a resultant dilute urine. This polyuria produced by renal insuffi-ciency and leading to frequency of micturition should be borne in mind in assessing the significance of nocturnal frequency. Nocturnal frequency will not be abolished by prostatic surgery if the kidneys have been seriously impaired prior to operation.

Polyuria may be the presenting symptom of such general conditions as diabetes mellitus, diabetes insipidus, primary aldosteronism and hyperparathyroidism. An intermittent polyuria may be the result of a hydronephrosis emptying itself into the bladder following the relief of an intermittent obstruction at the uretero-pelvic junction.

2. Oliguria

Oliguria or the secretion of reduced amounts of urine may again be physiolo-gical and the result of diminished fluid intake or of excessive fluid loss by the skin or alimentary tract. The extraordinary versatility of the kidney is demonstrated by the experience of men working in a hot, dry atmosphere and even more so by animals such as the camel and gazelle which inhabit the desert and only drink at infrequent intervals. It is important to remember that oliguria need not necessarily attract the patient's attention and may be present for some time before any other symptoms become manifest. Oliguria associated with a highly concentrated but otherwise normal urine indicates dehydration but, if the urine is abnormal, it is a symptom of the gravest significance as it is only too likely to give way to complete anuria.

3. Anuria

Anuria implies the complete cessation of output of urine by the kidneys and as a result, the bladder is empty and no urine is passed. The problems involved spread far beyond the mechanical surgical relief of an obstructed kidney. A considerable knowledge of biochemistry and of renal physiology and pathology is essential to plan treatment intelligently and the urological surgeon is largely the handmaid of the biochemist. Many cases of anuria offer no prospect of cure because of the nature of the underlying pathological changes at work, while the treatment of cases in which a favourable outcome can be hoped for is often medical rather than surgical.

As pointed out earlier, anuria usually develops as the climax of a mounting oliguria rather than as a sudden change from normal renal output to none at all. The classic example of the latter manifestation of anuria being the sequel of the removal of a solitary kidney. Anuria can be induced in a variety of ways but these causes can be grouped conveniently into three, following the classification of KASTEN (1943) and thus we can speak of *prerenal, renal* and *postrenal* anuria.

Prerenal anuria occurs when the secretory pressure in an otherwise normal kidney is inadequate. *Renal* anuria occurs when there are gross changes in the kidney itself as a result of injury or disease. *Postrenal* anuria occurs when the kidney cease to function as a result of obstruction below the kidney and back pressure abolishes secretion.

Prerenal anuria must result from any sudden profound lowering of the blood pressure such as is brought about by massive external haemorrhage due to wounds. Massive haemorrhage may also be concealed as in the case of rupture of the spleen, haemorrhage into the gravid uterus, or haemorrhage into the alimentary tract. This last variety is particularly important as the decomposition of the blood by bowel organisms leads to the formation of large quantities of ammonia in the gut, which further upsets an already disturbed electrolyte pattern.

Sudden trauma to or blockage of the renal vessels by embolism or thrombosis will produce anuria and the risks here are immeasurably greater in the case of a solitary kidney. Profound vasodilatation resulting from nervous impulses may result in a sufficient fall in blood pressure to abolish the secretory pressure of the kidney and again local arterial spasm of the renal arteries as a result of neurogenic impulses may lead to cessation of secretion. Intense dehydration of rapid onset as occurs in cholera will produce circulatory collapse and anuria, and this effect may be exaggerated by haemoconcentration.

Treatment of prerenal anuria is largely a question of restoring the blood pressure and blood volume to normal and ensuring that such blood has an unimpeded flow into and out of the kidney. Transfusion and the control of any sources of blood loss together with the supportive treatment of shock are usually necessary. Fluid balance must be restored with due attention to the electrolyte picture. When a reflex spasm of the renal vessels is present due, not infrequently, to disease in one kidney affecting the opposite normal side, the vicious circle can be broken by splanchnic block or spinal anaesthesia, taking precautions that the general blood pressure is not affected. If the dehydration which is causing collapse results from vomiting or diarrhoea, intravenous infusion of glucose saline is called for with correction of the blood electrolytes.

The occurrence of an embolus in the renal artery or thrombosis in the arteries or veins is only of importance as far as anuria is concerned if both sides are affected. Blockage by an embolus is the commonest of these rare causes of anuria and they are not of great practical importance. A detailed account of ninety-four cases was given by REGAN and CRABTREE in 1948. Could arterial occlusion by an embolus be diagnosed, treatment would usually be impracticable or too late. WESTERBORN showed in 1937 that ligation of the renal artery for more than one and a half hours produced necrosis of the kidney but that for less than this only oedema and hyperaemia occurred. In theory embolectomy or sympathectomy of the renal artery are possibilities. Partial or gradual occlusion of the renal vein can occur without serious impairment of renal function and, if diagnosed, should be readily amenable to anticoagulant and antibiotic therapy.

Renal anuria results from destruction of nephrons by inflammatory processes, by anoxia and by toxic elements. It therefore is attributable to a number of different causes. Chronic renal diseases will include glomerulonephritis, pyelonephritis, arteriosclerotic nephritis, polycystic disease, amyloid disease and tuberculosis. Chronic renal disease is obviously ultimately a cause of uraemia and, although the arrest of these processes at an earlier stage is the ideal, something can often be done to alleviate symptoms and prolong life even at an advanced stage.

Chemical poisons such as the heavy metals mercury, arsenic and bismuth, phenol and carbon tetrachloride, which are also highly toxic to the liver as well as the kidney, have a destructive effect on the whole nephron, but particularly on the proximal tubule. The chances of recovery depend on the extent of the necrosis.

A wide group of causes are responsible for changes affecting particularly the distal tubule, changes which have been given the name lower nephron nephrosis. The common factor causing the change is probably renal anoxia. The causes are: I. Intravascular haemolysis as can occur after a mismatched transfusion or transurethral prostatic operations in which non-isotonic solutions are used to irrigate the bladder and find their way into the venous circulation. II. The so-called crush syndrome which develops after massive injury to, or after prolonged ischaemia of, a limb. III. Sulphonamide poisoning. IV. Burns. V. Toxaemia of pregnancy. VI. Intense dehydration from vomiting and often caused by intestinal obstruction with defective intestinal absorption. VII. Cardiac failure. VIII. Severe acidosis and alkalosis. IX. Serious gastro-intestinal haemorrhage. X. Criminal abortion. It will be noticed that in several of the aforementioned a prerenal element from lowering of the blood pressure plays a part.

The clinical picture produced in lower nephron nephrosis is that, after the inciting factor has operated, there is, as a rule, an apparent improvement as the result of treatment. After some days urinary output is noted to be inadequate and the urine contains protein and is of low specific gravity. It is often tinged red from haemoglobin or myohaemoglobin and casts of these substances may be found. Oliguria increases until total anuria develops. There is an elevation of the blood urea, retention of phosphate and often of potassium. Pulmonary oedema and cardiac irregularity from potassium poisoning develop, leading to a fatal issue. In less severe cases oliguria is followed by diuresis in from nine to fourteen days and ultimately renal function is restored completely. On examination of postmortem material the kidney shows swelling with pale cortex and congested medulla. Microscopically the lesions tend to be focal and situated in the distal convoluted tubule. Groups of cells are necrotic and heme and protein casts are found in the lumen. Severely damaged tubules rupture into the connective tissue and are surrounded by oedema and inflammatory changes. The damage is capable of repair unless the entire wall of a tubule is necrotic. Other portions of the nephron are only affected to a minor degree. The exact cause of these changes is uncertain as there are different factors operating to a variable degree and these factors include degeneration products of haemoglobin, toxins from tissue destruction, mechanical blockage of tubules by casts, anoxia, toxins of acidosis or alkalosis and hormonal effects such as the antidiuretic hormone described by VERNEY (1947). How the lower nephron is damaged by anoxia is uncertain. TRUETA's (1947) shunt mechanism is no longer regarded as important but the ischaemia may be induced by general renal vasospasm. It would appear that three mechanisms play a part. In the first place blockage of tubules by heme casts, in the second diminished effective glomerular filtration due to increased intrarenal pressure, and thirdly leakage of glomerular filtrate through damaged tubular walls and unselective reabsorption by damaged nephrons. The last mechanism is probably the most important, as pointed out by DUNN (1941).

The treatment of lower nephron nephrosis is based on the knowledge that patients who can regenerate adequate functioning tubules within ten to fourteen days of the onset of anuria can be expected to recover. It is impossible to forecast the extent of the tubular damage and we must be prepared for potassium intoxication, myocardial change, pulmonary oedema or overhydration. As pointed out by LEADBETTER (1952), treatment will fall into three phases. The first of possible prevention and early treatment, the second of maintenance in the anuric phase, and the third of correction during the stage of recovery.

In the first phase B. A. L. has been proved by GILMAN et al. (1946) to be a very effective antidote of acute mercurial poisoning if administered within twenty-four hours of poisoning. Lower nephron nephrosis can be prevented by suitable precautions in blood transfusion and by the use of isotonic solutions during transurethral prostatic resection (CREEVY 1948). Active treatment of shock by preventing reduction in the circulating plasma volume, and hence vaso constriction of the renal vessels, combats tubular ischaemia and anoxia. Possibly cortisone may be of value as suggested by CORCORAN (1951) and occasionally splanchnic block.

In the second phase it is necessary to maintain fluid and electrolyte balance and if necessary correct these by the use of gastric lavage (VERMOOTEN 1948), intestinal lavage (MALUF 1948), peritoneal lavage (ODEL et al. 1950), replacement transfusion (BESSIS 1950) and the artificial kidney (MERRILL 1950). An electrocardiogram should be made for evidence of potassium intoxication and, if this is present, it can be treated by exchange resins by mouth or per rectum (ELKINGTON et al. 1950). Protein free diet is indicated to reduce the work of the kidney and the energy output should be kept low. Intravenous glucose assists in sparing protein. If necessary antibiotics are given for infection and digitalis to maintain the heart. It appears that older methods of therapy such as diaphoresis and renal decapsulation are of little value.

In the third phase of recovery, which may take a long time, the blood urea may continue to rise owing to fluid loss without loss of urea. The urine formed at first consists almost entirely of glomerular filtrate and, as a result, large quantities of sodium and chloride may be lost. This means that it may be necessary to give large doses of sodium chloride in contradistinction to the restriction of sodium chloride necessary in the phase of anuria.

In sulphonamide poisoning there appears to be reabsorption of sodium chloride so, therefore, frequent estimation of serum sodium and chloride should be carried out.

The measures outlined above should materially improve the prognosis in renal anuria.

Postrenal anuria or obstructive anuria has been defined as being either extra-renal or intrarenal. Intrarenal obstructive anuria is, however, so much a part and parcel of renal anuria that it may be regarded and treated as such and has already been fully dealt with. Extrarenal obstructions cover all possibilities from the external meatus to the calyces of the kidney. Fortunately in this variety of anuria complete recovery of kidney function is possible even if treatment is delayed for some time and a surprising degree of recovery can occur even in cases of longstanding obstruction.

In practice such obstructions divide themselves into two groups. The first develops suddenly following either on the one hand blockage of the urethra by injury, impaction of a stone or congestion of the prostate, or on the other blockage of a ureter by a stone or ligature. This group is associated with dramatic symptoms calling for urgent treatment and cure and should be relieved promptly without fear of subsequent renal dysfunction. The second group show the results of slow progressive obstruction to the outflow from the bladder, which often produces little in the way of local symptoms. Back pressure effects on the kidney develop as the bladder and ureters become decompensated, so that the output of urine cannot be got rid of as fast as it is formed and pressure is transmitted to the renal parenchyma. Renal circulation is impaired and the tubules become dilated, so that ultimately the cortex becomes markedly thinned and atrophic. In an attempt to overcome the failing renal circulation, the blood pressure rises.

The typical example of the first group is calculous anuria which may be brought about in three different ways, namely from the plugging of the ureter of a solitary kidney by a stone, the plugging of the ureter of each kidney by a stone or, most likely, the plugging of the ureter on one side and the reflex suppression of kidney function on the other. Reflex renal suppression is only likely to occur if the kidneys are already affected by chronic pyelonephritis. In treating obstructive anuria it is important to remember that the first essential is to unblock the obstruction. If the cause of the obstruction can be dealt with at the same time without added risk so much the better. In the case of calculous anuria or in cases of sulphonamide crystalluria blocking the ureter, an indwelling ureteric catheter should be passed. If this is impossible nephrostomy should be carried out, in the first place on the side on which pain was last felt. Sometimes ureterostomy with removal of the stone will be possible.

In the past it was considered unwise to deal radically with cases of bladder neck obstruction emptying the bladder suddenly and completely in the presence of gross renal impairment due to a chronic distension of the bladder. Such a procedure was thought to give rise to haemorrhage along the course of the urinary tract with sudden lowering of the blood pressure thereby producing oliguria or anuria. Modern experience (SEIFERT 1946) suggests that decompression carries equal risks and that the essential step is to prevent acute infection becoming superimposed. Having relieved obstruction it will be necessary to control the period of recovery which will be associated with diuresis. The risks at this stage are those of infection, cardiac failure and electrolyte imbalance. In the obstructive phase water, sodium, sulphate, phosphate and urea are retained in the body while the carbon dioxide combining power of the plasma is reduced, that is acidosis occurs. Once the obstruction is relieved there is an immediate diuresis attended by the loss of large amounts of salt and water. Therefore water, sodium and chloride must be given, in the first place intravenously, and acidosis must be corrected by sodium bicarbonate or sodium lactate. The load on the kidney is lightened by a high carbohydrate diet with intravenous glucose. The depletion of salt and water may be very great owing to the inability of the tubular cells to concentrate the glomerular filtrate and retain sufficient sodium and chloride. Potassium intoxication may thus result.

The clinical evidence of salt and water deficiency is loss of skin turgor, collapsed peripheral veins, orthostatic hypotension and later recumbent hypotension, tachycardia, soft pulse, anorexia and cerebral disorientation.

In the majority of cases the kidney recovers in a few days provided the patient is tided over the initial period of recovery.

Uraemia is the term given to the clinical state which arises as a result of sudden or progressive renal failure and literally means the accumulation of nitrogenous waste products in the blood. The symptoms and signs, however, are not only due the accumulation of urea in the blood and alimentary tract but also to fluid loss and electrolyte imbalance. Alimentary symptoms due to the liberation of ammonia in the gut are anorexia, diarrhoea, vomiting, a dry tongue and a urinous smell in the breath. Headache, visual disturbances, lack of power of concentration and mental confusion are found. Muscle twitching, loss of weight, hiccough and bleeding from mucous membranes are commonly seen. In the terminal phases convulsions may occur and there is a profound disturbance in the respiratory rhythm (KOLLF 1955).

The treatment has already been dealt with in considering oliguria and anuria.

III. Abnormalities in the composition of the urine

The symptoms due to alterations by abnormal constituents of the urine involve a consideration of 1. proteinuria, 2. haematuria, 3. pyuria, 4. crystalluria, 5. chyluria, 6. bacteriuria and 7. pneumaturia.

1. Proteinuria

Proteinuria or albuminuria is of only limited implication to the urologist but may for example be produced by a unilateral pyelonephritis associated with hypertension. Indeed the casual finding of protein in the urine in the absence of other signs or symptoms should always arouse suspicion of hypertension. This in turn will call for a full investigation of the urinary tract which may disclose a unilateral renal lesion, the nature of which will be clearly indicated.

Proteinuria is the inevitable concomitant of haematuria and of pyuria but will in no way interfere with the detection of these conditions.

Proteinuria may be defined as being either functional or organic. Functional proteinuria can be defined as having no pathological significance even if, in theory, it may be due to minimal disease in the kidney.

It may occur physiologically, particularly in adolescents, and be noticed after the ingestion of a heavy meal, after severe exertion, in infectious fevers, and after changes in position. This last variety is referred to as orthostatic albuminuria (A, WATSON, 1951; T. W. PARKIN, 1951; S. E. KING, and D. S. BALDWIN, 1954; F. REINHARDT, et al. 1956). Statistics go to show that 5% of apparently healthy adults have albuminuria but it is likely that if these cases were followed up many would be found to develop obvious renal disease.

Organic proteinuria occurs in toxaemia, in nephritis and in nephrosis. Globulinuria may result from admixture of the secretions of the prostate and vesicles with the urine.

2. Haematuria

Haematuria is a urological symptom of great significance. If macroscopic it will be obvious to the patient, but if microscopic will only at most cause discolouration of the urine and may not be appreciated by the patient as bleeding.

Haematuria discovered by patient or doctor, however trivial it may be, demands thorough investigation and should never be ignored (R. H. O. B. ROBINSON, 1956).

The methods of investigation of the urinary tract are so precise that there is no excuse for delay in initiating investigation of the source of the haemorrhage, and if possible this should be carried out while the haemorrhage is still occurring.

It is, of course, necessary in the first place to determine that the colouration of the urine is due to blood and not due to drugs or articles of diet, and further that if due to blood that we are dealing with haematuria and not haemoglobinuria. The actual colour of the urine in haematuria will depend on the amount of haemorrhage and on the reaction of the urine. In acid urine the colour is dark or smoky, whilst if the urine is strongly alkaline the colour will be scarlet.

It is also necessary to decide whether the blood is actually coming from the urinary tract or from an extrinsic cause as is the case in uterine haemorrhage; in other words, it may be necessary to have recourse to a catheter specimen to decide this point.

By means of the three glass test it is possible to decide whether the haematuria is initial, total, or terminal, and in this way obtain some indication of the possible source of the bleeding. Initial haematuria suggests an urethral lesion, while terminal bleeding suggests one at the base of the bladder or in the posterior urethra. The general or systemic conditions which may give rise to haematuria are haemophilia, purpura, polycythaemia, scurvy, leukaemia and lymphadenoma. Usually there will be other symptoms and signs suggestive of the correct diagnosis. It is, however, possible that we may be dealing with a general disease associated with a localised lesion.

In practice help in deciding the site and nature of the lesion can often be gained from a consideration of the symptoms. Thus painless haematuria is highly suggestive of a neoplasm somewhere in the urinary tract, whilst attacks of renal colic pin down the lesion as a renal one, and if worm-like clots are passed at the same time as the colic a renal neoplasm is the most likely cause apart from injury to the kidney.

When we come to consider the individual lesions in the urinary tract which may give rise to haematuria it is convenient to classify them on an anatomical basis.

Possible renal causes of bleeding are in the first place a neoplasm and this may be situated in the cortex or in the pelvis. Pelvic neoplasms are almost certain to produce haematuria sooner or later, but cortical tumours may progress to an enormous size without ever producing any bleeding into the urinary tract.

Renal cysts of the type known as solitary cysts are associated with haematuria in 20% of the cases and their clinical importance lies in the fact that they will often be indistinguishable from renal tumours by any method of diagnosis other than aortography. Aortography will show a pool of dye in the area of renal enlargement in the case of a tumour, whilst it will reveal a blank space in the case of a cyst.

Polycystic disease of the kidneys often gives rise to haematuria but is usually associated with hypertension, is bilateral, and presents typical radiological appearances on pyelography.

An idiopathic hydronephrosis may be complicated by haematuria but here again the radiological appearances render the diagnosis obvious.

In surgical inflammatory conditions of the kidney such as septic pyelonephritis, haemorrhage may occur but is unlikely to render the diagnosis obscure, but in tuberculous nephritis haematuria occurs in 30% of the cases and may be the presenting symptom.

Renal calculus is almost always associated with microscopic bleeding and smoky urine as a rule following attacks of renal pain, but major haemorrhage is unlikely.

Aneurysm of the renal artery may produce profuse haemorrhage and bleeding may also follow thrombosis and embolism. Other more arresting symptoms will lead to the correct diagnosis.

Trauma may lead to very severe bleeding necessitating nephrectomy but in practice only 10% of cases of injury to the kidney require surgical interference. After severe muscular exertion it is common to find red cells or even obvious blood in the urine although it is impossible to demonstrate any lesion in the kidney.

Lastly we have a small group of cases of recurrent renal haemorrhage for which no obvious cause can be found and which have in the past been termed cases of "essential" haematuria. This term was originally coined by Nitze and an enormous literature has arisen on the subject. With improved methods of investigation such as cineradiography using the image intensifier the diagnosis of minute lesions in a calyx should prove easier and improved histological methods confirm their presence. Occasionally the bleeding may enough to produce severe pain and profound anaemia so that nephrectomy is indicated. Microscopy after removal may reveal localised nephritis, papillitis, angioma of a renal papilla or pyelitis. Apart from these lesions it is often found that there is a communication between the lumen of the calyx and the venous sinus of the fornix. As diagnosis becomes more precise the number of cases of "essential" haematuria will become progressively less (Heine 1953; Thelen and Wiegers 1954; Frauboes 1954; Bogliolo and Silva de Assis 1954, Alken and Hasche Klunder 1952).

The only local condition in the ureter likely to produce macroscopic haematuria is neoplasm and such a neoplasm is usually malignant. At one time considered as a rare occurence, the condition is now being reported more and more frequently. Microscopic ureteric haemorrhage is usually due to calculus.

Haemorrhage from the lower urinary tract accounts for 60% of all the cases of haematuria and of these 90% are due to neoplasm of the bladder. The incidence of haematuria bears no relationship to the duration or size of the tumour, as profuse bleeding with clot retention may complicate a minute tumour, whereas it is possible to have a bladder grossly distended with papillary tumour without any evidence of haematuria.

If the haematuria produced by a bladder tumour is associated with pain or cystitis, the tumour is likely to be malignant.

Other causes of bleeding from the bladder are diverticulitis, often incidentally complicated by neoplasm, calculus, haemangioma, injuries, cystitis — simple or tuberculous, varices of the bladder, endometriosis and post-irradiation changes. Haemorrhage from the prostate may produce haematuria but this should never be considered to be due to prostatic enlargement unless all other possible sources of bleeding have been excluded.

Prostatic haemorrhage is more likely to be due to a benign lesion than a malignant one.

Urethral bleeding if originating in the anterior urethra occurs apart from micturition but if in the posterior urethra will be noted as initial or terminal haematuria.

Haemoglobinuria is due to the intravascular haemolysis of erythrocytes and the excretion of the blood pigments oxyhaemoglobin and, in particular, methaemoglobin in the urine. As a result the urine is of a mahogany colour and deposits a thick brown sediment composed of granules of blood pigment and disintegrated red cells together with albumin. The differentiation from haematuria requires microscopic and spectroscopic analysis. Haemolysis can result from toxins such as phenol, potassium chlorate and carbon monoxide, or from some infection such as malaria or typhoid fever. Severe burns, mismatched transfusions and icterus neonatorum may also produce haemoglobinuria. Paroxysmal haemoglobinuria is a condition confined to adult males and associated with congenital syphilis. Attacks are precipitated by exposure to cold and are usually shortlived, lasting for twenty-four hours only and being associated with pyrexia and vomiting.

3. Pyuria

Pyuria strictly implies a urine containing pus cells and it is necessary in the first place to realise that a few pus cells or leucocytes occur normally in the urine. Five to eight leucocytes per high power field from a specimen obtained by catheterisation and not subjected to the centrifuge can be considered as normal.

The average number of leucocytes is always slightly higher in females than in males.

Urine containing pus is turbid and this turbidity cannot be cleared by filtration. On standing a white creamy deposit settles to the bottom of the specimen glass. Clinical testing readily differentiates phosphaturia from pyuria and the albumin present is merely proportional to the pus. The amount of pus in the urine is little indication of the severity of the lesion in the urinary tract and as an intermittent gross pyuria need not be associated with any symptoms, it often escapes notice for a considerable time. In the majority of cases of pyuria the patient experiences pain on and frequency of micturition and this, coupled with the passage of thick and turbid urine leads to an investigation of the cause. Purulent urine commonly is associated with an acute infection of the urinary tract and a bacteriological investigation will usually reveal E. coli. Staphylococci in a urine containing pus cells suggest the presence of a calculus. Persistent pyuria after infection suggests obstruction or inadequate evacuation of the urinary tract. If the urine proves sterile, *sterile pyuria*, the possibility of tuberculous infection should be considered and this can be tested for by stained films, by culture and by guinea pig inoculation.

The condition of *abacterial pyuria*, that is a urine without any evidence of micro-organisms, suggests a sinus infection, chronic irritation, trauma or the aftermath of an acute pyogenic infection (KINDT 1953). Large amounts of pus, often intermittent, indicate vesical diverticula, pyonephrosis or some extra-urinary source which has later emptied into the urinary tract, such as an appendix abscess. Microscopic examination should be carried out to determine whether casts, red cells, crystals, bacteria or parasites are present. Gross haematuria is often associated with pyuria. Pyuria in an alkaline urine occurs in association with B. proteus, the cocci and other organisms capable of splitting urea into ammonia. An acid pyuria indicates the necessity for a search for the B. tuberculosis and it is important to remember that this may be found in association with the commoner E. coli.

The actual site from which the pus is originating can be suspected from an examination of the urine by the three glass test. Pus confined to the first glass suggests an anterior urethritis, while pus in excess in the third glass indicates pus evacuated from the bladder or prostate. Chronic prostatitis is the commonest cause of persistent and often asymptomatic pyuria.

4. Crystalluria

a) Oxaluria

The term oxaluria is usually reserved for clinical states of renal colic with haematuria in which the only positive finding is the presence of crystals of calcium oxalate in the urine. Attacks are periodic and usually associated with over indulgence in foods containing oxalate such as strawberries. Logically the term oxaluria should cover all cases in which oxalate crystals are discovered on routine examination of the urine. The condition is not necessarily associated with the presence of calculi in the urinary tract but is often associated with phosphaturia.

The average excretion of oxalic acid in the urine is 17 milligrammes per litre and it is excreted as calcium oxalate. The crystals may be precipitated in faintly acid, neutral or alkaline urine as they are most soluble in strongly acid urine and their presence and quantity bear no direct relationship to amount of oxalic acid excreted.

The bulk of the oxalates excreted are exogenous in origin but in so far as calcium oxalate can be found in the urine when the diet contains no oxalates, some endogenous origin is possible. Endogenous oxalates result from intestinal fermentation which may be exaggerated by hypochlorhydria and which leads to the formation of oxalates from carbohydrates. A decrease in dietary calcium and the administration of acid sodium phosphate which holds calcium oxalate in solution in the urine, will diminish the likelihood of precipitation of calcium oxalate in the urine.

The foods that are rich in exogenous oxalic acid are spinach, rhubarb, strawberries, tomatoes and chocolate. These should be excluded from the diet in treating oxaluria as should also foods with a high calcium content. Plentiful fluid should also be taken and the urine should be kept strongly acid. Attempts to control intestinal putrefaction are fraught with the dangers of upsetting the synthesis of Vitamin B and in any case will have little effect on what is an inborn error of metabolism.

b) Phosphaturia

Phosphaturia implies the presence of undissolved earthy phosphates in the urine when freshly passed. The average amount of phosphates passed during the twenty-four hours is 1.5 to 4 grammes and is composed of a mixture of alkaline phosphates of potassium and sodium and earthy phosphates of calcium and magnesium as well as acid sodium phosphate, which last determines the acidity of the urine. The usual proportion of alkaline to earthy phosphates is 3 to 1. If the relative proportion of earthy phosphates is increased a true phosphaturia results and the earthy phosphates will be precipitated if the urine is alkaline, neutral or only faintly acid. Phosphates are normally largely exogenous from the consumption of vegetables in the diet and endogenous from the tissues, particularly bone and nerve tissue, to a lesser extent. True phosphaturia occurs in both varieties of diabetes and in all rarifying bone conditions, as well as in tuberculosis. It is often associated with oxaluria and uraturia.

Pseudophosphaturia results from the precipitation of normal amounts of phosphate due to alkalinity of the urine. This may be brought about either by an alteration in metabolism and be aseptic, being due to an excess of alkaline phosphates, or to an alteration of the reaction of the urine to alkaline by the action of urea-splitting organisms producing ammonia. Aseptic phosphaturia appears to be harmless and is usually due to excessive consumption of vegetable matter rich in earthy phosphates but it may also be due to fatigue, worry and nervous exhaustion. The passage of milky urine may be construed by the patient as evidence of serious disease and exaggerate the condition. Not infrequently actual irritation of the urinary passages and frequency result from the passage of crystals.

Acidification of the urine and reassurance of the patient should clear up the condition.

Bacterial phosphaturia due in particular to the Bacillus proteus and certain strains of staphylococci calls for a through investigation of the urinary tract with a view to extirpating the focus of infection. Aseptic phosphaturia is not as a rule associated with calculi in the urinary tract, whereas bacterial phosphaturia is.

c) Uraturia

If uric acid crystals are precipitated in vivo they may cause renal colic. A microscopic examination of the urine will reveal the cause. Uric acid and urates may be either exogenous, being present in a diet rich in nucleins such as sweetbreads, liver and brain, or endogenous from the tissue breakdown of nucleins in the body. With changing habits of diet and the consumption of less meat, the condition appears to be becoming less frequently encountered (POULSEN 1955).

d) Cystinuria

Cystinuria can only be diagnosed by the identification of characteristic cystine crystals in the urine on microscopical examination. Cystine is soluble in urine to a variable degree and the solubility is determinded by the reaction of the urine, alkalinity leading to solution of cystine and acidity to its precipitation.

The condition is due to an inborn error of protein metabolism peculiar to cystine, the other amino acids being broken down normally. The majority of the cystine found in the urine is exogenous, being derived from the protein in the diet and being directly proportional in quantity to the amount of protein ingested.

Cystinuria is a familial condition but is relatively infrequent, the incidence being one in fifteen thousand individuals, and it is not necessarily complicated by the formation of cystine calculi, which are found in three per cent of cystinurics. As a result cystinuria is often asymptomatic but occasionally colic may occur from the passage of showers of cystine crystals or be due to the movement of actual cystine calculi. Calculi, if they occur, are as a rule multiple and associated with cystine crystalluria on microscopy. Stones are most frequently composed of pure cystine, in which case they are not opaque on radiological examination. If, however, other inorganic substances containing calcium are mixed with cystine then they will be found to be radio-opaque. When sectioned calculi are found to consist of radiating striae. They are light, smooth, and of a yellow or green colour, tending to darken on exposure to light. They are of waxy consistence on handling (DENT 1954).

The condition of cystinuria is incurable but can be controlled by keeping the urine strongly alkaline, giving massive doses of sodium bicarbonate and at the same time raising the fluid intake. Protein metabolism should be cut down. The treatment of actual calculi is surgical if they are producing obstruction.

5. Chyluria

Chyluria is a rare clinical condition the pathology of which is still not clearly established. The work of KINMONTH (1954) on lymphangiography has done much to further our knowledge of the condition. It has been shown that it can be due to direct backward leakage of chyle into the urinary tract from dilated lymphatics either through a fistulous communication with the bladder or calyces of the renal pelvis or possibly in the kidney itself from the lymphatics of the tubules. The initial cause of the lymphatic dilatation is a congenital naevoid condition with absence of valves analogous to varicose veins and the condition of idiopathic or primary lymphatic anomaly is often associated with similar development defects in the cardiovascular system. The occlusion of such lymphatic dilatation, the cause of chylous reflux, will lead to cessation of the chyluria. It is possible that many of the tropical cases of chyluria reported to be due to Filaria bancrofti are in fact cases of congenital lymphatic disease occurring in individuals who happen to have contracted Filarial infestation. Blockage of lymphatics by parasites does however occur, as it does also as a result of inflammatory or neoplastic processes (JOHNSTON 1951; WAKEFIELD and THOMPSON 1937).

In chyluria the urine resembles milk and contains neutral fats and soaps. The condition should not be confused with true lipuria in which the urine contains free fat only and is consequent on lipaemia due to diabetes, fat embolism or high fat diet. Fat can be cleared from the urine by shaking with chloroform or ether.

Retrograde pyelography may demonstrate a communication between the calyces and perirenal lymphatics as has been reported by many (WOOD 1929). If the communication is with the bladder, cystoscopy will reveal lymphatic blebs discharging chyle. Closure of such a communication with the bladder by cystoscopic diathermy may lead to lymphorrhoea from the skin as in a case reported by KINMONTH (1954).

6. Bacteriuria

Bacteriuria, which is most commonly a bacilluria, implies the passage of large numbers of microorganisms, usually of the typhoid-coli group, in the urine. The condition may be remarkably chronic and not necessarily associated with any evidence of active infection in the urinary tract. It occurs in both sexes but particularly in women and children, and may follow an antecedent acute pyelonephritis but frequently is found with negligible pyuria. The intestinal tract is the presumably primary focus and it is estimated that 1% of adults excrete pathogenic E. coli from the gastro-intestinal tract. Direct infection of the urinary passages from the intestinal canal is obviously much easier in the female sex, but in some cases a true genital infection can occur as the vesicle is a persistent latent source of infection in the male. Organisms may be persistently excreted from one kidney only and typhoid may be conveyed by a carrier in this manner. The occurrence of bacteriuria should, however, always arouse suspicion of some abnormality in the urinary tract and it is axiomatic that the urine can never be rendered permanently sterile until and unless all abnormalities have been corrected.

The urine in E. coli bacilluria has a characteristic fishy odour and this is often the only symptom noticed by the patient, while if a specimen of the urine is held up to the light a shimmering appearance similar to the effect produced by a gust of wind passing over a field of corn is noticeable.

Treatment with a small maintenance dose of sulphonamide or antibiotic may be the only feasible possibility if no focus of infection can be discovered.

Other pyogenic organisms can produce persistent bacteriuria and this is particularly true in postoperative infections. In all cases a diligent search must be made for residual urine in some part of the urinary tract, as until this has been eliminated the infection will never be brought under control.

Other causes of persistent bacteriuria are calculus disease, which is associated with coccal infections, chronic cervicitis and urethritis in the female and prostato-vesiculitis in the male. It is important to realise that mixed infections are common and that a tuberculous bacilluria may be masked by a coincident infection with E. coli. Tuberculous bacilluria, which may be found with few cells in the urine, is now held to be evidence of a definite lesion in the kidney, although this may heal under favourable conditions and the tubercle bacilli disappear from the urine.

7. Pneumaturia

The passage of gas in the urine is a particularly unpleasant symptom for a patient to experience. Associated with a sterile urine it can only be due to the accidental introduction of air into the bladder during bladder lavage or cystoscopy and every effort should be made to avoid such an occurrence.

Hydrogen gas can be liberated during diathermy coagulation of bladder tumours and there are cases on record in which the bladder has actually exploded. Modern cystoscopes with continuous irrigation systems should prevent this accident.

If the pneumaturia is associated with infection it may be due to the action of organisms on sugar in a patient suffering from glycosuria. The sugar is broken down liberating carbon dioxide. It is more likely to be due to the direct involvement of the bladder with faecal organisms and contents through a vesico-intestinal fistula which is usually intermittent. The common causes of such a fistula are neoplasm of the bowel or bladder, diverticulitis, regional enteritis, appendicitis, congenital anomalies and trauma. Only occasionally can the orifice of the fistula be seen on cystoscopy.

B. Clinical examination of the urine

The earlier portions of this chapter have emphasized that examination of the urine forms the keystone of any investigation of the urinary tract, and such examination is therefore primarily the concern of the clinician. There is a regrettable tendency for all investigations to be delegated to a laboratory technician, and as a result valuable clinical information may be lost or misinterpreted.

The following section attempts to deal with the abnormalities in the volume and composition of the urine, which can be detected in the first place by a clinician using comparatively simple methods. In consequence of such simple tests, more detailed and specialised investigation may be indicated and must be dealt with in the laboratory. These latter investigations may be time-consuming, and it would be wrong to postpone any form of treatment for want of adequate preliminary clinical testing.

It is obvious that a discussion of the abnormalities likely to be met with entails a consideration of what can be considered to be normality. The discovery of some abnormality in the urine may also bring to light the fact that the patient is suffering from a condition outside the urinary tract altogether, although this may have a profound effect on conditions in the urinary tract itself and on their treatment. An obvious illustration of the point is the detection of glycosuria in an individual suffering from prostatic enlargement.

I. Collection of specimens

The collection of any specimen of urine calls for certain precautions if fallacies are to be avoided. In the first place the character of the urine secreted during any twenty-four hours varies throughout the period, so that a specimen taken from the collected voidings over twenty-four hours is most truly representative. If only one specimen is to be tested it is usual to take an early morning specimen or one taken three hours after the ingestion of a meal. As a rule such a specimen is tested some hours later and changes may then be observed not readily detectable in a freshly voided specimen, equally well it will be found necessary in many cases to examine a freshly voided specimen also. Any casual specimen may become contaminated in its passage from the bladder to the exterior, and this is particularly so in the case of the female. Such contamination is prone to arise from the dual function of the genito-urinary tract and the fact that in older patients of either sex some degree of infection of the genital passages is universal.

The urethra in both sexes may harbour organisms, and these may be responsible for muco-purulent secretion. This means that the initial portion of any particular voiding may contain abnormal constituents. The whole specimen may be contaminated if allowed to come in contact with the foreskin in the male or with the vulva in the female. Provided such contact is avoided, a difficult but by no means impossible feat in women, the middle portions of any voiding may be regarded as representative of the urine coming from the kidneys and bladder.

If a specimen taken from a female reveals no abnormality, this fact can be taken as eliminating the possibility of disease. If, however, abnormal constituents are found it necessary to have recourse to a catheter specimen before coming to any definite conclusions. Catheterisation, however, should never be carried out by the inexpert or without taking the necessary steps for the procedure to be carried out under direct vision. In women the thighs should be widely abducted so that the labia are separated and, as a result, the external urinary meatus actually seen. In this way there is no risk of contaminating the catheter and carrying infection into the bladder or, worse still, traumatising the urethra. A rigid metal catheter, well lubricated, is to be preferred as it can be directed into the external urinary meatus without the risk of touching adjacent structures.

During the terminal stages of any act of micturition contraction of the urethral musculature may massage out the contents of the glands opening into the urethra. It is therefore best if we wish to examine a specimen representative of the urine coming from the kidneys and bladder to collect a midstream specimen, discarding the initial and terminal portions of any one voiding, although these may with advantage be collected separately in different vessels so that it is possible to examine these specimens — the three glass test.

In the male, the foreskin if present is retracted and the glans washed, the initial portion of urine passed in one glass, and without interruption the mid portion collected in a sterile vessel, the mouth of which is subsequently flamed and sealed with sterile wool. The terminal portion is then collected in a third glass.

In the female the vulva should be swabbed down first and a clean specimen then taken. This can be done with the patient lying on a cystoscopy table fitted with a collecting tray if a nurse holds a glass in place over the external meatus. Three specimens can be taken, as in the case of the male, the midstream being the most important. If this proves sterile it is unnecessary to take a catheter specimen as this, though a comparatively simple procedure, carries risks of trauma and infection. It is therefore desirable even at the expense of extra inconvenience to the nurse or medical attendant to try to collect specimens without resort to catheterisation.

II. Physical characteristics

1. Quantity

The average total output for twenty four hours is fifteen hundred ml. Children pass more urine relative to their weight than adults owing to their greater metabolism. Normally more urine is passed during the day than at night, the proportion being two to one in children and four to one in adults. Approximation of the nocturnal amount to the diurnal is abnormal and indicative of chronic renal disease, a fact not to be forgotten in assessing the symptoms of patients with presumed prostatic obstruction.

Increased secretion of urine or polyuria results from increased consumption of food and drink and from exposure to cold, whilst diminished secretion or oliguria will result from heat, exercise and diminished fluid intake. A pathological increase may result from hypertension and from diabetes mellitus or insipidus, whilst a decrease will be noticed in hypotension or from excessive fluid loss due to vomiting, diarrhoea, sweating, haemorrhage, oedema and shock.

2. Density

The specific gravity normally varies between 1010 and 1030 but may be as low as 1002 in diabetes insipidus and as high as 1075 in diabetes mellitus. The specific gravity should be measured when the urine has cooled to room temperature, which will normally be 15 degrees centigrade, as a slight rise will have occurred. Thus as specimen giving a reading of 1020 when freshly passed will give a figure of 1025 on cooling to room temperature. A correction can be made by adding .001 for every three degrees above fifteen degrees, or conversely, subtracting .001 for every three degrees below fifteen degrees. A persistently low specific gravity and an inability to concentrate indicate chronic renal disease.

The density of the urine is increased by the presence of protein. For each 1% of albumin .003 should be allowed for in the specific gravity.

3. Colour

Normally the colour, due to urochrome, varies from pale yellow to deep amber depending on its concentration. Acid urine is always darker than alkaline urine of the same specific gravity. Acid urine becomes darker on standing because of the oxidation of urobilinogen to urobilin. In fevers and certain other diseases large quantities of urobilin and uroerythrin may appear in the urine, but normally the amount is small.

Pale urine suggests the possibility of renal failure and, therefore, the colour should be assessed on the evidence of an early morning specimen. Polyuria from excessive fluid intake or diabetes insipidus will also give rise to a pale colour. Highly coloured urine suggests an excess of normal pigment owing to concentration or the presence of abnormal pigments. Concentration of pigment will occur if fluid intake is restricted or if there is excessive fluid loss.

In alkaptonuria the urine darkens rapidly on exposure to light, particularly if the urine is alkaline, becoming dark brown or black due to the presence of dihydroxy phenyl acetic (homogentisic) acid. The condition is due to a rare hereditary inborn error of metabolism involving the amino acid tyrosine and the change is accelerated by alkalis. Alkaptonuria is often associated with ochronosis. BLACK et al. (1954), MARTIN et al. (1955), JENSEN (1956), MILCH (1955), SOMMERFELT (1957).

Urine containing melanogen also becomes darker on standing due to its conversion to melanin.

In carboluria the urine darkens on standing, turning from green to brown owing to the oxidation of hydroquinone. Jaundice produces green or orange urine, while drugs may alter the colour profoundly. Orange or reddish yellow urine can result from rhubarb or senna and be due to chrysophanic acid and from santonin, salicylic acid, pyridium and flavine. Red colouration results from sulphonal, logwood, red beet and antipyrin. In children reddish urine may result from the ingestion of sweets coloured with eosin. Greenish blue urine may follow ingestion of methylene blue. Greenish black will result from salol or pyrogallol, and brownish black from resorcin, tannic acid, guaiacol and thymol.

Haematuria produces a dark brown to black colour in acid urine from the presence of methaemoglobin and haematin. Haematoporphyrinuria produces a port wine colour.

4. Appearance

Normally the urine is perfectly clear when first passed, but it may develop cloudiness or deposits on standing. A slight gelatinous flocculent mass slowly settling to the bottom of a conical glass is a common finding and is due to mucin.

Cloudiness of the urine in a fresh specimen may be due to a number of causes. Pus, blood and bacteria will be suspected, but a similar effect may be produced by phosphates, urates, uric acid and oxalates. Cloudiness caused by bacteria shows a characteristic sheen when the urine is held against the light, with bands of varying density on shaking the urine.

A rough and ready differential test is the effect of heat and the addition of acetic acid, when the chemical salts are cleared, whereas the other substances show no change or become more opaque.

Phosphates may deposit in a white fluffy mass or from an irridescent pellicle on the surface.

A deposit of urates may be white but is usually stained pink or "brick dust" colour with uroerythrin. They appear when a highly acid concentrated urine is cooled. In concentrated acid urine, crystals of uric acid, "cayenne pepper" crystals stained brown by urochrome and uroerythrin, may settle at the bottom of the glass. Oxalates form a white shimmering deposit on sides of a vessel.

Blood will settle at the bottom of the glass and become dark in colour in a normally acid urine. Pus in small quantities may resemble phosphates but in quantity forms a thick creamy deposit at the bottom of the specimen. Deposits in the urine do not necessarily mean an excessive secretion of any particular constituent. Thus uric acid may be thrown down if the urine is deficient in salts or is abnormally acid.

Shreds in the urine may occur in conjunction with pyuria or apart from it, and indicate infection in the lower urinary tract. If found in the first glass only they indicate anterior urethritis, whilst if found in the terminal portion as well, prostatitis is indicated.

Fat produces a milky appearance which can be cleared by shaking with chloroform or ether. A similar appearance is produced by chyle. If much sugar is present the urine may have characteristics resembling glycerine, and bile or albumin cause excessive frothing which is more persistent than normal, yellow froth being pathognomonic of bile.

5. Odour

Normal urine has a characteristic aromatic smell which becomes ammoniacal on standing owing to bacterial decomposition of urea. Bowel organisms produce a faecal smelling urine. Freshly voided urine, if already infected with urea splitting organisms, has a peculiarly unpleasant smell. Certain drugs such as sandalwood and cubebs impart a characteristic odour and turpentine is reported to produce a smell of violets. Asparagus gives a strong and easily recognisable odour and is a rough test of renal function. In acetonuria the urine has a vinous odour and in glycosuria an odour of new mown hay.

6. Pneumaturia

Gas is not normally found in the urine. Foam which is commonly seen on a freshly voided specimen usually disappears rapidly on standing and is due to variation in surface tension, and, as a rule, produced by mucin. A somewhat similar effect is, of course, produced by bile but in this case the froth is stained yellow and definitely constitutes an abnormality. The apparent appearance of gas in the urine is, however, apt to alarm patients unduly.

III. Chemical characteristics

1. Reaction

Urine is usually acid to litmus but there is an "alkaline" tide in the early morning and sometimes after meals. Ingestion of fruit and vegetables render the urine alkaline, and meat and fat make it acid. The acidity is normally produced by NaH_2PO_4, acid sodium phosphate, and the alkalinity by Na_2HPO_4 and not by free acid or alkali. A diet containing excessive quantities of meat and fat — the ketogenic diet — will produce β-hydroxybutyric acid and from it aceto acetic acid. A strongly acid urine is the result. Urea-splitting organisms such as B. proteus and micrococcus urae produce free ammonia and a strongly alkaline urine.

A more accurate test for the reaction of the urine than that with litmus is a test of the p_H or hydrogen ion concentration, which is normally between 5.5 and 7. The concentration can be tested with a range of aniline dyes which change colour at different concentrations, namely cresol red 8.8—7.2, alpha naphthol phthalein 9.0—7.0, phenol red 8.3— 6.6, bromthymol blue 7.6—6.0, the changes varying in the presence of albumin, neutral red 8.1—6.8, bromocresol purple 6.8—5.2 and methyl red 6.3—4.2.

The urine should be tested fresh, as changes in reaction with a swing to alkalinity will result from decomposition.

Indicator papers are now available in the p_H ranges 4.0—5.5, 5.5—7.0 and 7.0—8.5. There is also a wider range from 2—10.5.

This method of testing was used originally in checking that the urine was strongly acid — a low p_H — for the treatment of E. coli infection of the urinary tract.

2. Constituents

The chemical constituents of the urine apart from water can be divided into the inorganic or non-nitrogenous salts and the organic or nitrogenous. They can also be considered from the point of view of substances normally found, which are both inorganic and organic, and those not found normally, which are all organic.

a) Normal inorganic constituents found in the urine are chlorides, phosphates, sulphates and oxalates. Occasionally their amount rather than their presence or absence is of clinical importance.

b) Normal organic or nitrogenous constituents are urea, ammonia, uric acid, purine bodies, hippuric acid, amino acids, creatinine, 17-ketosteroids and pressor amines.

c) Abnormal organic constituents liable to be found are proteins, proteoses and nucleoproteins. Blood and its derivatives, namely haemoglobin, methaemoglobin, haematin and haematoporphyrin, may be found, as may sugars, dextrose, laevulose, lactose and pentose. Bile, pus, acetone, aceto acetic acid, glycuronic acid and cystine are fairly common findings, and drugs taken by the mouth are liable to be excreted in part in the urine. Homogentisic acid will be found in alkaptonuria.

a) Normal inorganic constituents

These may be either cations such as sodium, potassium and calcium, or anions such as chlorides, phosphates, sulphates and oxalates.

Of the cations the sodium and potassium are of importance in cases where the electrolytes are disturbed by excessive fluid loss. In such cases testing with the flame photometer is indicated.

Calcium is of importance in cases of calculus in the urinary tract, in which the calcium metabolism of the body may be at fault. Sulkowitch's test is both qualitative and roughly quantitative for calcium in the urine. Sulkowitch's test is carried out as follows:

A solution is made up of 2.5 gm. oxalic acid, 2.5 gm. ammonium oxalate and 5 ml. of glacial acetic acid dissolved in distilled water and made up to 150 ml. 5 ml. of this solution are added to 5 ml. of urine, which is already acid to litmus or made so by the addition of 30% acetic acid. The test tube is inverted and shaken. After two minutes turbidity is examined for. In marked calcinuria a dense cloud forms at once, which is particularly marked in hyperparathyroidism. A negative test rules out hyperparathyroidism but it is essential that the patient should have been on a milk free diet.

Chlorides. Sodium chloride is the principal inorganic salt found in urine, but small quantities of potassium chloride occur as well. Twelve grammes are excreted on the average over twenty-four hours, that is to say, urine usually contains six to sixteen grammes of chloride per litre and the amount varies with the diet. In severe fluid loss in intestinal obstruction the chlorides may be markedly reduced.

A fair estimate of the chloride present in a given specimen is estimated by the Fantus test.

10 drops of urine are dropped into a test tube with a dropping syringe. This syringe is then rinsed out with distilled water and 1 drop of 20% potassium chromate is added to the urine. The syringe is again rinsed and a 2.9% solution of silver nitrate added drop by drop, shaking after each addition. A change from yellow to red brown indicates the end point. The number of drops of silver nitrate used is equivalent to the number of grammes of sodium chloride per litre.

Phosphates. Phosphoric acid is found combined with sodium, potassium and ammonium. These compounds are spoken of as the alkaline phosphates and comprise three-quarters of the phosphate found. The other quarter is formed by the earthy phosphates or phosphates of calcium and magnesium. The alkaline phosphates are readily soluble and never form a deposit. The earthy phosphates are insoluble in alkali and are precipitated if the urine is not acid. If the urine is heated phosphates are often deposited as the heat dries off carbonic acid, thus altering the reaction of the urine by making it more alkaline. The resulting cloudiness is therefore cleared if acetic acid is added.

The normal excretion of phosphates as PO_4 varies between 1.5 and 4 grammes in the twenty-four hours. An excretion above this level can be spoken of as true phosphaturia, while the precipitation of earthy phosphates owing to change in the reaction of the urine from acid to alkaline is a pseudo phosphaturia. True phosphaturia is found in diabetes and in bone diseases, and a diminution of phosphates is indicative of severe renal disease.

Reduction of the acidity of the urine by phosphates may be aseptic, in which case it is due to some alteration in metabolism usually caused by a high level consumption of vegetables, which are rich in earthy phosphates.

Only rarely is some endogenous factor the cause, but the condition can occur as a result of nervous exhaustion. It may occur intermittently or permanently but has no demonstrable ill effect on the urinary tract.

If the urine becomes infected with urea-splitting organisms then a *bacterial* type of phosphaturia will occur. A test to differentiate aseptic from bacterial phosphaturia is based on the fact that in aseptic phosphaturia fixed alkalis, the earthy phosphates, are found, while in bacterial phosphaturia urea splitting organisms break down urea into ammonium carbonate. Therefore, if red litmus is placed in the specimen and turns blue, the blue colour will persist if due to fixed alkalis when the paper is dried by gentle heat, as the fixed alkalis are non-volatile, but will change back to red if due to ammonium carbonate as the ammonia is quickly driven off by heat. It is essential to carry out this test on a fresh specimen of urine.

Sulphates, can be either inorganic, sodium or potassium sulphate, or combined organic sulphates such as indol, skatol, phenol, cresol or pyrocatechol. The inorganic are to the organic in the proportion of twenty to one and about 2.5 to 3.5 grammes of sulphuric acid are excreted daily. The total sulphate excretion is increased by an increased intake of sulphate in the diet and in fevers. The amount of organic sulphate excreted is increased in intestinal putrefaction or in the case of abscess formation in the body.

Oxalates. Calcium oxalate occurs normally in the urine and is held in solution by the acid sodium phosphate in the urine, but often the amount of acid sodium phosphate is insufficient and the calcium oxalate precipitates out. This does not necessarily mean that there is an excessive excretion of oxalate, but, naturally, the more that is excreted the greater the tendency to precipitation. Approximately .017 grammes of oxalic acid is excreted daily and is mainly exogenous, being derived from the food. The amount is increased after the ingestion of certain vegetables, notably spinach, rhubarb, strawberries and cocoa.

Oxaluria is seldom marked enough to cause cloudiness in the urine, and is not as a rule associated with any symptoms. In certain cases, however, definite attacks of renal colic and haematuria result from the irritation caused by the sharp crystals passing through the renal tubules, pelvis and the ureter.

b) Normal nitrogenous or organic urinary constituents

Ammonia is excreted to the extent of 0.5 to 1 gramme in the twenty-four hours on a normal diet, and the ammonia nitrogen is from 2 to 5 per cent of the total daily output of nitrogen.

The ingestion of acids or their excessive production within the body leads to an increased excretion of ammonia. Ammonia nitrogen is very much increased in acidosis from any cause.

Urea accounts for the major part of the nitrogen excretion of the body. The total urinary nitrogen, 12—18 gm. a day in adults on a mixed diet, is made up of 85% urea, 2—5% ammonia, 1—3% uric acid, and 7—10% other substances, including the purine bodies. About 25—40 grammes of urea are excreted in the twenty-four hours, but this amount is increased by food and drink, and therefore any calculation of the amount of urea in the urine should take cognisance of the amount of nitrogen in the diet.

The amount of urea in the blood remains fairly constant in bealth, being from 20—40 milligrammes per cent, and any elevation of the blood urea with a low concentration of the urinary urea below 2% is indicative of renal failure.

Uric acid occurs in the urine combined with alkali, and as a dibasic acid can form either normal Na_2U or acid NaHU. Uric acid can become free in the urine and be deposited in crystalline form, a cayenne pepper deposit. Acid urates can also be deposited in crystalline form and give rise clinically to "gravel". Such precipitation is favoured by the ingestion of large amounts of uric acid and a highly acid urine. From 0.4 to 0.7 grammes of uric acid are excreted daily and the excretion is increased by extensive destruction of nuclein. In myeloid leukaemia as much as 4 grammes can be excreted in a day.

The presence of uric acid can be demonstrated by the murexide test, if microscopic examination suggests that uric acid crystals are present.

Hippuric acid occurs as sodium hippurate to the extent of .5 grammes a day. Excretion is increased if benzoic acid is being taken as a drug or certain fruits such as mulberries and cranberries are being eaten.

Purines. This group includes substances allied to uric acid being derived from nuclein. They are hypoxanthine, xanthine, adenine and guanine. Together they account for 1—5% of the total nitrogen of the urine.

Creatinine is dehydrated creatine and about one gramme is excreted daily. It is important as it may give rise to confusion in testing the urine for sugar.

17-ketosteroids are regularly excreted in the urine and are of clinical interest in the differentiation of symptoms due to diseases of the adrenals, pituitary and gonads (Sandberg 1953). Their assay is outside the scope of ordinary clinical investigation. This is also true of pressor amines such as nor-adrenaline, adrenaline, isoamylamine and tyramine.

c) Abnormal constituents in the urine

These are all organic and include protein, blood and its derivatives, sugars, acetone, bile acids and pigments, and pus.

Proteinuria may be due to albumin, globulin, proteose, mucin or nucleo-protein. Normal urine contains up to 60 milligrammes of protein in twenty-four hours, and clinical tests only become positive where there is an abnormal amount of protein present. The presence of a trace of albumin is only of clinical significance in a fresh midstream or catheter specimen.

The following clinical tests can be used. 1. Filter the urine if not clear, and if alkaline add a few drops of dilute acetic acid. Take two thirds of a test tube of urine, and holding the bottom of the tube in a slanting position, boil the upper portion, rotating the tube. Turbidity denotes the presence of protein. Add two or three drops of 33% acetic acid and boil again. If the turbidity remains or increases it is due to protein, if it disappears it is due to phosphates. 2. Add 10 drops of saturated salicyl sulphonic acid to 5 ml. of urine in a test tube. If protein is present, the urine becomes turbid. 3. A small amount of concentrated nitric acid is placed in a test tube which is held obliquely and some urine is then gently run on its surface. A white ring forms at the junction of the two fluid layers if protein is present.

Proteosuria may occur in the presence of gross sepsis in the body as a transitory phenomenon. If, however, it is permanent and profuse, diffuse involvement of the bone marrow is indicated, that is to say, Bence Jones proteosuria (Shaw 1954).

To test for proteosuria 1. Add to the urine, if necessary previously filtered and acidified, a few drops of saturated salicyl sulphonic acid. If a precipitate forms boil and filter while hot. If the filtrate becomes cloudy on cooling, proteose is present. This can be confirmed by 2. Take three test tubes and add 5 ml. of urine to each, if necessary adding 5% acetic acid to correct alkalinity. Add 1 drop of 33% acetic acid to tube number two and 2 drops of 33% acetic acid to tube number three. Heat all three tubes gradually in a water bath. If BENCE JONES proteose is present the urine will have become turbid in one or all of the tubes at 40—50 degrees Centigrade, while at 50—60 degrees flocculation will occur. On raising the temperature to 100 degrees the precipitate will disappear either partly or completely, depending on whether albumin is present, to reappear on cooling below 60 degrees. On reheating the precipitate will again disappear. Albumin may be removed by filtering the hot urine.

Blood may be found in the urine in haematuria or haemoglobinuria. As in alkaline urine the red cells become laked very quickly, the urine should be examined fresh. If the amount of blood is small, the urine appears smoky. An amount sufficient to produce very definite reddish colouration of the urine will not produce a significant degree of albuminuria.

Blood pigment is proved to be present by HELLER's test.

1. Render 2 ml. of urine in a test tube strongly alkaline. Boil the urine. If blood pigment is present the deposit is brownish red and the supernatant fluid is green. The precipitate consists of earthy phosphates and haematin. A false positive result may be obtained if senna, santonin or rhubarb are being taken by the mouth. If the colour is due to haemoglobin, however, the dissolved precipitate will show the spectrum of alkaline haematin. 2. Add 2 drops of tincture of guiacum to one inch urine, acidified with acetic acid, in a test tube. Add one inch of a solution of hydrogen peroxide in ether. A blue colour at the junction of the two fluids denotes the presence blood pigment. The blue colour results from the oxidation of guiacum by hydrogen peroxide, the blood acting as an oxidase. Pus will also produce colouration but green rather than blue and this is destroyed by heat. If iodides are being excreted in the urine a blue colour will also result.

Haemoglobinuria is best detected by spectroscopy giving the characteristic absorption band of oxyhaemoglobin.

Methaemoglobin is produced from haemoglobin in an acid urine on standing and in renal haematuria the characteristic smoky urine is principally due to methaemoglobin. Its presence can be detected by spectroscopic examination of a filtered specimen.

Haematoporphyrin which is iron free, occurs normally in the urine in small amounts. If present in large quantities it imparts a port wine colouration. Spectroscopic examination may show the characteristic absorption bands of alkaline haematoporphyrin, the form found even in acid urine. It is best, however, to acidify the urine with acetic acid and extract it with ether. The ethereal extract will show the spectrum of alkaline haematoporphyrin. This can be changed to that of acid haematoporphyrin by the addition of a small amount of hydrochloric acid. Poisoning by the drugs sulphonal and trional and by lead produces haematoporphyrinuria which is of grave significance.

Sugars. The two commonly found in the urine are glucose (dextrose) and lactose (FLYNN et al. 1953). Laevulose may sometimes occur as may also maltose if either of these two are present in the diet in excess. Pentoses rarely occur. (BARNES and BLOOMBERG 1953.)

Glycosuria or the presence of sugar in the urine can occur physiologically but not in amounts detectable by ordinary methods. Glycosuria does not necessarily imply diabetes mellitus, being merely one of the signs of this condition. It is usually tested for by Benedict's test.

If the urine contains albumin add a few drops of 5% acetic acid. Boil and filter. 8 drops of protein-free urine are added to 5 ml. of BENEDICT's qualitative reagent in a test tube. Boil for two minutes and allow to cool spontaneously. Sugar in excess of 0.15% produces a green, yellow or brick red colouration depending on the quantity of sugar present. The test is positive for dextrose, laevulose, lactose and pentose and also for homogentisic acid.

At the present time it is usual to test for sugar with glucose oxidase paper which is specific for glucose.

Acetone and aceto acetic-acid may occur in the urine, being derived from β-hydroxybutyric acid, which may also occur being itself derived from the breakdown of fat. The oxidation of β-hydroxybutyric acid produces aceto acetic acid, which readily breaks down into acetone and carbon dioxide. They are best tested for by Rothera's test.

5 ml. of urine are saturated with ammonium sulphate crystals. A few drops of a concentrated solution of sodium nitroprusside are added. The specimen is well shaken and an equal volume of 0.880 ammonium hydroxide added. The solutions are well mixed. A purple colour denotes the presence of acetone or aceto acetic acid. The rate of development and depth of colour are in proportion to the concentration.

An alternative for aceto acetic acid is Gerhardt's ferric chloride test. Add 10% ferric chloride drop by drop to 5 ml. of fresh urine. A brownish red colour denotes aceto acetic acid. Salicylic acid also gives a positive but this is not destroyed by heat and Rothera's test will be negative.

Bile. Bile pigments and bile acids if they occur, usually occur together but pigment predominates. In fresh urine bilirubin is the pigment present. Urine containing bile is greenish or orange yellow in colour and more viscid than normal urine, with a persistent yellow froth.

Bile pigment can be tested for by pouring some fuming nitric acid into a test tube held obliquely and running in some urine. A green colour, biliverdin, develops at the junction of the two fluids. This is Gmelin's test.

A similar test can be performed by pouring urine into the test tube and running in tincture of iodine. An emerald green layer forms where the two fluids join.

Fouchet's test consists in taking 5 ml. 10% barium chloride solution and adding 10 ml. of urine, shaking and filtering. Unfold the filter paper on another dry filter paper. Add one drop of Fouchet's reagent. A green or blue colour denotes the presence of bile. This is more sensitive than the iodine test. Fouchet's reagent is composed of 10 ml. of 10% ferric chloride and 25 grammes of trichloroacetic acid in 100 ml. of water.

Bile acids are most simply tested for by Hay's test, in which some flowers of sulphur are sprinkled on the surface of the urine. Owing to the lowering of the surface tension of the urine by the bile salts the sulphur sinks.

Melanin is colourless in fresh urine as melanogen but turns dark brown or black on exposure to the air owing to melanogen turning into melanin.

It can be discovered by 1. adding a few drops of 10% ferric chloride solution to 10 ml. of fresh urine. If melanogen is present a grey or black precipitate forms and redissolves in excess of ferric chloride, giving a brown or black fluid. 10% ferric chloride solution in 10% hydrochloric acid gives a more intense colouration. 2. Thormahlen's nitroprusside reaction. Take 5 ml. of fresh urine and add a few drops of a fresh solution of sodium nitroprusside. Add twelve drops of 40% sodium hydroxide until the mixture is strongly alkaline. Shake and acidify with 33% acetic acid. If melanogen is present a deep blue or black colour develops.

Pus gives a green colouration with the guiacum test and the colour disappears on heating. If caustic potash, potassium hydroxide, be added to the deposit a ropy, gelatinous mass is formed.

Purulent urine obviously contains albumin and the pus usually accounts for all of this.

IV. Microscopic characteristics of the urine

The microscopic examination of deposits in the urine is considerably simplified if the urine can be centrifuged first and the resultant deposit examined.

Urinary deposits are of various kinds and consist on the one hand of crystalline salts which vary in acid or alkaline urine and which may only appear after the urine has stood for some time and, on the other, of organic cellular deposits which are present in a freshly voided specimen and which are usually of pathological significance.

The crystalline deposits which may be found in acid urine are uric acid, sodium urate, amorphous urates, hippuric acid, calcium oxalate, cystine, xanthine, tyrosine and leucine. In alkaline urine the possibilities are phosphates, ammonium urate and calcium carbonate.

Organic cellular deposits which may occur are red cells, leucocytes, fat cells, epithelial cells, spermatozoa, bacteria, parasites, prostatic threads and renal tubule casts.

1. Crystalline salts found in acid urine

Uric acid appears in a variety of forms which are usually reddish from absorption of uro-erythrin and urochrome. The naked eye appearance of cayenne pepper crystals can be seen microscopically to be made up of rhombic prisms or a modified form with the more obtuse angles rounded off producing oval pointed shapes. Often these coalesce to form rosettes.

Sodium urate is only found in newborn infants, as uratic inspissation, and appears under the microscope as spheres, often in clusters.

Potassium and ammonium urates are amorphous and consist of small granular particles arranged in clumps resembling moss. On heating the urine in which they are found, the crystals disappear by redissolving. They are usually stained pink by the urinary pigments.

Hippuric acid is only likely to appear in human urine after the ingestion of benzoic acid. It occurs as four-sided prisms insoluble in acid but soluble in ammonia.

Calcium oxalate. The crystals are small and colourless, tending to settle on any mucus in the urine, giving it an appearance like snow. The commoner type of crystal is octahedral but, being slightly flattended, they resemble squares crossed by two diagonal lines and are therefore likened to envelopes. The rarer form resembles "dumb bells" or oval shaped discs.

Cystine though rare, if present at all produces a copious precipitate. This precipitate is soluble in ammonia, reforming on driving off the ammonia by heat or adding a few drops of acetic acid. The crystals appear as hexagonal tablets.

Xanthine is very rare but resembles "whetstone" crystals of uric acid.

Tyrosine is generally found associated with leucine and forms squares of colourless needle-like crystals.

Leucine occurs as yellow spheroids without any obvious crystalline form.

2. Crystalline salts found in alkaline urine

The crystals liable to be found in alkaline urine are phosphates, ammonium urate and calcium carbonate.

Phosphates are either calcium phosphate or ammonium magnesium triple phosphate. Calcium phosphate may be amorphous, occurring in small white granules. This deposit is increased on heating. It also occurs in a crystalline form as stellar phosphates, colourless prismatic crystals, appearing either singly or in clusters.

Ammonium magnesium phosphate forms a white deposit. The crystals are colourless and triangular, often with considerable variation. These are described as "knife rests" or "coffin lids".

Ammonium urate is a common finding is alkaline urine and occurs in small spheres resembling sodium urate and being associated with triple phosphate. The crystals are usually darker than crystals of sodium urate.

Calcium carbonate occurs as granular particles soluble in acetic acid and resembling phosphates but giving off gas in the process of solution. Rarely the crystals may appear as dumb bells or spheres with a radiating structure.

3. Organic cellular deposits found on microscopical examination

It is essential that the specimen of urine to be examined should be fresh as cells and casts are rapidly destroyed in decomposing urine.

Decomposition is greatly accelerated in hot weather, but can be delayed by the addition of a few drops of chloroform or of formaldehyde.

Casts are rapidly destroyed in a strongly acid urine.

Centrifuged specimens of urine are usually found to contain leucocytes and an occasional hyaline cast. More leucocytes are present in the urine of women than of men even in specimens obtained by catheterisation.

The number of leucocytes which should be regarded as of pathological significance is anything above ten leucocytes per cubic millimetre. Cuthbert Dukes (1928) considers ten to one hundred as an excessive number, and more than one hundred as definitely pathological and to be classified as pyuria. After the urine has stood for some minutes, any deposit is removed with a pipette, placed on a microscope slide and covered over with a cover slip. It is then examined under the microscope with a two-thirds objective.

Red cells are definitely pathological. They are usually of normal appearance but may be unduly pale or be crenated. The discovery of red cells following instrumentation is of doubtful significance and this is particularly true of specimens obtained by ureteral catheterisation.

Leucocytes and pus cells may be made more obvious by the addition of weak acetic acid which brings out the typical trilobar nuclei.

The addition of methylene blue which stains leucocytes helps to differentiate them from erythrocytes which remain unstained.

Epithelial cells are usually transitional cells from the bladder and are increased in cystitis. Vaginal cells are commonly found in the urine of women.

The presence of varying types of cell in smears of urinary sediment may have considerable significance in the detection of neoplasms in the urinary tract using Papanicolaou's technique (Presti and Weyrauch 1955).

Casts. A cast consists of a hyaline matrix composed of degenerated tubular cells and on this granular basis cells may be deposited. Thus we may speak of a hyaline cast, some of which may be found in normal urine.

Granular casts are indicative of chronic nephritis, as are cellular casts composed of renal epithelial cells, erythrocytes and leucocytes. Fatty casts occur in nephrosis and amyloid casts in amyloid disease.

Prostatic threads are found in the urine in cases of chronic prostatitis, occurring in the initial portion of the urine, and are much larger than renal casts, being visible to the naked eye and resembling fragments of cotton.

Spermatozoa occur in the urine from time to time and are not necessarily of any pathological significance. They are easily recognised without any special staining. Their presence may be responsible for the finding of protein in the urine on clinical testing.

Parasites are occasionally found. Of these far the most important is Bilharzia, the ova of which with their terminal spines are easily recognised. They are especially prone to be found in a suspected case in a specimen of urine obtained after instrumentation. Trichomonas vaginalis may be found in either sex, but is usually sought in prostatic or urethral smears.

Bacteria are most easily identified in a stained film, stained preferably by GRAM's method. If films are positive, cultures should be set up. GRAM's staining is carried out as follows:

Dry a thin film of urinary sediment in the air and fix it by heat. Flood the film with one per cent carbol gentian violet in water, adding three to six drops of five per cent sodium bicarbonate. Allow to stand for three minutes. Wash off the excessive stain with GRAM's iodine, which is one per cent iodine and two per cent potassium iodide in distilled water. Add fresh iodine solution and allow to stand for two minutes. Wash in water for two minutes and then remove the excess of water with blotting paper. Decolourize with acetone for ten seconds and then counterstain with a two per cent aqueous solution of safranine for ten seconds. Wash off excess dye with water. Dry and immerse in xylol for several minutes and then examine.

The gram-positive organisms are staphylococci, streptococci, micrococcus ureae and pneumococci.

The gram-negative are the coli group, pseudomonas pyocyanea, bacillus proteus, gonococcus and the salmonella group (PINNIGER 1954).

If tubercle bacilli are suspected because of a sterile pyuria, a specimen of urine should be spun down in a centrifuge for half an hour and the film of the deposit then stained by the Ziehl Neelsen method. The sediment should be cultured on LOWENSTEIN's medium.

Every care must be taken to exclude acid fast saprophytes, which may be indistinguishable in smears. Therefore in any case of doubt cultures should be set up and it is wise to have recourse to guinea pig inoculation.

References

ALKEN, C. E., u. R. HASCHE KLUNDER: Zur Diagnostik der unklaren Nierenblutung. Z. Urol. **45**, 665 (1952). — BARNES, H. D., and B. M. BLOOMBERG: The urinary sugar in essential pentosuria. S. Afr. J. med. Sci. 18, 93 (1953). — BESSIS, M.: Étude critique de traitment de l'anurie. J. Urol. méd. chir. **56**, 786 (1950). — BLACK, R. L., J. F. LOWNEY and P. M. DUFFY: Alcaptonuria and ochronosis. Arch. intern. Med. **93**, 75 (1954). — BOGLIOLO, L., u. J. SILVA DE ASSIS: Über einem Fall for Nierenhaumaturia. Z. Urol. **47**, 587 (1954). — CREEVY, C. D.: Hemolysis during transurethral resection. J. Urol. (Baltimore) **59**, 1217 (1948). — CORCORAN, A. C.: Crush syndrome. Symposium on shock. Washington, D. C. XXX, 1951. — DENT, G. E., J. G. HEATHFIELD and G. E. JORON: Pathogenesis of haematuria. J. clin. Invest. **33**, 1210 (1954). — DUKES, C.: Discussion on urinary antiseptics. Proc. roy. Soc. Med. **2**, 1132 (1928). — DUNN, J. S., M. GILLESPIE and J. S. F. NIVEN: Renal lesions in two cases of crush syndrome. Lancet **1941** 2, 549. — ELKINGTON, J. R., J. K. CLARK, R. D. SQUIRES, L. W. J. BLEUMLE and A. P. CROSLEY: Treatment of potassium retention in anuria. Amer. J. Med. **220**, 547 (1950). — FLYNN, F. V., C. HARPER and P. MAYO: Lactosuria and glycosuria in pregnancy. Lancet **1953** 2, 698. — FRAUBOES, R.: Zur Frage der essentiellen Nierenblutung. Z. Urol. **47**, 65 (1954). — GILMAN, A., R. P. ALLEN, F. S. PHILLIPS and E. ST. JOHN: Treatment of acute systemic mercury poisoning. J. clin. Invest. **25**, 549 (1946). — HEINE, J.: Zur Frage der essentiellen Nierenblutung. Z. Urol. **46**, 247 (1953). — JENSEN, B.: Two cases of alkaptonuria and ochronosis. Acta med. scand. **153**, 383 (1956). — JOHNSTON, D. W.: Chyluria. Case report and review of literature. Ann. intern. Med. **42**, 931 (1955). — KASTEN, H. E.: The etiology of anuria. J. Urol. (Baltimore) **49**, 93 (1943). — KINDT, E.: Abacterial pyuria. Acta chir. scand. **105**, 182 (1953). — KING, S. E., and D. S. BALDWIN: Orthostatic albuminuria. Proc. Soc. exp. Biol. (N.Y.) **86**, 634 (1954). — KINMONTH, J. B.: Lymphangiography in clinical surgery. Ann. roy. Coll. Surg. Eng. 15, 300 (1954). — KOLFF, W. J.: Experiences in the treatment of anuria and uraemia. Surg. Gynec. Obstet. **101**, 563 (1955). — LEADBETTER, W. F.: Treatment of anuria. Rep. IX. Congr. Internat. Society of Urology 1952, p. 292. — MALUF, N. S. R.: Urea clearance by perfusion of intact small intestine. J. Urol. (Baltimore) **60**, 307 (1948). — MARTIN, W. J., L. O. UNDERDAHL, D. R. MATHIESON and D. G. PUGH: Alkaptonuria. Report of 12 cases. Ann. intern. Med. **42**, 1052 (1955). — MERRILL, J. P.: Present role of the artificial kidney. Arch. intern. Med. **33**, 100 (1950). —

MILCH, R. A.: Direct inheritance of alcaptonuria. Metabolism 4, 513 (1955). — ODEL, H. M., D. O. FERRIS and M. H. POWER: Peritoneal lavage as an effective means of extrarenal excretion. Amer. J. Med. 9, 63 (1950). — PARKIN, T. W.: Postural proteinuria. Med. Clin. N. Amer. 35, 1017 (1951). — PINNIGER, J. L.: Bacilluria. Practitioner 173, 92 (1954). — POULSEN, H.: Uric acid in blood and urine. Acta physiol. scand. 33, 372 (1955). — PRESTI, J. C., and H. M. WEYRAUCH: Papanicolaou examination of the urine. J. Urol. (Baltimore) 73, 430 (1955). — REGAN, F. C., and E. G. CRABTREE: Renal infarction. J. Urol. (Baltimore) 59, 981 (1948). — REINHARDT, F., W. TRETENHAHN u. H. BRAUNSTEINER: Untersuchungen über den Mechanismus der orthostatischen Albuminurie. Wien. Z. inn. Med. 37, 368 (1956). — ROBINSON, R. H. O. B.: Significance of haematuria. Ann. roy. Coll. Surg. Eng. 19, 53 (1956). — SANDBERG, A. A., D. H. NELSON, E. M. GLENN, F. H. TYLER and L. T. SAMUELS: 17-Hydroxycorticosteroids and 17-Ketosteroids in urine of human subjects. J. clin. Endocr. 13, 1445 (1953). — SEIFERT, E.: Die Blasenblutung ex vacuo. Zbl. Chir. 67, 550 (1946). — SHAW, G.: Bence Jones proteinuria in renal carcinoma. Glasg. med. J. 35, 79 (1954). — SOMMERFELT, S. C., and E. WYNSTROOT: Estimation of homogentisic acid in urine. Scand. J. clin. Invest. 9, 196 (1957). — THELEN, A., u. H. WIEGERS: Zur Frage der essentiellen Hämaturie. Langenbecks Arch. klin. Chir. 277, 547 (1954). — TRUETA, J., A. E. BARCLAY, P. M. DANIEL, K. J. FRANKLIN and M. M. PRITCHARD: Studies on the renal circulation. Springfield, Ill.: Ch. C. Thomas 1947. — VERMOOTEN, V., and D. M. HARE: Continuous gastric lavage in the treatment of uraemia. J. Urol. (Baltimore) 59, 907 (1948). — VERNEY, E. B.: The antidiuretic hormone. Proc. roy. Soc. Lond. 25, 135 (1947). — WAKEFIELD, E. C., and G. THOMPSON: Nonparasitic chyluria. J. Urol. (Baltimore) 38, 102 (1937). — WATSON, A.: Orthostatic albuminuria. Lancet 1951 I, 1196. — WESTERBORN, A.: Emboli in der Art. renalis. Z. Urol. 31, 687 (1937). — WOOD, J.: Unilateral renal chyluria. J. Urol. (Baltimore) 21, 199 (1929).

Die Untersuchung des Urins

J. Kimmig und **R. Wehrmann**

Mit 12 Abbildungen

Die Urininhaltstoffe, Vorkommen und Bildung

Die Endprodukte des Eiweißstoffwechsels im Organismus werden fast ausschließlich durch den Urin ausgeschieden. Die Bildung des Urins geschieht im sog. Nephron. Alle im Blut gelösten Stoffe werden durch Ultrafiltration im Glomerulus ausgeschieden, mit Ausnahme der Eiweißkörper, die das Glomerulusfilter nicht passieren.

Ein Teil der durch den Glomerulus ausgeschiedenen Stoffe wird in den Tubuli wieder zurückresorbiert (Tabelle 1).

Tabelle 1

rückresorbierte Stoffe	nicht rückresorbierte Stoffe
H$_2$O	Kreatinin
Chloride	Harnstoff
Na	Inulin
K	

Die Urininhaltstoffe sind wegen der Konzentrierung in den Tubuli in höheren Konzentrationen vorhanden als im Blut (Tabelle 2).

Tabelle 2. *Normalkonzentrationen einiger Stoffe in Urin und Blutplasma*

	Urin Ausscheidung/Tag	Serum Werte/100 cm³		Urin Ausscheidung/Tag	Serum Werte/100 cm³
Eiweiß . .	—	6,5—9 g	Urobilin		
Diastase . .	16—150 W-Einh.	—	(Urobilin-		
Glucose . .	—	65—120 mg	ogen) . .	30 mg	—
Harnstoff .	20—35 g	20—40 mg	NH$_3$—N . .	0,6—0,8 g	0,004 mg
Harnsäure			Chloride (als	10—16 g	600 mg
(Gesamt).	500 mg	2—4 mg	NaCl) . .		
Hippursäure	0,2—1 g	1 mg	Natrium . .	4—7,5 g	300 mg
Indican . .	60 mg	0,05 mg	Kalium . .	3 g	16—20 mg
Kreatinin .	1,5 g	5 mg	Calcium . .	250—400 mg	9—11 mg
Bilirubin . .	—	0,5 mg	Magnesium .	400—500 mg	2—3 mg

A. Allgemeine Urinuntersuchungen

1. Menge

Die Urinmenge, die von der Flüssigkeitsaufnahme weitgehend abhängig ist, beträgt bei Männern 1500—2000 cm³, bei Frauen 1200—1600 cm³ pro 24 Std.

Die Hauptmenge des Urins (80%) wird normalerweise während des Tages ausgeschieden. Bei Patienten mit Herzkrankheiten, bei Stauungszuständen, Pyelitis und Schrumpfniere erfolgt die Ausscheidung der Haupturinmenge während der Nacht (Nykturie).

Urinausscheidungen unter 500 cm³ und über 2000 cm³ sind als pathologisch anzusehen. Eine Vermehrung der Urinausscheidung (Polyurie) ist beim Diabetes mellitus, Diabetes insipidus, bei Granularatrophie der Niere, bei Prostatahypertrophie, Pyelitis, der Resorption von Flüssigkeitsansammlungen im Körper zu beobachten. Eine Verminderung der Urinmenge, Oligurie genannt, kommt bei Fiebernephritis, Diarrhoen, Herzerkrankungen usw. vor.

Im Gegensatz zur Retention des Urins steht die Anurie, das vollständige Fehlen der Urinsezernierung, die bei Schwermetallvergiftungen und bei Koliken auftreten kann.

2. Spezifisches Gewicht

Parallel zu der Menge ändert sich auch das spezifische Gewicht des Urins. Für den 24 Std-Urin schwankt es zwischen 1,015 und 1,020. Es ist weitgehend von der Flüssigkeitsaufnahme und extrarenalen Flüssigkeitsabgabe abhängig. Bei reichlicher Flüssigkeitsaufnahme werden große Mengen dünnen Urins von niedrigem spezifischem Gewicht, im entgegengesetzten Falle eine geringe Urinmenge von hohem spezifischem Gewicht ausgeschieden. Aus dem spezifischen Gewicht kann man den Gehalt an festen Urinbestandteilen annäherungsweise berechnen. Durch Multiplikation der letzten beiden Stellen der vierziffrigen Zahl des spezifischen Gewichts mit 2,6 erhält man die Menge der festen Bestandteile pro 1000 cm³ Urin, z. B. spezifisches Gewicht 1,015, bei einer Tagesmenge von 1200 cm³ ergibt $15 \times 2,6 = 39,0$ g/1000 $= 46,8$ g/1200 cm³.

Die Bestimmung des spezifischen Gewichtes geschieht mit einem *Urometer*, d. h. einem bei einer bestimmten Temperatur geeichten Aärometer mit Skaleneinteilung von 1,000 bis 1,040. In die auf Zimmertemperatur abgekühlte Urinmenge wird das Aärometer eingetaucht und der untere Meniscus des Flüssigkeitsspiegels auf der Skala abgelesen. Bei Temperaturunterschieden des Urins von der Eichtemperatur des Urometers werden für je 3 Temperaturgrade 0,001 zum abgelesenen spezifischen Gewicht zu- bzw. abgezogen.

Genauere Bestimmungen erhält man mit dem *Pyknometer*. Nach sorgfältigem Füllen des Pyknometers bis zur Eichmarke wird dieses gewogen. Aus der Division des erhaltenen Gewichts durch das Volumen des Pyknometers ergibt sich das spezifische Gewicht der Probe.

3. Viscosität

Die Viscosität des Urins entspricht ungefähr der einer verdünnten wäßrigen Lösung. Bei einem spezifischen Gewicht von 1,016 beträgt sie 1,02. Beim Vorhandensein von Eiweiß, Blut, Leukocyten steigt die Viscosität; bei einer Nephritis kann sie bis 1,7 ansteigen (C. Posner).

4. Acidität (p_H-Wert, Titrationsacidität)

Der normale, frisch gelassene Urin ist meistens schwach sauer, p_H 5,5—7. Dies beruht auf dem Vorhandensein von primären Alkaliphosphaten (NaH_2PO_4). Enthält der Urin größere Mengen von sekundärem Natriumphosphat (Na_2HPO_4), so reagiert er neutral. Nach Lichtwitz steht der p_H-Wert des Urins in Beziehung zur Funktion des Magens und Pankreas. Bei Sekretion von HCl wird der Urin alkalischer, bei Sekretion von Pankreassaft saurer.

Den p_H-Wert kann man grob mit Lackmuspapier prüfen: saurer Urin färbt blaues Lackmuspapier rot, alkalischer Urin rotes Lackmuspapier blau. Etwas bessere Werte erhält man mit dem Universalindicator, bzw. Universalindicatorpapier von Merck, das aus einem Gemisch verschiedener Indicatoren besteht und einen Meßbereich von p_H 4—9 bzw. 1—10 umfaßt.

Genauere Werte erhält man elektrometrisch mit Potentiometern. Es sind kleine p_H-Meßgeräte mit Einstabmeßketten entwickelt worden, die ein schnelles und genaues Arbeiten gewährleisten.

Von van Slyke, Weisinger und Keller-van Slyke wurde eine polarimetrische Methode mit Hilfe von Bromkresolgrün bzw. Bromkresolpurpur zur p_H-Bestimmung entwickelt.

Die Titrationsacidität des Urins ist ein Maß für sein Neutralisationsvermögen; sie sagt aber nichts aus über die Gesamtsäureausscheidung des Körpers; denn bei hohen Alkaliausscheidungen wird die Titrationsacidität trotz großer Säureausscheidungen niedrig sein. Man bestimmt sie wie folgt: 10 cm³ Urin werden im Becherglas mit einigen Tropfen 1%iger alkoholischer Penolphthaleinlösung versetzt und mit m/10 NaOH bis zur bleibenden Rosafärbung titriert. Die verbrauchten cm³ n/10 NaOH × 100 ergeben die Acidicitätswerte in 1000 cm³ Urin.

5. Optische Drehung

Unter normalen Bedingungen zeigt der Urin eine schwache Linksdrehung von 0,01—0,05⁰. Eiweißhaltige Urine drehen die Ebene des polarisierten Lichtes stärker nach links, ebenso Lävulose, β-Oxybuttersäure, gepaarte Glucuronsäuren und Cystin.

Rechtsdrehende Substanzen des Urins sind neben Glucose, Dextrose, Lactose, Galaktose, Maltose, Saccharose, Pentosen, freie Glucuronsäuren. Die Ausführung der polarimetrischen Bestimmung siehe bei Kohlenhydraten.

6. Geruch

Der Geruch des Urins ist stark von der Ernährung abhängig, z. B. Spargel Thymol, Nitrobenzol bewirken eine starke Änderung des Geruchs. Bei Vorhandensein von Acetonkörpern ist der obstähnliche Geruch des Urins auffallend. Bei bakteriellen Zersetzungen von Eiter oder Blutbeimengungen fällt der an H_2S-Gas erinnernde Geruch auf.

7. Durchsichtigkeit

Der frisch gelassene, normale Urin ist klar und durchsichtig, er zeigt eine gelblich-weiße Fluorescenz. Nach kurzem Stehen bilden sich feine Schleier (Nubecula), die aus den Urinmucoiden bestehen. Tritt eine stärkere Trübung schon kurz nach der Sezernierung auf, so kann diese auf dem Vorhandensein folgender Stoffe beruhen:

a) rote und weiße Blutkörperchen
b) Bakterien
c) Salze
d) Schleim, Epithelien
e) emulgierte Fette.

Liegt eine stärkere Trübung vor, so sollte in jedem Falle ein Sediment angefertigt werden, da es sich um einen pathologischen Befund handelt.

8. Farbe

Die Farbe des Urins schwankt je nach der Konzentration der ausgeschiedenen Farbstoffe und Pigmente zwischen hell- und dunkelgelb. Beim Stehen an der Luft dunkeln viele Urine nach.

Tabelle 3. *Änderungen der Urinfarbe durch Blutabbaustoffe und Pigmente*

Urinfarbe	
hellgelb	bei normaler Flüssigkeitsaufnahme
Orangefarben	bei geringer Flüssigkeitsaufnahme, nach Fieber, durch Urobilin, Pyridin
braun und stark braun	bei Bilirubinausscheidung, bei Methämoglobinurie, bei Porphyrinurie, bei phenolenthaltenden Drogen
rot	Blut, Pyramidon, Pyridin, Anilinfarben, Neotropin, Prontosil, Porphyrin
purpurrot	Phenolphthalein oder Phenolrot in Abführmitteln in alkalischem Urin
portweinfarben	Porphyrin, Mischungen von Methämoglobin und Oxyhämoglobin
braun schwarzbraun	Hämatin, Methämoglobin, Melanin, Homogentisinsäure, Hydrochinon, Brenzcatechin
grünlich	Biliverdin, Methylenblau, Indigocarmin, Phenol, Guajacol, Santonin, Flavine
blau	Methylenblau, Indigoblau
milchig	Eiter, Fetttropfen

9. Konservierung

Beim Sammeln von 24 Std-Urin ist oft eine Konservierung zur Verhütung bakterieller Zersetzung notwendig. Für die meisten Untersuchungen genügt es, wenn der Urin kühl (+4°) aufbewahrt wird. Reicht das nicht aus, so setzt man chemische Konservierungsmittel zu:

1. Toluol ist das beste Konservierungsmittel: man gibt soviel Toluol zu dem Urin zu, daß sich eine dünne Oberflächenschicht auf dem Urin ausbreitet.

2. Xylol und Chloroform sind zu flüchtig; Chloroform löst außerdem Fette und stört auch den Zuckernachweis.

3. Thymol (1 g/1000 cm³) ist auch gut, kann aber die Eiweißringprobe stören.

4. Formaldehyd (2 Tropfen/25 cm³ Urin) ist für Sedimentuntersuchungen geeignet, stört aber bei chemischen Untersuchungen.

10. Gefrierpunkt

Der Gefrierpunkt ist ein Maß für die molare Konzentration des Urins. Der Gefrierpunkt weicht um so mehr von dem des Wassers ab, je mehr Moleküle im Urin gelöst sind.

11. Blutbeimengungen

Bei bluthaltigen Urinen hat man zwischen Hämaturie und Hämoglobinurie zu unterscheiden. Bei der Hämaturie ist das Hämoglobin an die Blutkörperchen gebunden. Bei der Hämoglobinurie ist der Blutfarbstoff im Urin gelöst, im Sediment sind keine Blutkörperchen nachweisbar. Sie tritt bei schwachen Vergiftungen und der paroxysmalen Hämoglobinurie auf.

Bei größeren Hämoglobinwerten sind die Absorptionsbanden von Oxyhämoglobin 550 und 600 mμ in einem Taschenspektroskop zu sehen, daneben manchmal diejenigen von Methämoglobin bei 500, 550, 600 und 650 mμ, das sich im sauren Urin spontan bildet.

a) Hämoglobinnachweis

Für den Nachweis von Hämoglobin im Urin gibt es verschiedene Methoden.

α) Hellersche Probe

5 cm³ Urin werden stark alkalisch gemacht und gekocht. Mit den ausfallenden Erdalkaliphosphaten wird das Hämoglobin mitgerissen. Bei Vorhandensein von Hämoglobin ist der Niederschlag rötlich gefärbt, sonst grauweiß.

hes 3%iges Wasserstoffperoxyd. Die Urinprobe wird mit etwas Eisessig
ʒ der Erythrocyten versetzt und einige Tropfen des essigsauren Urins
nzidin-H_2O_2-Lösung gegeben. Beim Vorhandensein von Hämoglobin
die Lösung blau. Ein positiver Ausfall der Benzidinprobe kann auch
unreinigungen auftreten. Spuren von Eisen, Chrom- und Kupfersalzen
 positive Reaktion aus. Sind größere Mengen von Ascorbinsäure im
alten, so kann die Benzidinprobe auch im hämoglobinenthaltenden
tiv sein.

γ) Guajacoltest nach STONE und BURKE

halbquantitativen Nachweis führt man mit dem Guajacoltest nach
l BURKE durch. 15 cm³ Urin werden zentrifugiert. Zu dem Sediment
! Tropfen einer 1%igen Methanol-Guajacollösung und 2 Tropfen einer
₂O_2-Lösung (1:2). Einer grünblauen Färbung des Sedimentes für
·prechen ungefähr 100 Erythrocyten, einer dunkelblauen Färbung für
· Erythrocyten und mehr.

uantitative Hämoglobinbestimmung nach FLINK und WATSON

Reagentien

riumdithionitlösung, 2%ig ($Na_2S_2O_4$).
din.
₁OH, 10%ig.
ssig.
, 5%ig.
›hol/Äther-Mischung (1:1).

Methode

0 cm³ Urin werden nach dem Ansäuern mit 5 cm³ HCl 4mal mit je
³ Alkohol/Äthermischung ausgeschüttelt. Die Ätherextrakte werden
·, mit Wasser gewaschen und anschließend mit 7,5 cm³ NH_4OH,
·ridin und 2 cm³ Natriumdithionitlösung versetzt. Die Farbintensität
g wird nach 5 min in einem photoelektrischen Colorimeter, Filter S 55
ʒser als Leerwert abgelesen. Der Gehalt an Hämoglobin ist aus einer
 abzulesen.

12. Zusammensetzung des Urins

chtigsten Urinbestandteile, die im Laufe von 24 Std ausgeschieden
ıd in folgender Tabelle zusammengefaßt:

Tabelle 4. *Normalwerte der Urininhaltstoffe*

ndteile	Anorganische Bestandteile		Organische Bestandteile		Anorganische Bestandteile	
₂5—35 g	Na	5,8 g	Phenol-		NH_3	0,7 g
1,5 g	K	2,7 g	derivate .	0,17 g	Cl	8,9 g (5,8 g)
0,5 g	Ca	0,5 g	Citronensäure	0,2—0,6 g	SO_4	2,4 g
		(0,011—0,36 g)	Indican. . .	60 mg	PO_4	2,5 g
0,7 g	Mg	0,4 g	Oxalsäure. .	0,01—0,02 g	Br	5 mg
		(0,03—0,18 g)	Fermente . .		J	7—30
0,2 g	Fe	0,4 g	Steroide . .	0,05—0,25 g	Fe	Spuren
			Vitamine . .			
			Gesamt-N .	10—17 g		
1,5 g	Au	0,8 g	Purinbasen .	0,015—0,06 g		

3*

Unter pathologischen Bedingungen treten folgende Stoffe im Urin auf:

Tabelle 5. (Nach Hoppe-Seyler V)

Indoxylschwefel-		Cystin	nur pathologisch
säure	0,32 g	Leucin	} 0,4—1 mg N
Glycerinphosphor-		Tyrosin	
säure	0,07—0,12 g	Eiweiß	bis 50 mg normal
Harnfarbstoffe . .	—	Koproporphyrin .	30—100
Mucine	—	Uroporphyrin . .	200—400
flüchtige Fettsäuren	8—50 mg	Bilirubin	Normal 0
Gesamtaceton-		Urobilinogen . . .	30 mg
körper	20—50 mg	Diazokörper . . .	Normal 0
Aceton	3—15 mg	Glucose	Normal 0
Acetessigsäure . .	20—30 mg	Fructose	} nur pathologisch
β-Oxybuttersäure .	—	Galaktose	
Milchsäure	—	Pentosen	nur pathologisch
Homogentisinsäure .	—	Cholesterin	normal Spuren
Aminosäure-N . .	0,5—2% des gesamten N	Gallensäuren . . .	normal Spuren

B. Die organischen Urinbestandteile

1. Vorkommen

a) Die Eiweißkörper

Der normale Urin enthält höchstens Spuren von Eiweiß, 0,2—3 mg-%, die mit den üblichen Bestimmungsmethoden nicht erfaßt werden. Unter pathologischen Bedingungen steigen diese Werte bis zu 80 mg-% an. Es muß aber darauf hingewiesen werden, daß aus der Stärke der Eiweißausscheidung nicht auf die Schwere des Krankheitsfalles geschlossen werden kann.

Die im Urin nachweisbaren Eiweißkörper sind *Bestandteile des Blutserums:*

Serumalbumin: H_2O löslich, neutral, durch Sättigung mit Ammoniumsulfat ausfällbar.

Serumglobulin: H_2O unlöslich, schwach sauer, durch Behandeln mit dem gleichen Volumen einer gesättigten Ammoniumsulfatlösung ausfällbar.

b) Essigeiweiß

Hierunter versteht man Eiweißkörper, die in der Kälte durch Essigsäure ausgefällt werden können. Das Essigeiweiß ist identisch mit dem Serumglobulin, das aber in diesem Falle durch die mit CH_3COOH frei gewordene Chondroitinschwefelsäure ausgeschieden wird.

Die Essigeiweißausscheidung ist charakteristisch für die orthostatische Albuminurie, die nur bei aufrechter Körperhaltung auftritt und bei waagerechter Ruhelage sofort verschwindet. Diese Albuminurie ist meistens mit einer Erhöhung der Urobilin- bzw. der Urobilinogenwerte, einer Erniedrigung der NaCl-Werte verbunden.

c) Bence-Jones-Eiweißkörper

Die Bence-Jones-Eiweißkörper nehmen eine Sonderstellung ein. Bei 50—70° werden sie unlöslich, lassen sich aber bei 90° wieder lösen, während die anderen Eiweißkörper unlöslich bleiben. Im Urin treten sie bei multiplem Myelom auf.

d) Albumosen und Peptone

Die Albumosen treten als Eiweißabbauprodukte bei infektiösen Erkrankungen sowie bei Spermabeimischungen im Urin auf.

2. Nachweis und Bestimmung der Eiweißkörper

a) Qualitative Nachweismethoden

α) Essigsäure/Kochprobe

Treten beim Kochen von Urin in Gegenwart weniger Tropfen 10%iger Essigsäure Trübungen oder ein weißer flockiger Niederschlag auf, so ist damit das Vorhandensein von Eiweiß angezeigt. Albumosen und Peptone geben diese Reaktion nicht. Mucin wird auch durch verdünnte Essigsäure ausgefällt, allerdings bereits in der Kälte.

β) Modifizierte Kochprobe

Die modifizierte Kochprobe mit Essigsäure in Gegenwart von Essigsäure/Acetat-Puffer nach BANG, p_H 4,8, eignet sich besser zum Eiweißnachweis in salzarmen Urinproben. Bei diesem p_H-Wert fällt das Eiweiß quantitativ aus, während Erdalkaliphosphate und Ureate in Lösung bleiben.

γ) Hellersche Ringprobe

Beim Überschichten von konzentrierter HNO_3 oder noch besser dem Reagens von ROBERT (1 Vol. konz. HNO_3 und 5 Vol. gesättigte $MgSO_4$-Lösung) mit Urin kommt es bei Vorhandensein von Eiweiß an der Berührungsstelle der beiden Flüssigkeiten zur Bildung eines milchigen, scharf begrenzten Ringes. Bei geringem Eiweißgehalt erst nach einigen Minuten. Mit der Probe kann man noch 0,02% Eiweiß nachweisen.

Ähnliche Ringe können durch Bildung von salpetersaurem Harnstoff in stark konzentriertem Morgenurin auftreten, der Ring steht aber höher im Urin, wie der eigentliche Eiweißring; es kann auch zur doppelten Ringbildung kommen durch vorhandenes Eiweiß und Harnstoff im Urin. Farbige Ringe entstehen durch Oxydation von Urinfarbstoffen.

δ) Sulfosalicylsäureprobe

Die Sulfosalicylsäureprobe gilt als die empfindlichste Eiweißprobe (0,00015%). Mit Sulfosalicylsäure (20%ig) werden alle Eiweißkörper nachgewiesen; die durch Albumosen erzeugten Trübungen verschwinden beim Erwärmen der Urinprobe.

ε) Ferrocyankaliumprobe

Die Ferrocyankaliumprobe ist sehr scharf und muß in der Kälte ausgeführt werden. Beim Eintropfen der Ferrocyankaliumlösung (5%ig in H_2O) zu dem schwach essigsauren Urin, tritt an der Eintropfstelle eine Trübung auf, bei größeren Eiweißmengen (>1%) fällt ein Niederschlag aus. Mucin muß vor der Anstellung der Probe durch Zusatz von verdünnter Essigsäure und Abfiltrieren der Trübung nach 1—2 Std entfernt werden.

ζ) Biuretprobe

Reagentien

1. NaOH, 20%ig.
2. $CuSO_4$-Lösung, 0,05%ig.

Ausführung

Eine Probe des klaren Urins wird stark alkalisch gemacht und tropfenweise $CuSO_4$-Lösung hinzugefügt. Sind Eiweiß, Albumosen oder Peptone vorhanden, so schlägt die Farbe nach kurzer Zeit nach violett um.

η) Millons Probe
Millons-*Reagens*

25 g metallisches Quecksilber werden zunächst in der Kälte, dann unter Erwärmen in 50 g konz. HNO_3 (D 1,42) gelöst. Nach dem Zufügen des doppelten Volumens Aqua dest. läßt man einige Stunden stehen und gießt die klare Flüssigkeit vom Niederschlag ab.

Ausführung

12 cm³ Urin werden mit 1 cm³ Millons-Reagens 2 min gekocht. Bei Anwesenheit von Eiweiß, besonders von Tyrosin färbt sich die Probe rot.

ϑ) Xanthoproteinreaktion
Reagentien

1. HNO_3, 25 %ig.
2. NaOH, 20 %ig.

Ausführung

Der Urin wird mit HNO_3 versetzt und $^1/_2$ min gekocht. Bei Anwesenheit von Eiweiß färbt er sich dabei safrangelb. Beim Übersättigen mit NaOH schlägt die Farbe nach dunkelgelb um.

b) Quantitative Methoden

α) Quantitative Bestimmungen von Eiweiß nach Esbach

Prinzip. Das Eiweiß wird mit Pikrinsäure gefällt und die Schichthöhe des Niederschlags nach 24 Std in einem graduierten Röhrchen abgelesen.

Esbach-Reagens

Pikrinsäure 10 g.
Citronensäure 20 g
Aqua dest. 1000,0

Ausführung

Der filtrierte, sauer reagierende Urin wird in dem Esbach-Röhrchen bis zur Marke U gefüllt, anschließend das Esbach-Reagens bis zur Marke R zugefügt. Das Röhrchen wird verschlossen, gut umgeschüttelt und 24 Std im Dunkeln stehen gelassen. Innerhalb dieser Zeit hat sich der Niederschlag abgesetzt. Der Eiweißgehalt kann auf der Skala, die in g·⁰/₀₀ eingeteilt ist, abgelesen werden. Eiweißreiche Urine mit einem spezifischen Gewicht größer als 1,018 müssen entsprechend verdünnt werden.

Die Methode kann nur als eine orientierende Bestimmung angesehen werden, da durch Pikrinsäure auch andere Urinbestandteile wie Ureate, Kreatinin und verschiedene Medikamente wie Urotropin, Chinin gefällt werden. Den gleichen Fehler zeigt auch die Modifikation nach Aufrecht.

β) Gravimetrische Bestimmung von Eiweiß nach Scherer-Bang
Reagens

Acetat-Essigsäure-Puffer, p_H 4,8:
Natriumacetat 118 g.
Eisessig 56,5 g.
Aqua dest. ad 1000,0.

Ausführung

50 cm³ filtrierter Urin werden mit 10 cm³ Acetat-Puffer $1^1/_2$ Std im siedenden Wasserbad erhitzt und anschließend durch ein bei 100° bis zur Gewichtskonstanz getrocknetes quantitatives Filter filtriert. Der Niederschlag wird mit heißem Wasser, dann mit Alkohol und Äther gewaschen und anschließend bis zur

Gewichtskonstanz bei 110° getrocknet. Die Differenz der beiden Wägungen ergibt den Eiweißgehalt in 50 cm³ Urin.

γ) Colorimetrische Bestimmung von Eiweiß nach HILLER, McINTOSH und VAN SLYKE (Biuretmethode)

Reagentien

1. 10%ige Trichloressigsäure.
2. 3%ige NaOH.
3. 30%ige NaOH.
4. $CuSO_4$-Lösung, 20%ig: 20 g $CuSO_4 \cdot 5 H_2O$/100 cm³ H_2O.
5. 44%ige Na_2SO_4-Lösung: 50 g wasserfreies Na_2SO_4 werden bei 37° in 100 cm³ H_2O gelöst. Die Lösung ist bei 33° zu 99% gesättigt und ist bei derselben Temperatur aufzuheben, p_H 7,0.
6. Biuret-Standardlösung: 0,4000 g Biuret in 150 cm³ Aqua dest. lösen; die Lösung ist nicht länger als 1 Monat im Eisschrank haltbar.

Ausführung

2—10 cm³ Urin, auf p_H 7,4 eingestellt, werden mit dem gleichen Volumen Trichloressigsäure versetzt und nach wenigen Minuten zentrifugiert. Die anzusetzende Urinmenge richtet sich nach der Größe des Niederschlags. Die überstehende Flüssigkeit wird abgegossen, der Niederschlag in 3 cm³ 30%iger NaOH gelöst und die Lösung in einen 10 cm³ Meßkolben überführt. Nach Zugabe von 0,25 cm³ 20%iger Kupfersulfatlösung wird mit Natronlauge bis zur Marke aufgefüllt. Nach 10 min wird die Farbintensität gegen den Leerwert der Reagentien bei 540 mμ gemessen.

Mit verschiedenen Verdünnungen der Biuret-Standardlösung wird eine Eichkurve aufgestellt.

δ) Colorimetrische Bestimmung von Eiweiß mit dem Biuretreagens nach FOSTER, RICK und WOLFSON

Reagentien

1. Biuretreagens. 45 g Seignettesalz werden in 400 cm³ 0,2 n NaOH gelöst und 5 g $CuSO_4 \cdot 5 H_2O$ hinzugefügt. Nach vollständiger Lösung des $CuSO_4$ gibt man 5 g KJ hinzu und füllt mit 0,2 n NaOH auf 1 Liter auf. Die Lösung ist 1 Monate im Eisschrank haltbar.
2. Trichloressigsäure, 10%ig.

Ausführung

5 cm³ Urin werden mit 5 cm³ H_2O und 5 cm³ Trichloressigsäure versetzt; nach wenigen Minuten wird der gebildete Niederschlag abzentrifugiert. Nach Abgießen der überstehenden Flüssigkeit wird der Niederschlag in 5 cm³ Biuretreagens gelöst, in einen 10 cm³ Meßkolben überführt und die Flüssigkeit bis zur Marke mit H_2O aufgefüllt. Nach 30 min langem Stehen wird die Intensität der Färbung (rot-violett) in einem photoelektrischen Colorimeter gegen den Leerwert der Reagentien, Filter S 54, gemessen. Die Eichkurve wird am besten mit reinem Albumin aufgestellt.

ε) Colorimetrische Bestimmung von Eiweiß mit Amidoschwarz (C. H. PLUMM, L. HERMANSEN und J. PETERSEN)

Reagens

Amidoschwarzlösung: 37,65 g Citronensäure, 1,136 g Na_2HPO_4 (sek. Na-Phosphat) und 0,60 g Amidoschwarz 10 B werden in H_2O gelöst und die Mischung mit H_2O auf 1000 cm³ aufgefüllt.

Ausführung

4 cm³ zentrifugierter Urin werden mit 2 cm³ Amidoschwarzlösung versetzt, gut gemischt und nach 15 min zentrifugiert. 2 cm³ klares Zentrifugat werden in einem 25 cm³ Meßkolben mit Wasser bis zur Marke aufgefüllt. Die Intensität der Färbung wird im photoelektrischen Colorimeter bei 578 mμ gegen einen Leerwert aus verdünntem Urin gemessen. (4 cm³ Urin und 2 cm³ H$_2$O, hiervon 2 cm³ im Meßkolben mit H$_2$O auf 25 cm³ auffüllen.)

Zur Aufstellung der Eichkurve nimmt man Lösungen von reinem Albumin oder γ-Globulin. 150 cm³ Albumin bzw. γ-Globulin in 100 cm³ physiologischer NaCl-Lösung lösen; mit dieser Lösung wird eine Verdünnungsreihe mit 25, 50, 75 und 100 mg-% aufgestellt.

3. Nachweis von Essigeiweiß

Etwa 10 cm³ klarer und sauer reagierender Urin werden mit 5—10 Tropfen 30%iger Essigsäure versetzt. Nach kräftigem Umschütteln wird mit Aqua dest. auf das doppelte Volumen verdünnt. Eine schon in der Kälte auftretende Trübung zeigt die Eiweißkörper an.

4. Nachweis und Bestimmung der Bence-Jones-Eiweißkörper

a) Qualitativer Nachweis

Eine sauer reagierende Urinprobe wird im Wasserbad auf 50—60° vorsichtig erwärmt. Bei Vorhandensein von Bence-Jones-Eiweißkörperchen beginnen sich bei 50° Eiweißkörper abzuscheiden, die bei 60° als klebriger Niederschlag an der Reagensglaswand haften. Erhöht man die Temperatur weiter, so löst sich der Niederschlag wieder auf, im Gegensatz zum echten Serumeiweiß, das beim Erwärmen oberhalb 50° irreversibel koaguliert.

b) Quantitativer Nachweis nach Alder

Die Urinprobe wird mit Essigsäure auf p$_H$ 5,5 angesäuert und bis zum Kochen erhitzt. Das ausgefallene Serumeiweiß wird heiß in ein in einem H$_2$O-Bad stehendes Reagensglas filtriert. Beim Abkühlen scheiden sich in dem filtrierten Urin die Bence-Joneschen Eiweißkörper ab. Die Probe wird noch empfindlicher, wenn man zu dem kochenden Urin heiße Sulfosalicylsäure zufügt.

c) Nephelometrische Bestimmung der Bence-Jones-Eiweißkörper nach Engelfried

Reagentien

a) Essigsäure, 5%ig.
b) Sulfosalicylsäure, 3%ig.

Ausführung

50 cm³ filtrierter und mit einigen Tropfen Essigsäure angesäuerter Urin werden in einer 25 cm³ Weithalsflasche, die durch einen mit einem Trichter versehenen durchbohrten Gummistopfen verschlossen ist, im siedenden Wasserbad so lange erhitzt, bis die Albumine ausflocken. Die Flasche muß während des Erhitzens öfter geschüttelt werden, damit die Albumine in kleinen Partikeln ausflocken und keine Bence-Jones-Eiweißkörper eingeschlossen werden. Die Albumine werden heiß abfiltriert (Heißwasserfilter von 100°) und das Filtrat auf Zimmertemperatur abgekühlt. 2,5 cm³ Filtrat werden mit 7,5 cm³ Sulfosalicylsäurelösung versetzt. Nach dem Mischen läßt man 10 min stehen und vergleicht die Trübung nephelometrisch mit derjenigen einer Albuminstandardlösung. Die Empfindlichkeit der Bestimmung liegt bei 3—5 mg-%.

5. Qualitativer Nachweis der Albumosen

Beim Erhitzen von Urin fallen die Albumosen nicht aus. Zum Nachweis kocht man 10 cm³ Urin mit 8 g Ammoniumsulfat auf. Der entstandene Niederschlag, der aus Eiweiß, Albumosen und Urobilin bestehen kann, wird nach dem Abkühlen zentrifugiert. Zunächst wird zur Entfernung des Urobilins der Rückstand mehrfach mit einigen Kubikzentimetern Alkohol ausgewaschen, anschließend in Wasser gelöst. Beim Erhitzen der wäßrigen Lösung fallen die Eiweißkörper aus, während die Albumosen gelöst bleiben. Das koagulierte Eiweiß wird abfiltriert und die Albumosen mit der Biuretprobe nachgewiesen. Zu diesem Zwecke wird das Filtrat mit 1—2 cm³ 30%iger Natronlauge stark alkalisch gemacht und mit 0,05%iger Kupfersulfatlösung überschichtet. An der Berührungsstelle bildet sich bei Anwesenheit von Albumosen ein rotvioletter Ring.

6. Die Aminosäuren

a) Allgemeines

Die Aminosäurenausscheidung beträgt im Mittel 0,5 g auf Stickstoff berechnet. Unter pathologischen Bedingungen, vor allem bei Leberschädigungen, ist sie wesentlich erhöht (DUMM u. Mitarb.).

Bei eiweißreicher Kost nimmt der Gehalt an Aminosäuren bis zu 30% zu. Die im Urin ausgeschiedenen Aminosäuren liegen nicht alle in freier Form vor, z. T. sind sie peptidartig gebunden. Wichtig für die Klinik ist vor allem die Bestimmung der Gesamtaminosäuren. Die Bestimmung der einzelnen Aminosäuren würde den Rahmen dieses Buches überschreiten.

Nachstehende Tabelle gibt einige Werte über die Aminosäurenausscheidung im Urin wieder.

Tabelle 6. *Mittlere Aminosäureausscheidung im Urin (24 Std) nach* HIER (1948)

	frei (mg)	gebunden (mg)	Gesamt (mg)
Arginin	21,3 ± 6,9	6,6	23,7 ± 7,9
Asparaginsäure . .	1,3 ± 0,6	163,2	164,5 ± 46,7
Cystin	84,7 ± 25		69 ± 19
Glutaminsäure . . .	35,8 ± 19,2	315,6	351,4 ± 151,9
Histidin	188,3 ± 99,2	40,5	203,3 ± 101,1
Isoleucin	5,9 ± 4,5	14,4	20,3 ± 5,5
Leucin	9,6 ± 3,3	12,3	21,2 ± 6,6
Lysin	33,6 ± 16,9	43,0	73,2 ± 29,4
Methionin	7,8 ± 2,9	2,3	8,6 ± 2,8
Phenylalanin . . .	16,4 ± 7,1	8,4	23,3 ± 7,9
Prolin	8,5 ± 2,9	34,3	42,8 ± 12,9
Threonin	24,2 ± 10,9	31,3	53,8 ± 19,5
Tryptophan	24,6 ± 11,3	18,4	41,4 ± 18,7
Tyrosin	20,8 ± 1,7	31,7	52,5 ± 18
Valin	4,5 ± 2,2	15,3	19,8 ± 5,6

b) Bestimmung der Gesamtaminosäuren

α) Formoltitration nach SÖRENSEN

HENRIQUES, V., und S. P. L. SÖRENSEN; HENRIQUES, V., und J. R. GJALBÄK

Prinzip. Durch Zugabe von Formaldehyd zu einer neutralen Lösung von Aminosäuren werden die Aminogruppen als Methyleniminogruppe gebunden, so daß nur die Carboxylgruppen titrierbar vorliegen.

Reagentien

a) Phenolphthalein, 0,5%ig in 50%igem Alkohol.

b) Thymolphthalein, 0,05%ig in Alkohol.

c) 0,2 n Ba(OH)$_2$-Lösung.

d) 0,2 n HCl.

e) Formaldehydlösung, jedes Mal frisch anzusetzen: 50 cm^3 30—40% Formaldehyd wird entweder (e$_1$) mit 1 cm^3 Phenolphthaleinlösung und Lauge versetzt, bis ein schwachrosa Farbton bestehen bleibt oder (e$_2$) mit 25 cm^3 Alkohol, 5 cm^3 Thymolphthaleinlösung und Lauge bis zum schwach grünblauen Farbton.

f) Vergleichslösung zur Bestimmung des Endpunktes der Titration:

1. für die Phenolphthaleintitration: zu 20 cm^3 ausgekochtem, destilliertem H$_2$O gibt man 10 cm^3 Formaldehydmischung (e$_1$) und etwa halb soviel Lauge, wie bei der eigentlichen Titration verbraucht wird. Man titriert mit 0,2 n Säure zurück bis zur schwach rosa Färbung, gibt dann 1 Tropfen 0,2 n Lauge zu, wodurch die Lösung deutlich rot gefärbt wird.

2. für die Thymolphthaleintitration: 20 cm^3 ausgekochtes und destilliertes H$_2$O werden mit 15 cm^3 Formaldehydmischung (e$_2$) versetzt, anschließend wird wieder die Hälfte der benötigten Lauge zugesetzt und mit 0,2 n Säure bis zur bäulichen Opalescenz der Flüssigkeit zurücktitriert. Mit einem Tropfen 0,2 n Lauge schlägt die Farbe nach blau um.

g) BaCl$_2$ · 2 H$_2$O.

Ausführung

Vorbehandlung des Urins: 50 cm^3 Urin werden in einem 100 cm^3 Meßkolben mit 2 g BaCl$_2$ versetzt, mit gesättigtem Barytwasser gegen Lackmus alkalisiert und nach Zugabe von 5 cm^3 Barytwasser im Überschuß mit Wasser bis zur Marke aufgefüllt. Man schüttelt gut um, läßt 15 min stehen und filtriert. 50 cm^3 Filtrat werden im Vacuum zur Entfernung des Ammoniak eingeengt, mit n-HCl angesäuert und zur Entfernung von CO$_2$ weiter im Vacuum destilliert. Den Rest der Lösung überführt man in einen 50 cm^3 Meßkolben, stellt mit CO$_2$-freier NaOH auf p$_H$ 7 ein und füllt mit CO$_2$-freiem Wasser bis zur Marke auf.

Mit 20 cm^3 dieser Lösung, die vollkommen farblos sein muß und keine Carbonate, Phosphate und NH$_3$ enthalten darf, wird die Bestimmung durchgeführt. Zu diesem Zweck wird die Lösung zunächst genau gegen Lackmus neutralisiert, anschließend 10 cm^3 Formaldehydmischung (e$_1$) bzw. 15 cm^3 Formaldehydmischung (e$_2$) hinzugefügt, die bzw. blaue Farbe der Formaldehydmischung verschwindet. Mit 0,2 n Lauge wird bis zur Farbgleichheit mit der Vergleichslösung zurücktitriert.

Berechnung

Der Verbrauch an 0,2 n Lauge × 0,28 ist gleich dem Amino-N-Gehalt der Probe.

Stark gefärbte Urine sind nach Sörensen und Mitarb. mit BaCl$_2$ und AgCl zu entfärben. Der ausfallende Niederschlag reißt die störenden Farbstoffe mit. Man verfährt folgendermaßen: 25 cm^3 angesäuerten Urin (5 cm^3 0,2 n HCl) werden in einem 50 cm^3 Meßkolben mit 4 cm BaCl$_2$-Lösung versetzt. Unter gutem Schütteln gibt man tropfenweise etwa 20 cm^3 ^{1}/$_3$ n AgNO$_3$-Lösung hinzu (5,67 g AgNO$_3$/100 ml). Nach Absetzen des Schaumes wird mit CO$_2$-freiem Wasser bis zur Marke aufgefüllt und filtriert.

β) Titrimetrische Bestimmung nach van Slyke, McFadyen und Hamilton

Prinzip. Beim Behandeln von Aminosäuren mit schwachen Oxydationsmitteln wie Ninhydrin, Chloramin, spalten α-Aminosäuren CO$_2$ und NH$_3$ ab und gehen in die um ein C-Atom ärmeren Aldehyde über. Das abgespaltene CO_2 wird in Bariumhydroxydlösung aufgefangen und titrimetrisch bestimmt.

Reagentien

1. Urease-Stammlösung, 10%ig (Aufarbeitung und Bestimmung der Aktivität der Urease siehe Originalarbeit).

2. Ninhydrin.

3. Mit NaCl gesättigte, etwa 0,5 n NaOH-Lösung: man verdünnt eine konzentrierte, CO_2-freie NaOH-Lösung (18—20 n) mit einer 25%igen, CO_2-freien NaCl-Lösung.

4. Etwa 2 n, mit NaCl gesättigte Milchsäurelösung: 2 Vol. konzentrierter Milchsäure werden mit 8 Vol. 25%iger, CO_2-freier NaCl-Lösung verdünnt.

5. 1 n NaOH.

6. 1 n H_2SO_4.

7. 5 n H_2SO_4

8. Bromphenolblau-Lösung, 0,04% (H_2O).

9. Bromkresolgrün-Lösung, 0,04% (H_2O).

10. Fester Citratpuffer, p_H 2,5: 2,06 g Natriumcitrat und 19,15 g Citronensäure, vor Gebrauch mischen.

11. Fester Phosphatpuffer, p_H 6,2: 3 Teile primärer Kaliumphosphat (KH_2PO_4, wasserfrei) und 1 Teil sekundärer Natriumphosphat (Na_2HPO_4, wasserfrei) werden vor dem Gebrauch gemischt.

12. Thymol.

13. 0,125 n-$Ba(OH)_2$-Lösung mit 2% $BaCl_2$: man stellt sich eine 0,15 n-Barytlösung her und verdünnt 5 Vol. derselben mit 1 Vol. 12%iger $BaCl_2$-Lösung.

14. n/35 HCl.

15. Phenolphthalein-Lösung, 1% in Alkohol.

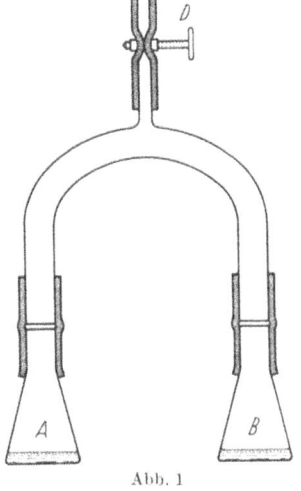

Abb. 1

Ausführung

Durch Zugabe von 1 g Thymol/1000 cm³ Urin wird dieser bis zur Durchführung der Bestimmung vor bakterieller Zersetzung geschützt.

Vor Durchführung der Bestimmung muß zunächst der im Urin ausgeschiedene Harnstoff zerstört werden. Zu diesem Zweck werden 2 cm³ Urin in dem Kolben A des Reaktionsgefäßes (Abb. 1) mit 1 Tropfen 0,04%iger Bromthymol-Lösung versetzt. Bei alkalischer Reaktion (blau) setzt man tropfenweise 1 n H_2SO_4 bis zum Farbumschlag (gelb) zu, titriert dann tropfenweise mit 1 n NaOH zurück bis die Lösung schwach blau ist (p_H 6,2). Bei saurem Urin wird der p_H-Wert mit 1 n NaOH eingestellt. Anschließend fügt man 175 mg Phosphatpuffer, 0,2 cm³ 1%ige Urease-Lösung und 1 Thymolkristall hinzu. Das Gefäß wird lose verschlossen, damit die entwickelte Kohlensäure entweichen kann, und über Nacht bei 37—40° bebrütet. Nach der Bebrütung werden 1 Tropfen 0,04%ige Bromkresolgrün-Lösung und 1 Tropfen Caprylalkohol als Antischaummittel zugesetzt. Vorsichtig fügt man 5 n H_2SO_4 zu, bis die Lösung gerade gelb gefärbt ist (p_H 3) und anschließend 100 mg Citratpuffer. Dann wird der Inhalt genau 1 min über einem Mikrobrenner erhitzt. Nach dem Abkühlen auf Zimmertemperatur leitet man einen CO_2-freien Luftstrom durch das Gefäß, gibt unter weiterem Luftdurchleiten 1 cm³ 0,125 n Barytlauge in den Kolben B. Zu der Urinprobe im Gefäß A fügt man 200 mg Ninhydrin, verschließt die ganze Apparatur und evakuiert. Das Gefäß A wird

6 min in ein kochendes Wasserbad gehalten, während man Gefäß B in kaltes Wasser eintaucht. Nach Beendigung der Destillation läßt man durch D CO_2-freie Luft in die Apparatur. Dann wird die Barytlösung mit n/35 HCl titriert, mit Phenolphthalein als Indicator.

Bei jeder Bestimmung muß eine Leerbestimmung mit 2 cm³ Wasser statt Urin mitlaufen.

Berechnung

Der Titrationswert der Analyse wird vom Titrationswert der Leerbestimmung subtrahiert und die Differenz mit dem Faktor 0,2/mg Carboxyl-N und 0,175/mg Carboxyl-C multipliziert. Unter Carboxyl-N versteht man den aus der Carboxyl-C-Bestimmung berechneten Stickstoff-Gehalt der Probe.

c) Nachweis und Bestimmung einzelner Aminosäuren

α) Hippursäure

Die Bestimmung der Hippursäure ist als Leberfunktionsprobe von Bedeutung.

Reagentien

a) 25%ige H_2SO_4.
b) Äther.
c) 0,1 n NaOH.
d) Phenolphthaleinlösung.
e) Petroläther.

Ausführung

20 cm³ enteiweißter Urin (Phosphorwolframsäure) werden mit 1 cm³ H_2SO_4 angesäuert und 3 Std im Extraktionsapparat mit Äther extrahiert. Der Äther wird auf dem Wasserbad abdestilliert, die zurückbleibenden Hippursäurekristalle mit Petroläther ausgewaschen, wobei man den Kolben unter Umschwenken 3 min lang in ein Wasserbad von 85⁰ eintaucht. Die erkaltete Lösung wird filtriert, der Niederschlag quantitativ in 10 cm³ heißem H_2O gelöst und mit 0,1 n NaOH gegen Phenolphthalein titriert.

1 cm³ 0,1 n NaOH → 0,0179 g Hippursäure.

β) p-Aminohippursäure

Prinzip. Die p-Aminohippursäure wird mit $NaNO_2$ diazotiert und mit N-(1-Naphthyl-äthylendiamin-hydrochlorid) zum Farbstoff gekuppelt.

Reagentien

a) n-HCl.
b) $NaNO_2$-Lösung, 0,1%; täglich neu ansetzen.
c) Amidosulfonsäurelösung, 0,5%ig. Im Eisschrank und dunkler Flasche 2 Wochen haltbar.
d) N-(1-naphthyl)-äthylendiamin · HCl: 0,1 g werden in 10 cm³ heißem Methanol gelöst und mit H_2O auf 100 cm³ aufgefüllt. Im Eisschrank und dunkler Flasche beständig.
e) Standardlösung von p-Aminohippursäure, 2 mg-%ig. Zum Gebrauch wird die Lösung 1:10 verdünnt. In dunkler Flasche aufbewahrt, ist die Stammlösung 2 Monate haltbar.

Ausführung

Zur Bestimmung wird der Urin 1:2000 verdünnt. Zu 10 cm³ dieser Verdünnung gibt man nacheinander und in der Kälte 2 cm³ 1 n-HCl und 1 cm³ $NaNO_2$-Lösung. Nach 5 min langem Stehen in Eiswasser fügt man zum Zerstören der überschüssigen salpetrigen Säure 1 cm³ Amidosulfonsäure-Lösung zu und nach 1 min 1 cm³ N-(1-naphthyl)-äthylendiamin-Lösung als Kupplungsreagens. Langsam entwickelt sich eine Rotfärbung, deren maximale Intensität nach 10 min erreicht ist. Man photometriert bei 540 mμ gegen einen Leerwert aus 10 cm³ H_2O und den Reagentien.

γ) Cystin

Reagentien

a) 5% NaCN in n-NaOH.
b) 1,2-Naphthochinonsulfonsaures-Na, 1%ig.
c) Na_2SO_3, 10%ig in 0,5 n-NaOH, jedesmal frisch ansetzen.
d) 5 n-NaOH.
e) Natriumhyposulfitlösung, 2%ig in 0,5 n-NaOH, jedesmal frisch ansetzen.

Ausführung

10 cm³ Urin werden in einem Zentrifugenglas mit 4 cm³ Cyanidlösung (a) versetzt, gut umgeschüttelt und 3 min zentrifugiert. Die Lösung wird nochmals umgerührt und zentrifugiert. 10 min nach Zugabe des Cyanids werden 7 cm³ des Zentrifugats mit 2 cm³ Naphthochinonreagens versetzt, 10 sec geschüttelt und dann 5 cm³ Na_2SO_3-Lösung zugefügt. Nach einer halben Stunde gibt man 2 cm³ 5 n-NaOH zu, mischt und versetzt mit 1 cm³ Hyposulfitlösung. Die Intensität der Färbung wird gegen Wasser als Leerwert photometriert, Filter S 50. Mit Lösungen bekannten Cystingehaltes wird eine Eichkurve aufgestellt.

δ) Bestimmung von Indican nach J. E. Larsson

Reagentien

a) Obermeyers Reagens: 1 g $FeCl_3 \cdot 6 H_2O$ in 100 cm³ konz. HCl lösen.
b) Hexylresorcin, 0,3%ig in 96% Alkohol.
c) Chloroform.

Ausführung

Der Urin muß möglichst frisch untersucht werden. Will man die Ausscheidung im 24 Std-Urin bestimmen, so muß dieser mit Bicarbonat alkalisch gemacht werden, da Indican im sauren Milieu unbeständig ist.

In einem Hagedorn-Jensen-Röhrchen mischt man 1 cm³ Urin mit 2 cm³ H_2O, 0,2 cm³ Hexylresorcin und 3 cm³ Obermeyers Reagens. Nach 10 min schüttelt man mit 5 cm³ Chloroform aus, zentrifugiert und mißt die Farbintensität der Chloroformschicht bei 578 mμ (1 cm Schichtdicke).

Berechnung

Indican in mg-% = E $\cdot$ 11,98.

ε) Bestimmung von Histidin nach K. Schmidt

Reagentien

a) 0,04 n-H_2SO_4.
b) Bromlösung: 2,5 cm³ Brom in 250 cm³ Eisessig lösen und mit Wasser auf 1 Liter auffüllen.
c) NH_3-Lösung, 10%ig, mit arseniger Säure gesättigt.
d) NH_3-$(NH_4)_2CO_3$-Mischung: 2 Teile konz. NH_3 und 1 Teil 19%ige NH_4HCO_3-Lösung.

Ausführung

In einem 10 cm³ Meßkolben wird 1 cm³ Urin mit etwa 0,4—1,6 mg Histidin (bei höherem Histidingehalt muß der Urin verdünnt werden) mit 1 cm³ 0,04 n-H_2SO_4 versetzt und so lange tropfenweise Bromlösung zugegeben, bis nach 10 min langem Stehen eine leichte Gelbfärbung bestehen bleibt. Zur Zerstörung überschüssigen Broms werden 2 Tropfen der mit As_2O_3 gesättigten 10%igen NH_3-Lösung und 2 cm³ NH_3-$(NH_4)_2CO_3$-Lösung zugegeben und das Gemisch 5 min in einem kochenden Wasserbad erhitzt. Man kühlt ab, läßt 10 min bei Zimmertemperatur stehen und füllt mit NH_3-$(NH_4)_2CO_3$-Lösung auf 10 cm³ auf. Die Lösung wird im Photometer mit Filter S 50 gegen einen Leerwert gemessen. Innerhalb der Grenzen 0,4—1,6 mg Histidin/cm³ gilt das Beersche Gesetz.

7. Harnstoff, Ammoniak und organische Basen

a) Allgemeines

Der *Harnstoff* ist wohl das wichtigste Endprodukt des Eiweißstoffwechsels. Die Tagesausscheidung schwankt je nach der Zufuhr von Eiweißkörpern zwischen 20 und 40 g. Eine vermehrte Harnstoffausscheidung tritt bei allen fieberhaften Erkrankungen auf, eine Verminderung vor allem bei der akuten Leberatrophie und manchen Nierenerkrankungen, die mit einer Harnstoffretention im Blut verbunden sind. Gerade in Fällen von Nierenfunktionsstörungen ist die quantitative Bestimmung des Harnstoffs wichtig.

Ammoniak tritt, an Säure gebunden, in frischem Urin immer in kleinen Mengen (0,3—1 g) auf. Unter pathologischen Bedingungen nimmt der Ammoniakgehalt des Urins bis 6 g/Tag zu. Bei gesunden Nieren und einer erhöhten Ammoniakausscheidung ist auf eine vermehrte Säureausscheidung des Organismus zu schließen. Die Nieren sind nicht in der Lage, freie Säuren auszuscheiden. Bei einer vermehrten Säureausscheidung muß zur Neutralisation nach Verbrauch aller Alkali- und Erdalkalireserven auf den durch Desaminierung entstehenden NH_3 zurückgegriffen werden. Bei einer Niereninsuffizienz fällt dieser Regulationsmechanismus aus, es tritt statt dessen eine urämische Säurevergiftung des Organismus ein.

Kreatin und Kreatinin werden als Stoffwechselprodukte des Muskels im Urin ausgeschieden. Normalerweise tritt nur Kreatinin im Urin des Erwachsenen auf (etwa 1,5 g/Tag). Unter pathologischen Bedingungen vermag die Muskulatur nicht mehr das gesamte in Leber und Niere synthetisierte Kreatin aus dem Blut aufzunehmen und zu binden. Es kommt zu einer Vermehrung im Blut und zur Ausscheidung durch die Niere im Urin.

Bei der Synthese des Kreatins aus Arginin tritt als Zwischenprodukt die γ-Guanidinobuttersäure auf. Durch β-Oxydation derselben entsteht daraus Guanidinoessigsäure.

Glucocyamin. Von Gesunden wird Glucocyamin täglich bis zu 0,06 g im Urin ausgeschieden.

Trigonellin und das entsprechende Amid sind normale Stoffwechselprodukte. Nach Kühnau sind 10—16 mg Trigonellin im Tagesurin enthalten.

b) Bestimmung von Harnstoff durch Diffusion

α) Bestimmung nach Conway

Prinzip. Der Harnstoff wird durch Urease abgebaut, der entstandene Ammoniak bei schwach alkalischer Reaktion in Boratlösung aufgefangen und titriert.

Die Methode von CONWAY ist wohl die beste von vielen entwickelten Bestimmungsmethoden. Sie hat den Vorteil, daß nur eine genau eingestellte Normallösung nötig ist. Auch höhere Harnstoffkonzentrationen kann man damit bestimmen.

Reagentien

a) Borsäurereagens: In einem 1 Liter-Kolben löst man 5 g Borsäure in 200 cm³ Alkohol und 700 cm³ H_2O und fügt 10 cm³ Indicatorlösung hinzu. Durch Zugabe von wenig Alkali stellt man auf einen schwach rötlichen Farbton ein und füllt mit H_2O bis zur Marke auf.

b) Indicatorlösung: 0,033 g Bromkresolgrün und 0,066 g Methylrot werden in 100 cm³ Alkohol gelöst.

c) Gesättigte Lösung von Kaliummetaborat (69 g/100 cm³) oder gesättigte Lösung von K_2CO_3 (110 g/100 cm³).

d) 0,004 n-HCl oder 0,01 n-HCl.

e) Urease-Phosphatlösung: 22 g fein gepulverter Permutit werden mit 2 %iger Essigsäure gewaschen, die Essigsäure abgegossen und der Rückstand 2mal mit H_2O gewaschen. Der zurückgebliebene Permutitbrei wird mit 75 cm³ H_2O und 45 g Sojabohnenmehl verrührt, 1/2 Std geschüttelt und anschließend 225 cm³ Glycerin zugegeben.

Zum Gebrauch mischt man 1 cm³ Glycerinextrakt mit 1 cm³ Phosphatpuffer, p_H 6,9 (NaH_2PO_4 69 g, Na_2HPO_4 179 g, H_2O ad 1000,0) und füllt mit Wasser auf 10 cm³ auf.

f) Dichtungsmittel: 3 Teile Traganth werden mit 34 Teilen Wasser verrieben. Wenn alles gelöst ist, fügt man 15 Teile Glycerin und 8 Teile einer gesättigten Kaliumcarbonatlösung hinzu. Das Dichtungsmittel hat den Vorteil, wasserlöslich zu sein.

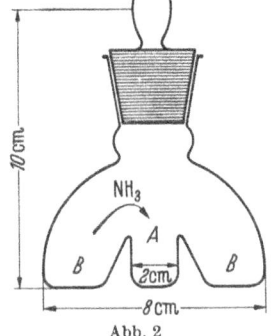

Abb. 2

Ausführung

Zur Durchführung der Bestimmung füllt man in den äußeren Teil des Mikrodiffusionsapparates (Abb. 2) 0,2 cm³ 1:10 verdünnten Urin und 0,5 cm³ Ureasereagens. In die innere Kammer gibt man 2 cm³ 0,5 %iges Borsäurereagens. Man verschließt die Kammer und läßt sie 15 min bei Zimmertemperatur stehen. In dieser Zeit wird der Harnstoff vollständig in CO_2 und NH_3 gespalten. Dann gibt man in die äußere Kammer 1 cm³ Kaliummetaborat-Lösung bzw. 1 cm³ Kaliumcarbonatlösung, mischt und läßt die Kammer wieder verschlossen stehen. Jetzt diffundiert der frei gewordene Ammoniak in die innere mit Borsäure beschickte Kammer. Nach 1³/₄ Std wird der NH_3-Gehalt der inneren Kammer mit 0,004 n HCl bzw. bei hohem Harnstoffgehalt mit 0,01 n HCl titriert. Die Borsäure in der inneren Kammer stört nicht bei der Titration, da der Indicator auf die schwache Borsäure nicht anspricht.

Berechnung

1 cm³ 0,01 n HCl entspricht 0,14 mg NH_3 bzw. 0,603 mg Harnstoff.

Nach J. BLOM und B. SCHWARZ erhält man mit Borsäure als Absorptionsmittel keine befriedigenden Ergebnisse. Sie schlagen Nickelammoniumsulfat $Ni(SO_4)_4 \cdot (NH_4)_2 \cdot SO_4 \cdot 6H_2O$ vor, das NH_3 quantitativ bindet und mit Methylrot/Methylblauindicator, p_H 5,08, direkt titriert werden kann.

β) Gravimetrische Bestimmung von Harnstoff durch Fällung mit Xanthydrol nach Wenger und Mitarbeiter

Die Fällung mit Xanthydrol kann sowohl gravimetrisch wie colorimetrisch ausgewertet werden und führt in jedem Falle zu genauen Ergebnissen.

Reagentien

a) Eisessig.

b) Tanrets Reagens: 2,71 g $HgCl_2$, 7,2 g KJ, 66,6 cm³ Eisessig, H_2O ad 100 cm³.

c) Xanthydrol, 5% in Methanol, vor Gebrauch neu ansetzen.

d) Alkohol und H_2O, beide mit Bixanthylharnstoff gesättigt.

Ausführung

In einem Zentrifugenglas versetzt man 1 cm³ Urin mit 5 cm³ H_2O und 1 cm³ Tanretsreagens. Nach 5 min wird zentrifugiert und zu 1 cm³ klarem Zentrifugat 1 cm³ Eisessig und 0,4 cm³ Xanthydrol-Lösung gegeben. Das Röhrchen wird verschlossen und 1 Std stehen gelassen. Den gebildeten Niederschlag saugt man ab, wäscht ihn 2mal mit 6 Tropfen Alkohol, dann mit 4 Tropfen H_2O, trocknet ihn anschließend bei 110° bis zur Gewichtskonstanz.

Berechnung

1 g Dixanthylharnstoff = 0,143 mg Harnstoff.

γ) Colorimetrische Bestimmung von Harnstoff nach M. H. Lee und E. M. Widdowsen

Reagentien

a) 10%iges Natriumwolframat.

b) 2/3 n H_2SO_4.

c) Eisessig.

d) Xanthydrol in absolutem Methanol, 5%ig; in dunkler Flasche aufbewahren und vor Gebrauch filtrieren; 2 Wochen haltbar.

e) Methanol, mit Dixanthylharnstoff gesättigt: 5 cm³ einer 12 mg-%igen Harnstofflösung werden mit 5 cm³ Eisessig und 1 cm³ 5%igem Xanthydrol in Methanol versetzt; man rührt um, läßt 30 min stehen, gibt 20 cm³ Methanol zu der Mischung und zentrifugiert den Niederschlag ab. Die überstehende Flüssigkeit wird verworfen, der Niederschlag nochmals mit 20 cm³ Methanol gewaschen. Man braucht 4 Ansätze, um 1000 cm³ von e) und f) mit Dixanthylharnstoff zu sättigen. Man setzt den Dixanthylharnstoff dem Methanol bzw. Methanol-Wassergemisch zu, läßt es über Nacht stehen und filtriert die Lösungen am nächsten Tag.

f) Mischung von Methanol und H_2O (3:1), mit Dixanthyharnstoff gesättigt.

g) H_2SO_4, 50%ig.

h) 6 mg-%ige Harnstofflösung, unter Toluol aufzubewahren.

Ausführung

Der Urin wird 1:100 verdünnt. Zu 0,2 cm³ verdünnten Urin wird in einem Zentrifugenglas 1,4 cm³ H_2O, 0,2 cm³ Natriumwolframat-Lösung und 0,2 cm³ 2/3 n-H_2SO_4 gegeben. Nach kurzem Stehen wird zentrifugiert und 1 cm³ Zentrifugat in einem anderen Zentrifugenglas mit 1 cm³ Eisessig und 0,2 cm³ Xanthydrol versetzt. Das Zentrifugenglas wird über Nacht verschlossen in den Eisschrank gestellt und am nächsten Tag nach Zugabe von 4 cm³ Methanol (e) und Umschütteln zentrifugiert. Die überstehende Flüssigkeit wird abgesogen und der Rückstand mit 4 cm³ Methanol-Wassergemisch (f) ausgewaschen. Der Niederschlag wird in einer abgemessenen Menge (2—10 cm³) 50%iger H_2SO_4 gelöst. Auch die Glaswand muß abgewaschen werden, da Xanthydrol mit H_2SO_4 eine Gelbfärbung gibt. Die Farbintensität der schwefelsauren Lösung wird nach 20 min gegen 50%ige H_2SO_4 als Leerwert bei 390 mμ gemessen. Mit der 6 mg-%igen Standardlösung wird eine Verdünnungsreihe angesetzt zur Aufstellung einer Eichkurve, von der später der Gehalt der zu untersuchenden Probe abgelesen werden kann. Eine Apparatur zur Bestimmung von Harnstoff mit Xanthydrol beschreibt E. M. ABRAHAMSON, mit deren Hilfe alle Manipulationen — Fällen, Filtrieren und Lösen — in einem Gefäß vorgenommen werden.

δ) Colorimetrische Bestimmung von Harnstoff mit Diacetylglyoxim nach WHEATLEY

Reagentien

a) Diacetylglyoxim-Lösung, 1% in 5%iger Essigsäure.

b) Arsensulfatlösung: 500 cm³ konz. H_2SO_4 werden unter Kühlung in 500 cm³ Aqua dest. gegeben; die Mischung auf 50° abgekühlt und 100 g Arsensäure (H_3AsO_4) zugefügt.

c) Natriumwolframat-Lösung: kurz vor dem Gebrauch mischt man gleiche Teile 0,15 n H_2SO_4 (8,3 cm³ konz. H_2SO_4/2000 cm³ H_2O) und 2,2%ige Natriumwolframatlösung (22 g $Na_2WO_4 \cdot 2H_2O$/1000 cm³ H_2O).

Ausführung

1 cm³ verdünnter Urin (1:100) wird mit 0,5 cm³ Diacetyllösung im kochenden Wasserbad erhitzt. Kurz vor dem Einsetzen in das Wasserbad fügt man 1 cm³ Arsensäuremischung zu und kocht 10 min. Innerhalb von 3 min wird auf Zimmertemperatur abgekühlt und mit Wasser auf 10 cm³ aufgefüllt. Nach 5 min wird der genauso behandelte Leerwert aus Wasser und den Reagentien bei 480 mμ gemessen. Innerhalb der Grenze von 10—50 mg Harnstoff/100 cm³ ist das Beersche Gesetz erfüllt. Der Fehler der Methode beträgt weniger als 3%. Ist der Urin eiweißhaltig, so wird er 1:10 verdünnt und mit Natriumwolframat wie folgt enteiweißt: 0,1 cm³ verdünnter Urin wird mit 1,9 cm³ Natriumwolframat-Lösung versetzt, 2 min stehen gelassen und zentrifugiert. 1 cm³ des klaren Zentrifugats wird für die Bestimmung genommen.

ε) Brom-Laugenmethode

Die Bromlaugenmethode führt zu ungenauen Ergebnissen, da nicht nur die Aminogruppen des Harnstoffs, sondern auch Aminosäuren, NH_3 usw. vom Hypobromit angegriffen werden. Nach dieser Methode wird der Harnstoff oxidativ zu elementarem Stickstoff abgebaut.

c) Bestimmung von Ammoniak

α) Bestimmung nach FOLIN

Prinzip. Ammoniak wird durch Behandeln der Urinprobe mit Na_2CO_3, $Ca(OH)_2$, $Ba(OH)_2$ oder Na-Borat freigemacht, überdestilliert und an H_2SO_4 gebunden. Der H_2SO_4-Überschuß wird titrimetrisch festgestellt. Man darf nur mit schwachen Säuren oder Basen arbeiten, nicht mit NaOH, da sonst der Harnstoff des Urins hydrolysiert wird und zu hohe NH_3-Werte erzielt werden.

Reagentien

a) Na_2CO_3, gesättigte Lösung.

b) n/50 HCl-Jodat-Lösung: 200 cm³ n/10 HCl und 100 cm³ 4% KJO_3-Lösung und H_2O ad 1000 cm³.

c) n/50 Natriumthiosulfatlösung.

d) KJ.

e) Stärkelösung, 1%ig: 1 g lösliche Stärke in 5 cm³ H_2O unter leichtem Erwärmen lösen, mit gesättigter NaCl-Lösung auf 100 cm³ auffüllen.

Ausführung

Die Bestimmung wird im Kjeldahl-Apparat durchgeführt. In den Kjeldahl-Kolben gibt man 1 cm³ sauren Urin, 5 cm³ H_2O, zur Kontrolle der Alkalität 1—2 Tropfen Phenolphthalein und zur Vermeidung des Schäumens einige Tropfen Äthylalkohol. Nach dem Anschließen an den Destillierapparat wird der Kolben in ein Wasserbad von 45—50° eingetaucht. Das Ende des Destillierapparates reicht in eine Vorlage mit 5 cm³ n/50 HCl-Jodatlösung hinein. Zu dem Kolbeninhalt gibt man 1 cm³ gesättigte Natriumcarbonatlösung. Unter schwachem Luftdurchsaugen — unter Vorschalten einer Gaswaschflasche mit 25%iger H_2SO_4 zur Absorption des NH_3-Gehaltes der Luft — wird 15 min destilliert, danach wird das in die Säure eintauchende Ende des Destillationsapparates herausgenommen, mit destilliertem H_2O abgespült und unter Zusatz von einigen Körnchen KJ und einigen Tropfen Stärkelösung mit n/50 Thiosulfatlösung titriert.

Berechnung

1 cm³ n/50 HCl entspricht 0,34 mg NH_3. Die Differenz von vorgelegter n/50 HCl und verbrauchter n/50 Thiosulfatlösung $\times$ 0,34 ergibt die Ammoniakmenge in der vorgelegten Urinprobe.

β) Die Permutitmethode zur Bestimmung von Ammoniak

Prinzip. Der Ammoniak wird zunächst an Permutit absorbiert, durch Behandeln mit NaOH wieder freigemacht und mit Nesslers-Reagens die colorimetrische Bestimmung durchgeführt.

Reagentien

a) Permutit: Der Permutit wird eine halbe Stunde mit 2%iger Essigsäure gekocht; man läßt über Nacht stehen und wäscht ihn am nächsten Tag gut mit H_2O aus. Anschließend wird er auf Fließpapier ausgebreitet und bei Zimmertemperatur getrocknet.

b) NaOH, 10%ig.

c) Nesslers-Reagens: 10 g rotes Mercuri-Jodid und 8 g KJ werden in 10 cm³ H_2O gelöst; dazu gibt man eine Lösung von 20 g NaOH in 90 cm³ H_2O; absitzen lassen.

d) Standardlösung von Ammoniumsulfat mit 1 mg N/5 cm³.

Ausführung

5 cm³ verdünnter Urin (je nach dem NH_3-Gehalt 1:1 bis 1:5 verdünnt) werden in einem 200 cm³ Meßkolben mit 5 cm³ Wasser versetzt und mit 2 g Permutit 5 min lang geschüttelt. Die Wände des Kolbens werden mit 25—40 cm³ H_2O abgespült. Nach dem Absitzen des Permutits wird das Wasser abdekaniert und der Permutit noch zweimal mit wenig Wasser ausgewaschen. Die wäßrigen Auszüge werden verworfen. Zu dem Permutit gibt man etwa 100 cm³ Wasser, fügt 10 cm³ NaOH hinzu, schüttelt und füllt nach Zugabe von 10 cm³ Nesslers-

Reagens bis zur Marke auf. Nach 10 min wird mit Filter S 43 gegen einen Leerwert aus 0,2 cm³ Nesslers-Reagens pro 10 cm³ H_2O photometriert (0,5 cm Küvette). Mit der Standardlösung wird eine Eichkurve aufgestellt. Fehlerbreite der Methode $\pm 2\%$.

γ) Titrimetrische Bestimmung von Ammoniak mittels der Diffusionsmethode nach E. J. Conway und E. O'Malley

Die Reagentien sind die gleichen wie bei der Harnstoffbestimmung (S. 46).

Ausführung

In der äußeren Kammer des Diffusionsapparates werden 0,2 cm³ unverdünnter Urin mit 1 cm³ gesättigter Kaliummetaborat-Lösung versetzt, während in die innere Kammer 1 cm³ Borsäurereagens vorgelegt wird. Die Kammer wird verschlossen und 45 min stehen gelassen. Anschließend wird die Borsäure mit 0,04 oder 0,01 n HCl titriert.

Berechnung

1 cm³ 0,01 n HCl entsprechen 0,17 mg NH_3/100 cm³ Urin.

d) Nachweis und Bestimmung von Kreatin und Kreatinin

α) Qualitativer Kreatininnachweis

Zu 2 cm³ Urin gibt man 5 Tropfen einer frisch angesetzten, gesättigten Lösung von Nitroprussidnatrium und fügt tropfenweise 15%ige Natronlauge bis zur alkalischen Reaktion hinzu. Eine auftretende tiefrote Farbe zeigt die Anwesenheit von Kreatinin an. Auf Zusatz von Eisessig verschwindet die rote Farbe wieder; schlägt die rote Farbe auf Zusatz von Eisessig in violettrot um, so enthält der Urin Aceton und kein Kreatinin.

β) Quantitative Bestimmung von Kreatinin und Kreatin

Bestimmung von Kreatin nach H. H. Taussky

Prinzip. Die Kreatinbestimmungen werden meist durch Überführung von Kreatin in Kreatinin in saurer Lösung durchgeführt. Man hat also 2 Bestimmungen durchzuführen. Einmal das präformierte Kreatinin vor der Säurehydrolyse zu bestimmen, daneben das Gesamtkreatinin nach derselben. Aus der Differenz der beiden Bestimmungen wird der Kreatingehalt berechnet.

Reagentien

a) 0,04 n Pikrinsäure.
b) 0,75 n NaOH
c) 0,05 n Jodlösung.
d) Chloroform.

Ausführung

Zur Entfernung reduzierender Substanzen im Urin werden 3 cm³ Urin in einer Eprouvette tropfenweise mit Jodlösung versetzt, bis eine schwache Gelbfärbung bestehen bleibt (etwa 4—5 Tropfen). Nach 2 min werden 3 cm³ Wasser und 6 cm³ Chloroform zugegeben und kräftig geschüttelt. Dabei gehen das überschüssige Jod und die oxydierten störenden Substanzen in die Chloroformschicht. 2 cm³ der wäßrigen Phase werden in einem 100 cm³-Meßkolben mit Wasser auf 100 cm³ verdünnt. Mit diesem gereinigten und 1:50 verdünnten Urin werden die Bestimmungen durchgeführt.

Zur Bestimmung des Gesamtkreatinins werden 3 cm³ verdünnter Urin in einem bei 4 cm³ geeichten Reagensglas mit 1 cm³ Pikrinsäure und 3 cm³ Wasser versetzt und $1^1/_2$ Std im kochenden Wasserbad erhitzt. Nach dem Abkühlen wird bis zur 4 cm³-Marke mit H_2O aufgefüllt und 1 cm³ NaOH zugesetzt. Nach 20 min wird gegen den Blindwert der Reagentien bei 546 mμ photometriert.

Zur Bestimmung des präformierten Kreatinins versetzt man 3 cm³ verdünnten Urin mit 1 cm³ Pikrinsäure und 1 cm³ NaOH. Nach 20 min wird die Intensität der Färbung gegen den Blindwert im photoelektrischen Colorimeter abgelesen. Aus der Differenz von Gesamtkreatinin und präformiertem Kreatinin ergibt sich durch Multiplikation mit 1,16, wegen des geringeren Molekulargewichtes von Kreatinin der Kreatingehalt des Urins.

Colorimetrische Bestimmung von Kreatin mittels der Diacetylreaktion nach J. RAAFLAUB und J. ABETIN

Prinzip. Mittels der Diacetylreaktion läßt sich Kreatin direkt bestimmen. Durch Zusatz von α-Naphthol wird die Reaktion wesentlich empfindlicher gemacht, so daß sich mit ihr kleine Kreatinmengen bestimmen lassen. Substanzen, die SH-Gruppen enthalten, stören die Reaktion. Verdünnt man den Urin auf 1:10, so ist der hemmende Einfluß dieser Substanzen so gering, daß er vernachlässigt werden kann.

Reagentien

a) NaOH, 6%ig.

b) Diacetyllösung 0,05%ig. Man stellt sich zunächst eine Stammlösung wie folgt her: 1,6 g Dimethylglyoxin werden in 200 cm³ 5 n H_2SO_4 gelöst und bei gewöhnlichem Druck destilliert. Die ersten 50 cm³ Destillat werden abgetrennt und mit der gleichen Menge Wasser verdünnt. Diese etwa 1%ige Diacetyllösung ist 1 Monat im Eisschrank haltbar. Zum Gebrauch wird die Stammlösung 1:20 mit H_2O verdünnt.

c) α-Naphthol, 1%ig in 6%iger NaOH. Die Lösung darf erst kurz vor Gebrauch angesetzt werden.

Ausführung

In einem 10 cm³ Meßkolben versetzt man 1 cm³ verdünnten Urin mit 1 cm³ Diacetyllösung und 2 cm³ α-Naphthollösung, man mischt, füllt mit Wasser bis zur Marke auf, mischt nochmals und läßt den Meßkolben offen stehen. Nach 30 und nach 60 min wird die Farbintensität der Lösung gegen einen Blindwert aus den Reagentien bei 530 mμ gemessen.

Berechnung

E_{30} = Extinktion nach 30 min.
E_{60} = Extinktion nach 60 min.
$E_{diff} = E_{60} - E_{30}$.
$E = E_{30} - E_{diff}$.

Aus einer vorher aufgestellten Eichkurve liest man die der Extinktion E entsprechende Kreatinmenge in γ/cm³ 1:10 verdünntem Urin ab = mg-% Kreatin im unverdünnten Urin.

Colorimetrische Bestimmung von Kreatin mit Diacetyl nach D. R. ANDERSON u. Mitarb.

Prinzip. Die Bestimmung beruht auf der Farbreaktion von Kreatin und Diacetyl in Gegenwart von α-Naphthol; störende Substanzen werden durch Absorption von Kreatin an Ionenaustauscher abgetrennt.

Reagentien

a) Kreatin; Kreatininfrei durch 2maliges Umkristallisieren aus Wasser.

b) 6%ige NaOH.

c) Na_2CO_3-Lösung, 16%ig.

d) Diacetyl-Lösung, 0,05%ig.

e) α-Naphthol-Lösung; das Handelspräparat wird aus 0,01 n HCl umkristallisiert; im dunklen Exsiccator aufbewahrt ist es mehrere Monate haltbar. Kurz vor dem Gebrauch wird eine 1,6- oder 3,2%ige Lösung in Alkali hergestellt.

f) Inonenaustauscher: Amberlite IRA-401 (starker Anionenaustauscher), Amberlite IRC-50 (schwacher Kationenaustauscher) und Amberlite IR-120 (starker Kationenaustauscher). Vor dem Gebrauch wird der Anionenaustauscher in 0,1 n NaOH aufgeschwemmt, der Kationenaustauscher in 0,1 n HCl. Anschließend werden alle Austauscher so lange mit H_2O ausgewaschen, bis das Waschwasser neutral reagiert.

g) Cellulose-Puder (WHATMAN).

h) n-Natriumacetat-Lösung.

Ausführung

Die Absorptionskolonne besteht aus 4 Teilstücken von etwa 250 mm Länge und 7 mm ⌀. Sie werden wie folgt beschickt: 1. 10—15 mm Cellulose-Puder, 2. 200 mm Amberlite IRA-401, 3. 200 mm Amberlite IRC-50 und 4. 200 mm Amberlite IR-120. Die Kolonnen werden aufeinandergestellt, die Rohre sind durch Plastikkorken verschlossen und durch Kanülen miteinander verbunden. 3 cm³ Urin mit nicht mehr als 3—4 mg Kreatin werden 1:5 verdünnt und durch die Kolonne geschickt (15—20 Tropfen/min). Nach Durchlaufen des Urins wird die Kolonne mit 200 cm³ Wasser nachgewaschen. Die Kolonne wird auseinandergenommen und aus dem Teilstück mit Amberlite IR-120 das Kreatin mit etwa 50 cm³ n-Natriumacetat-Lösung eluiert.

7 cm³ Eluat mit etwa 10—40 γ Kreatin werden mit 2 cm³ 1,6%iger α-Naphthol-Lösung gemischt, unter Umschwenken 1 cm³ 0,05%ige Diacetyllösung zugegeben und nach 20—30 min die Farbintensität bei 525 mμ gemessen. Die Austauscherkolonnen werden regeneriert und können 8—10mal benutzt werden.

Colorimetrische Bestimmung von Kreatinin mit Pikrinsäure

Prinzip. Kreatinin wird nach der Methode von JAFFÉ mit Pikrinsäure bestimmt. Die Pikrinsäure bildet mit dem Kreatinin einen orangeroten Farbkomplex, dessen Intensität bei 546 mμ gemessen werden kann.

Reagentien

a) Pikrinsäure, 2mal aus Eisessig umkristallisiert.

b) Natriumpikratlösung: 11,7 g Pikrinsäure werden in etwa 900 cm³ H_2O gelöst; der p_H-Wert wird mit 2 n-NaOH auf p_H 2,0 eingestellt. Man läßt über Nacht stehen, kontrolliert nochmals den p_H-Wert und füllt auf 1000 cm³ mit Wasser auf.

c) Alkalische Pikratlösung: vor Gebrauch mischt man 9 Teile Natriumpikratlösung mit 1 Teil 10%iger NaOH.

d) Kreatinin-Standardlösung: 0,1% in 0,1 n-NCl. Zur Aufstellung der Eichkurve wird die Standardlösung 1:100 mit Wasser verdünnt.

Ausführung

Für die Bestimmung wird der Urin 1:50 mit Wasser verdünnt. Zu 1 cm³ verdünntem Urin werden 5 cm³ alkalische Pikratlösung und 9 cm³ Wasser gegeben. Nach 15 min langem Stehen wird gegen den Leerwert aus 5 cm³ alkalischer

Pikratlösung und 10 cm³ Wasser in einem photoelektrischen Colorimeter bei 500 mμ die Intensität der Farblösung gemessen.

Colorimetrische Bestimmung von Kreatinin mit 3,5-Dinitrobenzoesäure

Prinzip. In alkoholischer Lösung gibt Dinitrobenzoesäure mit Kreatinin einen roten Farbkomplex. Die Methode ist spezifischer als die Pikrinsäure-methode, da die störenden Urinbestandteile eine schwächere Rotfärbung her-vorrufen, also den Kreatingehalt nur gering erhöhen.

Reagentien

a) Farbreagens: 10 g zweimal aus Alkohol umkristallisierte 3,5-Dinitro-benzoesäure vom Schmelzpunkt F 204⁰ werden in 25 cm³ 10%iger Sodalösung gelöst und mit Wasser auf 100 cm³ verdünnt.

b) 2,5 n NaOH.

Ausführung

Der Urin wird 1:50 mit Wasser verdünnt. 1 cm³ verdünnter Urin wird mit 4 cm³ Wasser versetzt, mit 1 Tropfen NaOH alkalisch gemacht und anschließend 1,5 cm³ Dinitrobenzoesäure und nochmals 0,25 cm³ NaOH zugefügt. Nach 10 min langem Stehen im Dunkeln wird die Farblösung gegen einen Leerwert aus 5 cm³ Wasser und den Reagentien bei 500 mμ photometriert. Mit einer Kreatinin-standardlösung (s. vorige Bestimmung) wird eine Eichkurve aufgestellt.

Colorimetrische Bestimmung von Kreatinin nach Absorption an Lloyds-Reagens

Prinzip. Durch Adsorption des Kreatinins an Lloyds-Reagens (hydratisiertes Aluminiumsilicat, Hartmann, Ledden und Co., USA) werden die bei der Jaffe-Methode störenden Harnchromogene von Kreatinin abgetrennt. Anschließend wird das adsorbierte Kreatinin mit alkalischer Pikratlösung quantitativ eluiert.

Reagentien

a) 2,5 n NaOH.

b) gesättigte, wäßrige Oxalsäurelösung.

c) Lloyds-Reagens.

d) Gesättigte, wäßrige Lösung von umkristallisierter Pikrinsäure.

e) alkalische Pikratlösung, unmittelbar vor Gebrauch herzustellen: 24,5 cm³ Pikrinsäure (d) + 5,5 cm³ NaOH + H₂O ad 100 cm³.

Ausführung

Zur Durchführung der Bestimmung setzt man in 4 Zentrifugengläser mit Schliffstopfen folgende Proben an:

1. 5 cm³ 1:100 verdünnter Urin.
2. 5 cm³ H₂O.
3. 5 cm³ Kreatininstandardlösung mit 200 γ Kreatinin auf 100 cm³.
4. 5 cm³ Kreatinin-Standardlösung mit 400 γ Kreatinin auf 100 cm³.

Alle 4 Zentrifugengläser werden in gleicher Weise mit etwa 100 mg Lloyds-Reagens und 0,5 cm³ Oxalsäurelösung beschickt, verschlossen und 10 min kräftig geschüttelt. Anschließend wird zentrifugiert, das Zentrifugat vorsichtig abge-sogen und die Zentrifugengläser zum Trocknen des Niederschlages umgekehrt auf Filtrierpapier gestellt. In jedes Zentrifugenglas gibt man 7,5 cm³ alkalische Pikrinsäurelösung, rührt den Niederschlag mit einem Glasstab um, verschließt die Gläser und schüttelt sie im Laufe von 10 min mehrmals kräftig durch. Nach

10 min wird der Niederschlag abzentrifugiert, die Gläser durch Einstellen in ein Wasserbad von 20° auf diese Temperatur gebracht und die Urinprobe sowie die Standardlösungen gegen den Leerwert (Wasserprobe) bei 520 mμ photometriert. Die Farbe entwickelt sich innerhalb 10—20 min und ist mehrere Stunden beständig.

e) Colorimetrische Bestimmung von Glykocyamin neben Arginin nach JOHNSON

Prinzip. Zur Bestimmung von Glykocyamin neben Arginin, die beide im Urin ausgeschieden werden, trennt man die beiden Guanidinderivate durch Adsorption des Arginins an Aluminiumoxyd. Im Filtrat wird das Glykocyamin colorimetrisch nachgewiesen.

Reagentien

a) Aluminiumoxyd nach BROCKMANN.
b) Alkohol, 70%ig.
c) KOH, 10%ig.
d) α-Naphthol-Lösung, 0,1%ig in 50%igem Alkohol.
e) Harnstofflösung, 40%ig.
f) Kaliumhypobromit-Lösung: 2 g Brom werden in 100 cm³ 5%iger KOH gelöst.

Ausführung

Ein Chromatographierohr von 80 mm Länge und 10 mm ⌀ wird mit einer Aufschwemmung aus 5 g Aluminiumoxyd in 10 cm³ Alkohol gefüllt. Auf die Säule gibt man eine Mischung von 4 cm³ neutralem Urin und 11 cm³ Alkohol. Nach dem Durchlaufen (schwaches Saugen) wird mit 30 cm³ 70%igem Alkohol nachgewaschen. Arginin bleibt in der Säule haften, während Glykocyamin quantitativ in das Filtrat geht. Das Filtrat wird im Vakuum eingeengt und das ausgefallene Aluminiumhydroxyd abfiltriert. Anschließend wird das Filtrat mit Wasser auf 20 cm³ aufgefüllt. 10 cm³ des neutralen Filtrats werden mit 1 cm³ KOH alkalisch gemacht, 2 cm³ α-Naphthol-Lösung und 1 cm³ Harnstofflösung zugesetzt und im Eisbad 2 min stehen gelassen. Darauf gibt man tropfenweise und unter Umschütteln 1 cm³ Hypobromit-Lösung zu der Lösung hinzu. Nach 2—3 min werden nochmals 1 cm³ Harnstoff-Lösung und 1 cm³ Hypobromit-Lösung zugefügt. Man füllt auf 25 cm³ auf und kann nach 10—15 min die Farbintensität bei 530 mμ gegen einen Leerwert aus Wasser messen.

Mit bekannten Mengen von Guanidinoessigsäure stellt man sich eine Eichkurve auf, die aber nicht gradlinig verläuft, da das Beersche Gesetz nicht gilt.

Bemerkung. Zur Bestimmung von Arginin kann dieses mit n/10 HCl aus der Säule eluiert und getrennt von Glykocyamin bestimmt werden.

f) Fluorometrische Bestimmung von Trigonellin nach J. KÜHNAU

Prinzip. Trigonellin und andere Pyridinderivate mit 5wertigem Stickstoff werden durch Natriumdithionit ($Na_2S_2O_4$) zu Dihydropyridinen reduziert, die in Chloroform gelöst eine starke, weißblaue Fluorescenz zeigen. Das im Urin auch ausgeschiedene Methylpyridiniumhydroxyd, das die gleiche Fluorescenz zeigt, kann durch Behandeln mit Jod vom Trigonellin abgetrennt werden.

Reagentien

a) 2 n NaOH.
b) 2 n HCl.
c) Lanthannitrat, 30%ig.
d) Ammoniak, 10%ig.

e) Jodreagens: 40 g KJ und 45 g Jod in 100 cm³ H₂O lösen.

f) Schwefelwasserstoff.

g) Natriumbicarbonat.

h) Natriumdithionit-Lösung: 1 g $Na_2S_2O_4$ in 10 cm³ gesättigter Natrium-bicarbonat-Lösung lösen; 1 Tag beständig.

i) Natriumsulfat, wasserfrei.

k) Chloroform, p.A.; es darf unter der Quarzlampe keine Fluorescenz zeigen.

l) Standardlösung von 76 mg Trigonellinhydrochlorid in 100 cm³ H₂O.

Ausführung

80 cm³ Urin werden in einem 100 cm³-Meßkolben mit 5 cm³ NaOH alkalisch gemacht und stehen gelassen. Anschließend wird er mit 2 n HCl schwach lackmussauer gemacht, 10 cm³ Lanthanitratlösung zugesetzt und mit Wasser auf 100 cm³ aufgefüllt. Nach Mischen der Lösung wird der ausgefallene Niederschlag abfiltriert.

75 cm³ Filtrat werden mit 5 cm³ Ammoniak versetzt, gemischt und nach 30 min filtriert. Durch 45 cm³ dieses Filtrates wird 10 min lang CO_2 geleitet, sofort anschließend 3 cm³ Jodreagens zugesetzt, 1 Std wenigstens im Eisschrank stehengelassen und dann zentrifugiert. Das Zentrifugat wird durch Einleiten von H_2S entfärbt, anschließend der überschüssige Schwefelwasserstoff durch Luftdurchleiten entfernt. Die Lösung wird filtiert und 30 cm³ klares Filtrat mit 1 g $NaHCO_3$ versetzt. Je 8,5 cm³ Filtrat (1 und 2), entsprechend 6 cm³ Urin, werden in 2 Scheidetrichter von 50 cm³ Inhalt gegeben. Zu Filtrat 1 gibt man 1 cm³ Natriumdithionitlösung, mischt und läßt 10 min stehen. Durch Zugabe von etwa 4 g wasserfreien Na_2SO_4 wird die Lösung gesättigt und anschließend mit 20 cm³ Chloroform 5 min lang ausgeschüttelt. Die Chloroformschicht wird abgehoben und durch ein trockenes Filter filtriert. In gleicher Weise wird Filtrat 2 behandelt, nur wird an Stelle des Dithionits 1 cm³ Wasser zugefügt. 10 cm³ der wasserfreien Chloroformfiltrate werden in Quarzcuvetten gegeben und ihre Fluorescenz unter der Analysenquarzlampe verglichen. Zum Ausgleich des Fluorescenzunterschiedes gibt man in die Cuvetten mit dem Leeransatz tropfenweise von der Trigonellinstandardlösung zu, bis die Fluorescenzintensität in beiden Gläsern gleich groß ist.

Berechnung

Der Trigonellingehalt des Urins ist $\frac{10 \times X}{10 + X}$ mg-%. Wo X die Menge der zugetropften Trigonellinstandardlösung in Kubikzentimeter ist.

8. Die Purinderivate

a) Allgemeines

Unter den stickstoffhaltigen Bestandteilen des Organismus sind die Nucleoproteide, Verbindungen von Eiweißkörpern und Nucleinsäuren, besonders wichtig, da sie den Hauptbestandteil der Zellkerne bilden. Die Nucleinsäuren sind hochpolymere Körper, an deren Aufbau 3 Substanzgruppen beteiligt sind: ein Kohlenhydrat, Phosphorsäure und die Purinderivate Guanin und Adenin. Durch bestimmte desaminierende Fermente werden die beiden zu Xanthin und Hypoxanthin abgebaut. Hypoxanthin wird oxydativ in Xanthin umgewandelt und dieses weiter zu Harnsäure oxydiert. Die Harnsäure ist das Endprodukt des Purinstoffwechsels beim Menschen.

Die Harnsäurekonzentration im Urin ist ungefähr 25mal so groß wie im Blut. Je nach dem p_H-Wert des Urins wird sie mehr als freie oder mehr als gebundene

Harnsäure ausgeschieden. Im alkalischen Bereich (p_H 8) ist überhaupt keine freie Harnsäure vorhanden. Bei p_H 5 liegt sie zu $^3/_4$ als freie Säure vor, der Rest als Na-, Kalium- oder Ammoniumsalz.

Man unterscheidet die sog. endogene und die exogene Harnsäure im Urin. Unter endogener Harnsäure versteht man die Gesamtharnsäure, die im Hungerzustand und bei purinfreier Ernährung im Urin ausgeschieden wird. Sie ist für den einzelnen Menschen eine konstante Größe, bei verschiedenen Personen aber verschieden groß (0,2—0,6 g pro Tag). Die exogene Harnsäure hängt von der Ernährung ab, ihre Menge ist großen Schwankungen unterworfen.

Von den Vorstufen der Harnsäure Guanin und Adenin bzw. Xanthin und Hypoxanthin sind bisher Xanthin und Adenin im Urin nachgewiesen worden. Von Guanin weiß man es noch nicht mit Sicherheit, es kommt aber höchstens in Spuren vor.

b) Harnsäure

α) Qualitativer Nachweis im Sediment (s. S. 91)

β) Quantitative Bestimmung der Harnsäure nach FOLIN

Prinzip. Nach Verdünnen des Urins auf 1:25 wird die Harnsäure direkt mit Phosphorwolframsäure in alkalischer Lösung umgesetzt. Der sich bildende blaue Farbstoff wird bei 578 mµ gegen einen Blindwert gemessen.

Reagentien

1. Natriumsilicat-Glycerinlösung: 20 g Natriumsilicat werden unter Erwärmen auf 60° in 150 cm³ Wasser gelöst, nach dem Erkalten wird auf 200 cm³ aufgefüllt und 40 cm³ Glycerin (doppelt destilliert) zugesetzt. Die auftretende Trübung wird abfiltriert.

2. Harnsäurereagens nach FOLIN-DENIS: 25 g molybdatfreies Na-Wolframat werden in 150 cm³ Wasser gelöst und mit 20 cm³ 85%iger Phosphorsäure 1 Std am Rückflußkühler gekocht. Gegen Ende des Kochens setzt man zum Entfärben etwas Brom zu und kocht den Bromüberschuß fort. Nach dem Erkalten wird auf 250 cm³ aufgefüllt.

3. Harnsäurestandardlösung: 500 mg Harnsäure werden in einem 500 cm³-Meßkolben in 75 cm³ 0,4%iger Lithiumcarbonatlösung gelöst. Hierzu gibt man 20 cm³ 35%ige Formaldehydlösung, füllt mit Wasser auf etwa 250 cm³ auf, fügt 6,25 cm³ 2 n Schwefelsäure zu und füllt mit Wasser bis zur Marke auf. Die Lösung enthält 1 mg Harnsäure/cm³ und ist im Eisschrank einige Wochen haltbar. Für die Eichkurve wird daraus eine Verdünnungsreihe angesetzt.

Ausführung

Der Urin wird 1:25 mit Wasser verdünnt. In einem 10 cm³-Meßkolben wird 1 cm³ verdünnter Urin mit 2 cm³ Natriumsilicat-Glycerinlösung und 1 cm³ 1:3 verdünntem Harnsäurereagens versetzt, gemischt, mit Wasser auf 10 cm³ aufgefüllt und 20 min bei Zimmertemperatur stehen gelassen. Anschließend wird bei 758 mµ (20 mm Cuvette) gegen einen Blindwert aus den Reagentien in einem photoelektrischen Colorimeter gemessen.

Berechnung

E × 3,85 = mg Harnsäure/cm³ Urin.

γ) Quantitative Bestimmung von Harnsäure durch UV-Absorption nach F. BERGMANN und S. DIKSTEIN

Prinzip. Harnsäure wird durch Fällung als Hg-Salz von anderen Purinderivaten abgetrennt und UV-spektroskopisch bestimmt.

Reagentien

a) 0,1 m Hg-II -Acetatlösung in 5%iger Essigsäure.

b) Waschflüssigkeit. 1000 cm³ 0,01 m Hg-II-Acetat in 1%iger Essigsäure werden mit einer Lösung von 10 mg Harnsäure in einigen Kubikzentimeter Wasser 1 Std auf 90—95° erhitzt. Man läßt über Nacht stehen und filtriert.

c) 0,5 m NaCl in 1%iger Essigsäure.

Ausführung

Der Urin wird 1:50 mit Wasser verdünnt. In ein Zentrifugenglas gibt man 4 cm³ verdünnten Urin, stellt dieses in ein kochendes Wasserbad und gibt tropfenweise 1 cm³ Hg-Acetatlösung zu und erhitzt noch 10 min. Dann kühlt man schnell ab und zentrifugiert. Das Zentrifugat wird vorsichtig abgegossen und der Niederschlag mit 5 cm³ Waschflüssigkeit ausgewaschen und wieder zentrifugiert. Nach dem Entfernen der Flüssigkeit wird der Niederschlag in 8 cm³ NaCl-Lösung gelöst. Die Lösung wird dann bei 290 mμ im UV-Spektrographen gemessen.

δ) Enzymatische Bestimmung der Harnsäure durch Messung der UV-Absorption nach Dubbs, Davis und Adams

Prinzip. Die beste Methode der Harnsäurebestimmung ist die enzymatische Zerstörung durch Urikase und die Messung der UV-Absorption vor und nach der Inkubation mit Urikase.

Reagentien

a) 5 n NaOH.

b) Glycinpuffer (0,1 m): 7,5 g Glycin in etwa 800 cm³ H$_2$O lösen, mit 5 n NaOH auf p$_H$ 9,4 $\pm$ 1 einstellen (etwa 8 cm³) und mit H$_2$O auf 1000 cm³ auffüllen.

c) Harnsäure-Standardlösung, 400 γ/cm³: 40 mg Harnsäure in 100 cm³ Glycinpuffer lösen.

d) Urikase-Lösung: 40 mg trockene Urikase in 1000 cm³ lösen und im Eisschrank aufbewahren.

Eichung der Urikase-Lösung: 0,1 cm³ Harnsäure-Standardlösung werden zu 9,9 cm³ Urikase-Lösung gegeben, durchgemischt und bei Zimmertemperatur bebrütet. Die Abnahme der Absorption mißt man nach 10, 20 und 30 min. Falls sich die Abnahme der Absorption nicht innerhalb der Größenordnung von 0,0003—0,003 Absorptionseinheiten pro Minute bewegt, muß man pro Ansatz mehr Urikase nehmen.

Aufstellung der Eichkurve: 5 cm³ Harnsäure-Standardlösung werden mit Glycinpuffer auf 500 cm³ verdünnt. Mit 0,5; 1; 2; 4; 6; 8 und 10 cm³ dieser verdünnten Harnsäure-Lösung wird eine Verdünnungsreihe aufgestellt, jedes Röhrchen mit Glycinpuffer auf 10 cm³ aufgefüllt und die Absorption bei 292 mμ gemessen. Die erhaltenen Werte werden in ein Koordinatensystem eingetragen.

Bestimmung: 9,9 cm³ Urikase-Lösung werden in 10 Reagensgläser einpipettiert; in das 1. Röhrchen gibt man 0,1 cm³ H$_2$O (Leerwert), in das 2. 0,1 cm³ Harnsäure-Standardlösung und in die restlichen Röhrchen je 0,1 cm³ der zu untersuchenden Probe. Nach den Umschütteln wird sofort der Nullwert abgelesen, dann kommen die Gläser in ein Wasserbad von etwa 45°; durch jede Lösung läßt man 10—20 sec lang Sauerstoff durchperlen, verschließt die Gläser locker und inkubiert 4—16 Std lang. Danach werden die Reagensgläser auf 10 cm³ mit Wasser aufgefüllt und die Absorption der einzelnen Lösungen abgelesen.

Berechnung

Die Differenz der beiden Ablesungen A_o—A_e dividiert durch den Faktor k ergibt den Harnsäuregehalt in γ/cm³ verdünnter Probe.

$k = 0,076$ ergibt sich aus der Standardkurve.

Beispiel einer Berechnung

$A_o = 0,447$.

$A_e = 0,287$.

$A_o{-}A_e = 0,160$.

$A_o{-}A_e$ korrigiert mit Urikase-Blindwert $= 0,163$.

Harnsäurekonzentration in der 1:100 verdünnten Probe $(0,1/9,9 \text{ cm}^3)$

$\qquad = 2,17 \; \gamma/\text{cm}^3$

$\qquad = 217 \; \gamma/\text{cm}^3$ Ausgangsurin.

c) Enzymatische Bestimmung von Xanthin und Hypoxanthin nach S. Jörgensen und H. E. Poulsen

Prinzip. Xanthin und Hypoxanthin werden mit Hilfe von Xanthinoxydase in Harnsäure überführt, nachdem vorher die Harnsäure des Urins durch Behandeln mit Urikase zerstört worden ist.

Reagentien

a) Hypoxanthin-Standardlösung: 1 mg/cm³ 0,01 n NaOH.

b) Xanthin-Standardlösung: 1 mg/cm³ 0,01 n NaOH.

c) 0,66 m Glykokollpuffer, p_H 9,3: 25 g Glykokoll und 110 cm³ n NaOH werden in 500 cm³ Meßkolben gelöst und die Lösung mit Wasser bis zur Marke aufgefüllt. Zur Konservierung werden 3 cm³ Chloroform zugesetzt.

d) Urikase [Darstellung s. C. G. Hohnberg, Biochem. J. **33**, 1901 (1939), Hinsberg-Lang, Medizinische Chemie 1957, S. 751].

e) Trichloressigsäure, 10%ig.

f) 1,6 n NaOH, 1 Vol. NaOH muß 3 Vol. Trichloressigsäure genau neutralisieren.

g) 1,6 n HCl.

h) 0,6 m Glycyl-Glycinpuffer: 3,17 g Glycil-Glycin in 5 cm³ n NaOH lösen und mit H$_2$O auf 40 cm³ auffüllen, vor dem Gebrauch filtrieren und auf p_H 8,2 einstellen.

i) Xanthinoxydase [Darstellung: H. M. Kalckar, N. O. Kjelgard, H. Klemow, Biochem. biophys. Acta **5**, 575 (1950)].

k) 0,6 n NaOH.

Ausführung

0,1 cm³ Urin wird mit 0,13 cm³ Glykokollpuffer versetzt und mit 0,025 cm³ Urikasesuspension 1 Std bei Zimmertemperatur zur Zerstörung der Harnsäure stehen gelassen. Anschließend gibt man 0,4 cm³ 1,6 n NaOH und 15 min später 0,4 cm³ 1,6 n HCl in das Röhrchen. Der p_H-Wert der Lösung wird durch Zugabe von 0,3 cm³ 0,6 m Glycyl-Glycinpuffer auf p_H 8,2 eingestellt. Zur Umwandlung von Xanthin und Hypoxanthin in Harnsäure setzt man dem Röhrchen 0,02 cm³ Xanthinoxydaselösung zu und läßt 1 Std bei Zimmertemperatur stehen. Der p_H-Wert wird dann auf 9,3 eingestellt durch Zufügen von 0,1 cm³ 0,6 n NaOH und 0,4 cm³ 0,66 m Glykokollpuffer.

Die Lösung wird in eine Quarzcuvette gegeben, Urikase zugesetzt und die Extinktionsabnahme bei 292,5 mμ gemessen.

Berechnung

Xanthin und Hypoxanthin werden als γ-Harnsäure/cm³ angegeben.

Es ist Harnsäure in $\gamma/\text{cm}^3 = \dfrac{E_{292,5}}{0,0745} \cdot \dfrac{m+b}{m}$;

wo $m =$ angesetztes Harnvolumen; $m + b =$ Gesamtvolumen der Lösung.

d) Colorimetrische Bestimmung von Xanthin und Guanin nach Williams

Reagentien

a) Kupferreagens. 1 g Kupfersulfat und 5 cm³ konzentrierter Ammoniak in Wasser lösen und auf 100 cm³ auffüllen.

b) Glucoselösung, 10%ig.

c) 5 n HCl.

d) Kaliumferricyanid-Lösung, 1%ig.

e) Natriumcarbonat-Lösung, gesättigt.

f) Phenolreagens nach Folin: 100 g Natriumwolframat ($Na_2WO_4 \cdot 2H_2O$) und 25 g Natriummolybdat ($Na_2MoO_4 \cdot 2H_2O$) in 700 cm³ H_2O lösen. Hierzu gibt man 50 cm³ 85%ige H_3PO_4 und 100 cm³ konzentrierte HCl. Die Mischung wird 10 Std unter Rückfluß gekocht. Gegen Ende der Kochzeit werden 150 g Lithiumsulfat, 50 cm³ H_2O und einige Tropfen Brom zugesetzt, und noch 15 min ohne Rückflußkühler gekocht, bis das überschüssige Brom entfernt ist. Nach dem Abkühlen wird auf 100 cm³ mit H_2O aufgefüllt. Das Reagens darf keinen grünlichen Schimmer haben. Es ist in einer dunklen Flasche und vor Staub geschützt aufzubewahren.

g) Xanthin-Standardlösung, p_H 7, 400 γ/cm³.

Ausführung

In einem Zentrifugenglas mit einer Marke bei 5 cm³ versetzt man 5 cm³ Urin mit 4 cm³ Kupferreagens und 1 cm³ Glucoselösung und erhitzt 10 min lang in kochendem Wasserbad. Nach dem Abkühlen wird der Niederschlag abzentrifugiert, das Zentrifugat vorsichtig abgegossen, der Niederschlag 2mal mit wenig Wasser ausgewaschen, in 1 cm³ HCl gelöst und mit Wasser bis zur 5 cm³-Marke aufgefüllt. Hierzu gibt man 0,5 cm³ Kaliumferricyanid-Lösung zur Entfernung der letzten Kupferspuren; der Niederschlag wird abzentrifugiert. Von dem klaren Zentrifugat werden 2 cm³ in einen 20 cm³-Meßkolben überführt, mit 1 cm³ Phenolreagens und 5 cm³ Natriumcarbonatlösung versetzt und mit Wasser auf 20 cm³ aufgefüllt. Die entstehende Färbung wird bei 660 mμ photometriert.

9. Die Kohlenhydrate

a) Allgemeines

Jeder normale Urin enthält geringe Mengen reduzierender Substanzen, die sich zum größten Teil wie Glucose verhalten; sie reduzieren alkalische Kupfersulfatlösung, können vergoren werden oder drehen die Ebene des polarisierten Lichtes in charakteristischer Weise. Unter pathologischen Bedingungen werden die Kohlenhydrate — es handelt sich um Glucose, Fructose, Inulin, Lactose und Pentosen — vermehrt ausgeschieden.

Glucuronsäure kommt im Urin in Form der „gepaarten" Glucuronsäure vor, Verbindungen von Glucuronsäure mit Eiweißabbauproduktion des Darmes; auch Arzneimittel werden öfter an Glucuronsäure gebunden ausgeschieden. Physiologisch wichtig ist die Ausscheidung der Steroidhormone als Glucuronsäureester. Die freie Glucuronsäure dreht die Ebene des polarisierten Lichtes nach rechts, die gebundene nach links.

Die Alkaptonurie ist eine seltene Stoffwechselerkrankung. Beim Stehen an der Luft und vor allem auf Alkalizusatz verfärbt sich der hell entleerte Urin dunkel. Er enthält Homogentisinsäure (Hydrochinonessigsäure), die Fehlingsche Lösung schon in der Kälte zu reduzieren vermag.

b) Qualitativer Nachweis der Kohlenhydrate

Zum Nachweis werden vor allem Reduktionsmethoden angewandt, die auf der Reduktion einer alkalischen Kupfersulfatlösung unter Abscheidung von Kupfer-I-Oxyd beruhen. Schwach positive Reaktionen können auch durch anderweitige normale Urinbestandteile, die auch Reduktionseigenschaften haben, wie Harnsäure, Kreatinin, Glucuronsäure, vorgetäuscht werden, wenn sie in stärkeren Konzentrationen im Urin auftreten. Ähnliche schwache Farbreaktionen werden außerdem nach der Verabreichung von Antipyrin, Sulfonal, Trional, Benzoesäure und Hydrochinonpräparaten beobachtet.

Für die Durchführung der Reduktionsproben ist grundsätzlich eiweißfreier Urin zu verwenden (Kochen mit einigen Tropfen verdünnter Essigsäure und Filtrieren).

α) Fehlingsche Probe

Reagentien

1. Fehlingsche Lösung I: 6,93 g $CuSO_4 \cdot 5\,H_2O/100$ cm³ Aqua dest.
2. Fehlingsche Lösung II: 3,46 g Seignettesalz $+$ 10,6 g NaOH ad 100 cm³ Aqua dest.

Ausführung

Je 1 cm³ Fehling I und II werden gemischt, mit dem gleichen Volumen Wasser versetzt und zum Sieden erhitzt. Zu dem heißen Reagens gibt man die gleiche Urinmenge und erwärmt vorsichtig, ohne zu kochen. Bei positivem Ausfall der Probe scheidet sich ein roter Niederschlag von Kupfer-I-Oxyd ab.

β) Nylandersche Probe

Prinzip. In alkalischer Lösung wird bas. Wismutnitrat durch Traubenzucker zu metallischem Wismut reduziert.

Nylanders-Reagens

4 g Seignettesalz werden in 100 cm³ 10%iger NaOH gelöst und der Lösung 2 g Wismutsubnitrat zugesetzt.

Ausführung

5 cm³ Urin werden mit 1—2 cm³ Nylanders-Reagens 4 min erhitzt. Im positiven Fall scheidet sich schwarzes, metallisches Wismut ab.

γ) Trommersche Probe

Reagentien

1. $CuSO_4$-Lösung, 10%ig.
2. KOH, 15%ig.

Ausführung

Etwa 5 cm³ Urin werden mit 2 cm³ KOH alkalisiert und so lange 5%ige Kupfersulfat-Lösung tropfenweise zugesetzt, bis sich der entstehende Niederschlag beim Umschütteln nicht mehr löst. Nun wird die Lösung am oberen Rand erhitzt. Bei Anwesenheit von Kohlenhydraten scheidet sich zunächst fein verteiltes, gelbes Cuprooxyd ab, das sich bei weiterem Erwärmen in das rote Kupferoxyd umwandelt.

δ) Benedictsche Probe

Benedicts-Reagens

173 g Kalium- oder Natriumcitrat und 200 g $Na_2CO_3 \cdot 10\,H_2O$ werden in etwa 700 cm³ Aqua dest. unter Erwärmen gelöst, eventuell warm filtriert. Ge-

trennt davon löst man 17,3 g $CuSO_4 \cdot 5H_2O$ in der Wärme in 100 cm³ Aqua dest. und gibt die noch warme Lösung langsam und unter Umrühren zu dem Carbonat-Citratgemisch. Man läßt auf Zimmertemperatur abkühlen und füllt mit Aqua dest. auf 1000 cm³ auf. Die Lösung ist lange Zeit beständig.

Ausführung

5 cm³ Reagens werden zum Sieden erhitzt, 8—10 Tropfen (nicht mehr!) Urin zugegeben und weitere 1—2 min stark gekocht. Bei Anwesenheit von Glucose tritt bei einem Gehalt von 0,1—0,5% Glucose eine grüne Verfärbung der Lösung auf, bei 0,5—2% Glucose eine gelbe Verfärbung, und bei mehr als 2% Glucose eine rote Verfärbung. Die Probe soll 10mal empfindlicher als die Fehlingsche Probe sein.

ε) Hainessche Probe

Reagens

$CuSO_4 \cdot 5H_2O$, 2 g.
Aqua dest., 15 g.
Glycerin, 15 g.
KOH, 5%ig, 150 g.

Ausführung

Zu 4—5 cm³ heißem Hainesschen Reagens gibt man 10—15 Tropfen einer klaren Urinprobe unter Schräghalten des Reagensglases. Im positiven Falle tritt an der Berührungsstelle von Reagens und Urin ein gelber Ring von Kupferhydroxydul ($Cu(OH)_2$) oder Rotfärbung von Kupfer-I-Oxyd auf.

Die Probe kann ebenso wie die Benedictsche Probe zur quantitativen Schätzung des Zuckergehaltes angewandt werden: 5 cm³ Reagens werden heiß tropfenweise mit Urin versetzt. Vor jeder neuen Urinzugabe wird wieder aufgekocht.

Rotfärbung nach 2 Tropfen Urin, 3% Glucose und mehr, Rotfärbung nach 5 Tropfen Urin 2% Glucose und mehr, Rotfärbung nach 10 Tropfen Urin 1% Glucose und mehr, Gelbrotfärbung nach 10 Tropfen Urin 0,5% Glucose und mehr, Grüngelbfärbung nach 30 Tropfen Urin 0,1% Glucose und mehr.

ζ) Phenylhydrazinprobe

Reagentien

1. Phenylhydrazin.
2. Eisessig.
3. NaOH, 15%ig.

Ausführung

3 cm³ filtrierter Urin werden mit 5 Tropfen Phenylhydrazin und 20 Tropfen Eisessig versetzt, 1 min zum Sieden erhitzt und 22 Tropfen Natronlauge zugegeben, nochmals aufgekocht und stehen gelassen. Bei Anwesenheit von Zuckern scheidet sich gelbes, kristallinisches Phenylglucosazon ab. Da auch andere Zucker mit Phenylhydrazin unter Bildung eines Phenylhydrazons reagieren, kann man durch eine Schmelzpunktbestimmung feststellen, welcher Zucker im Urin vorgelegen hat.

η) Gärprobe

Prinzip. Glucose wird durch Zugabe von Hefe einer alkoholischen Gärung unterworfen, wobei die entstehende Kohlensäure volumetrisch gemessen wird. Die Methode ist veraltet und wird in der Praxis nur in speziellen Fällen angewandt.

ϑ) Nachweis von Fructose nach BANG (Mikromethode)

Reagentien

1. Fel tauri depurati sicc. (Ochsengalle).
2. HCl, konzentriert (D 1,19).

Ausführung

Zu 1—2 Tropfen des zu untersuchenden Urins gibt man ein kleines Körnchen getrocknete Ochsengalle und 3 cm³ konzentrierte HCl. Beim Erhitzen über der Flamme (1 min) tritt eine dunkelviolette Farbe auf, die nach dem Abkühlen in kaltem H_2O mehrere Stunden beständig ist.

Die Farbreaktion ist spezifisch für Fructose; die Probe ist äußerst empfindlich, 0,02 mg-% Fructose sind noch nachweisbar.

ι) Nachweis von Fructose nach ROSIN

Reagentien

1. Resorcin, kristallisiert.
2. HCl, konzentriert (D 1,19).
3. Alkohol, absolut.
4. Na_2CO_3.
5. Amylalkohol.

Ausführung

Eine Messerspitze Resorcin wird in 3 cm³ konzentrierter HCl gelöst und mit 6 cm³ frischem Urin gemischt. Das Ganze wird bis eben zum Sieden erhitzt. Nach dem Abkühlen neutralisiert man mit Na_2CO_3. (Zufügen von Na_2CO_3, bis keine CO_2 mehr entweicht.) Die orange gefärbte Lösung wird mit Amylalkohol ausgeschüttelt; auf Zusatz von wenigen Tropfen Alkohol schlägt die Farbe nach rosa um.

ϰ) Nachweis von Fructose nach TOLLENS

Reagentien

1. Reagens nach TOLLENS: 1 g Resorcin in 60 cm³ H_2O lösen und anschließend 60 cm³ konzentrierter HCl zugeben.
2. HCl, konzentriert (D 1,19).

Ausführung

Die Urinprobe wird mit dem gleichen Volumen konzentrierter HCl versetzt, einige Kubikzentimeter Reagens nach TOLLENS zugegeben und die Mischung vorsichtig erhitzt. Bei Anwesenheit von Fructose tritt eine starke Rotfärbung auf.

λ) Nachweis von Galaktose

Zum Nachweis von Galaktose eignen sich neben den Reduktionsproben (NYLANDER und FEHLING), die Polarisation und als chemische Methode die Reaktion von Galaktose mit Phloroglucin in salzsaurer Lösung.

Reagentien

1. HCl, konzentriert (D 1,19).
2. Phloroglucin.
3. Alkohol, 96%ig.

Ausführung

3 cm³ Urin werden mit dem gleichen Volumen konzentrierter HCl versetzt, 1 Messerspitze Phloroglucin zugegeben und die Lösung im siedenden Wasserbad

erhitzt. Ist Galaktose im Urin vorhanden, so färbt sich die Lösung rot. Kocht man längere Zeit, so scheidet sich ein Niederschlag ab, der sich nach dem Abfiltrieren in 96%igem Alkohol mit violetter Farbe löst.

μ) Nachweis von Pentosen

Von den im Urin vorkommenden Pentosen handelt es sich meistens um die d,l-Arabinose. Zu ihrem Nachweis verfährt man nach Bial wie folgt:

Reagentien

1. Orcinlösung: 1 g Orcin in 500 cm³ 32%iger HCl lösen und 25 Tropfen 10%ige FeCl₃-Lösung zugeben. Das Reagens, in brauner Flasche aufbewahrt, ist lange haltbar.
2. Amylalkohol.

Ausführung

5 cm³ Bialsches Reagens werden zum Sieden erhitzt und 5 Tropfen Urin hinzugegeben. Ist eine Pentose im Urin vorhanden, so färbt sich die obere Schicht sofort smaragdgrün. Der Farbstoff läßt sich mit Amylalkohol leicht extrahieren. Im Spektroskop zeigt er ein charakteristisches Absorptionsband bei 550 mμ.

ν) Nachweis von Glucuronsäure

Reagentien

1. 1%ige, alkoholische Naphthoresorcin-Lösung.
2. HCl, konzentriert (D 1,19).
3. Äther.

Ausführung

5 cm³ Urin werden mit 1 cm³ Naphthoresorcinlösung und 5 cm³ konzentrierter HCl versetzt und anschließend 15 min im Wasserbad erhitzt, bis Schwarzfärbung eintritt. Nach dem Abkühlen wird mit Äther extrahiert. Ist Glucuronsäure im Urin enthalten, so färbt sich die ätherische Schicht blaurot bis violett.

Eine Schwarzfärbung nach dem Kochen tritt auch beim Vorhandensein von Pentosen ein. In diesem Falle bleibt aber der Äther nach der Extraktion farblos.

ξ) Nachweis von Homogentisinsäure

1. Beim Stehen an der Luft und besonders nach Alkalizusatz verfärbt sich der Urin dunkelbraun.
2. Homogentisinsäure reduziert alkalische CuSO₄-Lösung (Fehling, Trommer).
3. Bei Zugabe von Millons-Reagens entsteht ein citronengelber Niederschlag, der sich beim Erhitzen ziegelrot färbt.

c) Quantitative Zuckerbestimmungen

α) Bestimmung von Glucose durch Polarisation

Von den quantitativen Bestimmungen wird die polarimetrische Zuckerbestimmung wegen ihrer Einfachheit und schnellen Durchführbarkeit am meisten angewandt.

Für die Durchführung der Polarisation müssen folgende Bedingungen erfüllt sein.

1. Der Urin muß vollkommen eiweißfrei sein, da Eiweiß die Ebene des polarisierten Lichts nach links dreht.

2. Der Urin muß hell und klar sein. (20 cm³ Urin mit 1—2 g Bleiacetat versetzen, umschütteln und durch ein trockenes Filter filtrieren.)

3. Es ist auf die Anwesenheit von β-Oxybuttersäure zu achten, da diese die Ebene des polarisierten Lichts nach links dreht. β-Oxybuttersäure, ebenso wie gepaarte Glucuronsäure werden durch Hefe nicht vergoren, so daß man aus den Polarisationswerten vor und nach der Gärung den Glucosegehalt bestimmen kann.

Ausführung

Das klare Urinfiltrat wird in das Polarimeterrohr gefüllt, dieses luftblasenfrei verschlossen und in den Apparat eingesetzt. Durch Drehen des Analysators wird auf gleiche Helligkeit eingestellt. Bei den modernen Apparaten ist der Glucosegehalt gleich in Prozenten abzulesen.

Die einzelnen Zucker zeichnen sich durch die spez. Drehung des polarisierten Lichts aus (Tabelle 7).

Aus der Größe der Ablenkung läßt sich die Konzentration nach folgender Formel berechnen:

$$c = \frac{100 \times \alpha}{\alpha_D \times 1}$$

wo α_D = die spez. Drehung des betreffenden Kohlenhydrates ist.

α = der abgelesene Drehungswinkel,

l = die Länge des Polarimeterrohres ist.

Tabelle 7. *Spezifische Drehung verschiedener Kohlenhydrate*

Kohlenhydrate	$[\alpha]_D^{20}$
Glucose	$+52{,}8^0$
Fructose.	$-93{,}7^0$
Galaktose	$+80{,}8^0$
Lactose	$+55{,}3^0$
Maltose	$+137{,}5^0$
Arabinose	$+104{,}4^0$
Rohrzucker	$+66{,}7^0$
freie Glucuronsäure .	$+19{,}2^0$
β-Oxybuttersäure . .	$-24{,}12^0$

β) Titrimetrische Bestimmung von Glucose nach Benedict

Prinzip. Das durch den Zucker reduzierte Cupri-Ion fällt nicht als Cuprooxyd aus, sondern als farbloses Cuprorhodanid, wodurch der Endpunkt der Titration zu erkennen ist.

Reagentien

1. $Na_2CO_3 \cdot 10 H_2O$.

2. Benedicts-Reagens: 200 g $Na_2CO_3 \cdot 10 H_2O$, 200 g Natriumcitrat und 125 g Kaliumrhodanid werden nacheinander in etwa 700 cm³ H_2O gelöst. Hierzu gibt man langsam und unter Umrühren eine Lösung von 18 g $CuSO_4 \cdot 5 H_2O$ in 100 cm³ H_2O und 5 cm³ einer 5%igen Kaliumferrocyanidlösung. Man füllt mit H_2O auf 1000 cm³ auf und filtriert die Lösung durch ein trocknes Filter. 25 cm³ dieser Lösung werden durch 50 mg reine Glucose reduziert.

Ausführung

25 cm³ Benedicts-Reagens werden mit 10—20 g Na_2CO_3 versetzt und zum Sieden erhitzt (Siedesteine!). Der zu untersuchende Urin wird 1:10 mit Wasser verdünnt und aus einer Meßbürette tropfenweise zu der heißen Lösung gegeben. Der Endpunkt der Titration ist erreicht, wenn die blaue Farbe der Reagenslösung verschwunden ist.

Ist x die verbrauchte Menge des verdünnten Urins, so ist der Prozentgehalt des Urins an Glucose $= 50/x$.

γ) Colorimetrische Bestimmung von Glucose nach Brodersen und Ricketts

Prinzip. Als Oxydationsmittel für die Glucose wird Dinitrosalicylsäure genommen und die reduzierte Dinitrosalicylsäure colorimetrisch gemessen.

Herstellung der Reagenslösung

Hierfür benötigt man 3 Lösungen.

1. Seignettesalz-Lösung: 120 g Seignettesalz und 6 g kristallisiertes Phenol werden in 350 cm³ H_2O gelöst; hierzu gibt man eine Lösung von 6 g Natriumbisulfit in 60 cm³ H_2O.

2. Dinitrosalicylsäure-Suspension: 20 g 3,5-Dinitrosalicylsäure-mononatriumsalz werden in 800 cm³ H_2O suspendiert.

3. NaOH, 10%ig.

Herstellung des Reagenses: 40 cm³ NaOH werden zu der Suspension 2 gegeben und so lange geschüttelt, bis alles gelöst ist. Dann wird Lösung 1 hinzugefügt und nochmals 320 cm³ NaOH unter Schütteln und in 3—4 Portionen um eine Klumpenbildung zu verhindern. Zum Schluß füllt man mit H_2O auf 2000 cm³ auf. Das Reagens muß 2 Wochen vor Gebrauch angesetzt werden.

Ausführung

10 cm³ Reagenslösung werden mit 0,1 cm³ Urin versetzt; in einem 2. Reagensglas wird ein Leerwert mit 10 cm³ Reagenslösung und 0,1 cm³ H_2O angesetzt. Die Röhrchen werden 3 min in ein kochendes Wasserbad gestellt, auf Zimmertemperatur abgekühlt und die Farbintensität im Photocolorimeter gemessen. Glucosekonzentrationen unterhalb 0,6% mißt man bei 540 mμ, Konzentrationen von mehr als 0,6% bei 700 mμ. Die Farbintensität ist stark von der Temperatur abhängig; man muß also immer vor der Messung auf die gleiche Temperatur abkühlen. Die Bestimmung kann mit Glucosekonzentrationen von 0,2—10% durchgeführt werden, ohne den Urin verdünnen zu müssen.

δ) Colorimetrische Bestimmung von Fructose nach Roe

Reagentien

1. Essigsäure, 1%ig.

2. Alkoholische Resorcinlösung, 0,1%ig: 0,5 g Resorcin/500 cm³ 96%igem Alkohol; 2 Monate haltbar.

3. HCl, 30%ig.   4. Tierkohle.

Ausführung

2 cm³ Urin werden nach Zugabe von 18 cm³ Essigsäure mit 0,2 g säuregewaschener Tierkohle versetzt und stark geschüttelt. Man läßt 5 min unter gelegentlichem Umschütteln stehen und filtriert die Tierkohle ab. Zu 2 cm³ Filtrat gibt man 2 cm³ alkoholische Resorcinlösung und 6 cm³ HCl, schüttelt kräftig und erwärmt die Lösung 10 min lang in einem Wasserbad von 80°. Nach dem Abkühlen der Lösung wird die Extinktion bei 520 mμ gemessen.

Ist der Fructosegehalt des Urins sehr hoch, so muß entsprechend verdünnt werden.

Zur Aufstellung der Eichkurve werden Standardlösungen von Fructose in 1%iger Essigsäure angesetzt.

ε) Mikrobestimmung von Fructose neben Glucose nach Bonting

Prinzip. Fructose reagiert mit Anthronreagens bereits in der Kälte im Gegensatz zu Glucose.

Reagentien

1. Glucose-Stammlösung: 10 mg/cm³ gesättigte Benzoesäure; für die Eichkurve stellt man sich Verdünnungen von 0—100 γ/cm³ her.

2. Fructose-Stammlösung: 10 mg/cm³ gesättigte Benzoesäure (Verdünnungsreihe mit 0—100 γ/cm³).

3. Anthronreagens: 100 mg Anthron/100 cm³ konzentrierter H_2SO_4; 2 bis 3 Wochen im Eisschrank haltbar. Die Absorption darf nach 10 min langem Erhitzen auf 100° nicht größer als 0,15 sein.

Ausführung

25 mm³ der zu untersuchenden Probe werden mit 50 mm³ Anthronreagens versetzt, gemischt und die Gläser in Eiswasser gestellt. Zur Bestimmung von Fructose läßt man die Gläser 10 min bei Zimmertemperatur stehen und mißt die Farbintensität der Lösung innerhalb von 10—50 min bei 620 mμ gegen H_2O bzw. Leerurin.

Zur Bestimmung von Glucose werden die entsprechend angesetzten Proben 10 min verkorkt in ein kochendes Wasserbad gestellt, abgekühlt und die Extinktion ebenfalls bei 620 mμ gemessen. Die Differenz der beiden Messungen ergibt den Glucosegehalt der Probe. Die Berechnung des Fructose-, bzw. Glucosegehaltes erfolgt aus Eichkurven, die mit den Standardlösungen aufgestellt worden sind.

ζ) Bestimmung von Galaktose und Fructose nach GOHR

Prinzip. Die Bestimmung der Zucker geschieht nach HAGEDORN-JENSEN. Andere reduzierende Stoffe werden durch Behandeln mit Tierkohle und Alkohol aus dem Urin entfernt.

Reagentien

1. Tierkohle.
2. Alkohol, 96%ig.
3. Kaliumferricyanid-Lösung, 0,05 n: 16,46 g Kaliumferricyanid und 70 g Na_2CO_3, anhydr. werden in 1000 cm³ Aqua dest gelöst.
4. Zinksulfat-Kochsalz-Lösung: 50 g Zinksulfat und 250 g NaCl in 1000 cm³ Aqua dest. lösen. Vor dem Gebrauch wird eine entsprechende Menge der Lösung mit Kaliumjodid versetzt, so daß eine $2^1/_2$%ige Kaliumjodid-Lösung vorliegt.
5. Natriumthiosulfat-Lösung, 0,005 n.
6. Stärkelösung, 1%ig in gesättigter NaCl-Lösung.

Ausführung

Der Urin wird zunächst so weit verdünnt, daß eine etwa 1%ige Lösung der Zucker vorliegt. (Konzentration der Zucker durch Polarisation annähernd feststellen.) 9 Teile verdünnter Urin werden mit 1 Teil Alkohol versetzt, 1 g Tierkohle zugegeben und unter öfterem Umschütteln stehengelassen. 10 cm³ Filtrat verdünnt man mit Aqua dest. auf 100 cm³, so daß jetzt eine etwa 100 mg-%ige Zuckerlösung vorliegt. 10 cm³ dieser Lösung, 10 cm³ H_2O und 10 cm³ Kaliumferricyanid-Lösung werden im Wasserbad neben den entsprechend angesetzten Leerwerten 20 min erhitzt. Nach dem Abkühlen werden 2 cm³ Zinksulfat-Kochsalz-Kaliumjodidlösung und 2 cm³ 3%ige Essigsäure zugefügt und das ausgeschiedene Jod mit 0,005 n Thiosulfatlösung, nach Zugabe von einigen Tropfen Stärkelösung, zurücktitriert.

Die Lösung ist durch ausgeschiedenes Zinkferrocyanid immer trübe.

Unter den gleichen Bedingungen ermittelt man den Thiosulfatverbrauch von 10 cm³ Kaliumferricyanidlösung. Aus den empirisch ermittelten Werten (Tabellen) ermittelt man den Fructose- bzw. Galaktosegehalt, der den Thiosulfat- bzw. Kaliumferricyanidwerten entspricht. Die Differenz beider ist gleich der Galaktose bzw. Fructose in 10 cm³ verdünntem Urin. Durch Multiplikation mit der Verdünnung erhält man den Zuckergehalt in g-%.

Beispiel einer Galaktosebestimmung. Polarisationswert etwa 3%, folglich Urin 1:3 verdünnt. Eine Urinprobe wird mit Tierkohle und Alkohol behandelt und mit 10 cm³ 1:10 verdünntem Filtrat = $^1/_3$ cm³ Urin die Bestimmung durchgeführt.

Im Leerversuch entsprechen 10 cm³ 0,05 n Kaliumferricyanidlösung 10 cm³ 0,05 n Natriumthiosulfatlösung.

10 cm³ verdünntes Filtrat → 4,91 cm³ Thiosulfatlösung,
→ 5,09 cm³ Ferricyanidlösung,
→ 10,10 mg Galaktose.

10,10 · 300 = 3,03 g-% Galaktose.

In gleicher Weise wird die Berechnung der Fructose durchgeführt.

0,05 n K₃(Fe(CN)₆) cm³	Galaktose in mg									
	0,0	0,1	0,2	0,3	0,4	0,5	0,6	0,7	0,8	0,9
0	0	0,18	0,36	0,54	0,73	0,91	1,09	1,27	1,45	1,64
1	1,82	2,00	2,19	2,38	2,57	2,76	2 95	3,13	3,32	3,51
2	3,70	3,91	4,12	4,32	4,53	4,74	4,95	5,16	5,37	5,58
3	5,79	5,99	6,20	6,41	6,62	6,38	7,03	7,24	7,45	7,66
4	7,86	8,07	8,27	8,48	8,68	8,89	9,09	9,30	9,50	9,71
5	9,92	10,12	10,32	10,52	10,72	10,92	11,12	11,32	11,52	11,72
6	11,92	12,12	12,32	12,53	12,73	12,93	13,13	13,33	13,53	13,73
7	13,94	14,14	14,35	14,55	14,76	14,97	15,17	15,38	15,59	15,79
8	16,00	16,22	16,43	16,65	16,86	17,08	17,30	17,51	17,73	17,94
9	18,16	18,39	18,62	18,85	19,08	19,31	19,54	19,77	20,00	—

0,05 n K₃(Fe(CN)₆) cm³	Fructose in mg									
	0,0	0,1	0,2	0,3	0,4	0,5	0,6	0,7	0,8	0,9
0	—	0,13	0,25	0,37	0,49	0,62	0,75	0,90	1,04	1,18
1	1,32	1,47	1,62	1,77	1,92	2,07	2,22	2,37	2,52	2,66
2	2,82	2,98	3,14	3,30	3,46	3,62	3,78	3,94	4,10	4,27
3	4,43	4,61	4,79	5,07	5,15	5,33	5,51	5,69	5,87	6,07
4	6,23	6,39	6,55	6,71	6,87	7,03	7,19	7,35	7,50	7,66
5	7,82	8,01	8,19	8,38	8,57	8,75	8,94	9,12	9,31	9,49
6	9,68	9,84	10,01	10,17	10,34	10,50	10,67	10,83	10,99	11,16
7	11,33	11,50	11,67	11,84	12,01	12,18	12,35	12,52	12,69	12,87
8	13,04	1,22	13,40	13,59	13,77	13,95	14,14	14,32	14,50	14,67
9	14,87	15,06	15,25	15,43	15,62	15,81	16,00	16,91	—	—

η) Die Bestimmung von Inulin mit Anthron nach WHITE und SAMSON

Prinzip. Glucose wird mit Hefe vergoren und anschließend Inulin mit Anthron colorimetrisch bestimmt.

Reagentien

1. Anthronreagens: 200 mg Anthron/100 cm³ konzentrierter H_2SO_4 (täglich frisch ansetzen).

2. Trichloressigsäure, 25%ig.

3. Hefesuspension, etwa 20%ig: Die Hefe muß mehrere Male mit Aqua dest. gewaschen und zentrifugiert werden. Die letzte Waschflüssigkeit muß nach dem Zentrifugieren klar sein. Mit der gereinigten Hefe stellt man sich eine 20%ige Suspension her, die mehrere Tage im Eisschrank aufbewahrt werden kann. Vor Gebrauch wird sie nochmals gewaschen, zentrifugiert und auf 20% eingestellt.

Ausführung

Mit eingewogenen Inulinmengen stellt man sich eine Eichkurve her (0,1 bis 1,0 mg/cm³). Der Urin wird so weit verdünnt, bis die Inulinkonzentration den in der Eichkurve angegebenen Konzentrationen entspricht (Verdünnung 1:10 bis 1:50).

Ist der Urin frei von Glucose oder Eiweiß, so kann die Zugabe von Trichloressigsäure und Hefe fortfallen.

1 cm³ Urin, bzw. Urinverdünnung, wird mit 3 cm³ Hefesuspension 15—20 min lang bei Zimmertemperatur unter gelegentlichem Umschütteln bebrütet. Die Hefesuspension wird dann 10 min lang abzentrifugiert und die überstehende Flüssigkeit quantitativ in ein Zentrifugenglas mit 1 cm³ Trichloressigsäure abdekantiert. Nach kurzem Stehen wird der Eiweißniederschlag abzentrifugiert. Die überstehende Flüssigkeit wird abgegossen und mit Aqua dest. auf 6 cm³ aufgefüllt. 4 cm³ dieser Lösung werden unter Kühlung mit Leitungswasser vorsichtig und unter Umschwenken mit 8 cm³ Anthronreagens versetzt. Nach 2—3 min werden die Gläser aus dem Wasserbad genommen, auf Zimmertemperatur gebracht und die Farbintensität bei 620 mμ gemessen, 2 cm Cuvetten.

ϑ) Bestimmung der Mucoproteide des Urins nach ANDERSON und MCLAGAN

Prinzip. Die Mucoproteide werden durch Behandeln mit Natriumbenzoatlösung in salzsaurer Lösung gefällt. Die Benzoesäure wird mit Aceton herausgelöst; danach bestimmt man den in alkalischem Wasser gelösten Kohlenhydratanteil der Mucoproteide mit Diphenylamin.

Reagentien

1. Sulfosalicylsäure, 10%ig.
2. Natriumbenzoatlösung, 2 m in H_2O.
3. HCl, 2 n.
4. H_2O, mit 2 n NaOH auf p_H 9—9,5 eingestellt.
5. Aceton.
6. NaCl-Lösung, gesättigt.
7. Diphenylaminlösung: 1 g Diphenylamin in einem Gemisch von 90 cm³ Eisessig und 10 cm³ konzentrierter H_2SO_4 lösen.

Ausführung

Bei getrübtem Urin werden 40 cm³ desselben mit 10 cm³ Sulfosalicylsäure versetzt, 15 min stehengelassen und filtriert. 40 cm³ (= 32 cm³ Originalurin) versetzt man mit 5 cm³ Natriumbenzoatlösung und 1 cm³ HCl, mischt und saugt den gebildeten Niederschlag nach 15 min ab. Der Niederschlag wird quantitativ in ein Zentrifugenglas überführt, durch Behandeln mit 8 cm³ Aceton die Benzoesäure herausgelöst und das Ungelöste abzentrifugiert. Das Aceton wird vorsichtig abgegossen; der Rückstand löst sich nach Zugabe von 2 cm³ alkalischem Wasser innerhalb von 10 min. Hierzu fügt man 8 cm³ Aceton und 1 Tropfen gesättigte NaCl-Lösung und zentrifugiert die ausgeflockten Mucoproteide ab. Der Rückstand wird 2mal mit je 4 cm³ alkalischem Wasser ausgewaschen und die Waschwasser, die die Mucoproteide enthalten, miteinander vereinigt. Ein aliquoter Teil der wäßrigen Lösung (3 cm³) wird mit dem gleichen Volumen Diphenylamin-Lösung versetzt und im kochenden Wasserbad 30 min erhitzt (Eprouvette mit Glasstopfen). Nach dem Abkühlen mißt man die Farbintensität der Lösung bei 520 mμ gegen einen in gleicher Weise behandelten Leerwert von 40 cm³ H_2O.

ι) Bestimmung von Glucuronsäure nach HEYDE

Reagentien

1. HCl, konzentriert (D 1,19).
2. Äther, peroxydfrei.
3. Naphthoresorcin-Lösung, 0,2%ig in H_2O: 400 mg Naphthoresorcin werden mit 200 cm³ H_2O solange geschüttelt, bis alles in Lösung gegangen ist. Dann

leitet man 1 Std lang Sauerstoff durch die Lösung, läßt 24 Std stehen und leitet
1 Std lang Stickstoff hindurch. Das Reagens ist eine Woche im Eisschrank
haltbar.

Ausführung

5 cm³ verdünnter Urin mit 20—200 γ Glucuronsäure werden in einem Reagensglas mit Schliffstopfen mit 5 cm³ konzentrierter HCl und 5 cm³ Naphthoresorcin-
lösung gemischt, 30—120 min, je nach Hydrolysedauer, im kochenden Wasserbad erhitzt und anschließend 10 min in Eiswasser gekühlt. Das Reaktionsgemisch wird in einem Scheidetrichter mit 15 cm³ eisgekühltem Äther 1 min lang
extrahiert. Die blauviolett gefärbte Ätherschicht wird durch ein trocknes Filter
unter Bedecken mit einem Uhrglas, um ein Verdunsten des Äthers zu vermeiden,
filtriert. Die Farblösung kann, mit einem Glasstopfen verschlossen, im Eisschrank oder in Eiswasser bis zur Messung aufgehoben werden. Die Intensität
der Farblösung wird bei 578 mμ gegen einen in gleicher Weise behandelten Leerwert von 5 cm³ H₂O in einem photoelektrischen Colorimeter gemessen.

Es ist zweckmäßig bei jeder Bestimmung Standardlösungen mitlaufen zu
lassen, da bei geringen Änderungen der Ausführungsbedingungen starke Abweichungen von der Eichkurve auftreten können. Diese hängen von dem Alter
der Naphthoresorcin-Lösung, der Konzentration der HCl und der Art des Erhitzens ab.

ϰ) Bestimmung von Benzoylglucuronsäure neben Hippursäure nach Borgström

Reagentien

1. NaOH, 10 n.   5. NaCl-Lösung, gesättigt.
2. HNO₃, konzentriert.   6. Alkoholische NaOH, 0,1 n: 5 g
3. Ammoniumsulfat.   metallisches Natrium/kg absoluter Al-
4. Toluol.   kohol.

Ausführung

100 cm³ Urin werden nach Zugabe von 1 Tropfen alkoholischer Thymol-
phthalein-Lösung bis zum Farbumschlag mit 10 n NaOH versetzt. 2 cm³ 10 n
NaOH werden noch hinzugefügt und der Urin 2 min zum Kochen erhitzt. Nach
dem Abkühlen säuert man mit 3 cm³ konzentrierter HNO₃ an, löst 50 g Ammoniumsulfat in der Mischung und leitet zur Entfernung von Kohlensäure einen
Stickstoffstrom 30 min lang durch die Lösung. Der Urin wird jetzt 3mal mit
Toluol extrahiert (75, 75 und 50 cm³). Die Toluolextrakte werden vereinigt, der
Scheidetrichter mit wenig Toluol ausgespült und 2mal mit je 100 cm³ gesättigter
Kochsalzlösung gewaschen. Nach Zugabe von 10 Tropfen Phenolphthalein wird
die organische Phase mit alkoholischer NaOH titriert bis die rote Farbe 1 min
bestehen bleibt.

1 cm³ 0,1 n NaOH → 19,41 mg Glucuronsäure = 29,81 mg Benzoylglucuronsäure.

10. Die Ketonkörper

a) Allgemeines

Unter dem Begriff der Ketonkörper faßt man Aceton, Acetessigsäure und
β-Oxybuttersäure zusammen. Sie stammen zum größten Teil aus dem Fettstoffwechsel. Der normale Urin enthält geringe Mengen von Ketonkörpern
(höchstens 0,01 g/24 Std), die aber mit den üblichen Nachweismethoden nicht
erfaßt werden können. Bei einer Störung der Oxydationsvorgänge im Körper
werden sie in verstärktem Maße ausgeschieden. Die Ketonkörper werden aus-

schließlich in der Leber gebildet. Wird in der Leber durch irgendwelche krankhaften Prozesse nicht genügend Glykogen gespeichert, so erleidet dadurch der gesamte Fettstoffwechsel eine Einbuße, der Abbau der Aminosäuren bleibt auf einer Zwischenstufe, der Ketonkörperstufe stehen. Durch das Auftreten der Ketocarbonsäuren, Acetessigsäure und β-Oxybuttersäure, wird eine Verminderung der Blutalkalireserve bewirkt; der Abtransport der Kohlensäure aus dem Blut wird dadurch verlangsamt; es kommt zu einer Acidose und schweren Vergiftungserscheinungen im Körper.

Aceton tritt im Urin nur in Verbindung mit Acetessigsäure auf, die aus der β-Oxybuttersäure durch Dehydrierung entsteht. Die Acetessigsäure ist relativ unbeständig. Unter CO_2-Abspaltung geht sie in Aceton über. Es ist deshalb erforderlich, stets frischen Urin für die Untersuchung auf Acetessigsäure zu verwenden. β-Oxybuttersäure tritt nur dann im Urin auf, wenn auch Aceton und Acetessigsäure vorhanden sind.

b) Qualitative Nachweismethoden

α) Nachweis von Aceton und Acetessigsäure nach LANGE

Reagentien

1. Nitroprussidnatrium. 2. Eisessig. 3. Ammoniak, 25%ig.

Ausführung

Die Nitroprussidnatrium-Lösung muß jedesmal frisch angesetzt werden: einige Körnchen werden mit einigen Kubikzentimeter H_2O kräftig geschüttelt, bis die Lösung dunkelbraun gefärbt ist. 5 cm³ Urin werden mit 10 Tropfen Nitroprussidnatrium-Lösung versetzt und durch Zugabe von etwa 2 cm³ Eisessig stark angesäuert. Anschließend wird mit 25%igem Ammoniak vorsichtig überschichtet. Bei Anwesenheit von Aceton und Acetessigsäure bildet sich an der Berührungsstelle der beiden Schichten ein violetter Ring, bei geringem Gehalt der Acetonkörper erst nach einigen Minuten.

β) Nachweis von Aceton und Acetessigsäure nach LEGAL

Reagentien

1. Nitroprussidnatrium-Lösung, 2. NaOH, 15%ig.
konzentriert (frisch herstellen). 3. Eisessig.

Ausführung

Etwa 5 cm³ Urin werden mit 10 Tropfen Nitroprussidnatrium-Lösung versetzt, mit NaOH (20 Tropfen) stark alkalisch gemacht. Der Urin färbt sich durch die Anwesenheit von Kreatinin rot bis gelbrot. Macht man die Lösung durch Zugabe von Eisessig stark sauer, so schlägt die Farbe nach rubinrot um. Beruhte die ursprüngliche Rotfärbung nur auf dem Vorhandensein von Kreatinin, so hellt sich der Urin bei Zugabe von Eisessig wieder auf.

γ) Nachweis von Aceton mittels der Jodoformprobe nach LIEBEN

Reagentien

1. NaOH, 10%ig. 2. Jod-Jodkali-Lösung, 1/10 n.

Ausführung

5 cm³ Urin werden mit einigen Tropfen NaOH alkalisch gemacht. Auf Zugabe von einigen Tropfen Jod-Jodkali-Lösung scheidet sich bei Anwesenheit von Aceton Jodoform ab, das an seinem charakteristischen Geruch erkannt werden kann.

Die Methode ist empfindlicher als die Legalsche Probe. Bei Zuckerurinen, die gären, kann die Methode nicht angewandt werden, da geringe Alkoholmengen auch mit Jod-Jodkali unter Jodoformbildung reagieren.

δ) Nachweis von Aceton nach Frommer-Emilewez

Prinzip. Aceton reagiert mit 2 Mol Salicylaldehyd (bzw. p-Oxybenzaldehyd) in alkalischer Lösung unter Bildung von Dioxy-di-benzal-aceton.

Reagentien

1. Salicylaldehyd-Lösung, 10%ig in Alkohol (eine braun gefärbte Lösung ist zu verwerfen).
2. KOH oder NaOH.

Ausführung

5 cm³ Urin werden mit 1 cm³ alkoholischer Salicylaldehyd-Lösung versetzt, vorsichtig gemischt und 1 g festes KOH oder NaOH zugegeben. Ohne zu mischen wird die Probe in ein Wasserbad von 70° gestellt. Bei Anwesenheit von Aceton färbt sich die Lösung an der Berührungsstelle karmoisinrot. Ist kein Aceton vorhanden, so färbt sich die Grenzschicht gelbbraun. Die Probe ist für Aceton spezifisch und sehr empfindlich.

ε) Nachweis von Acetessigsäure nach Gerhardt

Reagentien

1. H_2SO_4, 16%ig.   2. Eisenchlorid-Lösung, 10%ig.

Ausführung

Etwa 5 cm³ Urin werden mit verdünnter H_2SO_4 angesäuert und tropfenweise Eisenchloridlösung zugegeben. Hierbei fällt Ferriphosphat als weißer Niederschlag aus, der abfiltriert wird. Das Filtrat wird nochmals mit einigen Tropfen Eisenchlorid-Lösung versetzt. Ist Acetessigsäure vorhanden, so tritt eine weinrote Färbung auf.

Die Probe ist wenig empfindlich (mindestens 0,5 g Acetessigsäure/1000 cm³); außerdem können Medikamente wie Salicylsäurepräparate, Phenacetin, Antipyrin, Pyramidon einen Acetessigsäuregehalt im Urin vortäuschen. Um diesen Fehler auszuschalten, kocht man eine zweite Urinprobe kurze Zeit. Hierbei zerfällt die Acetessigsäure in Aceton und CO_2. Ist Acetessigsäure im Urin vorhanden, so dürfte in der gekochten Probe auf Eisenchloridzusatz keine Rotfärbung eintreten.

ζ) Nachweis von Acetessigsäure nach Arnold-Lipliawski

Prinzip. p-Aminoacetophenon wird in salzsaurer Lösung mit Natriumnitrit diazotiert. Die Diazoverbindung kuppelt sich in ammoniakalischer Lösung mit der Enolform der Acetessigsäure zu p-Diazo-Acetophenon-Acetessigsäure.

Reagentien

1. p-Aminoacetophenonlösung: 1 g in 2 cm³ konzentrierter HCl lösen und mit Aqua dest. auf 100 cm³ auffüllen (in dunkler Flasche aufbewahren).
2. $NaNO_2$-Lösung, 1%ig (frisch herstellen).
3. Ammoniak, konzentriert.
4. HCl, konzentriert.
5. Chloroform.
6. $FeCl_3$-Lösung, 10%ig.

Ausführung

3 cm³ p-Aminoacetophenon-Lösung werden mit 3 cm³ $NaNO_2$-Lösung in der Kälte diazotiert. Hierzu gibt man 9 cm³ Urin und einige Tropfen konzentrierten Ammoniak; die Probe färbt sich ziegelrot. 2 cm³ des Gemisches werden mit 15—20 cm³ HCl, 3 cm³ Chloroform und 3 Tropfen Eisenchlorid-Lösung versetzt. Nach vorsichtigem Umschütteln (30 sec) färbt sich die Chloroformschicht bei Anwesenheit von Acetessigsäure violett bis marineblau. Bei negativem Ausfall der Probe ist die Chloroformschicht gelb bis gelbrot gefärbt.

Die Reaktion ist sehr spezifisch und empfindlich. Aceton und β-Oxybuttersäure, sowie die unter ε) genannten Medikamente geben diese Farbreaktion nicht.

η) Nachweis der β-Oxybuttersäure

Reagentien

1. Verdünnte Essgsäure.
2. Eisessig.
3. Ammoniak.

4. H_2O_2.
5. Nitroprussidnatrium-Lösung, konzentriert, frisch herstellen.

Ausführung

20 cm³ Urin werden mit Aqua dest. 1:2 verdünnt, einige Tropfen Essigsäure zugegeben und die Flüssigkeit auf die Hälfte des Volumens eingeengt, wobei vorhandenes Aceton entweicht. Man füllt mit Aqua dest. auf 20 cm³ auf und teilt die Probe in 2mal 10 cm³ (Probe A und B). Probe A wird mit 1 cm³ H_2O_2 versetzt, 1 min gekocht und abgekühlt. In beide Proben gibt man je 10 Tropfen Eisessig und 10 Tropfen Nitroprussidnatrium-Lösung, mischt und überschichtet vorsichtig mit Ammoniak. Die Röhrchen läßt man 3 Std verschlossen stehen. Bei positivem Ausfall der Probe zeigt sich in Röhrchen A ein roter Ring, der bei Probe B nicht auftreten darf.

c) Quantitative Bestimmungen

α) Bestimmung von Aceton nach URBACH

Prinzip. Bei Einwirkung von Alkali auf 2 Mol Salicylaldehyd und 1 Mol Aceton entsteht das rot gefärbte Alkalisalz des Di-o-oxy-benzolacetons, dessen Farbintensität bei 500 bzw. 530 mμ gemessen werden kann.

Reagentien

1. Salicylaldehyd, 10%ig in Alkohol.
2. 11,33 n KOH: 63,6 g/100 cm³ H_2O.
3. H_2SO_4, konzentriert.
4. Vergleichslösung für den Blindwert: 10 cm³ Salicylaldehyd-Lösung, 20 cm³ KOH und 120 cm³ H_2O.

Ausführung

In einem Destillierkolben werden 20—100 cm³ Urin mit H_2O auf 300 cm³ verdünnt, 5 cm³ H_2SO_4 zugesetzt und die Mischung 20 min lang destilliert. Die Vorlage ist mit 25 cm³ H_2O beschickt. Nach Beendigung der Destillation wird auf 200 cm³ aufgefüllt. 2 cm³ des Destillates werden mit 2 cm³ KOH und 1 cm³ Salicylaldehyd-Lösung versetzt und genau 20 min in einem Wasserbad von 50⁰ erwärmt. Nach dem Abkühlen füllt man auf 15 cm³ auf, mischt und mißt die Extinktion der Farblösung gegen den Blindwert, Filter S 50, 5 mm Cuvette, oder Filter S 53, 20 mm Cuvette.

Die Fehlerbreite der Methode durch Alkohol, Acetaldehyd, Äther, Stoffe, die im normalen Urin nicht vorkommen, beträgt im Höchstfall 8%.

Nach Bahner muß auf die Einhaltung der Temperatur genau geachtet werden. Arbeitet man in einer N_2-Atmosphäre, so wird eine noch größere Genauigkeit erzielt; allerdings wird die Bestimmung durch einen apparativen Mehraufwand wesentlich umständlicher.

β) Fluorometrische Bestimmung der Acetessigsäure nach Leonhardi und J. von Glasenapp

Prinzip. In mineralsaurer Lösung reagiert Acetessigsäure mit Resorcin unter Bildung von β-Methylumbelliferon, welches in alkalischer Lösung blauviolett fluresciert. Die Intensität der Fluorescenz wird gegen einen Chininsulfatstandard gemessen.

Reagentien

1. Resorcin, p.A.
2. HCl, konzentriert.
3. Gesättigte Na_2CO_3-Lösung, vor Gebrauch filtrieren.
4. Boratpuffer, p_H 10: 7,32 g Borsäure in 100 cm³ n Na_2CO_3-Lösung lösen und mit Aqua dest. auf 1000 cm³ auffüllen.
5. Chininsulfat-Standardlösung: 51,5 mg Chininsulfat, über P_2O_5 getrocknet, werden in 25 cm³ 0,1 n H_2SO_4 gelöst; zum Gebrauch 1:1000 mit 0,1 n H_2SO_4 verdünnen.

Aufstellung der Eichkurve mit Acetessigsäureäthylester für Acetessigsäure bezogen auf den Chininsulfat-Standard. 1,15 cm³ Acetessigester werden mit Aqua dest. auf 1:1 Mill. verdünnt. 10 cm³ dieser Lösung, entsprechend 10 γ Acetessigsäure, werden in einem 50 cm³-Meßkolben mit 0,1 g Resorcin und 20 cm³ konzentrierter HCl versetzt, über Nacht im Dunkeln stehengelassen und mit gesättigter Na_2CO_3-Lösung bis zur Marke aufgefüllt. Mit dieser Lösung stellt man sich eine Verdünnungsreihe in 100 cm³-Meßkolben her mit 1—10 γ Acetessigsäure (5—50 cm³, mit Boratpuffer auf 100 cm³ auffüllen). Die Intensität der Fluorescenz dieser Lösungen wird im Fluorometer gegen die Chinin-Standardlösung gemessen, 10 mm Cuvette.

Man kann die Eichkurve auch auf folgende Weise aufstellen: 57 g Acetessigester und 62 g Resorcin werden in 100 cm³ konzentrierter H_2SO_4 gelöst. Die Lösung läßt man einige Stunden im Dunkeln stehen. Danach tropft man die rotgelbe Flüssigkeit auf kleine Eisstücke, wobei ein gelblicher Niederschlag entsteht. Dieser wird abgesaugt, in verdünnter NaOH gelöst, nochmals mit konzentrierter H_2SO_4 in der Kälte gefällt, abgesaugt und getrocknet. 1,73 mg der Substanz werden in 1000 cm³ H_2O gelöst. In 100 cm³-Meßkolben setzt man eine Verdünnungsreihe mit 1—10 cm³ dieser Lösung, entsprechend 1—10 γ Acetessigsäure/cm³ und füllt mit Boratpuffer bis zur Marke auf. Die Fluorescenz der Lösungen wird wie oben beschrieben gemessen.

Ausführung

Zur Durchführung der Bestimmung macht man 2 Ansätze mit je 1 cm³ Urin, einmal mit und einmal ohne Resorcinzugabe, um die Eigenfluorescenz des Urins auszuschalten. 1 cm³ Urin wird mit 0,1 g Resorcin und 2 cm³ konzentrierter HCl versetzt, 12 Std im Dunkeln stehengelassen und anschließend mit Boratpuffer auf 100 cm³ aufgefüllt. Die Fluorescenz der Lösungen wird unter den oben beschriebenen Bedingungen gemessen. Die Differenz der Fluorescenzwerte ist gleich dem Acetessigsäuregehalt der zu untersuchenden Probe.

γ) Bestimmung der β-Oxybuttersäure durch Polarisation

Prinzip. Nach dem Vergären optisch aktiver Zucker wird die β-Oxybutter-säure polarimetrisch bestimmt.

Reagentien

1. Hefe. 2. Bleiessig. 3. Ammoniak.

Ausführung

Die Urinprobe wird mit Hefe vergoren; danach müssen die Reduktionsproben negativ ausfallen. Durch Zugabe von Bleiessig und einigen Tropfen Ammoniak werden die übrigen linksdrehenden Substanzen, außer der β-Oxybuttersäure aus-gefällt. Die Probe wird filtriert und das Filtrat im 10 cm-Rohr polarisiert.

Die Berechnung erfolgt nach der Formel:

$$c = \frac{100 \times \alpha}{24,12 \times 1}$$

wo $\alpha =$ der Ablenkungswinkel und $l =$ die Länge des Polarisationsrohres ist.

δ) Chromatographische Bestimmung der Brenztraubensäure nach LEONHARDI, J. VON GLASENAPP und FELIX

Prinzip. Das 2,4-Dinitrophenylhydrazon der Brenztraubensäure bildet in alkalischer Lösung mit diazotiertem 4-Chlor-2-nitro-anilin einen roten Farbstoff, das 4-Chlor-2-nitro-2',4'-dinitromethylformacyl. Der Farbstoff wird aus äthe-rischer Lösung an einer soda-alkalischen Al_2O_3-Säule adsorbiert, mit Aceton herausgelöst und colorimetrisch gemessen.

Reagentien

1. Kalt gesättigte Lösung von 2,4-Dinitrophenylhydrazin in 2 n HCl, frisch anzusetzen.

2. Äther, peroxyd- und wasserfrei: der Äther wird mit wäßriger Ferrosulfat-lösung so lange ausgeschüttelt, bis die wäßrige Phase grün gefärbt bleibt. Nach dem Destillieren wird der Äther mehrere Tage über $CaCl_2$ vorgetrocknet, dann über metallischem Natrium getrocknet und in brauner Flasche aufbewahrt.

3. Natriumsulfat, wasserfrei.

4. Soda-alkalisches Al_2O_3: Aluminiumoxyd nach BROCKMANN wird mit der 3—4fachen Menge 5%iger Na_2CO_3-Lösung aufgeschwemmt, die überstehende Flüssigkeit abgegossen und das Al_2O_3 bei 100° getrocknet, zermörsert und noch-mals 24 Std bei 100° getrocknet.

5. Aceton, wasserfrei: Aceton wird mehrere Tage über $CaCl_2$ getrocknet und anschließend destilliert.

6. Natriumacetat-Lösung, gesättigt: 123,5 g Natriumacetat in 100 cm³ H_2O lösen.

7. Echtrotsalz 3 GL-Lösung: 0,7 g Echtrotsalz 3 GL in 100 cm³ eiskaltem, doppelt destilliertem H_2O lösen und durch ein hartes Filter filtrieren; frisch anzusetzen.

8. H-Säure-Lösung: 0,3 g 1-Amino-naphthol-(8)-disulfonsäure-(3,6) in 50 cm³ doppelt destilliertem H_2O lösen.

Ausführung

5 cm³ des zu untersuchenden Urins werden mit 2 cm³ Dinitrophenylhydrazin-Lösung versetzt und 1 Std bei Zimmertemperatur stehengelassen. Anschließend wird zweimal mit je 15 cm³ Äther extrahiert. Die vereinigten Ätherextrakte werden über Natriumsulfat getrocknet und an der soda-alkalischen Aluminium-oxydsäule chromatographiert (10,5 : 1,2 cm, Schicht 2 cm hoch). Die Säule

wird zunächst mit Äther gewaschen, dann gibt man den Ätherextrakt darauf und wäscht nochmals mit Äther, anschließend mit wasserfreiem Aceton nach, jeweils so lange, bis die Lösungsmittel farblos ablaufen. Die letzten Acetonreste in der Säule werden mit wenig Äther ausgewaschen und das gelb gefärbte Hydrazon mit gesättigter Natriumacetat-Lösung eluiert.

Die filtrierte, gelbe Hydrazon-Lösung wird bei 0° mit einer eiskalten, wäßrigen Lösung von Echtrotsalz 3 GL gekuppelt. (Tüpfelreaktion gegen H-Säure muß grade positiv ausfallen.) Die Reaktionslösung läßt man $^1/_2$ Std in der Kälte stehen, prüft nochmals mit H-Säure auf einen Überschuß von Echtrotsalz und extrahiert die Formacylverbindung 2mal mit je 20 cm³ eiskaltem Äther. Der Ätherextrakt wird mit wasserfreiem Natriumsulfat getrocknet und anschließend chromatographiert. Das Chromatographierohr (18/1,2 cm) wird 10 cm hoch mit soda-alkalischem Aluminiumoxyd beschickt, mit eiskaltem Äther gewaschen und die ätherische Farbstofflösung durchlaufen gelassen. Beim Nachwaschen mit eisgekühltem Äther scheiden sich verschieden gefärbte Zonen ab, von denen die vierte, blaue Zone die Formacylverbindung enthält. (Während der Chromatographie ist die Säule vor Lichteinwirkung zu schützen.) Die blaue Zone wird aus der Säule herausgeschnitten und mit wasserfreiem Aceton eluiert. Das Eluat wird auf 50 cm³ aufgefüllt und die Intensität der Farblösung bei 610 mμ, 1 cm Cuvette gemessen. Zur Berechnung werden die Extinktionswerte mit dem Faktor 0,124 multipliziert. Man erhält dann die Menge BTS in mg in 5 cm³ Urin.

Die täglichen Ausscheidungsmengen an BTS schwanken zwischen 0—3,14 mg.

Auch bei gleichzeitiger Anwesenheit von p-Oxyphenylbrenztraubensäure kann die BTS mit dieser Methode quantitativ bestimmt werden.

ε) Bestimmung der p-Oxyphenylbrenztraubensäure nach LEONHARDI, J. VON GLASENAPP und FELIX

Prinzip. p-Oxyphenylbrenztraubensäure kuppelt im schwach sauren Milieu mit diazotiertem 4-Chlor-2-Nitro-Anilin. Der Farbstoff wird nach Elution mit Essigester colorimetrisch bestimmt.

Reagentien

1. Echtrotsalz-3 GL-Lösung: 3 g in 100 cm³ doppelt destilliertem H_2O lösen und filtrieren. (Echtrotsalz = diazotiertes 4-Chlor-2-Nitroanilin in Form des $ZnCl_2$-Doppelsalzes.)

2. H-Säure-Lösung: 0,3 g 1-Amino-naphthol-(8)-disulfonsäure-(3,6) in 50 cm³ doppelt destillierter H_2O lösen.

3. Äther, peroxydfrei.

4. Natriumsulfat, wasserfrei.

5. Aluminiumoxyd nach BROCKMANN.

6. Chloroform.

7. Essigester, dem unmittelbar vor Gebrauch 1 Tropfen Eisessig/cm³ zugesetzt wird.

Ausführung

Je nach der zu erwartenden Konzentration an p-OPBS werden 1—10 cm³ Urin, p_H 4—5, mit doppelt destilliertem H_2O auf 20 cm³ verdünnt. Man muß unbedingt mit doppelt destilliertem H_2O arbeiten, da die Anwesenheit geringster Spuren von Cu-Ionen die Reaktion stört. Die Urinverdünnung wird auf 0° abgekühlt und so lange mit der eisgekühlten Lösung von Echtrotsalz versetzt, bis eine Probe der Lösung auf Filtrierpapier gegen H-Säure eine Violettfärbung ergibt. Man läßt $^1/_2$ Std in der Kälte stehen, prüft nochmals auf Violettfärbung und extrahiert mindestens zweimal mit je 20—30 cm³ eisgekühltem Äther.

Inzwischen ist ein zweigeteiltes und durch Schliffstopfen miteinander verbundenes Chromatographierohr von 140—160 mm Länge und 15 mm ⌀ im unteren Teil mit Aluminiumoxyd bis 5 cm unter dem oberen Rand gefüllt worden. Die Säule wird mit Äther angefeuchtet und anschließend der Urinextrakt daraufgegeben. Es wird so lange mit eisgekühltem Äther nachgewaschen, bis die rote Zone der Formacylverbindung der p-OPBS unter dem Schliff erscheint. Der obere Teil des Chromatographierohres wird abgenommen und die Säule mit Chloroform nachgewaschen. Dabei werden Begleitstoffe ausgewaschen, während der Farbstoff der p-OPBS an derselben Stelle stehenbleibt, sich aber vertieft. Nachdem alle störenden Farbstoffe ausgewaschen sind, wird der Farbstoff der pOBS mit Essigester + Eisessig eluiert. Das Eluat wird filtriert, auf ein bestimmtes Volumen aufgefüllt und die Farbintensität mit Filter S 47, 3 cm Cuvette, gemessen. Zur Berechnung ist der Extinktionswert der unbekannten Urinprobe mit 0,7 zu multiplizieren, um den Gehalt der angesetzten Urinmenge in mg zu erhalten.

Unter den gleichen Bedingungen bildet freies Phenol einen typischen Azofarbstoff, der sich ebenfalls chromatographisch abtrennen und colorimetrisch bestimmen läßt.

11. Die Urinfarbstoffe

a) Die Porphyrine

Normalerweise werden im Urin 2 Porphyrine, Koproporphyrin und Uroporphyrin, in geringer Menge ausgeschieden. Unter pathologischen Bedingungen, bei gestörter Leberfunktion, bei gesteigertem Blutzerfall oder einer Störung des Porphyrinumsatzes kommt es zu einer vermehrten Ausscheidung der normalen Urinporphyrine oder auch von pathologischen Porphyrinfraktionen.

Porphyrinhaltiger Urin ist schon rein makroskopisch an seiner rötlichen Farbe zu erkennen. Der Verdacht auf eine Porphyrie liegt dann vor, wenn die Hellersche Blutprobe (S. 34) positiv ausfällt, die Benzidin- und Guajacprobe (S. 35) dagegen negativ sind. Bei der Porphyrinurie können folgende Porphyrine ausgeschieden werden:

Porphyrin	Vorkommen		Löslichkeit in Äther
	normal	pathologisch	
Koproporphyrin I	⌀	+	+
Koproporphyrin III	80 γ/Tag	vermehrt bei Bleivergiftungen, Leberkrankheiten, perniziös. Anämie, blutenden Magen- und Darmgeschwür	+
Uroporphyrin I	⌀	+ vermehrt bei Schlafmittelvergiftungen	⌀
Uroporphyrin III	⌀	+	⌀
Porphobilinogen (Porphyrinvorstufen)	⌀	etwa 50% des Koproporphyrinanteils	

Die Untersuchungen von WATSON und seiner Mitarb. haben gezeigt, daß ein großer Teil der Porphyrine in Form ihrer chromogenen Vorstufen, der Porphobilinogene ausgeschieden wird. Beim Stehen an der Luft und durch UV-Bestrahlung, besonders in salzsaurer Lösung geht das Porphobilinogen in das Koproporphyrin über. Auch vom Uroporphyrin ist ein Chromogen bekannt, das im Urin ausgeschieden wird.

α) Nachweis der Porphyrine nach Bʀᴜɢsᴄʜ

Reagentien

1. Eisessig.   2. Äther.   3. HCl, 25%ig.

Ausführung

100 cm³ Urin werden mit 2 cm³ Eisessig angesäuert und mit 100 cm³ Äther im Scheidetrichter extrahiert. Die ätherische Schicht wird mit wenig H_2O ausgewaschen und anschließend dem Äther das Porphyrin durch Schütteln mit 2—5 cm³ 25%iger HCl wieder entzogen.

Ist Koproporphyrin in dem untersuchten Urin vorhanden, so zeigt einmal die salzsaure Lösung im UV-Licht eine starke Rotfluorescenz, zum anderen sind beim Betrachten durch ein Taschenspektroskop die charakteristischen Absorptionslinien bei 550 und 592 mμ festzustellen.

β) Nachweis von Uroporphyrin nach H. Fɪsᴄʜᴇʀ

Uroporphyrin ist in Äther unlöslich. Zu seinem Nachweis säuert man möglichst viel Urin mit Eisessig an. Ein sich bildender Niederschlag enthält das Uroporphyrin. Durch Extraktion mit Äther wird dem essigsauren Urin das Koproporphyrin entzogen. In der wäßrigen Schicht wird durch Zugabe von 25%igem HCl-Alkohol das Uroporphyrin in Lösung gebracht und kann dann spektroskopisch nachgewiesen werden.

γ) Bestimmung von Uroporphyrin und Koproporphyrin nach Mᴇʀᴛᴇɴs

Prinzip. Die Gesamtporphyrine werden nach dem Zusatz von Calciumacetat und Phosphatpuffer zusammen mit dem Calciumphosphat ausgefällt. Aus dem Niederschlag werden Uro- und Koproporphyrin getrennt extrahiert. Über die Menge der in dem zu untersuchenden Urin enthaltenen Porphyrine muß man sich erst einmal qualitativ orientieren, da eine Maximalmenge von Porphyrin nicht überschritten werden darf.

Qualitative Vorprobe

Reagentien

1. HCl, 5%ig.   2. KOH, n.   3. Calciumacetat.

Ausführung

$1/_{100}$ des 24 Std-Urins wird in einem Zentrifugenglas mit 0,4 g Calciumacetat/10 cm³ versetzt, gut gemischt und 2 Std stehengelassen. Durch Überschichten der Lösung mit 4—5 Tropfen Äther wird das Absetzen des Niederschlages beschleunigt. Man zentrifugiert 10 min lang. Die Flüssigkeit wird vorsichtig abgegossen, der Rückstand mit 2 cm³ 5%iger HCl behandelt. Zeigt die salzsaure Lösung im UV-Licht eine Rotfluorescenz, so enthält der Tagesurin mehr als 0,5 mg-% Porphyrin. Bei negativem Ausfall der Fluorescenzprobe muß die eventuell vorhandene geringe Porphyrinmenge angereichert werden. Zu diesem Zweck versetzt man die salzsaure Lösung mit 1 cm³ n KOH und zentrifugiert den entstehenden Niederschlag nach kurzem Stehen ab. Nach dem Abgießen der Flüssigkeit wird der Niederschlag in 1 cm³ Salzsäure gelöst. Eine eben erkennbare Rotfluorescenz bedeutet einen Porphyringehalt von etwa 0,15 mg-%.

Quantitative Bestimmung

Reagentien

1. 0,0667 m Phosphatpuffer, p_H 7.   3. HCl, 25%ig.
2. KOH, 1 n.   4. Calciumacetat.

Ausführung

a) Bestimmung von Gesamtporphyrin. In einem Zentrifugenglas versetzt man 10 cm³ Urin mit 0,5 g fein gepulvertem Calciumacetat, mischt und läßt 2 Std stehen. Nach Zugabe von 4—5 Tropfen Äther wird 10 min lang zentrifugiert. Die überstehende Flüssigkeit wird vorsichig abgegossen, der Niederschlag in 10 cm³ Phosphatpuffer gut verrührt und mindestens 5 min lang zentrifugiert. Die überstehende Flüssigkeit wird abdekantiert und das Porphyrin aus dem Niederschlag mit 1 n KOH herausgelöst. Man gibt jeweils 4 cm³ KOH hinzu, verrührt mit einem Glasstab und zentrifugiert 5 min lang. Die Extraktion wird so lange wiederholt, bis die gesammelten Alkaliauszüge in 4 cm Schichtdicke kein deutliches Spektrum mehr erkennen lassen (3—4 Extraktionen). Die alkalischen Auszüge werden mit 25%iger HCl angesäuert und mit 5%iger HCl auf 25 cm³ aufgefüllt. Die Stärke der Absorptionsstreifen dieser Lösung wird gegen diejenigen einer 0,1 mg-%igen Porphyrinlösung in 5%iger HCl, 1 cm Schichtdicke, gemessen.

Berechnungsbeispiel

Das Volumen der Versuchslösung sei 25 cm³. Die Schichtdicke der Versuchslösung bei der Messung 2 cm, der Vergleichslösung 0,5 cm, dann ist der Porphyringehalt der Versuchslösung:

$$\frac{1 \times 0,5}{2} = 0,25 \text{ mg-}\%,$$

d. h. in 25 cm³ sind 0,063 mg Porphyrin enthalten. 25 cm³ Versuchslösung entsprechen 10 cm³ Urin. Bei einer Urintagesmenge von 1200 cm³ wäre die Gesamtporphyrinausscheidung = 7 mg.

b) Bestimmung des Koproporphyringehaltes. 10 cm³ Urin werden wie unter a beschrieben mit Calciumacetat behandelt, zentrifugiert und der Niederschlag mit Phosphatpuffer ausgewaschen. Anschließend wird er so lange mit je 10 cm³ essigsaurem Äther (10%ige Essigsäure mit dem doppelten Volumen Äther schütteln und die wäßrige Phase verwerfen) ausgeschüttelt, bis der Ätherextrakt keine Rotfluorescenz mehr zeigt. Die vereinigten Ätherextrakte werden mehrmals mit H₂O ausgewaschen, anschließend das Koproporphyrin durch Schütteln mit 2—3 cm³ 5%iger Salzsäure dem Ätherextrakt entzogen. In der salzsauren Lösung wird das Koproporphyrin wie oben beschrieben spektroskopisch bestimmt.

Der Uroporphyringehalt des Urins ergibt sich aus der Differenz von Gesamtporphyrin und Koproporphyrin.

δ) Fluorometrische Bestimmung von Koproporphyrin nach SCHWARTZ, ZIEVE und WATSON

Prinzip. Durch Extraktion mit Essigsäureäthylester werden die Porphyrine dem Urin entzogen, die Chromogene mit Jodlösung oxydiert und die Fluorescenz der salzsauren Lösung gemessen.

Reagentien

1. Na₂CO₃.
2. Acetatpuffer: 4 Teile Eisessig, 1 Teil gesättigte Natriumacetat-Lösung.
3. Essigsäureäthylester, reinst.

4. Jodlösung, 0,005%ig.
5. Natriumacetat-Lösung, 1%ig.
6. HCl, 1,5 n.

Ausführung

Der 24 Std-Urin muß alkalisch gesammelt werden (5 g Na₂CO₃ in das Sammelgefäß geben). Ist neben dem Porphyrin auch Urobilinogen zu bestimmen, so muß der Urin in einer dunklen Flasche gesammelt werden.

5 cm³ Urin werden nach Zugabe von 5 cm³ Acetatpuffer und 15—20 cm³ H₂O mit 75—100 cm³ Essigester extrahiert. Die organische Phase wird 2mal mit je 20—30 cm³ 1%iger Natriumacetatlösung und einmal mit 20—30 cm³ Jodlösung gewaschen. Anschließend wird 4mal mit je 5 cm³ HCl ausgeschüttelt; die letzte HCl-Fraktion darf keine Rotfluorescenz mehr zeigen. Die HCl-Auszüge werden miteinander vereinigt, mit 1,5 n HCl auf 25 cm³ aufgefüllt. Die Fluorescenzintensität der salzsauren Lösung wird in einem Fluorometer, z. B. Photometer Eppendorf mit Fluorometerzusatz, Primärfilter Fluorometrie HG 405 mμ, Sekundärfilter 600—3000 mμ gegen einen Blindwert aus 1,5 n HCl gemessen.

Mit bekannten Porphyrinlösungen stellt man sich in gleicher Weise eine Eichkurve her. Die Fluorescenz ist nur bis 140 γ/% der Porphyrinkonzentration proportional, bei höheren Konzentrationen muß mit 1,5 n HCl verdünnt werden.

An und für sich sind die Salzsäureextrakte farblos, bei Gegenwart von Bilirubin aber gefärbt. Durch den Bilirubingehalt ist die Fluorescenz dann gemindert.

Die Fehlerbreite der Methode beträgt ± 3 %.

Nach DRESEL läßt sich Uroporphyrin direkt mit Cyclohexan extrahieren und fluorometrisch bestimmen.

ε) Bestimmung der Porphyrine einschließlich der Chromogene nach SVEINSSON, RIMINGTON und BARNES

Reagentien

1. HCl, 10 n.   4. NaOH, 1 n.
2. HCl, 0,5 n.   5. NaOH, 0,1 n.
3. CaCl₂-Lösung, 3%ig.

Ausführung

Zur Umwandlung von Porphyrobilinogen in Koproporphyrin wird der Urin mit 10 n HCl bis zu einer Endkonzentration von 0,25 n angesäuert und 10 bis 20 min im Wasserbad erhitzt.

1 cm³ Urin wird mit 1 cm³ CaCl₂-Lösung versetzt, mit 2 cm³ 1 n NaOH alkalisch gemacht und der gebildete Niederschlag abzentrifugiert. Der Niederschlag wird mit 0,1 n NaOH ausgewaschen, wieder abzentrifugiert und die Porphyrine in 10 cm³ 0,5 n HCl herausgelöst. Die Extinktionen der filtrierten Lösung werden spektrophotometrisch bei 380, 405 und 430 mμ gemessen. Die Konzentration berechnet man nach der Formel von RIMINGTON und SVEINSSON:

$$P_{405} = \frac{2 E_{405} - (E_{380} + E_{430})}{1,844}$$

P_{405} = wirkliche Extinktion des Porphyrins.
1,844 = Faktor für Uroporphyrin.
1,835 = Faktor für Koproporphyrin.

ζ) Bestimmung von Koproporphyrin und Uroporphyrin nach BRUGSCH

Prinzip. Koproporphyrin wird aus dem essigsauren Urin mit Äther extrahiert; Uroporphyrin wird mit Bleiacetat gefällt und aus dem Bleiacetatniederschlag mit HCl eluiert. Die Messung erfolgt fluorometrisch.

Reagentien

1. Äther.   4. Bleiacetat.
2. Toluol oder Nipagin.   5. HCl, 25%ig.
3. Eisessig.   6. HCl, 5%ig.

Ausführung

Der Urin wird in einer dunklen Flasche unter Toluol oder Nipagin gesammelt. 50 cm³ des Tagesurins werden nach dem Ansäuern mit 10 cm³ Eisessig mit 250 cm³ Äther 45 min lang geschüttelt. Nach dem Abtrennen des Äthers wird der Urin nochmals mit 100 cm³ Äther 15 min lang extrahiert. Die vereinigten Ätherextrakte werden so lange mit H_2O gewaschen, bis das letzte Waschwasser farblos ist. Anschließend wird der Äther mehrere Male mit 1,5 n HCl ausgeschüttelt. Die HCl-Auszüge werden miteinander vereinigt und der Koproporphyringehalt wie unter δ beschrieben, fluorometrisch bestimmt.

Der ausgeätherte Urin wird mit einer Messerspitze Bleiacetat versetzt, durchgeschüttelt und der Niederschlag abfiltriert. Er wird so lange mit 25%iger HCl extrahiert, bis weder das Filter noch das letzte Filtrat eine Rotfluorescenz im UV-Licht erkennen läßt. Die gesammelten HCl-Filtrate werden auf ein bestimmtes Volumen aufgefüllt und das Uroporphyrin fluorometrisch bestimmt.

b) Bilirubin

Normalerweise befindet sich kein Bilirubin im Urin. Fallen die üblichen Bilirubinreaktionen positiv aus, so ist immer auf eine krankhafte Störung zu schließen. Rein makroskopisch fällt bilirubinhaltiger Urin schon durch die bierbraune Farbe und den gelben Schaum auf.

Das Bilirubin entsteht in den Kupfferschen Sternzellen der Leber aus dem beim Zerfall der Erythrocyten frei werdenden Hämoglobin. Man unterscheidet zwei Formen des Bilirubins, das direkte und das indirekte. Das direkte Bilirubin wird in den Darm abgegeben, wo es in das indirekte Bilirubin übergeht.

α) Bilirubinnachweis nach GMELIN

Prinzip. Der Bilirubinnachweis beruht auf der Oxydation desselben zum grüngefärbten Biliverdin.

Reagens

Gemisch von 100 cm³ reiner HNO_3 und 6 Tropfen rauchender HNO_3.

Ausführung

2 cm³ Reagensgemisch werden mit 2 cm³ Urin überschichtet. Bei Anwesenheit von Bilirubin bildet sich an der Berührungsstelle der beiden Flüssigkeiten ein smaragdgrüner Ring aus.

Man kann auch einen Tropfen Urin auf ein Stück Filtrierpapier geben und daneben einen Tropfen Reagensgemisch. An der Berührungsstelle der beiden Tropfen tritt im positiven Falle eine grüne Farbe auf.

β) Bilirubinnachweis mit alkoholischer Jodlösung

Reagentien

1. alkoholische Jodlösung, 1%ig.   2. Essigsäure, 10%ig.

Ausführung

Der Urin wird mit Essigsäure angesäuert und mit der alkoholischen Jodlösung überschichtet. An der Berührungsstelle bildet sich bei Vorhandensein von Bilirubin ein grüner Ring aus.

γ) Bilirubinnachweis nach Fouchet

Reagentien

1. Fouchet-Reagens: 25,0 Trichloressigsäure, 100 cm³ Aqua dest., 10 cm³ FeCl₃-Lösung, 10%ig.

2. Essigsäure, 30%ig.
3. BaCl₂-Lösung, 10%ig.
4. Ammoniumsulfat-Lösung, gesättigt.

Ausführung

10 cm³ mit Essigsäure angesäuerter Urin werden mit 5 cm³ BaCl₂-Lösung versetzt. Bildet sich dabei kein oder nur sehr wenig Niederschlag, so gibt man 1—2 Tropfen gesättigte Ammoniumsulfat-Lösung zu der Lösung. Man mischt und filtriert den Niederschlag ab. Das Filter mit dem Niederschlag wird auseinandergefaltet und auf ein trockenes Stück Filtrierpapier gelegt. Dann läßt man einen Tropfen Fouchet-Reagens auf den Niederschlag fallen. Eine Grünfärbung (Biliverdin) bzw. Blaufärbung (Bilicyanin) zeigt das Vorhandensein von Bilirubin an. Die Probe ist empfindlicher als die Gmelinsche oder die Jodprobe. Bei einem Gehalt von 1,7 mg-% Bilirubin fällt sie noch positiv aus.

δ) Bestimmung von Bilirubin nach With

Prinzip. Man macht von der Tatsache Gebrauch, daß Bilirubin mit Diazokörpern einen Farbstoff bildet, der in saurer oder alkalischer Lösung blau bis blauviolett, bei neutralem p_H-Wert rot ist. Die colorimetrische Messung muß deshalb immer bei einem bestimmten p_H-Wert durchgeführt werden.

Reagentien

1. $Na_2HPO_4 \cdot 12\ H_2O$-Lösung, 11%ig.
2. $CaCl_2 \cdot 6\ H_2O$-Lösung, 20%ig.
3. $CaCl_2 \cdot 6\ H_2O$-Lösung, 0,2%ig.
4. Diazolösung: 10 cm³ Diazo I + 0,5 cm³ Diazo II, täglich frisch ansetzen. (Diazo I: 5 g Sulfanilsäure + 15 cm³ konzentrierter HCl + H_2O ad 1000 cm³; Diazo II: 0,5%ige $NaNO_2$-Lösung.)

Ausführung

Ist der zur Untersuchung kommende Urin trübe, so wird er entweder angesäuert oder alkalisch gemacht. Dabei fallen unter Umständen Niederschläge aus, die nicht abzentrifugiert werden dürfen, da Bilirubin von den Niederschlägen adsorbiert wird. 1—5 cm³ Urin, je nach dem Bilirubingehalt, werden in einem Zentrifugenglas mit 1,5 cm³ Na_2HPO_4-Lösung und 0,5 cm³ 20%iger $CaCl_2$-Lösung versetzt, gemischt und nach 30 min zentrifugiert. Die überstehende Flüssigkeit wird vorsichtig abgegossen und verworfen. Der Niederschlag wird 3mal mit je 2—5 cm³ $CaCl_2$-Lösung gewaschen, nach dem Absitzen des Niederschlages die Flüssigkeit abdekantiert und anschließend derselbe in 5 cm³ Alkohol aufgeschwemmt. Zu der alkoholischen Lösung gibt man unter Umrühren 1 cm³ Diazolösung. Ist Bilirubin vorhanden, so färbt sich die Lösung rot. Durch Diazotierung anderer Harnbestandteile kann eine Gelbfärbung auftreten, die eine schwache Rotfärbung überdeckt. Nach 10 min werden 2 cm³ konzentrierter HCl zu der Lösung gegeben; beim Umrühren löst sich der Niederschlag auf und die rote Farbe schlägt nach blau um. Bei einem geringen Bilirubingehalt hat sie einen rötlichen Ton. Man füllt 10 cm³ mit Alkohol auf und mißt die Intensität der Farblösung bei 570 mμ, 0,5—2 cm Schichtdicke, gegen H_2O als Blindwert. Ist man von 2 cm³ Urin ausgegangen, so ist der

$$\text{Bilirubingehalt in mg-\%} = 3,46 \cdot E_{1\,cm}.$$

Ist die Farbe der Lösung nicht rein blau, so kann man den Farbstoff mit Chloroform extrahieren und die Chloroformlösung auf 10 cm³ auffüllen. Allerdings muß man bei der Berechnung berücksichtigen, daß nur ²/₃ des Azofarbstoffes durch Chloroform extrahiert wird.

c) Urobilin und Urobilinogen (Stercobilin und Stercobilinogen)

Bilirubin wird reduktiv in Stercobilinogen bzw. Urobilinogen umgewandelt. Die Untersuchungen von BAUMGÄRTEL haben gezeigt, daß Stercobilinogen und Urobilinogen einmal chemisch verschiedene Körper sind — sie unterscheiden sich durch den Gehalt von 4 H-Atomen voneinander —, zum anderen aber auch durch zwei ganz verschiedene Stoffwechselvorgänge entstehen. Urobilinogen wird intracellulär-fermentativ gebildet, Stercobilinogen im Darm durch Bakterieneinwirkung. Im Urin wird normalerweise Stercobilinogen ausgeschieden; wird Urobilinogen neben Stercobilinogen nachgewiesen, so handelt es sich um einen pathologischen Prozeß. Urobilin bzw. Stercobilin sind im normalen, frischen Urin nicht enthalten; sie werden beim Stehen an der Luft aus ihren Vorstufen Urobilinogen bzw. Stercobilinogen durch Einwirkung des Luftsauerstoffes gebildet.

Da die Untersuchungen noch im Fluß sind, ist es für die diagnostische Beurteilung eines Leberschadens ohne Belang, ob man von einem positiven oder negativen Ausfall des Nachweises von Urobilin/Urobilinogen bzw. Stercobilin-Stercobilinogen spricht, zumal die Fluorescenzprobe nach SCHLESINGER auf Urobilin und Stercobilin anspricht und ebenso das Ehrlichsche Reagens zum Nachweis von Urobilinogen und Stercobilinogen genommen werden kann.

α) Fluorescenzprobe auf Urobilin (Stercobilin) nach SCHLESINGER

Prinzip. Beide Stoffe zeigen nach Zugabe von alkoholischer Zinkacetatlösung eine grüne Fluorescenz.

Reagens nach SCHLESINGER

10 g Zinkacetat werden in 100 cm³ 96%igem Alkohol gelöst.

Ausführung

Gleiche Teile Urin und gut umgeschütteltes Reagens werden gemischt, umgeschüttelt und filtriert. Im seitlich einfallenden Licht zeigt das Filtrat bei Vorhandensein von Urobilin bzw. Stercobilin eine gelbgrüne Fluorescenz.

Im Spektroskop zeigt Urobilin ein charakteristisches Absorptionsband bei 510 mμ (alkalische Lösung) und bei 497 mμ (saure Lösung).

Die Probe hat folgende Fehlermöglichkeiten:

1. Starker Eiweißgehalt stört die Probe.

2. Ist die Bilirubinprobe positiv, so muß dieses vor der Anstellung der Urobilinprobe entfernt werden: 20 cm³ Urin werden mit 2 cm³ 10%iger CaCl$_2$-Lösung und 2 cm³ verdünntem Ammoniak versetzt, umgeschüttelt und filtriert. Das Filtrat wird mit Essigsäure schwach angesäuert und mit SCHLESINGERs Reagens versetzt.

3. In Gegenwart oxydationshemmender Stoffe fällt die Probe negativ aus. Durch Behandeln der Urinprobe mit Ba(OH)$_2$ werden diese Stoffe entfernt.

β) Verbesserte Urobilinprobe nach KIRKPATRICK

Reagentien

1. Ammoniumpersulfat.
2. Gesättigte, alkoholische Zinkacetat-Lösung.
3. Chloroform.
4. Alkohol.

Ausführung

5 cm³ Urin werden mit einigen Körnchen Ammoniumpersulfat versetzt, 5 cm³ Zinkacetat-Lösung und 10 cm³ Chloroform zugefügt und kräftig geschüttelt. Die trübe Chloroformschicht wird durch Zugabe von einigen Tropfen Alkohol geklärt und die Fluorescenz der Lösung im UV-Licht betrachtet.

γ) Nachweis von Urobilinogen bzw. Stercobilinogen nach Ehrlich

Auf Urobilinogen kann nur im frisch gelassenen und auf Zimmertemperatur abgekühlten Urin geprüft werden.

Reagentien

1. Aldehyd-Reagens nach Ehrlich: 2 g p-Dimethylaminobenzaldehyd werden in 100 cm³ 20%iger HCl gelöst.
2. Amylalkohol.

Ausführung

5—10 cm³ Urin werden tropfenweise mit dem Aldehydreagens versetzt. Färbt sich die Probe bereits in der Kälte karmoisinrot, so ist Urobilinogen bzw. Stercobilinogen vermehrt vorhanden. Färbt sich die Probe erst nach dem Erwärmen rot, so ist der Gehalt des Urins an den Gallenfarbstoffen normal. Der rote Farbstoff kann mit Amylalkohol extrahiert werden und zeigt ein charakteristisches Absorptionsband. Fehlermöglichkeiten:

1. Bei Sulfonamidmedikamenten wird der Nachweis gestört.
2. Bei Anwesenheit von Tryptophan im Urin zeigt sich auch eine Rotfärbung.
3. Hexamethylentetramin verhindert die Rotfärbung.
4. Bei Anwesenheit von Bilirubin und Nitriten kann es zu der sog. grünen Aldehydreaktion kommen.

δ) Differenzierung von Urobilinogen und Stercobilinogen nach Fischer und Niemann, modifiziert nach Baumgärtel

Prinzip. Urobilinoide werden beim Behandeln mit FeCl₃-Lösung zu Mesobiliviolin oxydiert, das durch seine violette, in Chloroform lösliche Farbe zu erkennen ist. Stercobilinoide bilden unter den gleichen Bedingungen ein gelbes Eisenkomplexsalz.

Reagentien

1. HCl, 25%ig.
2. FeCl₃.
3. Eisessig.
4. Chloroform.
5. Alkohol, 96%ig.
6. NaOH, 10%ig.

Ausführung

Etwa 10 cm³, mit einigen Tropfen Eisessig angesäuerter Urin werden mit 2—3 cm³ Chloroform extrahiert. Bei Anwesenheit von Bilirubin färbt sich der Chloroformextrakt gelblich-braun. Der klare Chloroformextrakt wird auf dem Wasserbad verdunstet und der Rückstand in etwas Alkohol aufgeschwemmt. Bei Anwesenheit von Urobilinogen oder Stercobilinogen zeigt der Alkoholextrakt mit Schlesingers Reagens eine Grünfluorescenz, bei reichlichem Bilirubingehalt eine Rot-Grünfluorescenz.

In einem Reagensglas erhitzt man 2 cm³ 25%ige HCl mit einer Spur FeCl₃. Die heiße Säure gibt man tropfenweise zu dem Alkoholextrakt und kocht den Extrakt kurz auf. Bei Anwesenheit von Urobilin und Urobilinogen färbt sich der Extrakt violett (Mesobiliviolin), bei Anwesenheit von Stercobilin und Stercobilinogen braun.

Schüttelt man den gefärbten Extrakt nach dem Abkühlen mit Chloroform aus, so gehen die Farbstoffe in die Chloroformschicht über, aus der das Mesobiliviolin mit 10%iger NaOH wieder herausgelöst werden kann. Das Eisenkomplexsalz der Stercobilinoide bleibt in der Chloroformschicht.

ε) Papierchromatographischer Nachweis von Urobilinogen und Stercobilinogen nach BECKMANN

Reagentien

1. Eisessig.
2. Chloroform.
3. Absoluter Alkohol.
4. HCl, 25%ig.
5. FeCl$_3$.
6. Lösungsmittelgemisch: Pyridin/ n-NaOH/H$_2$O (10:30:60).
7. Papier: Schleicher & Schüll 2043 b.

Ausführung

300—500 cm^3 Urin werden nach dem Ansäuern mit 3 cm^3 Eisessig mit 50 cm^3 Chloroform extrahiert. Das Trennen der Schichten wird durch Zugabe von 2—5 cm^3 absolutem Alkohol beschleunigt. Der Chloroformextrakt wird auf dem Wasserbad zur Trockne verdampft und der klebrige Rückstand in 3 cm^3 absolutem Alkohol gelöst. Den Alkoholextrakt filtriert man durch ein mit absolutem Alkohol befeuchtetes Filter.

In einem Reagensglas wird ein Kristall FeCl$_3$ in so viel 25%iger HCl gelöst, bis die Lösung gelbrosa gefärbt ist. 1 cm^3 dieser Lösung wird zum Sieden erhitzt und tropfenweise zu dem Alkoholextrakt gegeben. Man erhitzt nochmals 3 min im Wasserbad und bringt die abgekühlte Lösung auf einen 5 cm breiten Streifen S & S-Papier 2043 b 3 cm vom unteren Rand entfernt. Der Grundstrich soll kräftig gefärbt sein, sonst muß der Alkoholextrakt nach dem Trocknen mehrfach aufgetragen werden. Der lufttrockene Streifen wird in dem Lösungsmittelgemisch 10—15min lang aufsteigend chromatographiert (etwa 8cm Steighöhe der Lösungsmittelfront). Nach dem Trocknen des Streifens bei 90° können die Zonen direkt abgelesen werden.

In der Lösungsmittelfront läuft normalerweise ein grüngelber Streifen von FeCl$_3$. Ist Stercobilinogen vorhanden, so ist dieser Frontstreifen braun bis braunschwarz gefärbt. Urobilinogen ist durch eine breite, blaurote Zone von Mesobiliviolin gekennzeichnet. Auf diese folgt bei Anwesenheit von Bilirubin die grüne Biliverdinlinie und etwas tiefer eine hellrote Linie von Mesobilirhodin.

ζ) Bestimmung der Urobilinoide nach WITH

Reagentien

1. Ferroammoniumsulfat-Lösung, 16%ig (Mohrsches Salz).
2. Aldehydreagens: 0,7 g p-Dimethylaminobenzaldehyd werden in 150 cm^3 konzentrierter HCl gelöst und mit Aqua dest. auf 250 cm^3 aufgefüllt.
3. Natriumacetat-Lösung, gesättigt.
4. Eisessig.
5. Äther, peroxydfrei. [1 Liter Äther wird mit einer Mischung aus 50 cm^3 Eisenammoniumsulfat-Lösung, 5 g Ca(OH)$_2$ und 10 g reduziertem Eisen geschüttelt und in einer braunen Flasche über dieser Mischung aufbewahrt und täglich gut durchgeschüttelt. Zum Gebrauch wird die entsprechende Äthermenge abfiltriert. Die Mischung muß alle 14 Tage neu angesetzt werden.]
6. NaOH, 12%ig.

Ausführung

In einem Mischzylinder gibt man etwa 80 cm^3 Urin, fügt $^1/_4$ des Vol. Eisenammoniumsulfat-Lösung und $^1/_4$ des Vol. 12%ige NaOH hinzu. Der Zylinder muß ganz gefüllt sein, eventuell füllt man mit Paraffinöl auf. Den verschlossenen Zylinder läßt man mindestens 1 Std im Dunkeln stehen zur Reduktion des eventuell vorhandenen Urobilins in die Leukoform. Je nach dem Ausfall einer orientierenden Vorprobe mit Aldehydreagens nimmt man 1—50 cm³ der Urinverdünnung zur Extraktion. Geben 2 cm³ Urinverdünnung mit 2 cm³ Aldehydreagens und 5 cm³ Natriumacetatlösung keine Farbe, so werden 50 cm³ zur Extraktion genommen; ist die Lösung schwach rot gefärbt, so nimmt man 20 cm³, ist sie stark rot gefärbt, 1 cm³.

Die ermttelte Menge der Urinverdünnung wird nach dem Abzentrifugieren des Eisenhydroxydniederschlages mit 1—2 cm³ Eisessig angesäuert und 3mal mit je 20 cm³ Äther extrahiert. Der abgelassene Urin darf keine positive Aldehydreaktion mehr zeigen. Die vereinigten Ätherextrakte werden mehrmals mit Aqua dest. gewaschen, anschließend mit 1—2 cm³ Aldehydreagens versetzt, durchgeschüttelt und mit 5—10 cm³ Natriumacetatlösung extrahiert. Die rote, wäßrige Schicht wird abgelassen, und der Äther so lange mit Aldehydreagens und Natriumacetatlösung extrahiert, bis keine Rotfärbung mehr auftritt (3—5mal). Die gefärbten, wäßrigen Lösungen werden auf ein bestimmtes Volumen (100 cm³) aufgefüllt und die Farbintensität im photoelektrischen Colorimeter, Filter S 53, gegen H_2O gemessen.

Messung und Extraktion müssen schnell durchgeführt werden, da die Farbe nicht beständig ist.

Berechnung

$E_{1 cm} \cdot 1{,}36 =$ Urobilingehalt in mg-%.

Zur Umrechnung auf den Urin müssen noch die benutzten Teillösungen bzw. Verdünnungen berücksichtigt werden.

d) Pentdyopent

Die Propentdyopente sind nach Bingold physiologische Abbauprodukte des Hämoglobins und seiner Derivate. Im normalen Stoffwechsel ist das Hämoglobin durch die Katalase vor diesem Abbau geschützt. Durch Reduktion gehen die Propentdyopente in die entsprechenden Pentdyopente über (Bilirubin, Biliverdin, Mesobilirubin und Koproporphyrin).

Zum *Nachweis* von Pentdyopent verfährt man folgendermaßen:

Reagentien

1. H_2O_2, 0,3%ig.
2. KOH, 10%ig.

3. Dithionit ($Na_2S_2O_4$).
4. Ammoniak.

Ausführung

Eine Urinprobe (10 cm³) wird zunächst nach Zugabe von 1 cm³ Ammoniak, zur Ausfällung der Phosphate, aufgekocht und filtriert. Das Filtrat versetzt man mit 0,5 cm³ H_2O_2-Lösung, erwärmt, macht mit 1 cm³ KOH alkalisch und gibt eine Messerspitze Dithionit zu der Lösung. Beim Erhitzen färbt sich die Lösung rot.

Die verschiedenen Pentdyopente können durch ihre charakteristischen Absorptionsbande je nach ihrer Ausgangssubstanz unterschieden werden (Tabelle 8).

Tabelle 8. *Absorptionsbande der Pentdyopente*

Hämoglobinpentdyopent .	525 mμ	Bilirubinpentdyopent . .	529 mμ
Hämatinpentdyopent . .	525 mμ	Mesobilirubinpentdyopent	518 mμ
Häminpentdyopent . . .	525 mμ	Urobilinpentdyopent . .	522 mμ

Stercobilinogen gibt eine negative Pentdyopentreaktion.

e) Uroerythrin und Urochrom

Nach BRILMAYER u. Mitarb. enthält der Urin 17 physiologische und 18 pathologische Urinfarbstoffe (Tabelle 9). Die wichtigsten Farbstoffe des normalen Urins, die auch gut voneinander zu trennen sind, sind die beiden Urochrome A und B, die 25 und 70% des Farbwertes ausmachen und das Uroerythrin mit 4%.

Tabelle 9. *Zusammenstellung von physiologischen und pathologischen Urinfarbstoffen und ihrer Herkunft*

Bezeichnung	Herkunft
I. Physiologische Farbstoffe	
Urochrom A und B	Hämoglobinabbau
Uroerythrin	Hämoglobinabbau
Bilifuscin	Hb-, Bilirubin-, Urobilin-Stercobilinabbau
Stercobilin	Bakterieller fermentativer Bilirubinabbau
Koproporphyrin I und III	Nebenprodukt der Hämsynthese
Indican	Tryptophanabbau
Urorosein	Tryptophanabbau
Lyochrome	Vitaminstoffwechsel
II. Pathologische Farbstoffe	
Hämoglobin, Oxyhämoglobin	Erythrocyten
Myoglobin	Muskel
Uroporphyrin I und III	
Bilirubin	Hb- und Mb-Abbau
Urobilin	cellulär-fermentativer Bilirubinabbau
Propentdyopent (Pentdyopent)	oxydativer Hb-, Bilirubin- Urobilin-Abbau
Skatolrot	Tryptophanabbau
Melanine	Pigmentstoffwechsel

f) Melanin

Melanin und seine Vorstufe, das Melanogen kommen nur unter pathologischen Bedingungen im Urin vor. Der frische melaninhaltige Urin ist dunkel gefärbt, während melanogenhaltiger Urin zunächst farblos ist und beim Stehen an der Luft dunkel wird.

α) Nachweis von Melanin nach THORMÄLEN

Reagentien

1. Konzentrierte Natriumnitroprussid-Lösung, frisch ansetzen.
2. KOH, 40%ig.
3. Eisessig.

Ausführung

5 cm³ Urin werden mit einigen Tropfen Nitroprussidnatriumlösung versetzt und mit 1 cm³ KOH stark alkalisch gemacht, wobei eine rotviolette Färbung entsteht. Beim Ansäuern mit Eisessig schlägt die Farbe nach blaugrün um.

Die Probe entspricht der Legalschen Probe auf Aceton. Die Farbe schlägt in diesem Falle aber beim Ansäuern nach rot um. Kreatinin ruft einen bräunlichen Farbton hervor.

β) Nachweis von Melanin nach JAKSCH

Reagentien

1. H_2SO_4, verdünnt.
2. Verdünnte $FeCl_3$- oder Kaliumbichromat-Lösung.

Ausführung

Einige Kubikzentimeter werden mit verdünnter H_2SO_4 angesäuert und etwas $FeCl_3$- oder Kaliumbichromat-Lösung hinzugegeben. Bei Anwesenheit von Melanin entsteht eine dunkelbraune bis schwarze Färbung.

g) Die Diazokörper

Man nimmt an, daß es sich bei den sog. Diazokörpern um normale Stoffwechselprodukte handelt, die bei bestimmten pathologischen Vorgängen vermehrt im Urin ausgeschieden werden. Sie werden wie folgt nachgewiesen:

Reagentien

1. Diazo I: 0,5 g Sulfanilsäure + 5 cm³ 25%ige HCl + H_2O ad 100 cm³.
2. Diazo II: 0,5 g $NaNO_2$/100 cm³ H_2O.
3. Ammoniaklösung, 10%ig.

Ausführung

Man mischt 10 cm³ Diazo I mit einigen Tropfen Diazo II, gibt das gleiche Volumen Urin und 5 cm³ Ammoniaklösung hinzu und schüttelt kräftig durch.

Die Probe ist positiv ausgefallen, wenn Flüssigkeit und Schaum eine intensiv scharlachrote Farbe zeigen. Gelbe, orange oder braune Färbung der Lösung ist uncharakteristisch.

C. Mikroskopische Untersuchung des Urins mit Hilfe von Nativ- und gefärbten Präparaten

Die Untersuchung des Urinsedimentes stellt eine sehr wesentliche Untersuchungsmethode bei der Beurteilung von Erkrankungen der Harnorgane dar. Es wurde bereits oben (S. 33) ausgeführt, daß der normale Urin klar ist, während Trübungen des Urins stets zu einer Sedimentuntersuchung zwingen. So wird man z. B. versuchen, den entzündlichen Charakter einer Nephritis aus dem Harnsediment zu diagnostizieren (Zylinder, Epithelien, Leukocyten, Erythrocyten). Es darf aber nicht vergessen werden, daß der Auswertung eines Sedimentbefundes große Schwierigkeiten im Wege stehen. Die im Sediment, z. B. für eine Nephrose erwarteten Epithelien brauchen sich nicht abzulösen und können damit auch nicht im Urin erscheinen; Epithelien unterscheiden sich gelegentlich schwer von Leukocyten; außerdem kann bei dem Auftreten von Zylindern oft nicht entschieden werden, ob das in die Tubuli übergetretene Eiweiß aus den Glomeruli stammt oder auf einen Zerfall tubulärer Epithelien zurückgeht; schließlich lösen sich die hyalinen Zylinder leicht bei Polyurie und starker Alkalität des Harns auf, so daß sie auch dann nicht aufgefunden werden können.

Von Addis wurde die quantitative Untersuchung des Harnsedimentes eingeführt. Danach kann man im gesammelten und scharf zentrifugierten Harnsediment eines Gesunden auffinden: 10—30 mg Eiweiß, 0—4270 Zylinder (meistens hyaline, selten epitheliale), 32 400—1 Mill. Leukocyten und Epithelien, 0—425 000 Erythrocyten. Es sei noch hervorgehoben, daß die Eiweißausscheidung und der organische Sedimentbefund graduell vollkommen unabhängig voneinander sein können.

1. Die mikroskopische Untersuchung des Harnsedimentes

Die mikroskopische Untersuchung des Harnsedimentes kann am ungefärbten Nativpräparat oder am gefärbten Präparat erfolgen. Das Sediment erhält man am besten durch Zentrifugieren einer Probe des vorher aufgeschüttelten Harnes. Läßt man mangels Zentrifuge den Harn längere Zeit stehen, so können viele organische Bestandteile durch Auflösung od. ä. verlorengegangen sein. Man unterscheidet organisierte Bestandteile von kristallinen Strukturen.

2. Färbemethoden

Neutralrot — Methylenviolett — Färbung nach SCHUGT
Reagentien

1. Phenol. liquefact. 0,5, Neutralrot 1,0, Aqua dest. ad 100,0.
2. Konzentrierte alkoholische Methylviolettlösung.

Ausführung

Die Färbung eignet sich nur für neutral oder sauer reagierende Harnsedimente; bei alkalischem Harn säuert man mit etwas verdünnter Essigsäure an. 20 cm³ Neutralrotlösung werden zu 20 Tropfen Methylviolettlösung gegeben und gut gemischt. Von dieser Lösung wird 1 Tropfen zum Sediment gegeben, wobei sich besonders die Harnzylinder anfärben.

Simultandoppelfärbung nach QUENSEL

Reagentien

1. Methylenblau.
2. Sudan III.
3. Cadmiumchlorid.

Ausführung

1—2 Tropfen der fertigen Farblösung werden durch Trockenfilter zum Sedimentsatz im Zentrifugenröhrchen gegeben. Dann mikroskopische Untersuchung, bei der morphologische Elemente blau und Fettbestandteile gelblichrot angefärbt werden.

3. Organisierte Sedimentbestandteile

a) Epithelien

Man unterscheidet Plattenepithelien, geschwänzte Epithelien, Nierenepithelien und kann lediglich aus dem Vorhandensein der Nierenepithelien auf die Lokalisation der Erkrankung schließen. Alle anderen Epithelien sind in den verschiedensten Teilen der ableitenden Harnwege nachzuweisen. Charakteristisch für die Nierenepithelien ist ein relativ großer, rundlich-ovalärer, bläschenförmiger Kern. Gelegentlich sind die Nierenepithelien zu zylindrischen Verbänden aneinandergelagert.

b) Leukocyten

Die Struktur der Leukocyten, deren Größe gewissen Schwankungen unterworfen ist, ist bei saurer Reaktion des Urins deutlich zu erkennen, während bei alkalischer Reaktion bzw. ammoniakalischer Zersetzung eine allgemeine Zellquellung nur verwaschene Strukturen erkennen läßt. Normalerweise kann man einzelne Leukocyten finden; treten sie jedoch sehr zahlreich auf, so handelt es sich um einen Infekt im Bereich der Harnorgane. Aus der Anzahl der Leukocyten können keine Rückschlüsse auf die Schwere der Erkrankung gezogen werden. Hat der zu untersuchende Harn längere Zeit gestanden, kann sich bei starkem Leukocytenbefall ein Bodensatz bilden, der mit dem Niederschlag von Phosphaten zu verwechseln ist. Phosphate lösen sich jedoch auf Essigsäurezusatz auf.

c) Erythrocyten

In der Regel sind sie als schwach gelbgefärbte, flache, scharf begrenzte, runde Scheiben erkennbar. Ausgelaugte Erythrocyten — „Blutschatten" — weisen auf eine Lokalisation der vorliegenden Erkrankung im Nierenbereich hin.

Die Erythrocyten werden häufig mit Hefezellen verwechselt. Hefezellen weisen eine ungleiche Größe auf, ihnen fehlt das gelbliche Kolorit und sie lösen sich nicht auf Essigsäurezusatz auf, was bei Erythrocyten relativ schnell der Fall ist.

d) Zylinder

Man versteht hierunter zylindrische Gebilde, deren Länge variieren kann und deren Auftreten im allgemeinen auf Nierenstörungen hindeuten. Man unterscheidet echte Zylinder von sog. Zylindroiden; letztere haben eine weniger scharfe Kontur, sind an den Enden aufgesplittert und weisen ein bandartiges Aussehen auf; ihr Vorkommen hat keine klinische Bedeutung.

Bei den echten Zylindern unterscheidet man *hyaline Zylinder* (homogene, durchscheinende Grundsubstanz, oft mit Uraten und Phosphaten besetzt), *Epithelzylinder* (Epithelien in zylindrischer Anordnung bei fettiger oder körniger Degeneration der Epithelien), *Leukocytenzylinder* (Leukocyten in zylindrischer Anordnung, selten!), *Erythrocytenzylinder* (Erythrocyten in zylindrischer Anordnung, bei starker Auslaugung z. B. infolge längeren Verbleibs in den Harnwegen werden die Zylinder farblos, während sie sonst ein gelbliches Kolorit zeigen), *granulierte Zylinder*, *Wachszylinder*, *Fettkörnchenzylinder*, *Komazylinder*.

Neben diesen Bestandteilen findet man im Harnsediment außerdem noch Schleimfäden (z. B. Gonorrhoe), Fett, Spermatozoen (als Residuen nach kurz vorher stattgefundenem Samenerguß oder infolge aktiver Aszension in die hintere Harnröhre), sowie animale Parasiten (Echinokokken, Oxyuren, Trichomonaden).

4. Kristalle als Sedimentbestandteile

Säure- und Basenhaushalt des Organismus sowie kolloidaler Zustand des Harns bestimmen im wesentlichen den Charakter der im Urin auftretenden Kristalle, ohne daß aus dem entsprechenden kristallinen Sedimentbefund Rückschlüsse auf die Menge der Totalsalzausscheidung möglich sind. Im allgemeinen kann man unter Berücksichtigung der Urinreaktion (sauer, neutral, alkalisch) entsprechend der Löslichkeitsverhältnisse verschiedener Salze einen Überblick der zu erwartenden Niederschläge gewinnen. Am besten geht man hierzu von dem Kationen- und Anionengehalt des Urins aus, wie er in nachstehender Tabelle wiedergegeben ist.

Tabelle 10. *Übersicht der häufigsten Kationen und Anionen im Urin*

Kationen	$Na^{\cdot}$	$K^{\cdot}$	$Ca^{\cdot\cdot}$	$Mg^{\cdot\cdot}$	$NH_4^{\cdot}$	$(Fe^{\cdots})$	
Anionen	Ce'	PO_4'''	SO_4''	CO_3''	$(COO)_2''$	Harnsäureionen	

Natrium- und Kaliumsalze bilden nur mit der Harnsäure schwer lösliche Salze. Das Sedimentum lateritium, das sich vor allem bei hochgestelltem Harn und bei Fieberkranken in beträchtlichen Mengen als Niederschlag bildet, besteht vorwiegend aus Alkaliuraten. Alle Harnurate weisen eine gelbbraune-rötliche Eigenfarbe auf, da sie bei ihrer Bildung Uroerythrin, einen Harnfarbstoff, mitreißen. Über ihre Löslichkeit gibt Tabelle 11 Auskunft.

Über die Löslichkeitsverhältnisse der Kristalle unter verschiedenen Bedingungen gibt Tabelle 11 Auskunft.

Betreffs der festen Harnkonkremente, Nieren- und Blasensteine sei auf Band IX verwiesen.

Tabelle 11. *Löslichkeit verschiedener Sedimentkristalle*

Löslich-keitsgrad	Erwärmen auf 60° C mit Wasserzusatz	Essigsäurezusatz	Salzsäurezusatz	Ammoniakzusatz
Leicht löslich	Urate (beim Erkalten Wiederausfall)	Urate einschl. Ammoniummurat (nach 15 min Harnsäureausfall), Phosphate einschl. Tripelphosphat (keine Gasentwicklung), Carbonate (Aufbrausen!), organisierte Bestandteile	Urate (Harnsäureausfall) Ammoniummurat, Calciumoxalat, Calciumcarbonat, Calciumphosphat, Tyrosin, Leucin, Cystin	Tyrosin, Cystin, Xanthin, Leucin, Hippursäure
fast unlöslich	Calciumsulfat	—	—	Calciumsulfat
schwer löslich	—	—	Xanthin (besser löslich bei Erwärmung)	—
unlöslich	Erdphosphate + Carbonate, Tripelphosphate, Calciumoxalat, Ammoniummurat, Cystin, Xanthin, Leucin, Tyrosin organisierte Bestandteile	Harnsäure, Calciumoxalat, Calciumsulfat, Cystin, Xanthin, Hippursäure, Tyrosin, Leucin	Harnsäure, Calciumsulfat	Harnsäure, Calciumphosphat

a) Urin-Sediment-Kristalle

Nebenstehende Abbildungen zeigen die wichtigsten in Urin und Sperma vorkommenden kristallinen Strukturen.

b) Chemischer Nachweis verschiedener Kristalle

Tyrosin. (p-Oxyphenyl-α-aminopropionsäure.) — Etwa 20 cm³ sauren bzw. angesäuerten filtrierten Urins werden mit 60 cm³ absoluten Alkohols gut gemischt und für 2 Std stehen gelassen. Dekantieren. Der Bodensatz wird zentrifugiert und das Sediment mikroskopisch untersucht (vgl. Abb. 4). Das Vorhandensein von Tyrosin kann durch die *Millonsche Reaktion* bestätigt werden.

Millons-Reagens. 2 Vol. rauchender Salpetersäure und 1 Vol. Quecksilber werden zunächst in der Kälte, später unter langsamer Erwärmung gelöst, mit 2 Vol. Aqua dest. verdünnt; nach einigen Stunden filtriert man vom Niederschlag ab.

Das so gewonnene Filtrat versetzt man zu gleichen Teilen mit einer Harnprobe und erhitzt bis zum Sieden. Bei Vorhandensein von Tyrosin (Oxyphenylgruppe im Eiweiß) tritt ein Niederschlag auf, der sich in der Wärme rot färbt. Die Miltonsche Reaktion ist nicht absolut spezifisch und bei fraglichem Tyrosingehalt in eiweißhaltigem Harn nicht zu verwenden.

Leucin. (α-Aminoisocapronsäure.) — Meistens kein spontaner Ausfall dieser Aminosäure als Kristall (Abb. 3). Der Nachweis kann nach Fällung mit Alkohol mittels den oben angeführten Angaben über den Tyrosinnachweis erbracht werden.

Cystin. (α-Diamino-β-dithiodipropionsäure.) Diese Aminosäure tritt als Kristall in sechseckigen Tafeln unter pathologischen Bedingungen auf als Störung des Eiweißstoffwechsels. Der chemische Nachweis gelingt, wenn man 5 cm³ Harn mit 2 cm³ 5% Natriumcyanidlösung mischt und für 5—10 Std stehen läßt.

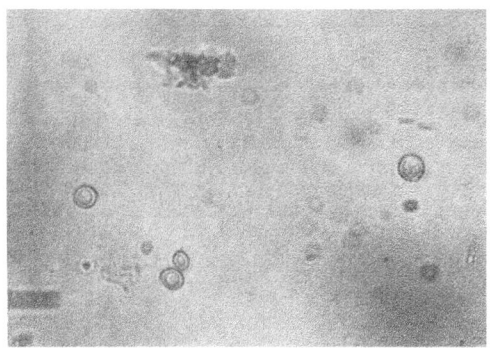

Abb. 3. Leucin-Kristalle

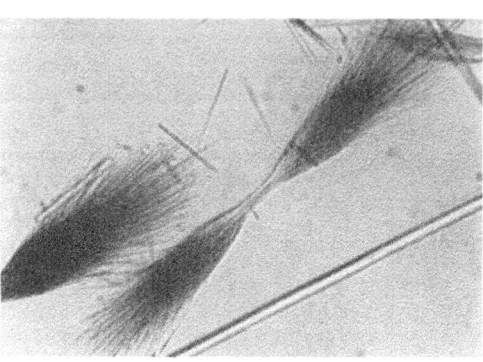

Abb. 4. Tyrosin-Kristalle

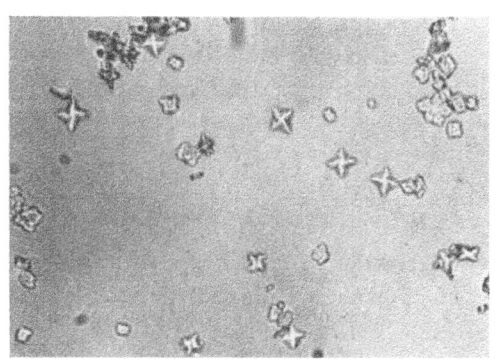

Abb. 5. Calcium-Oxalat-Kristalle

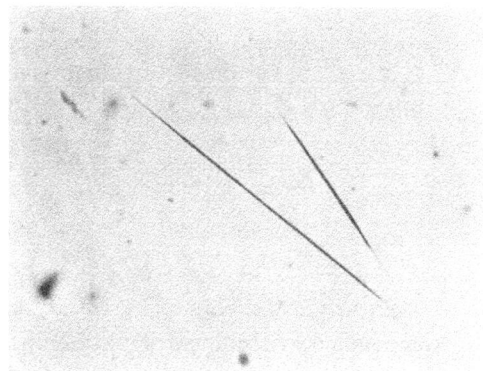

Abb. 6. Calcium-Sulfat-Kristalle (Gipsnadel)

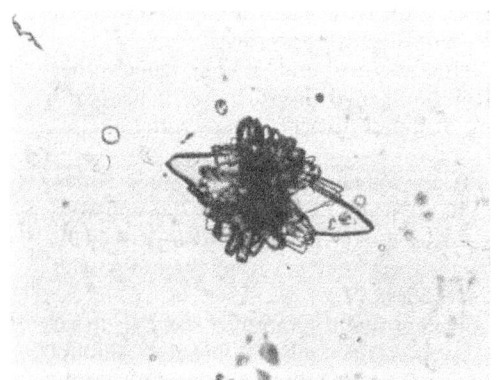

Abb. 7. Harnsäure-Kristalle (Wetzsteinform)

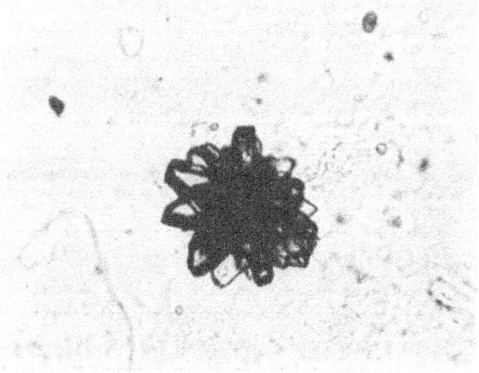

Abb. 8. Harnsäure-Kristalle (Drusenform)

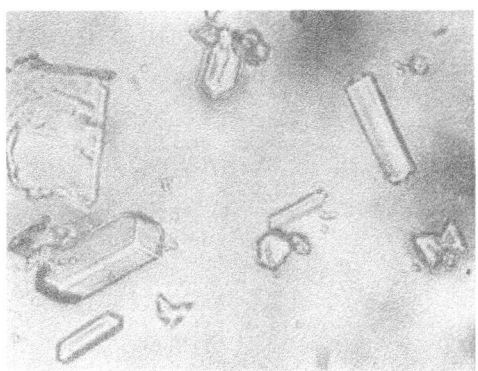

Abb. 9. Ammoniummagnesiumphosphat-Kristalle
(Sargdeckel)

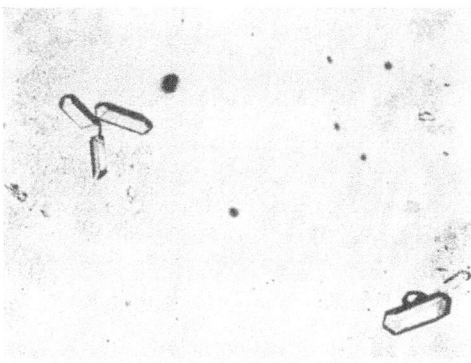

Abb. 10. Ammonium-mg-phosph. Kristalle
(Sargdeckel)

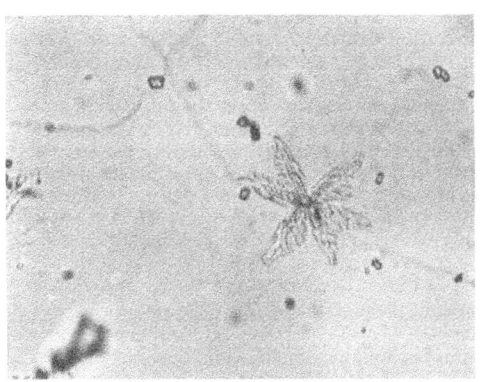

Abb. 11. Neutraler phosphorsaurer Kalk

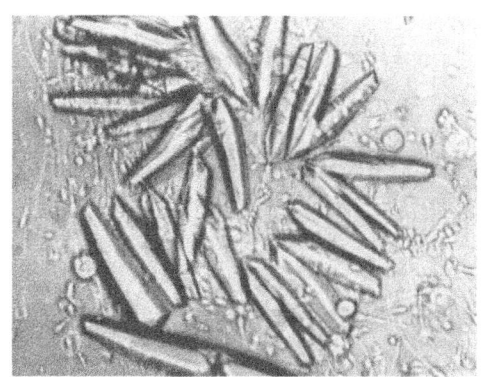

Abb. 12. Sperma-Kristalle

Nach Zusatz von einigen Tropfen 5% Natriumnitroprussidlösung entsteht eine purpurrote Farbe.

Murexid-Probe —, zum Nachweis von Harnsäure, Uraten, Xanthin, Harnsaurem Ammonium und Cystin.

Eine Sedimentprobe wird in einem Porzellanschälchen mit wenigen Tropfen 10% Salpetersäure versetzt und auf dem Wasserbad bis zur Trockne eingedampft. Der Rückstand ergibt schon unbehandelt eine rötliche Farbe, die beim Darüberblasen von Ammoniumdämpfen purpurrot wird (Harnsäure und Urate). Tritt nach Ammoniak keine Rotfärbung auf, dann ergibt sich diese nach Betupfen mit Kalilauge, die nach Erwärmen in Purpurrot übergeht (Xanthin). Bei Vorhandensein von harnsaurem Ammonium entwickelt der Rückstand bei Behandlung mit Kalilauge Ammoniakdämpfe, die rotes Lackmuspapier blau färben. Bei Anwesenheit von Cystin tritt keine Farbreaktion nach Ammoniak bzw. Kalilauge auf, der Rückstand ist jedoch in Ammoniak löslich; bei langsamer Verdunstung bilden sich die charakteristischen sechseckigen Tafeln.

Literatur

ABRAHAMSON, E. M.: A convenient apparatus for the hynthydrol method of determining blood urea. Amer. J. clin. Path. **26**, 103 (1956). — ADDIS, T.: The number of formant elements in the urinary sediment of normal individuals. J. clin. Invest. **2**, 409 (1926). — ALDER: Zit. M. DRAEGER u. J. KONRAD: Klinische Untersuchungsmethoden, Bd. 3, Untersuchungen des Harns. Berlin 1955. — Anderson, A. J., and N. F. McLagan: The isolation and estimation of urinary mucoproteins. Biochem. J. **59**, 638 (1955). — Anderson, D. R., C. M. Williams, G. M. Krise and R. M. Dowben: Determination of Kreatine in biological fluids. Biochem. J. **67**, 258 (1957). — Arnold-Lipliawski: Zit. L. Hallmann, Klinische Chemie und Mikroskopie, S. 195. Stuttgart 1959. — Aufrecht: Zit. L. Hallmann, Klinische Chemie und Mikroskopie, S. 175. Stuttgart 1959. — Bahner, R.: Die Reaktion des Acetons mit Salicylaldehyd. Biochem. Z. **323**, 327 (1952/53). — Bang: Zit. Th. Leipert, W. Piringer u. W. Pilgerstorfer, Laboratoriumsdiagnostik, S. 296. Wien 1953. — Zit. L. Hallmann, Klinische Chemie und Mikroskopie, S. 190. Stuttgart 1959. — Baumgärtel, T.: Zum Nachweis der biologischen Bilirubinderivate; Uribilinogen und Sterkobilinogen. Med. Klin. **1947**, 231. — Physiologie und Pathologie des Bilirubinstoffwechsels als Grundlage der Ikterusforschung. Stuttgart 1951. — Beckmann, W.: Die papierchromatische Analyse der Gallenfarbstoffe im Urin. Ärztl. Forsch. **8**, 473 (1954). — Benedict, St. R.: The Derection and estimation of glucose in urine. J. Amer. med. Ass. **57**, 1193 (1911). — Bergmann, F., and S. Dikstein: Studies on uric acid and related compounds. I. Quantitative determination of uric acid in biological fluids. J. biol. Chem. **211**, 149 (1954). — Bial: Zit. H. v. d. Mosel, Taschenbuch der chemischen Harnuntersuchungen, S. 133. München 1957. — Bingold, K.: Weitere Untersuchungen zur Formulierung eines biologisch-chemischen Blutkreislaufes. Klin. Wschr. **1953** II, 1287. — Blom, J., and B. Schwarz: Direct titration of ammonia in Kjeldahl determinations with nickelammoniumsulphate solutions as absorbent. Acta chem. scand. **3**, 1349 (1949). — Bonting, S. L.: Differential determination of glucose and fructose in microgram quantities. Arch. Biochem. **52**, 272 (1954). — Borgström, B.: Detoxification of benzoic acid by glucuronic acid under normal cinditions and in liver deseases. Acta med. scand. **133**, 7 (1949). — Brilmayer, C., A. Mack u. W. Stich: Spektralphotometrie des menschlichen Harns und ihre diagnostische Bedeutung. Dtsch. med. Wschr. **78**, 568 (1953). — Brodersen, R., and H. T. Ricketts: Evalution of a modified Sumners method (Dinitrosalicylic Acid) for determination of Glucose in urine. J. Lab. clin. Med. **34**, 1447 (1949). — Brugsch, J.: Ein einfaches Verfahren zur Erkennung und quantitativen Bestimmung ätherunlöslicher Harnporphyrine vom Uroporphyrintyp. Z. ges. inn. Med. **4**, 253 (1949). — Porphyrine. Leipzig 1952. — Brugsch, J., u. F. Kubowitz: Koproporphyrinbestimmung für klinische Zwecke. Biochem. Z. **324**, 244 (1953). — Bryant, D., and F. V. Flynn: Annassessment of new tests for detecting bilirun in urine. J. clin. Path. **8**, 163 (1955). — Conway, E. J.: An absorption apparatus for the micro-determination of certain volatile substances. II. The determination of urea and ammonia in body fluids. Biochem. J. **27**, 430 (1933). — Conway, E. J., and E. O'Malley: Microdiffusion methods; ammonia and urea using buffered absorbents. (Revised methods for ranges greater than 10 μg N.) Biochem. J. **36**, 655 (1942). — Dikstein, S., F. Bergmann and M. Chaimovitz: On the quantitative determination of xanthine and uric acids in urine. J. biol. Chem. **230**, 203 (1957). — Dresel, E. J. B., C. Rimington and B. E. Tooth: Determination of urinary uroporphyrin by direct extraction method. Scand. J. clin. Lab. Invest. **8**, 73 (1956). — Dubbs, C. A., F. W. Davis and W. S. Adams: Simple microdetermination of uric acid. J. biol. Chem. **218**, 497 (1956). — Dubnoff, J. W., and H. Borsook: A micromethod for the determination of glycocyamine in biological fluids and tissues extracts. J. biol. Chem. **138**, 381 (1941). — Dumm, M. S., S. Akawaie, H. L. Yeh and H. Martin: Urinary excretion of amino acids in liver diseases. J. clin. Invest. **29**, 312 (1950). — Ehrlich: Zit. H. v. d. Mosel, Taschenbuch der chemischen Harnuntersuchungen, S. 75. München 1957. — Engel, M. G., and F. J. Engel: The colorimetric microdetermination of ureanitrogen by the xanthydrol method. J. biol. Chem. **167**, 535 (1947). — Engelfried, J. J.: The quantitative estimation of Bence-Jones proteins in urine. J. Lab. clin. Med. **36**, 137 (1950). — Esbach, G. H.: C. R. Soc. Biol. (Paris) **1**, 33 (1874). — Fischer, H.: Oppenheimers Handbuch der Biochemie des Menschen und der Tiere, II. Aufl., Bd. 1, S. 351. 1924. — Fischer, H., u. G. Niemann: Zur Kenntnis der Gallenfarbstoffe. 8. Mitt. Mesobiliviolin, Mesobiliviolinogen und die Kondensation von Mesobilirubinogen mit Aldehyden unter Bildung von neuen Spaltprodukten. Diazofarbstoff des Mesobilirubins. Hoppe-Seylers Z. physiol. Chem. **137**, 293 (1924). — Flink, E. B., and C. J. Watson: A method for the quantitative determination of hemoglobin and related heme pigments in feces, urine and blood plasma. J. biol. Chem. **146**, 171 (1942). — Folin, O.: Standardized methods for the determination of uric acid in unlaked blood and in urine. J. biol. Chem. **101**, 111 (1933). — The preparation of sodium tungstate free from molybdate, together with a simplified process for the preparation of a correct uric acid reagent (and some comments). J. biol. Chem. **106**, 311 (1934). — Folin, O., and R. D. Bell: Anwendung eines neuen Reagenzes für die Trennung von Ammoniak. I. Die colorimetrische Bestimmung von Ammoniak im Urin. J. biol. Chem. **29**, 329 (1917). — Foster, P. W., J. J. Rick and W. Q. Wolfson: Studies in serum proteins. VI. The extension of standard biuret method to the estimation of total proteins in urine. J. Lab. clin. Med. **39**, 618 (1952). — Fouchet: Zit.

L. HALLMANN, Klinische Chemie und Mikroskopie, S. 202. Stuttgart 1959. — FRIEDMANN, H. S.: Modification of the determination of urea by the diacetyl monoxime method. Analyt. Chem. **25**, 662 (1953). — FROMMER-EMILEWEZ: Zit. L. HALLMANN, Klinische Chemie und Mikroskopie, S. 194. Stuttgart 1959. — GERHARDT: Zit. H. v. D. MOSEL, Taschenbuch der chemischen Harnuntersuchungen, S. 14. München 1957. — GMELIN: Zit. L. HALLMANN, Klinische Chemie und Mikroskopie, S. 202. Stuttgart 1959. — GOHR, H.: Titrimetrische Bestimmung von Galaktose und Laevulose im Harn. Klin. Wschr. **1940**, 374. — HAGEDORN, H. C., u. B. N. JENSEN: Zur Mikrobestimmung des Blutzuckers mittels Ferricyamid. Biochem. Z. **135**, 46 (1923). — Die Ferricyamidmethode zur Blutzuckerbestimmung. II. Biochem. Z. **137**, 92 (1923). — HALLMANN, L.: Klinische Chemie und Mikroskopie. Stuttgart 1950. — Bakteriologie und Serologie. Stuttgart 1950. — HANDELSMAN, M. B., and J. DRABKIN: Use of anthrone reagent to estimate inulin in the presence of glucose. Proc. Soc. exp. Biol. (N. Y.) **86**, 356 (1954). — HENRIQUES, V., u. J. R. GJALBÄK: Über die quantitative Bestimmung der im Protein oder in dessen Abbauprodukten vorhandenen Peptidbindungen. Hoppe-Seylers Z. physiol. Chem. **67**, 8 (1910). — HENRIQUES, V., u. S. P. L. SÖRENSEN: Über die Quantitative Bestimmung der Aminosäuren, Polypeptide und der Hippursäure im Harne durch Formoltitration. Hoppe-Seylers Z. physiol. Chem. **64**, 120 (1910). — HEYDE, W.: Beitrag zum Glucuronsäurestoffwechsel in der Schwangerschaft und im Wochenbett. Arch. Gynäk. **185**, 1 (1954). — HILLER, A., J. F. McINTOSH and D. D. VAN SLYKE: Die Ausscheidung von Albumin und Globulin bei Nephritis. J. clin. Invest. **4**, 235 (1924). — HINSBERG-LANG: Medizinische Chemie. München 1957. — HOPPE-SEYLER-THIERFELDER: Handbuch der physiologisch- und pathologisch-chemischen Analyse, Bd. V, S. 183. 1953. — JAFFÉ, M.: Über den Niederschlag, welchen Pikrinsäure in normalem Harn erzeugt und über eine neue Reaktion des Kreatinins. Hoppe-Seylers Z. physiol. Chem. **10**, 391 (1886). — JAKSCH: Zit. L. HALLMANN, Klinische Chemie und Mikroskopie, S. 212. Stuttgart 1959. — JÖRGENSEN, S., and H. E. POULSEN: Enzymic determination of hypoxanthine and xanthine in human plasma and urine. Acta pharmacol. (Kbh.) **11**, 223 (1955). — JOHNSON, V. K.: A method for the determination of arginine in urine and serum with remarks on the excretion of arginine in humans. Acta physiol. scand. 721 (1948). — KANIG, K.: Zur photometrischen Bestimmung von Kreatin mit der Diacetyl-Reaktion. Hoppe-Seylers Z. physiol. Chem. **306**, 247 (1957). — KANZAKI, J.: Studien über Hippursäure. I. Eine Methode der Hippursäurebestimmung im Harn. J. Biochem. **16**, 105 (1932). — KING, J. W.: Phosphatase determinations. Amer. J. clin. Path. **26**, I, 506 (1956). — KIRKPATRICK, H. F. W.: A modified schlesinger test for urobiline in urine. Lancet **1953**, 71. — KÜHNAU, J.: Zur Kenntnis des Trigonellins und seiner Beziehungen zum Pellagravitamin. Vitam. u. Horm. **2**, 74 (1942). — LANGE: Zit. L. HALLMANN, Klinische Chemie und Mikroskopie, S. 194. Stuttgart 1959. — LARSSON, J. E.: Harnindican, Herstellung und photometrische Bestimmung. Ärztl. Forsch. **8**, 1, 327 (1954). — LEE, M. H., and E. M. WIDDOWSEN: The microdetermination of urea in blood and other fluids. Biochem. J. **31**, 2035 (1937). — LEGAL: Zit. L. HALLMANN, Klinische Chemie und Mikroskopie, S. 194. Stuttgart 1959. — LEONHARDI, G., u. J. v. GLASENAPP: Nachweis und Bestimmung der Acetessigsäure im Harn. Hoppe-Seylers Z. physiol. Chem. **286**, 145 (1951). — LEONHARDI, G., I. V. GLASENAPP u. K. FELIX: Nachweis und Bestimmung der p-Oxyphenylbrenztraubensäure und des freien Phenols im Harn. Hoppe-Seylers Z. physiol. Chem. **286**, 19 (1950). — Quantitative Bestimmung der Brenztraubensäure im Harn als 4-Chlor-2-nitro-2′,4′-dinitro-methyl-formacyl. Hoppe-Seylers Z. physiol. Chem. **286**, 28 (1950). — LICHTWITZ, L.: Klinische Chemie. Berlin 1930. — LIEBEN: Zit. H. v. D. MOSEL, Taschenbuch der chemischen Harnuntersuchungen, S. 4. München 1957. — LIPPMAN, R. W.: Urine and the urinary sediment. A practical manual and atlas. Publisher Springfield, Ill. USA: Ch. C. Thomas 1957. — MERTENS, E.: Ein vereinfachtes Verfahren zur Ermittlung pathologischer Porphyringehalte im Harn. Klin. Wschr. **1944**, 26. — NATELSON, S., M. L. SCOTT and CH. BEFFA: A rapid method for the estimation of urea in biologic fluids. Amer. J. clin. Path. **21**, 275 (1951). — NEUBERGER, A.: Studies on alkaptonurie. I. The estimation of homogentisic acid. Biochem. J. **41**, 431 (1947). — OWEN, J. A., B. IGGO, F. J. SCANDERETT and C. P. STEWART: The determination of creatinine in plasma or serum and in urine; a critical examination. Biochem. J. **58**, 426 (1954). — PLUMM, C. H., L. HERMANSEN and J. PETERSEN: Fractionated protein determination on small quantities. Scand. J. clin. Lab. Invest. **7**, Suppl. 18, 1 (1955). — POSNER, C.: Die Viskosität des Harnes. Berl. klin. Wschr. **1915**, 1106. — RAAFLAUB, J., u. J. ABETIN: Über eine Methode der direkten Bestimmung des Kreatingehaltes des Harnes. Biochem. Z. **321**, 158 (1950/51). — RIMINGTON, C., and S. L. SVEINSSON: The spectrophotometric determination of uroporphyrin. Scand. J. clin. Lab. Invest. **2**, 209 (1950). — ROBERT: Zit. L. HALLMANN, Klinische Chemie und Mikroskopie, S. 172. Stuttgart 1959. — ROE, J. H.: A colorimetric method for the determination of Fructose in blood and urine. J. biol. Chem. **107** (1934). — ROSIN: Zit. L. HALLMANN, Klinische Chemie und Mikroskopie, S. 191. Stuttgart 1959. — SATOH, K., and J. M. PRICE: Fluorometric determination of kyrurenic acid and xanthurenic acid in human urine. Biochem. J. 230, 781 (1957). — SCHERER-BANG: Zit. H. v. D. MOSEL, Taschenbuch der chemischen Harnunter-suchungen, S. 42. München 1957. — SCHLESINGER: Zit. L. HALLMANN, Klinische Chemie und Mikroskopie, S. 203. Stuttgart 1959. — SCHMIDT, K.: Bestimmung von Histidin. Helv. clin. Acta 29, 226 (1946). — SCHWARTZ, S., L. ZIEVE and C. J. WATSON: An improved method for the determination of urinary coproporphyrin and an evaluation of the factors influencing the analysis. J. Lab. clin. Med. 37, 843 (1951). — SLATER, R. J., and H. G. KUNKEL: Filter paper electrophoresis with special references to urinary proteins. J. Lab. clin. Med. 41, 419 (1953). — SLYKE, D. D. VAN, and C. L. COPE: Proc. Soc. exp. Biol. (N.Y.) 29, 1169 (1932). — SLYKE, D. D. VAN, McFADYEN and P. HAMILTON: Determination of free amino acids by titration of the carbon dioxyde formed in the reaction with ninhydrin. J. biol. Chem. 141, 671 (1941). — The gasometric determination of amino acids in urine by the ninhydrin carbondioxyde method. J. biol. Chem. 150, 251 (1953). — SLYKE, D. D. VAN, R. J. WEISINGER and K. KELLER-VAN SLYKE: Photometric measurement of plasma. J. biol. Chem. 179 (1949). — SMITH, H. W., N. FINKELSTEIN, L. ALINIMOSA, B. CRAWFORD and M. GRABER: The renal clearance of substituted hippuric acid derivatives and other aromatic acids in dog and man. J. clin. Invest. 24, 388 (1945). — SPIES, J. R., and D. C. CHAMBERS: Chemical determination of tryptophan in proteins. Analyt. Chem. 21, 1249 (1949). — *Standard methods clinical Chemistry* 1, 55 (1953). — STONE u. BURKE: Zit. M. DRAEGER u. J. KONRAD, Klinische Untersuchungs-methoden, Bd. 3, Untersuchungen des Harns. Berlin 1955. — SULLIVAN, M. X., and W. C. HESS: The determination of cystine in urine. J. biol. Chem. 116, 221 (1936). — SVEINSSON, S. L., C. RIMINGTON and H. D. BARNES: Complete porphyrin analysis of pathological urines. Scand. J. clin. Lab. Invest. 1, 2 (1949). — TAUSSKY, H. H.: A micrometric determination of creatine in urine by the FAFFE reaction. J. biol. Chem. 208, 853 (1954). — THORMÄLEN: Zit. L. HALLMANN, Klinische Chemie und Mikroskopie, S. 212. Stuttgart 1959. — TOLLENS: Zit. L. HALLMANN, Klinische Chemie und Mikroskopie, S. 191. Stuttgart 1959. — TROLL, W., and R. K. CANNAN: A modified photometric ninhydrin method for the analysis of amino and imino acids. J. biol. Chem. 200, 803 (1953). — TROMMER, C.: Unterscheidung von Gummi, Dextrin, Traubenzucker und Rohrzucker. Justus Liebigs Ann. Chem. 39, 360 (1841). — URBACH, C.: Quantitative Bestimmung des Acetons im Harn mittels des Stufen-photometers. Biochem. Z. 236, 164 (1931). — WATSON, C. J., and P. T. LOWRY: A further study of crystalline d-urobiline. J. biol. Chem. 218, 633 (1956). — WATSON, C. J., R. PIMENTA DE MELLO, S. SCHWARTZ, V. E. HAWEINSON and I. BOSSENMAIER: Porphyrin-chromogens or precursors in urine, blood, bile and feces. J. Lab. clin. Med. 37, 831 (1951). — WEISS, M.: Über die Natur des normalen gelben Harnfarbstoffes Urochrom und seine Beziehung zum Uroerythrin. Acta med. scand. 113, 423 (1943). — WENGER, P., C. CIMER-MAN u. A. MAULBRETSCH: Mikrochem., N. F. 8, 129 (1934). — WHEATLEY, V. R.: An improved diacetyl reaction for the estimation of urea in blood. Biochem. J. 43, 420 (1948). — WHITE, R. P., and E. E. SAMSON: Determination of inulin in plasma and urine by use of anthrone. J. Lab. clin. Med. 43, 475 (1954). — WILLIAMS, J. N.: A micromethod for the determination of xanthine and guanine in urine. Acta pharmacol. (Kbh.) 11, 223 (1955). — WITH, T. K.: Über die quantitative Bestimmung von Bilirubin in Harn und Stuhl. Hoppe-Seylers Z. physiol. Chem. 275, 166 (1942). — Über die quantitative Be-stimmung von Urobilin in Harn und Stuhl. Hoppe-Seylers Z. physiol. Chem. 275, 176 (1942). — Porphyrin concentration from ultraviolet extinction. Scand. J. clin. Lab. Invest. 7, 193 (1955). — Micro estimation of porphyrins in bones, teeth and shells. Bio-chem. J. 60, 703 (1955). — Paper chromatography of free porphyrins with neutral salt solutions. Scand. J. clin. Lab. Invest. 9, 395 (1957). — YEMM, E. W., and E. C. COCKING: The determination of amino-acids with ninhydrin. Analyst 80, 209 (1955).

Die Untersuchung des Urins auf Bakterien.

Von

Johannes Meyer-Rohn *.

Mit 17 Abbildungen

Die bakteriologische Untersuchung des Urins beginnt bereits mit der sachgemäßen Entnahme des Harns. Man muß wissen, daß sich an den äußeren Teilen der Geschlechtsorgane normalerweise zahlreiche Saprophyten finden wie: grampositive Kokken, Pseudodiphtheriebakterien, gramnegative Stäbchen, gramnegative Diplokokken, säurefeste Stäbchen, Borrelien u. a. Das sehr häufige Vorkommen von Mykobacterium smegmatis im Smegma preaputii et clitoridis kann zu Verwechslungen mit Tuberkelbakterien führen; harmlose gramnegative Diplokokken (Neisseria catarrhalis) können mit Gonokokken (Neisseria gonorrhoeae) verwechselt werden. All diese Saprophyten können bei einer unsachgemäßen Abnahme in den Urin gelangen und dann zumindest bei der färberischen Untersuchung des Sediments auf Bakterien zu Fehlschlüssen Anlaß geben.

Bei der Harngewinnung muß daher zuerst das äußere Genitale gesäubert und mit einem in Desinfektionslösung getränkten Tupfer grob von Saprophyten befreit werden.

1. Die Harngewinnung

Sie geschieht entweder mittels des spontan im Strahl entleerten Urins oder durch Katheterisierung.

a) Strahlurin

Die einfachste Art der Uringewinnung stellt die Spontanentleerung dar. Sie erlaubt aber nur die Aussage, ob der Urin bakterienfrei ist oder nicht; sie gibt im positiven Fall keine Auskunft über die Herkunft der Keime. Die Methode kann daher nur einen groben und schnellen Überblick vermitteln. Im Klinikbetrieb oder auch in einer hochdifferenzierten Fachpraxis wird sie nur noch selten geübt.

b) Die Gläserproben

Als Untersuchungsverfahren für die Erkennung einer Beteiligung der hinteren Harnröhre und der Blase an einer durch Bakterien hervorgerufenen Entzündung besitzen wir die Zwei- oder Mehr-Gläserproben ohne oder mit vorausgegangener Spülung der vorderen Harnröhrenabschnitte. Vorbedingung für die Gläserproben ist immer, daß der Harn 4—5 Std angehalten wird.

Die Zwei-Gläser-Probe. Sie wurde in den siebziger Jahren von dem englischen Urologen Sir Henry Thompson (1870—1904) angegeben.

Zur Ausführung werden 2 Spitzgläser benötigt. Der Kranke läßt in das erste Glas etwa 50 cm³, in das zweite den Restharn.

---

* Aus der Universitäts-Hautklinik Hamburg-Eppendorf (Direktor: Prof. Dr. Dr. J. Kimmig).

Bewertung. Die Auswertung dieser Probe geht von folgenden anscheinend bestechend einfachen Gedankengängen aus. Bei einer eitrigen Entzündung der vorderen Harnröhre läuft der Eiter nach außen ab oder bleibt in geringen Mengen auf der Schleimhaut liegen; bei einer Entzündung der pars posterior urethrae fließt er nach der Seite des geringsten Widerstandes, also nach der Blase zu ab oder bleibt in geringen Mengen liegen. Wird nun Urin in 2 Abteilungen gelassen, so wird durch die erste Portion der Eiter der vorderen und hinteren Harnröhre herausgespült, durch die zweite jener der hinteren Harnröhre, aber nur, soweit er in die Blase abgeflossen war. Die klinische Faustregel lautet nun: erster Urin trübe, zweiter klar = eitrige Entzündung der vorderen Harnröhre, beide Urinportionen trübe = eitrige Entzündung auch der pars posterior urethrae.

So klar dieser Gedankengang ist und so folgerichtig die Schlüsse auch anmuten, so dürfen sie doch nur mit dem Vorbehalt gezogen werden, daß weder ein schon von der Niere noch ein von der Blase her eitriger Harn von vornherein vorhanden ist, und daß die erste Urinportion auch wirklich ausgereicht hat, um die vordere Harnröhre reinzuspülen. Ist letzteres nicht der Fall, so ist auch das 2. Glas trübe, obwohl nur eine Entzündung der vorderen Harnröhre vorliegt.

Die Zwei-Gläser-Probe, die hauptsächlich für die Klinik der Gonorrhoe von praktischer Bedeutung war, spielt in der Penicillinära, die nur selten noch gonorrhoische Komplikationen zur Beobachtung kommen läßt, bei weitem nicht mehr die klinisch-praktische Bedeutung, die sie früher hatte. Sie muß versagen, wenn durch Bakterien bedingte Entzündungen seitens der Blase oder der Nieren vorliegen. Aber auch in der Klinik der Gonorrhoe hat diese Methode eine Reihe von Fehlerquellen, so einfach, schnell anwendbar und verführerisch für die Sprechstundenuntersuchung sie auch erscheinen mag. Als alleinige Untersuchungsart für die Erkennung einer Entzündung der hinteren Harnröhre war sie nur für die laufende Untersuchung bei frischer Gonorrhoe verwendbar, nicht aber für Erstuntersuchungen bei älterem Tripper mit mäßigen Entzündungserscheinungen der pars posterior urethrae bzw. für die Feststellung einer Beteiligung der hinteren Harnröhre bei einem chronischem Tripper. Aber auch bei den laufenden Untersuchungen — wie sie vor der Penicillinära die Regel waren — müßte man sich unbedingt an die Urinpause von 4—5 Std halten, da ein in zu kurzen Abständen (1—2 Std) gelassener Urin im 2. Glas immer klar ist, weil in dieser kurzen Zeit gar nicht genügend Eiter abgesondert wurde, um noch eine Trübung des 2. Glases zu bewirken, außer bei starker Entzündung des Blasenhalses. Auf eine weitere Fehlerquelle sei nur kurz hingewiesen: die Trübung des Urins durch phosphorsaure Salze, die allerdings durch Zugabe von Essigsäure und dadurch schnell eintretende Klärung leicht abgegrenzt werden kann.

Die Drei-Gläser-Probe. Hier entleert der Patient in die beiden ersten Gläser je 50 cm³ Urin, den Rest in das dritte. Liegt nur eine Entzündung der vorderen Harnröhre vor, so wird der Urin des 1. Glases trübe sein, während die anderen beiden Gläser klar sind, wenn nicht von vornherein schon von Blase oder Niere her eitriger Urin geliefert wird. Ist gleichzeitig die hintere Harnröhre entzündet, so ist das 1. Glas stark getrübt, das 2. und 3. schwach bis mittelstark. Liegt eine bakterielle Erkrankung der hinteren Harnröhre oder Blase vor, so sind alle 3 Harnportionen gleichmäßig trübe; bei der Harnröhren-Blasenentzündung ist das 3. Glas oft noch trüber als das erste. Das ist damit zu erklären, daß der Eiter in der Blase zu Boden sinkt und dieser Bodensatz mit der letzten Harnportion entleert wird. Das gleiche ist aber der Fall, wenn sehr reichliche Eitermengen von der hinteren Harnröhre bei deren Entzündung in die Blase abgeflossen sind.

Die Drei-Gläser-Probe hat vor der Zwei-Gläser-Probe — immer unter dem Vorbehalt, daß nicht schon von den Nieren aus bakterieller Urin geliefert wird — oft den Vorzug, daß eine Blasenentzündung von einer Urethritis posterior abgegrenzt werden kann. Sie war in der Klinik der Gonorrhoe auch für die laufende Untersuchung zu gebrauchen; sie ermöglichte hier, wenn man zwischen der 2. und 3. Portion die Prostata ausdrückte, noch gleichzeitig neben der Beurteilung der hinteren Harnröhre, eine Untersuchung des Prostatasekretes, das dann im 3. Glas erscheint, soweit es sich nicht schon von selbst findet.

Untersuchungsmethoden, die den Harn auf 5 und mehr Gläser verteilen, haben keine praktische Bedeutung.

Die Gläserproben haben zweifellos in der Klinik der Gonorrhoe vor Einführung des Penicillins in die Therapie dieser Erkrankung ihre Bedeutung gehabt. Sie spielen heute nur noch eine untergeordnete Rolle. Sie gestatten ja auch nur die Aussage, ob der Urin trübe ist oder nicht und geben unter einer Reihe von Vorbehalten Hinweise über den Ort einer Entzündung. Für bakteriologische Untersuchungen sind die Proben viel zu grob. Für die Untersuchung des Harns auf Bakterien im Sinne einer genauen Keimanalyse durch Mikroskop und Kultur sind sie kaum geeignet. — Krankheitsmaterial aus der Urethra wird nach Reinigung des Orificiums mit der Platinöse verschiedener Länge entnommen. Zur Harnuntersuchung auf Bakterien sollte immer Katheterurin entnommen werden.

c) Katheterurin

Für die bakteriologische Harnanalyse wird heute praktisch nur noch Katheterurin entnommen. Nur bei Unmöglichkeit einer Katheterisierung wird man auf die beiden ersten Entnahmemethoden zurückkommen. Die Katheterisierung ist unter sterilen Kautelen vorzunehmen. Das Orificium urethrae wird vor Einführen des Katheters mit einer $1^0/_{00}$ Sublimatlösung oder falls eine Überempfindlichkeit dagegen vorliegt mit einem anderen Desinfiziens gesäubert. Die Katheter selbst müssen einwandfrei steril sein; beim Einführen wird zweckmäßigerweise eine sterile Pinzette zu Hilfe genommen, um eine Verunreinigung durch Kontakt mit der Umgebung zu vermeiden. Die ersten Urintropfen sollten immer erst abgelassen werden, um die beim Einführen des Katheters aufgenommenen Keime der physiologischen Urethralflora nach Möglichkeit nicht im eigentlichen Material zu haben. Der Harn wird in einem sterilen Reagensglas aufgenommen, das steril verschlossen werden muß. Anschließend erfolgt die eigentliche bakteriologische Untersuchung, auf deren Bedeutung wiederholt und von verschiedenen Seiten hingewiesen worden ist (SCHUPPIUS).

2. Die bakteriologische Untersuchung

Der Urin soll möglichst sofort nach der Entnahme bakteriologisch aufgearbeitet werden. Bei längerem Stehen können auch bei Zimmertemperatur, die in der Klinik oft 25⁰ C und darüber beträgt, harmlose Begleitsaprophyten oder auch durch Verunreinigung in den Urin gelangte fakultativ pathogene Keime sich so vermehren, daß die bakteriologische Analyse ein falsches Bild ergeben würde. E. coli, Proteus oder auch Blastomyceten haben eine sehr schnelle Teilungsfolge; wenige im Material befindliche Keime können sich nach 10—12 Std so rapide vermehrt haben, daß eine schwere Bakteriurie vorgetäuscht wird, die in Wirklichkeit gar nicht besteht. Hier werden die Nachteile des klinikfremden Zentrallaboratoriums und die Vorteile des klinikeigenen Laboratoriums besonders offenkundig. Stellt man noch lange Versandzeiten bei sommerlicher Hitze in Rechnung, dann werden auftretende Diskrepanzen zwischen bakteriologischem und klinischem Befund oft verständlich. Bestimmte Untersuchungen — z. B. auf Trichomonaden oder andere Protozoen — können überhaupt nur mit körperfrischem, also warmem Urin vorgenommen werden, weil diese kleinen Lebewesen außerordentlich temperaturempfindlich sind. Ist im allgemeinen für die meisten Mikroorganismen die Erwärmung das schädliche Agens, so ist es im Falle der Trichomonaden die Abkühlung.

Bei der Auswertung des bakteriologischen Befundes, die nur der Kliniker vornehmen kann, muß man sich über die physiologische Flora der Ausscheidungs- und Genitalorgane im klaren sein. Aber davon wird in diesem Artikel noch aus- führlicher zu sprechen sein.

3. Bakteriologische Untersuchungsmethoden

Für die bakteriologische Untersuchung des Harns werden im wesentlichen 3 Verfahren herangezogen:

Mikroskopische Untersuchung.

Kultur-Verfahren.

Tierversuch.

a) Mikroskopische Untersuchung

Die mikroskopische Untersuchung des Harns auf Bakterien kann in unge- färbten und gefärbten Präparaten erfolgen.

Nativpräparat. Man versteht darunter die Untersuchung des zwischen Objektträger und Deckgläschen liegenden Harnsedimentes. Es ist die einfachste Untersuchungsmethode: Eine Platinöse des Sedimentes wird nötigenfalls mit physiologischer NaCl-Lösung verdünnt, auf die Mitte eines Objektträgers ge- bracht und mit einem Deckgläschen bedeckt. Es ist darauf zu achten, daß keine Luftblasen entstehen. Bei der Betrachtung muß abgeblendet werden, damit man die Zellstrukturen erkennen kann.

Das Nativpräparat erlaubt nur Aussagen über Quantität und Morphe von Mikroorganismen.

Nachteil: Die Präparate trocknen schnell ein; außerdem können Mikroskop und Hände leicht infiziert werden.

Hängender Tropfen. Ein Tropfen des Urinsedimentes wird mit der Öse auf ein abgeflammtes Deckgläschen gebracht; ein hohlgeschliffener Objektträger, dessen Hohlschliff mit Vaseline umrandet ist, wird mit der Exkavation über das Deckgläschen gestülpt und angedrückt. Dann wird der Objektträger mit dem nun anhaftenden Deckglas schnell umgedreht, so daß der Tropfen in der Mitte des Deckgläschens frei in den Hohlraum des Objektträgers hängt. Bei schwacher Vergrößerung und enger Blende wird der Rand des Tropfens genau in die Mitte des Gesichtsfeldes eingestellt. Bei Betrachtung mit der Ölimmersion muß wegen der Dünne des Deckgläschens besonders vorsichtig vorgegangen werden. Man kann nun die Mikroorganismen und ihre Bewegungen gut beobachten. Sie sind nur dann als beweglich anzusprechen, wenn sie sich über das ganze Gesichtsfeld bewegen. Hin- und Herzittern am gleichen Platz ist durch die Brownsche Mole- kularbewegung bedingt. Der hängende Tropfen erlaubt Aussagen über be- geißelte = lebhaft bewegliche (z. B. Proteus) und unbegeißelte = unbewegliche Mikroorganismen (z. B. Kokkenarten).

Phasenkontrastverfahren. Kleine Objekte, die sich durch Helligkeit oder Farbe kaum oder gar nicht von ihrer Umgebung abheben, werden durch dieses Verfahren plastisch sichtbar gemacht. Die stärkere Kontrastbildung im Gegensatz zum Hellfeld wird durch Zwischenschaltung einer sog. Phasenlamelle erreicht, mit deren Hilfe es möglich ist, die Phase und die Amplitude des nicht durch das Objekt abgelenkten Lichtes so zu verändern, daß es durch Interferenz zur Aufhebung der Schwingung und damit zur Dunkelheit kommt (WINKLE). Dann erscheinen z. B. die Bakterien hell auf dunklem Grund (Abb. 1, 2). Die Phasenlamelle liegt ungefähr im Brennpunkt der Objektivlinse und ist von der Größe

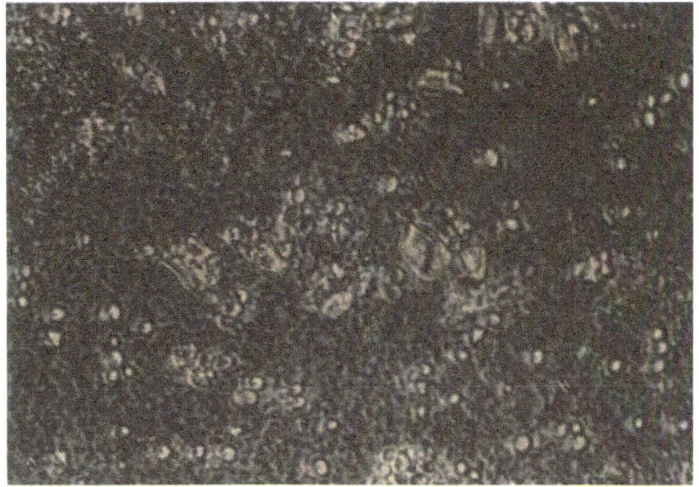

Abb. 1. Urinsediment: Leukocyten und massenhaft Traubenkokken und amorphe Phosphate. Phasenkontrastaufnahme 1500:1

des dort entstehenden Beugungsscheibchens. Man kann auch umgekehrt die Phase der vom Objekt abgelenkten „Strahlen" verändern durch Verwendung einer Lamelle, die an der Stelle des Beugungsscheibchens eine Öffnung hat und daher

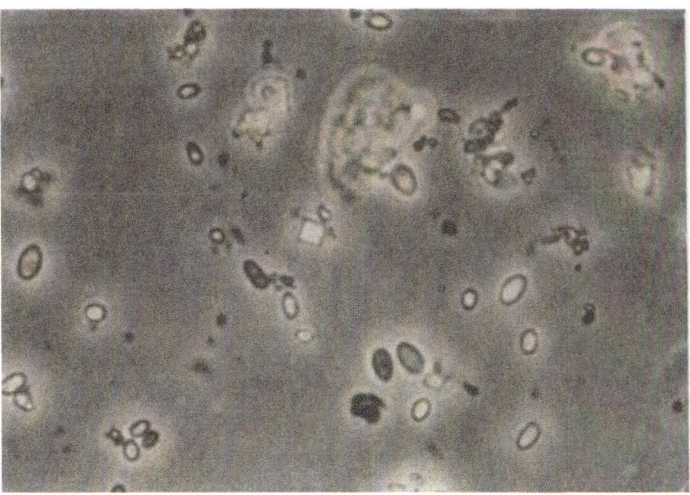

Abb. 2. Harnsediment im Phasenkontrastmikroskop, Vergr. 2000:1. Länglichovale, hellaufleuchtende Zellen: Candida albicans (Soor). Einige Kokken und Stäbchen, vereinzelt Zelltrümmer und Oxalate

die übrigen Strahlen in Phase und Amplitude verändert: dann erscheinen die Mikroorganismen dunkel auf hellem Grund. Das Phasenkontrastverfahren eignet sich besonders gut zur Untersuchung der Innenstruktur von Blastomyceten (z. B. Zentralkörperchen in Candida albicans) oder Fungi; es gestattet ferner, den

Verlauf einer Virusinfektion morphologisch an einer lebenden Zelle zu verfolgen:
z. B. in der Gewebekultur. Das Phasenkontrastverfahren dient in erster Linie
wissenschaftlichen, seltener praktischen Fragestellungen.

Das *Tuscheverfahren* ist eine besondere Art der Negativdarstellung von Mikroorganismen, z. B. Spirochäten oder Kapseln von schleimbildenden Bakterien.

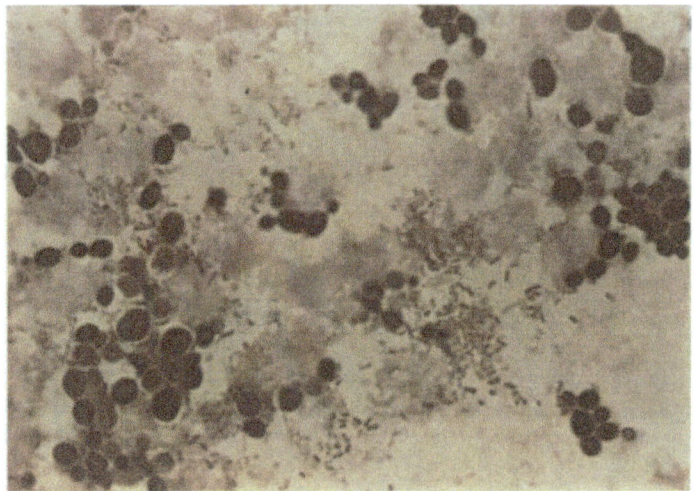

Abb. 3. Harnsediment mit E. coli, Zellen und Zelltrümmern. Fuchsinfärbung. Vergr. 1600:1

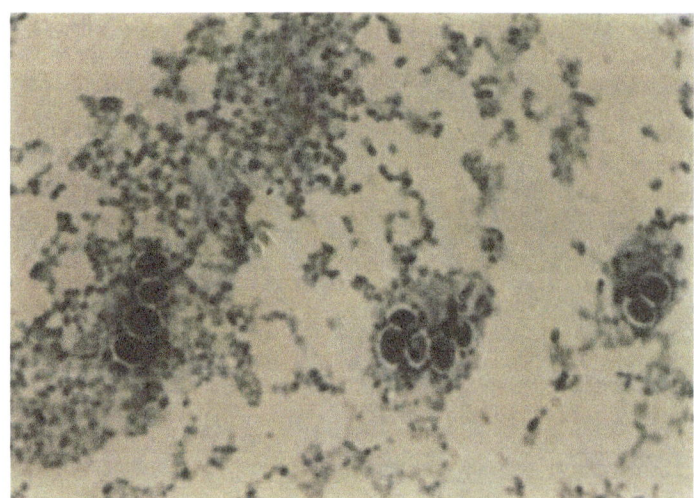

Abb. 4. Mischflora im Harnsediment. Methylenblaufärbung. Hefezellen, Kokken, Kurzstäbchen.
Vergr. 2000:1

Es wird genau wie das *Dunkelfeldverfahren* zur Darstellung von Treponema pallidum angewandt. *Elektronenoptische* Untersuchungen werden im allgemeinen nur
an Reinkulturen von Mikroorganismen oder in der Virologie durchgeführt.

Färbepräparat. Das Urinsediment wird auf einem Objektträger ausgestrichen;
der Ausstrich wird an der Luft getrocknet und darauf 3mal durch die Flamme eines
Bunsenbrenners zum Zwecke der Fixierung des Materials auf dem Glas gezogen.

Die Färbung des Präparates erfolgt nach verschiedenen Färbemethoden, von denen die gebräuchlichsten weiter unten angegeben werden. Alle Färbepräparate werden mit der Ölimmersion betrachtet.

Die Leistungen des Färbepräparats erstrecken sich nicht nur auf die reine Morphologie der Mikroorganismen (Abb. 3 und 4). Auf der verschiedenen Affinität der einzelnen Bakterienarten zu Anilinfarbstoffen beruht z. B. ein sehr wichtiges Differenzierungsverfahren: Die *Gramsche Färbung*.

Diese stellt eine Reaktion auf Lipoproteide dar, die nur in den grampositiven (gramfesten) Bakterien vorhanden sind, in den gramnegativen (gramfreien) dagegen nicht. Im ersten Fall löst sich der durch Einwirkung von Lugolscher Lösung verursachte Jodniederschlag bei der nachfolgenden Alkoholbehandlung nicht. Gramnegative Bakterien geben dagegen den Jodniederschlag an den Alkohol ab, werden selbst entfärbt und nehmen dann eine zugesetzte Kontrastfarbe, z. B. Fuchsin, an. Mit Hilfe der Gram-Färbung kann man also schon zwei große Gruppen von Bakterien differenzieren:

Grampositiv (blau)	*Gramnegativ* (rot)
Micrococcus pyogenes	Neisserien
Streptokokken	Escherichia coli
Bac. anthracis	Salmonellen
Clostridium	Klebsiellen
Corynebacterium	Proteus
Actinomyces	Pseudomonas
Milchsäurebakterien	Vibrionen
Hefen	Brucellen

Durch Spezialfärbungen können begeißelte von unbegeißelten Bakterien oder sporentragende (Bacillen) von sporenlosen Bakterienarten unterschieden werden. Kapselfärbungen geben Aufschluß darüber, ob Mikroorganismen von Schleimkapseln umgeben sind oder nicht. Nach Färbung mit fluorescierenden Farbstoffen (Acridingelb, Auramin) nach HAGEMANN kann im Ultraviolettlicht mikroskopiert werden (Fluorescenzmikroskopie). Die Mikroorganismen sind dann durch helles Aufleuchten leicht von der Umgebung zu unterscheiden. Tuberkelbakterien können auf diese Weise im Sediment nachgewiesen werden. Die Prüfung auf Säurefestigkeit mit der Ziehl-Neelsen-Färbung trennt die Gruppe der säurefesten (meist pathogenen) Mykobakterien von anderen Keimen, die sich von diesem morphologisch nicht unterscheiden lassen, ab.

Die wichtigsten Bakterienfärbungen.

Zur Färbung von Bakterien werden vorwiegend basische Anilinfarbstoffe benutzt wie Methylenblau, Gentianaviolett, Fuchsin. Diese Farbstoffe sind Kernfarbstoffe, sie färben leicht Zellkerne, speziell deren Chromatin an. Die gute Anfärbbarkeit von Bakterien spricht für den Chromatingehalt deren Leiber. Die einfachsten Färbungen sind die mit Methylenblau und Fuchsin.

Methylenblaufärbung
1. Fixieren durch Hitze.
2. Methylenblau 1—2 min.
3. Abspülen mit Wasser.

Carbolfuchsinfärbung
1. Fixieren durch Hitze.
2. Verdünntes Carbolfuchsin (1:10) $^1/_2$ min
3. Abspülen mit Wasser.

Gram-Färbung

1. Fixieren durch Hitze.
2. Carbolgentianaviolett über Filter 2 min.
3. Lugolsche Lösung 2 min.
4. Entfärben mit absolutem oder Acetonalkohol (āā), bis keine Farbwolken mehr abgehen.
5. Abspülen mit Wasser.
6. Nachfärben mit 1:10 Carbolfuchsin $^1/_2$ min.
7. Abspülen mit Wasser.

Bakterien, die Magnesiumribonucleat-Protein (Gram-Protein) enthalten, bilden bei der Färbung mit Gentianaviolett eine alkoholunlösliche Jodverbindung der Farbe = grampositive Bakterien. Bei Bakterien ohne Gram-Protein geschieht dies nicht. Aus ihnen kann das alkohollösliche Gentianaviolett durch Alkohol wieder extrahiert werden; ihre Darstellung erfolgt dann durch Kontrastfärbung mit Carbolfuchsin = gramnegative Bakterien.

Grampositive Keime erscheinen bei mikroskopischer Betrachtung dunkelblau; gramnegative dagegen rot.

Ziehl-Neelsen-Färbung

1. Fixieren durch Hitze.
2. Carbolfuchsin.
3. 2—3mal aufkochen, dann Farbstoff 2 min einwirken lassen.
4. Entfärbung mit 3% HCl-Alkohol, bis keine Farbwolken mehr abgehen.
5. Abspülen mit Wasser.
6. Nachfärben mit Methylenblau.
7. Abspülen mit Wasser.

Bestimmte Bakterien sind von einer Hülle aus unverseifter Dioxycarbonsäure umgeben, die in der Kälte starr und schwer benetzbar ist. Solche Bakterien nehmen Farben nur sehr schlecht an. Durch Erhitzen wird diese „Wachshülle" erweicht, so daß nunmehr die Farbe hindurchdringen und den eigentlichen Bakterienleib anfärben kann. Nach dem Erkalten erstarrt die Hülle wieder und gibt nun die Farbe auch bei Säurebehandlung nicht ab; daher rührt der Name „säurefeste Bakterien". Die Nachfärbung mit Methylenblau oder auch Malachitgrün erfolgt lediglich zum Zweck der besseren Kontrastierung. Die säurefesten Bakterien erscheinen rot, die anderen blau oder grün je nach Kontrastfarbe.

Säurefeste Bakterien sind Mycobacterium tuberculosis et leprae und zahlreiche saprophytäre Mycobakterien, z. B. Mycobacterium smegmatis, Mycobacterium phlei, ferner Nokardien u. a.

Methylgrün-Pyroninfärbung nach UNNA-PAPPENHEIM

1. Fixieren durch Hitze, besser noch mit Methylalkohol.
2. Carbol-Methylgrün-Pyroninlösung 3—4 min einwirken lassen.
3. Abspülen mit Wasser.

Bakterien erscheinen rot, übrige Zellen blaugrün.

Sporenfärbung nach KLEIN

1. Fixieren durch Hitze.
2. Carbolfuchsin (1:4) vorsichtig erhitzen bis zur Blasenbildung, dann Farbstoff 2 min einwirken lassen.
3. Abspülen mit Wasser.
4. Entfärben mit 10% wäßrigem Natriumsulfit 1 min.
5. Abspülen mit Wasser.
6. Methylenblau 1 min.
7. Abspülen mit Wasser.

Sporen sind von einer dichteren Membran umgeben als die eigentlichen Bakterien. Das Eindringen der Farbe wird durch die Hitze erleichtert. Nach Erkalten und Abspülen wird Natriumsulfit zugesetzt, das einerseits das Fuchsin in seine farblose Leukobase überführt, andererseits aber in der Kälte nicht so schnell die Sporenmembran durchdringen kann. So wird nur der Bacillenleib farblos (vegetative Form), während die Spore als Dauerform ihren roten Farbstoff behält. Bei der Nachfärbung mit Methylenblau kann also nur der Bacillenleib blau gefärbt werden, während die Spore leuchtend rot erscheint.

Kapselfärbung nach FOTH (Giemsa-Schnellfärbung)

1. Objektträgerausstrich lufttrocknen (nicht in der Flamme fixieren).
2. Zwei Tropfen Giemsa-Stammlösung auftropfen.
3. Nach 2 min 20 Tropfen (= 1 cm³) Aqua dest. zusetzen und durch leichtes Bewegen des Objektträgers mit der Farblösung mischen (2—5 min).
4. Kurz und kräftig abspülen und abtrocknen.

Negativdarstellung der Kapseln

1. Tuscheausstrich anfertigen.
2. Fixieren in der Flamme; das muß schnell geschehen, damit die Tuscheschicht nicht abspringt.
3. Carbolfuchsin 1:10, 1 min.
4. Abspülen mit Wasser.
5. Lufttrocknen lassen.

Die rot gefärbten Keime liegen von einen hellen Hof umgeben auf dunklem Untergrund.

Geißelfärbung nach ZETTNOW

1. Dünne wäßrige Keimaufschwemmung auf abgeflammten Deckgläschen ausstreichen.
2. Lufttrocknen lassen.
3. Fixieren durch leichtes Erhitzen.
4. Deckgläschen mit der Schichtseite nach unten in ein Blockschälchen legen und mit heißer, klarer Antimon-Tannin-Beize übergießen.
5. Abspülen mit Wasser.
6. Äthylaminsilberlösung auf das Präparat träufeln, erhitzen bis Dämpfe aufsteigen und die Ränder des Ausstriches durch Silberoxyd schwarz werden.
7. Abspülen mit Wasser.

Bakterien und Geißeln erscheinen im Mikroskop schwarz auf hellem Untergrund.

Auraminfärbung

(Zur Untersuchung im Fluorescenzmikroskop nach HAGEMANN-HERMANN.)
1. Fixieren durch Hitze.
2. Phenolauramin erhitzen bis zum Aufkochen, dann noch 5 min einwirken lassen (2mal).
3. Abspülen mit Wasser.
4. Differenzieren mit 70% Brennspiritus mit 3% HCl (15—20 sec), bis das Präparat entfärbt ist.
5. Abspülen mit Wasser. Eventuell anschließend Kontrastfärbung:
6. Kaliumpermanganatlösung 1:1000, 5 sec.
7. Abspülen mit Wasser.
8. Methylenblau 1 sec.
9. Abspülen mit Wasser.

Tuberkelbakterien erscheinen bei dieser Färbung im Fluorescenzmikroskop als kleine goldgelb fluorescierende Stäbchen auf dunkelviolettem Untergrund.

Alle Färbepräparate müssen mit der Ölimmersion mikroskopiert werden; eine Ausnahme bildet die Auraminfärbung; solche Präparate können im Fluorescenzmikroskop mit der großen Vergrößerung betrachtet werden. Dadurch ist aber das Gesichtsfeld größer, was besonders bei der Suche nach Tuberkelbakterien ein großer Vorteil ist, weil so in wesentlich kürzerer Zeit das ganze Präparat nach den meist spärlich vorhandenen Mykobakterien durchgemustert werden kann. Eine fluorescenzmikroskopische Untersuchung ist auch weniger anstrengend als die Durchmusterung des Ziehl-Neelsen-Präparates.

Keimzahlbestimmung.

Zur Bestimmung der Keimzahlen im Urin gibt es eine Reihe von Methoden, die im fachbakteriologischen Schrifttum angegeben sind (Winkle, Hallmann, Pohle und Stuart u. a.). Allen Zählmethoden haftet eine enorm breite Fehlergrenze an, so daß heute vielfach an der Notwendigkeit und dem Wert von Keimzählungen überhaupt gezweifelt wird. Für rein bakteriologische Zwecke (Colititer, Wasserhygiene) oder auch bei der experimentellen Chemotherapie sind genaue Keimzahlen notwendig, wenngleich man auch hier immer mehr dazu übergeht, z. B. die Infektionsdosis in Gewichtseinheiten anzugeben. Fahlberg u. Mitarb. berichten über Schwankungen der Keimzahlen z. B. der Hautflora bei Zählung mit verschiedenen Methoden und durch verschiedene Untersucher von 240000 bis 23 Millionen/cm³. Wir glauben, daß den absoluten Keimzahlen für den Harn bei weitem nicht die Bedeutung zukommt, die man früher darin erblickt hat. Die Qualität spielt sicher eine größere Rolle als die Quantität der Keime.

Die mikroskopische Untersuchung des Harns auf Bakterien hat also nur einen begrenzten Aussagewert: Form, Verhalten nach Gram, Kapseln, Geißeln, Säurefestigkeit, Motilität können wohl erkannt werden. Zur Differenzierung der eigentlichen Bakterienarten, die wiederum wichtig ist für die einzuleitende Therapie müssen aber weitere Verfahren herangezogen werden, die zum größten Teil in die Hände des Mikrobiologen gehören, die aber zum besseren Verständnis hier kurz angedeutet werden sollen.

b) Die kulturelle Untersuchung

Durch das Kulturverfahren wird das Bakterienwachstum dem unbewaffneten Auge sichtbar gemacht. Man beimpft mit einer vorher ausgeglühten Platinöse ein Nährmedium, das Mikroorganismen beste Wachstumsbedingungen bietet, mit dem verdächtigen Urin, und bebrütet es 24 Std bei 37° C. Prinzipiell sollte bei allen Untersuchungsverfahren auf Bakterien der Harn vorher zentrifugiert werden. Damit wird schon eine Anreicherung der sonst oft nur spärlich vorhandenen Keime erreicht. Als Nährsubstrat dienen Blut, Serum, Ascites, Aminosäuren, Kohlenhydrate oder andere Agentien. Als Träger dieser Nährstoffe können Fleischwasserbouillon oder Agar-Agar dienen, je nachdem ob man im flüssigen oder festen Medium untersuchen möchte.

Im *flüssigen Nährboden* zeigt sich Bakterienwachstum meist in Form einer diffusen Trübung, aber auch je nach Art der Keime in krümeligem oder feinem Bodensatz, in fadenförmigen Elementen, als feines oder dickes Häutchen usw. Im allgemeinen ist nur die Aussage erlaubt: Wachstum oder nicht. Die Art muß durch andere Verfahren differenziert werden. Man verwendet daher flüssige Nährmedien vorwiegend zur *Anreicherung* bei primär nur spärlich vorhandenen Keimen oder dann, wenn infolge längerer Zeiträume zwischen Urinentnahme und bakteriologischer Aufarbeitung ein Teil der Keime nicht mehr lebensfähig ist oder schließlich dann, wenn durch therapeutische Maßnahmen die Bakterien stark reduziert worden sind.

Auf *festen Nährböden* wachsen Bakterien in Form von Kolonien, die verschiedene Form und Farbe zeigen können. Staphylokokken wachsen in feuchten, runden bis kleinlinsengroßen Kolonien, die je nach Art weißes, goldgelbes oder citronengelbes Pigment bilden (Abb. 5). Streptokokken wachsen oft als winzige spitze, farblose bis graue Kolonien, manchmal sind die Kolonien größer und zeigen eine schleimige Beschaffenheit. Coli wächst in größeren, grauen z. T. unregelmäßig

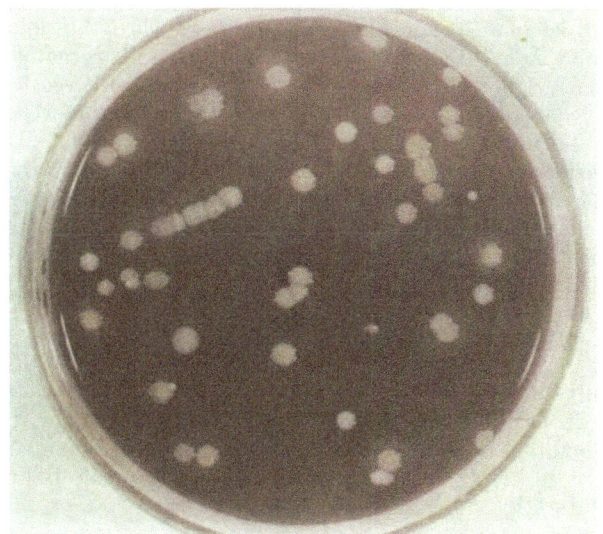

Abb. 5. Bakterienkultur aus einem Urinsediment, weiße und gelbe Staphylokokkenkolonien zum Teil mit Hämolyse

konturierten Kolonien, Proteus neigt zum Terrassenwachstum, Prodigiosus (Serratia marcescens) bildet purpurroten, Pyocyaneus (Pseudomonas aeruginosa) grünen Farbstoff. Manche Keime erfordern längere Bebrütung oder haben ihr Wachstumsoptimum bei 40⁰ oder 25⁰ C. Es gibt streng aerob, ausschließlich anaerob und fakultativ anaerob wachsende Mikroorganismen. Neisserien wachsen am besten in einem feuchten, CO_2 reichen Milieu; Keime der Hämophilusgruppe, wie z. B. Influenzabakterien in Symbiose mit Staphylokokken (Ammenwachstum).

Da in vielen Fällen Mischkulturen vorliegen, d. h. mehrere Bakterienarten auf der Kulturschale angewachsen sind, müssen für den Zweck erforderlicher weiterer Untersuchungen diese isoliert werden mit dem Ziel Reinkulturen zu erlangen. Bei Mischkulturen sind wieder genaue Kenntnisse und Erfahrungen erforderlich, welche Keime zur physiologischen Flora der äußeren Harnwege gehören, welche pathogen sind usw.

Kulturverfahren erlauben schon eine Reihe von Aussagen über Bakterienarten, da zumindest ganze Gruppen wie Mikrokokken, Neisserien, Escherichia, Pseudomonas, Salmonellen usw. ganz charakteristische Kolonieformen zeigen. Der Nährboden sagt aber nichts über die Pathogenität der einzelnen Staphylokokkenstämme aus; er versagt auch bei der Differenzierung der Neisseriaarten, da Neisseria catarrhalis sich von Neisseria gonorrhoeae oder N. meningitidis in ihrem Kolonienwachstum nur schwer voneinander unterscheiden lassen. Viele

Keime der großen Salmonellagruppe zeigen ebenfalls keine oder nur unwesentliche Unterschiede in ihrem Kolonienwachstum. Zur Weiterdifferenzierung solcher Bakterien werden biologische und serologische Verfahren herangezogen, von denen weiter unten noch die Rede sein wird.

Es kann nicht Zweck dieses Artikels sein, spezielle Nährbodendiagnostik zu vermitteln. Dafür muß auf die bakteriologische Fachliteratur verwiesen werden. Im folgenden sollen nur die für urologische Zwecke gebräuchlichsten Nährböden aufgeführt werden.

Während im Großbetrieb eines Untersuchungsamtes die Nährbouillon im allgemeinen aus Sparsamkeitsgründen aus sehnen- und fettfreiem Freibankfleisch hergestellt wird, ist man in den kleineren klinikeigenen bakteriologischen Laboratorien mehr und mehr zu vorfabrizierten Nährböden übergegangen. Es handelt sich bei solchen Standard-Nährböden um gleichmäßig hergestellte, haltbare, pulverförmige Nährbodengrundlagen, die eine einfache, zuverlässige und auch preiswerte Zubereitung von Bakterien-Nährböden ermöglichen. Die in Deutschland von der Firma Merck-Darmstadt hergestellten Standard-Nährböden wurden auf Grund von Versuchen von KUCZYNSKI und FERNER entwickelt. Sie enthalten u. a. ein nach einem besonderen tryptischen Abbauverfahren gewonnenes Spezialpepton, das aus Aminosäuren, Aminosäurekomplexen, niederen Peptonen und Wuchsstoffen besteht. In USA werden entsprechende Nährböden von den Difco-Laboratories Detroit, Michigan, hergestellt.

Standard I-Nährbouillon

25 g des Pulvers werden in 1 Liter Aqua dest. unter kräftigem Umschütteln gelöst, sterilisiert und in sterile Röhrchen abgefüllt. p_H 7,5.

Diese Nährbouillon ist einmal eine Grundlage für eine Reihe von Spezialnährböden; sie dient in erster Linie aber zum Anreichern von Bakterien aus sehr keimarmem Material.

Blutagar

Rp.: Standard-I-Nährbouillon   25,0
Fadenagar   22,0
Aqua dest.   1000,0 p_H 7,5

Sterilisieren und auf 56° abkühlen, dann 50 cm³ frisches, defibriniertes Blut zugeben, umschütteln und in Petrischalen abfüllen.

Blut kann von Schafen, Ziegen, aber auch Menschen stammen; bei letzterem ist unbedingt darauf zu achten, daß der Spender keine Antibiotica oder Sulfonamide bis zu 10 Tagen vor der Entnahme bekommen hat, weil in diesem Falle sensible Keime nicht anwachsen würden. Statt Nährbouillon und Fadenagar können auch 45 g Standard-I-Nähragar verwandt werden, was die Nährbodenherstellung noch vereinfacht.

Die Blutplatte ist wohl der gebräuchlichste Nährboden: Blut stellt eben durch seinen Gehalt an Aminosäuren, Salzen usw. ein ideales Nährmedium für die meisten pathogenen Mikroorganismen dar. Kolonieform, Pigmentbildung, Hämolysevermögen können auf der Blutplatte gut beobachtet werden und lassen schon eine weitgehende Differenzierung der gezüchteten Keime zu.

Fuchsin-Lactoseagar (Endoplatte)

Rp.: Standard-II-Nähragar   22,0
Lactose   15,0
Konzentrierte alkoholische Fuchsinlösung   5 cm³
Natriumsulfitlösung 10%   25 cm³
Aqua dest.   1000 cm³

Der fertige Endoagar wird im Dampftopf sterilisiert und dann in Petrischalen ausgegossen. Der in heißem Zustand rosafarbene Nährboden wird beim Erkalten farblos. Er muß im Dunkeln aufbewahrt werden.

Gewisse Bakterien wie Escherichia coli, Aerobactoer aerogenes bilden bei der Vergärung von Lactose Aldehyde. Durch diese erfolgt die Rötung des durch Natriumsulfit entfärbten Fuchsins und nicht durch p_H-Änderung der Nährböden infolge Säurebildung. E. coli, Aerobacter, Streptococcus lactis bilden infolgedessen rote, Bakterien der Salmonella- und Shigella-Gruppe farblose, glasige Kolonien. E. coli zeigt zudem noch den an Kopierfarbe erinnernden Fuchsinglanz auf den Kolonien.

Für die Anreicherung von Anaerobiern besonders Actinomyceten hat sich die Leberbouillon nach TAROZZI und als festes Nährmedium der *Thioglykolat-Nährboden* sehr gut bewährt. Dieses Nährsubstrat enthält neben Thioglykolsäure noch Cystin sowie Casein-Pepton und Hefeextrakt; es wird von den Difco-Laboratorien als fertiges Pulver geliefert.

Ascites-Agar

Rp.:   Standard-I-Nährbouillon   25,0
      Fadenagar   30,0
      Aqua dest.   750,0

Sterilisieren und auf 56° C abkühlen, dann 250—300 cm³ sterile Ascitesflüssigkeit zugeben, umrühren und in Petrischalen ausgießen. Auch hier ist darauf zu achten, daß der Ascitesspender keine Antibiotica bekommen hat, da sonst Neisserien auf dem Nährboden nicht anwachsen. Statt Fadenagar und Nährbouillon kann auch für den Ascitesagar Standard-I-Nähragar verwendet werden.

Der Ascitesagar hat sich uns hervorragend bei der Züchtung von Gonokokken bewährt (MEYER-ROHN). Da Neisseria gonorrhoeae ein ausgesprochener Schleimhautparasit ist, liebt er Feuchtigkeit und CO_2-reiches Milieu. Wir züchten daher unser gonokokkenverdächtiges Material in einem Vakuumbrutschrank, den wir auf 650 Torr mit 80% Feuchtigkeitsgehalt einstellen, nachdem wir vorher eine Schale mit Kohlensäureschnee in den Brutraum gebracht haben. Neisseria gonorrhoeae wächst auf dem farblosen Nährboden in zarten, durchsichtigen, kleinen Kolonien.

Nährboden für Tuberkelbakterien

Hier hat sich ein von uns entwickeltes Nährmedium sehr gut bewährt, das eine Kombination aus drei bekannten Nährböden darstellt (KIMMIG und MEYER-ROHN, MEYER-ROHN und SCHULZ). Tuberkelbakterien wachsen auf diesem festen Substrat in Form von streuselkuchenartigen, gelbbraunen Kolonien. Erstkulturen aus 24 Std-Urin wachsen bereits nach 3 Wochen gut an. Bei Überimpfen von Reinkulturen gehen diese bereits nach 10 Tagen deutlich an. Bei der Untersuchung des Harns auf Tuberkelbakterien wird ein 24 Std-Urin benötigt, den man absetzen lassen muß. Der Bodensatz muß zentrifugiert und das Sediment mit 6% H_2SO_4 versetzt und dann wiederholt mit sterilem Aqua dest. ausgewaschen werden.

Unser Spezial-Nährboden, den wir Ho-Du nennen, weil er die Vorzüge des Hohn- mit denen des Dubos-Substrates in sich vereinigt, hat folgende Zusammensetzung:

1. Basalmedium. In etwa 80° C warmem Aqua dest. (500 cm³) werden der Reihe nach einzeln aufgelöst:

Natr. phosphoric. Na_2HPO_4 nach SÖRENSEN	1,5	Magnesiumcitrat	1,25
Kal. phosphoric. K_2HPO_4 nach SÖRENSEN	2,0	Alanin	2,0
Magnesiumsulfat	0,3	Asparagin	3,0

Dazu kommen 60 cm³ Glycerin; 2mal im Dampftopf je 30 min sterilisieren.

2. In 50 cm³ dieses Basalmediums werden vor dem Gebrauch 5 cm³ einer 0,7%igen Malachitgrünlösung (Malachitgrün Standard IG Farben) gelöst.

3. Zu 50 cm³ dieser Lösung werden 165 cm³ Eimischung (aus 4 Eiern), die in einer sterilen Flasche mit Glasperlen durchgeschüttelt und damit homogenisiert wird, gebracht.

4. Tween 80-Zusatz: 0,12 cm³ „Tween 80" werden zu 10 cm³ n/20 NaOH gegeben und hiervon 5 cm³ je 100 cm³ der oben beschriebenen Nährlösung zugesetzt.

5. Abfüllen zu etwa 6 cm³ in sterile Röhrchen, die in schräge Lage gebracht und 2 Std bei 90° C im Heißluftsterilisator coaguliert werden. Nach dem Abkühlen wird jedes Röhrchen noch mit 0,5 cm³ einer von BÖNICKE modifizierten Lockemann-Lösung versehen, die folgende Zusammensetzung hat:

Asparagin	0,7
Dinatriumphosphat	
(0,46 g in 20 cm³ Aqua dest. lösen und 4 cm³ der Lösung nehmen)	0,092
Monokaliumphosphat	
(0,6 g in 20 cm³ Aqua dest. lösen und 4 cm³ der Lösung nehmen)	0,12
Natriumcitrat	0,9
Magnesiumsulfat	
(0,8 g in 20 cm³ Aqua dest. über der Flamme lösen und 10 cm³ der Lösung nehmen)	0,4
Ferriammoniumsulfat	
(0,25 g in 5 cm³ Wasser lösen, 1 cm³ hiervon mit 9 cm³ Aqua dest. verdünnen: von dieser Verdünnung 0,3 cm³ nehmen)	0,0015
Glycerin	20,0
Aqua dest. heiß	200,0

Hamburger Agar nach KIMMIG

Rp.:		
	Pepton	5,0
	Glucose	10,0
	Glycerin	5,0
	NaCl	5,0
	Standard II-Nährbouillon	15,0
	Fadenagar	30,0

Der Nährboden wird 3mal im Dampftopf sterilisiert und dann in sterile Röhrchen oder Petrischalen ausgegossen. Wir züchten auf diesem Medium Fungi und Blastomyceten, z. B. Candida albicans.

Maltose-Agar

Rp.:		
	Standard I-Nähragar	45,0
	Maltose	60,0
	Aqua dest. ad	1000,0

Nach Sterilisieren wird das Nährmedium in sterile Röhrchen oder Petrischalen ausgegossen. Dieser sehr einfache Nährboden hat sich ebenfalls bei der Züchtung von hefeverdächtigem Material sehr gut bewährt.

Werden nur kleine Nährbodenmengen für gezielte Untersuchungen benötigt, dann bewähren sich die sog. Elektivplatten, die heute von verschiedenen Firmen in Tablettenform hergestellt werden. Zur Herstellung von 5 Endoplatten z. B. wird einem Kölbchen mit 100 cm³ fertigem Standard II-Nähragar eine Endotablette zugesetzt. Der Agar wird dann durch Aufkochen im Dampftopf verflüssigt; dabei löst sich die Tablette auf und wird dann durch leichtes Schwenken des Kölbchens gleichmäßig verteilt. — So sind für eine Reihe von Spezialnährböden die Ingredienzien in Tablettenform vorrätig; das Verfahren hilft Zeit und Raum (für Bevorratung) sparen und ist technisch denkbar einfach.

c) Biologische Differenzierungsmethoden

Wenn mit Hilfe des mikroskopischen Präparates und der Kultur noch keine einwandfreie Identifizierung des gefundenen Bakterienstammes möglich ist, dann bestehen weitere Differenzierungsmöglichkeiten in der Prüfung des biologischen Verhaltens der Keime. Diese Verfahren gehören unbedingt in die Hand des Mikrobiologen. Im folgenden können nur einige Prinzipien angedeutet werden.

So können gramnegative Bakterien der Coli-, Salmonellen-, Shigellagruppen, also auf der einen Seite Keime der physiologischen Darmflora, auf der anderen Seite aber für den Darm hochpathogene Keime, auf Grund ihres verschiedenen biologischen Verhaltens gegenüber einer Reihe von Zuckern wie Dextrose, Maltose, Lävulose, Lactose, Saccharose, Arabinose voneinander getrennt werden; ferner durch Unterschiede in der Gas-, Indol-, Schwefel- oder Schwefelwasserstoffbildung. Der Bakteriologe nennt dieses Verfahren „bunte Reihe", weil sich durch zugesetzte Indikatoren eine Zuckervergärung in verschiedenen Farbeffekten anzeigt. Bei der Trennung der einzelnen Clostridienarten (Tetanus, Gasbrand, Botulinus usw.) werden mehr als 12 Zuckerarten benötigt (große Zuckerreihe).

Die Einführung von Indikatornährböden hat dem biologischen Verhalten der einzelnen Bakterienarten Rechnung getragen und bedeutet zweifellos eine Vereinfachung der bakteriologischen Technik. So können mit dem Kligler-Agar, der als Indikator Phenolphthalein und als Hauptingredienzen Eisensulfat, Natriumthiosulfat und Natriumsulfit enthält, bereits nach 24 Std Bebrütung, Aussagen über Lactose-, Dextrose- und Harnstoffspaltung sowie über Gas- und H_2S-Bildung gemacht werden. Damit kann aber die Coligruppe von Proteus, Salmonella, Shigella u. a. einwandfrei getrennt werden. Die verschiedenen Neisseriaarten zeigen praktisch gleiches Wachstum auf Ascitesagar, sehen im mikroskopischen Präparat nach GRAM für den Ungeübten gleich aus, bilden alle Oxydase; sie sind nur mit Hilfe der Lin elsheimschen Zuckerreihe zu trennen:

	Maltose	Dextrose	Lävulose
Neisseria meningitidis .	+	+	—
Neisseria gonorrhoeae .	—	+	—
Neisseria catarrhalis . .	—	—	—
Neisseria sicca	+	+	+

Staphylokokkenarten unterscheiden sich durch Hämolysebildungsvermögen und Pigmentbildung auf der Blutplatte. Aber erst eine Prüfung des Stammes auf Plasmaagglutination, Hyaluronidase-, Fibrinolyse- und Phosphatasebildungsvermögen kann Aufschluß über die Pathogenität des Stammes geben (KAFFKA, MEYER-ROHN, ROEMER und SCHMITZ u. a.). Streptokokken werden nach ihrem Hämolysebildungsvermögen, von dem es im wesentlichen 3 Formen gibt (α, β, γ-Hämolyse), unterschieden; ferner durch andere biologische Eigenschaften wie Toxinbildung (Streptolysin und Streptokinase), den Sherman-Kriterien (Wachstum bei 10^0 und 45^0 C, in NaCl, bei p_H 9,6, in 40% Galle und $1^0/_{00}$ Methylenblau). Schließlich werden sie serologisch in viele Gruppen (LANCEFIELD) und Untergruppen eingeteilt oder aufgegliedert, die alle hochspezifisch sind.

d) Der Tierversuch

Tierversuche können dem Nachweis spärlich vorhandener Erreger in Untersuchungsmaterial dienen und stellen dann eine Art Anreicherung dar; sie dienen ferner der Trennung pathogener von saprophytären Keimarten. So gelingt z. B. die Reinkultur von Pneumokokken oder Influenzabakterien manchmal erst durch intraperitoneale Einspritzung des Untersuchungsmaterials in weiße Mäuse. Die Domäne des Tierversuches ist das diagnostische Tierexperiment auf Tuberkulose beim Meerschweinchen, dessen Technik weiter unten beschrieben wird.

Tierversuche werden ferner mit Untersuchungsmaterial durchgeführt, das schwer oder gar nicht kultivierbare Erreger enthält, z. B. Viren, die mikroskopisch und kulturell noch nicht erfaßt sind und wo allein der Tierversuch die einzige Möglichkeit darstellt, die Infektion nachzuweisen. — Tierversuche dienen ferner dazu, die Erregernatur eines Mikroorganismus nachzuweisen, nachdem man ihn in Reinkultur vorliegen hat. Eine Trennung von Pneumokokken und Streptokokken ist manchmal erst tierexperimentell möglich. Während weiße Mäuse gegenüber den meisten Streptokokkenstämmen resistent sind (Ausnahmen: St. Aronson; St. Krüger), sterben die Versuchstiere nach intraperitonealer Infektion mit Pneumokokken innerhalb 24 Std. Ähnliches gilt für bestimmte Arten aus der Salmonellagruppe.

Zum Nachweis von bakteriellen Toxinen (Botulinus, Tetanus, Diphtherie, Staphylokokken-Enterotoxin) wird der Tierversuch ebenfalls herangezogen.

Die Wahl der Tier- und Applikationsart richtet sich nach dem vermutlichen Erreger.

Maus: Pneumokokken, Salmonellaarten, Lymphogranuloma inguinale-Virus.
Kaninchen: Candida albicans Mycobact. tuberculosis var. bovinus.
Meerschweinchen: Mycobact. tuberculosis; Maul- und Klauenseuche.

Als Applikationsart wird meist die intraperitoneale Injektion benutzt, wenn nicht gerade eine Organotropie des Erregers nachgewiesen werden soll. Zur Kontrolle bei intraperitonealer Infektion empfiehlt es sich (besonders bei der Tuberkulose), gleichzeitig etwas Tusche zu injizieren. Nur bei lege artis ausgeführter Injektion sind die Tuschepartikel in den Lymphknoten des Netzes gespeichert.

Tierversuch bei Tuberkulose der Harnwege

24 Std-Urin läßt man absetzen; den Bodensatz zentrifugiert man 10 min bei 2000—3000 Umdrehungen/min. Das Sediment wird mit 1—2 cm³ NaCl-Lösung aufgeschwemmt und mit 2n NaOH bzw. 2n HCl neutralisiert. Davon wird 2—3 Meerschweinchen je 0,7 cm³ in die Gegend der Inguinal-Lymphknoten injiziert. Die Tiere werden dann gesondert in einen Käfig bzw. Glaskasten (Aquariumglas) gesetzt und mindestens 8 Wochen beobachtet. Dann erfolgt Tötung mit Leuchtgas und Sektion. Die Beurteilung erfolgt nach dem makroskopischen Sektionsbefund: bei Vorliegen einer Tuberkulose bestehen verkäste Lymphknoten am Infektionsort mit einer feinen lymphogenen perlschnurartigen „Knotenstraße" in die Mesenterialregion. Gleichzeitig finden sich Knoten in Milz, Lunge und Leber. Von den befallenen Organen werden Organausstriche von der Schnittfläche gemacht und nach Ziehl-Neelsen untersucht. Sind makroskopisch keine Anzeichen einer Tuberkulose vorhanden, so ist genauso zu verfahren; außerdem sollten in diesem Fall die Organe (Milz, Lunge, Leber) kulturell verarbeitet werden, da es Varianten von Mycobact. tuberculosis mit abgeschwächter Virulenz gibt. Diese Varianten sind seit Einführung der INH-

Therapie nicht ganz so selten wie vor der INH-Ära, da eine induzierte INH-Resistenz häufig mit einem Virulenzverlust des Tuberkelbakterien-Stammes einhergeht.

e) Die Resistenzanalyse

Vor Einleitung jeglicher antibiotischer Therapie bakterieller Infektionen muß eine Sensibilitätsprüfung der verantwortlichen Keime durchgeführt werden. Zeitverluste, die sich für den Kranken verhängnisvoll auswirken könnten, brauchen dabei gar nicht zu entstehen, da man heute durch Schnellmethoden die Sensibilität bereits 4—6 Std nach Ansetzen des Versuches ermitteln kann. Für den klinischen Routinebetrieb genügt dabei der halbquantitative Blättchentest, der wie folgt durchgeführt wird.

Blättchentest

Der zu prüfende Bakterienstamm wird in dichtem Rasen auf eine Blutplatte ausgesät, wobei darauf zu achten ist, daß möglichst konstante Bakterienmengen (standardisierte Öse oder Aufschwemmung) verwendet werden; dann werden Filterpapierblättchen (Fa. Carl Schleicher u. Schüll, Dassel, Kreis Einbek) von 0,9 cm Durchmesser in standardisierte Antibioticalösung eingetaucht, die pro Kubikzentimeter Flüssigkeit folgende Mengen Wirkstoff enthalten:

Antibiotica		*Sulfanilamide*	
Penicillin	40 E	Globucid	80 mg
Tetracyclin	1 mg	Badional	80 mg
Streptomycin	1 mg	Aristamid	80 mg
Chloramphenicol	1 mg	Andal	80 mg usw.
Erythromycin	1 mg		
Kanamycin	1 mg usw.		

Die so vorbereiteten Blättchen werden auf die beimpften Blutplatten verbracht. Es erfolgt Bebrütung 18—24 Std bei 37⁰ C und Ablesung der Hemmhöfe, wobei sich nachstehende Graduierung bewährt hat:

$$\varnothing \text{ keine Hemmzone} = \text{resistent}$$
$$+ \text{ bis 20 mm Hemmzone} = \text{gering sensibel}$$
$$++ \text{ 20—29 mm Hemmzone} = \text{gut empfindlich}$$
$$+++ \text{ über 30 mm Hemmzone} = \text{sehr gut empfindlich}$$

Der Blättchentest ist einfach und kann auch ohne Spezialausbildung im klinisch-bakteriologischen Laboratorium durchgeführt und beurteilt werden. Das Ansetzen der Wirkstofflösungen verbilligt den Test; es muß alle 2 Wochen neu geschehen (Abb. 6).

Neuerdings werden von der pharmazeutischen Industrie die von den betreffenden Firmen produzierten Antibiotica in Testblättchen inkorporiert gern zur Verfügung gestellt. Ein sehr bequemes „Testbesteck" stellt der von der Fa. Dr. Wild & Co., Basel, in den Handel gebrachte Sebas-Test dar. Der Kasten enthält 17 Flakons mit je 50 mit Antibiotica und Chemotherapeutica imprägnierten Filterscheiben (Preis DM 154.—): 15 Antibiotica, 1 Sulfonamid und Furadantin.

Streifentest

Bei diesem Verfahren werden Filterpapierstreifen mit Antibiotica imprägniert und genau wie beim Blättchentest auf beimpfte Blutplatten gebracht. Vorteile gegenüber dem Blättchentest lassen sich nicht erkennen.

Neuerdings hat SCHERR eine Methode entwickelt, bei der nach dem Blättchentest in einem einzigen Arbeitsgang die Sensibilität von 6 verschiedenen Antibiotica
auf einer Platte ermittelt werden kann. Es handelt sich dabei um eine Art
6-blättriges Kleeblatt aus Papier, bei dem durch bestimmte Imprägnierung ein
Überschneiden unmöglich gemacht worden ist.

PITAL u. Mitarb. haben eine Schnellmethode geschaffen, die eine Modifikation
des Standard-Blättchentestes darstellt und die auf der antibiotischen Interferenz
mit der mikrobiellen Reduktion von Resazurin beruht. Die Sensibilität wird durch
Farbeffekte (rot — blau — farblos) sichtbar gemacht. Mit dieser Methode kann
die Empfindlichkeit von Staphylokokken in 2,3 Std, die von E. Coli in 3 Std exakt ermittelt werden.

Weitere Methoden sind von RUGE in einer Literaturübersicht ausführlich dargestellt und kritisch beurteilt worden.

Will man die Sensibilität quantitativ ermitteln, so müssen andere Testmethoden, z. B. Röhrchen-Reihenverdünnungstest, Zylindertest od. dgl. herangezogen werden; für rein praktisch-klinische Belange sind die oben angeführten qualitativen Methoden, vor allem der Blättchentest voll ausreichend.

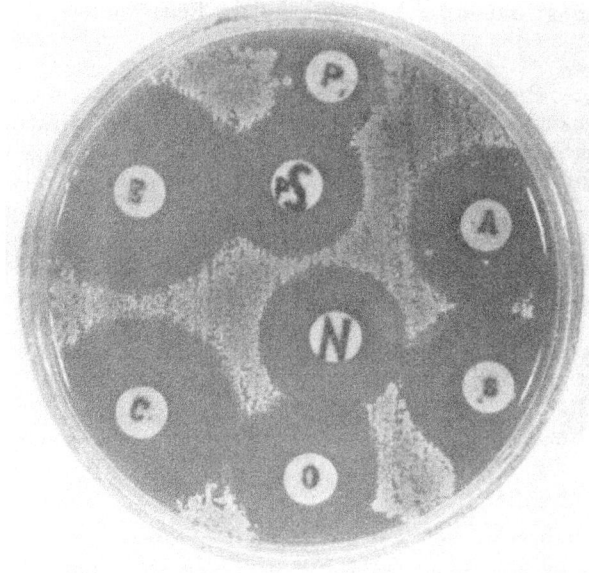

Abb. 6. Sensibilitätstest mit präparierten Blättchen. Stamm: Mikrococcus
pyogenes var. aureus. *P* Penicillin, *A* Aureomycin, *S* Streptomycin, *O* Ole-
andomycin, *C* Chloramphenicol, *E* Erythromycin, *PS* Kombination
Penicillin-Streptomycin, *N* Neomycin

Der Wert der Resistenzbestimmung für die Klinik wird heute manchmal mit
dem Hinweis angezweifelt, daß Diskrepanzen zwischen bakteriologischem Befund und Therapieerfolgen oder -mißerfolgen bestehen. Derartige Unstimmig-
keiten können verschiedene Gründe haben: werden z. B. im Laboratorium hoch-
empfindliche Keime gefunden, die aber klinisch z. B. unter Penicillin nicht beeinflußt werden, so kann das daran liegen, daß diese Keime nur durch unsachgemäße Entnahme in das Untersuchungsmaterial gelangt sind, in Wirklichkeit
aber mit dem Krankheitsbild gar nichts zu tun haben. Es kann ferner eine Misch-
infektion vorliegen, bei der der eigentliche Krankheitserreger durch den sehr
resistenten Proteus überwuchert wird. Ferner ist es möglich, daß das Antibioticum
durch Enzyme (z. B. Penicillinase) gehemmt wird. Umgekehrt wird manchmal
beobachtet, daß trotz Penicillinresistenz des mutmaßlichen Erregers, die Infektion
unter Penicillinbehandlung abklingt. Man sollte bei solchen Überlegungen nie
vergessen, daß der Organismus schließlich kein Reagensglas ist und daß eine
Reihe von Faktoren, die wir durch Resistenzanalysen nicht miterfassen, beim
Heilungsprozeß eine Rolle spielen: Opsonine, Phagocytose, Bakteriolysine im
Serum usw.

Durch erneute Urinentnahme und genaue Überprüfung wird man im klinik-eigenen Laboratorium solche Diskrepanzen oft aus dem Wege räumen können. In diesem Zusammenhang muß auf die Untersuchungen von MAYOUX u. Mitarb. hingewiesen werden, die an Hand von Tierversuchen (mit Heatley-Staphylo-kokken infizierte Kaninchen) und klinischen Beobachtungen festgestellt haben, daß ein und derselbe Bakterienstamm eines Kranken in seinem Sensibilitätsgrad gegenüber einem Antibioticum variieren kann, je nachdem, ob er aus Eiter, Urin oder Gewebe isoliert worden ist.

HENRY WELCH hat 1956 den dankenswerten Versuch unternommen, durch Standardisierung der verwendeten Konzentrationen und durch Einführen von 3 Beurteilungsgraden, die genau definiert sind, zu einer auch international ver-gleichbaren Basis der Resistenzanalysen zu gelangen. Folgende Konzentrationen der einzelnen Antibiotica werden für den Blättchentest vorgeschlagen:

Bacitracin . . .	2 E	10 E	20 E
Carbomycin . .	2 γ	5 γ	15 γ
Chloramphenicol	5 γ	10 γ	30 γ
Chlortetrazyklin .	5 γ	10 γ	30 γ
Erythromycin . .	5 γ	5 γ	15 γ
Neomycin . . .	5 γ	10 γ	30 γ
Oxytetrazyklin .	5 γ	10 γ	30 γ
Penicillin	2 E = 1,2 γ	5 E = 3 γ	10 E = 6 γ
Polymyxin B . .	5 E	10 E	30 E
Streptomycin . .	2 γ	10 γ	100 γ
Tetrazyklin . . .	5 γ	10 γ	30 γ
Viomycin . . .	2 γ	10 γ	100 γ

Bei der Auswertung wird wie folgt verfahren:

	sensibel	mäßig sensibel	resistent
Penicillin . . .	0,5 E	0,5—1 E	10 E
Tetrazyklin . . .			
Oxytetrazyklin .	0,5 γ	5—10 γ	10 γ
Chlortetrazyklin			
Chloramphenicol .	15 γ	15—25 γ	25 γ

Im Interesse genauer und auch vergleichbarer Werte sollte in allen Labora-torien und Kliniken einheitlich nach diesem Schema verfahren werden.

4. Die normale Flora der Urethra und der Orificien

Während Nieren, Ureteren und auch die Blase normalerweise keimfrei sind, zeigt die Urethra und deren Orificium zumindest in ihren vorderen Partien eine physiologische Keimbesiedlung, die bei den Geschlechtern verschieden ist. — Be-vor auf diese Verhältnisse eingegangen wird, erscheint es erforderlich, einige Sätze über die Nomenklatur der Mikroorganismen zu bringen.

a) Nomenklatur

Es gibt wenige Wissenszweige, auf denen es soviel Unklarheiten, soviel Über-schneidungen und mangelndes gegenseitiges Verstehen gegeben hat und noch gibt wie die Mikrobiologie. Botaniker, Zoologen, Bakteriologen, Human-, Veteri-när- und Zahnmediziner haben oft die gleichen Arten mit eigener Nomenklatur belegt, so daß der naturwissenschaftliche Bakteriologe vielfach eine andere Sprache spricht als der medizinische Mikrobiologe oder der Kliniker, obgleich alle die gleiche Keimart meinen. Dieser Mißstand sollte auf dem I. Internationalen Mikrobiologenkongreß in Paris 1930 durch Schaffung eines internationalen Nomenklaturkodex abgeschafft werden. Damals wurde ein Nomenklatur-Komitee gegründet, dem etwa 100 Mitglieder angehören, das in Permanenz tagt und das der Internationalen Gesellschaft für Mikrobiologie laufend seine Vorschläge und Empfehlungen macht. Diese 1930 niedergelegte Nomenklatur ist im angelsächsischen Schrifttum im Gegensatz zum deutschen und französischen allgemein geläufig. Im Interesse einer allgemeinen wissenschaftlichen Verständigung auf diesem Gebiet ist es aber unbedingt erforderlich, daß auch bei uns die internationale Nomenklatur festen Fuß faßt, worauf MEYER-ROHN bereits einmal hingewiesen hat. Im folgenden wird ausschließlich die international festgelegte Nomen-

Tabelle 1. *System der für die Humanmedizin wichtigen Bakterien* (nach BERGEY)

Ordnung	Familie	Stamm	Gattung	Art (Beispiel)
Eubacteriales	Pseudomonaceae	Pseudomonaceae	Pseudomonas	aeruginosa
			Vibrio	commae
		Spirilleae	Spirillum	
	Mikrococcaceae		Mikrococcus	pyogenes albus
			Gaffkya	tetragena
			Sarcina	lutea
	Neisseriaceae		Neisseria	gonorrhoeae
			Veillonella	
		Streptococcaceae	Diplococcus	pneumoniae
			Streptococcus	haemolyticus
	Lactobacteriaceae	Lactobacilleae	Lactobacillus	lactis
			(Leptotrichia)	
	Corynebacteriaceae		Corynebacterium	diphtheriae
			Listeria	
	Achromobacteriaceae		Erysepelothrix	rhusiopathiae
			Alkaligenes	faecalis
		Escherichiae	Escherichia	coli
			Aerobacter	aerogenes
			Klebsiella	pneumoniae
	Enterobacteriaceae	Serratiae	Serratia	marcescens
		Proteae	Proteus	vulgaris
		Salmonellae	Salmonella	typhi
			Shigella	dysenteriae
		Pasteurelleae	Pasteurella	pestis
			Malleomyces	mallei
		Brucelleae	Brucella	abortus
	Parvobacteriaceae	Bacteroideae	Bacteroides	
			Fusobacterium	
		Haemophileae	Haemophilus	aegyptius
			Moraxella	lacunatus
			Dialister	
	Bacillaceae		Bacillus	anthracis
			Clostridium	tetani
Actinomycetales	Mycobacteriaceae		Mycobacterium	tuberculosis
	Actinomycetaceae		Nocardia	
			Actinomyces	hominis
	Streptomycetaceae		Streptomyces	griseus
Spirochaetales	Treponemataceae		Borrelia	Vincenti
			Treponema	pallidum
			Leptospira	icterohaemorrhagicum
Rickettsiales	Rickettsiaceae		Rickettsia	Prowaczeki
			Coxiella	

klatur benutzt, wie sie auch im Standardwerk der bakteriologischen Bestimmungsmethoden, in BERGEYs Manual of determinative Bacteriology niedergelegt ist.
Ebenso wird im folgenden nach der im BERGEY festgelegten Klassifikation verfahren.

Als Beispiel soll hier nur auf zwei der am häufigsten falsch angewendeten
Gattungsnamen hingewiesen werden: als Bacillen gelten seit 80 Jahren nur
aerobe Sporenbildner; es ist also unrichtig, auch heute noch von Typhus-
bacillen oder Tuberkelbacillen zu sprechen. Spirochaeta ist seit mehr als
50 Jahren kein Gattungsbegriff mehr in der Humanmedizin, sondern gilt nur für
freilebende Arten; es muß also heißen Treponema pallidum (SCHAUDINN 1905)
und nicht mehr Spirochaeta pallida.

Die verschiedenen im System aufgeführten Einheiten tragen charakteristische
Wortendungen; die Ordnungen auf -ales, die Familien auf -aceae, die Stämme auf
-eae. Die Gattungen sind Substantive und werden groß geschrieben; Artnamen
schreibt man klein, sie sind in der Regel Adjektive oder Substantive im Genitiv.
Tabelle 1 zeigt das Bergey-System; nur Gattungen mit humanmedizinischer Bedeutung sind darin aufgeführt.

Es scheint angebracht, die bekanntesten und immer wieder im Text erschei-
nenden Arten tabellarisch mit alter und (neuer) internationaler Nomenklatur
zusammenzustellen.

Tabelle 2. *Gegenüberstellung alter und neuer Namen der bekanntesten Keimarten*

Internationale Nomenklatur	Alte Bezeichnung
Pseudomonas aeruginosa	Bacterium pyocyaneum
Mikrococcus pyogenes var. aureus	Staphylococcus aureus
Diplococcus pneumoniae	Pneumococcus
Neisseria gonorrhoeae	Gonococcus
Erysipelothrix rhusiopathiae	Rotlaufbacillus
Escherichia coli	Bacterium coli
Klebsiella pneumoniae	Friedländer-Bacillen
Serratia marcescens	Bacterium prodigiosum
Salmonella typhi	Bacterium typhi
Shigella dysenteriae	Bacterium dysenteriae
Pasteurella pestis	Bacterium pestis
Malleomyces mallei	Rotzbakterien
Fusobacterium	Fusiforme Stäbchen
Haemophilus influenzae	Influenzabakterien
Haemophilus aegyptius	Koch-Week-Bakterien
Moraxella	Diplobacterium Morax-Axenfeld
Brucella abortus	Bangbakterien
Clostridium tetani	Tetanusbacillen
Mykobacterium tuberculosis	Tuberkelbakterien
Borrelia recurrentis	Spirochaeta recurrentis
Treponema pallidum	Spirochaeta pallida

b) Die Keimflora von Vulva und Vagina

Die Keimbesiedlung der Vulva ist reichhaltig und mannigfach: Die Nähe des
Anus, die faltenreichen Buchten, die gepreßte Lage zwischen Oberschenkeln und
Nates, die Öffnungen von Urethra und Vagina bieten Mikroorganismen günstige
Lebensbedingungen.

Vorherrschend sind Staphylokokken, was nicht verwundern kann, da die
Vaginalflora bis zu 80% aus Staphylokokken besteht (BERNHARD, ALLERMANN
und LUDWIG). Zahlreich kommen vor Darmbakterien wie E. coli, Enterokokken,
Bac. mesentericus, Clostridien, Streptokokken, Neisseriaarten, Corynebakterien,
Borrelien, saprophytische Mykobakterien (Mycobact. smegmatis) u. a. Quantität

und Qualität der Flora sind weitgehend abhängig von der Sauberkeit des Individuums.

Über die Vaginalflora liegen ausgedehnte Untersuchungen von BERNHARDT an 1000 Frauen vor.

In den meisten Fällen handelt es sich um Mischkulturen: 29% Monokulturen stehen 71% Mischkulturen gegenüber.

Die Frage nach dem Vorkommen von Monilien in der Vagina ist durch die steigende Verwendung von Antibiotica und dem vielfach daraus resultierenden Infektionswechsel in den Blickpunkt des Interesses gerückt worden. Dabei mußte zunächst einmal ermittelt werden, ob und wie häufig Monilien in der Scheide vorkommen. Während BERNHARD bei Untersuchungen der Scheidensekrete von 1000 Frauen keine Monilien fand, konnten RÜTHER, RIETH und KOCH in den Vaginalabstrichen von 100 gynäkologisch symptomfreien Frauen 10mal Candida albicans, 1mal Candida tropicalis, 4mal Torulopsis glabrata und 2mal nicht weiter differenzierte Hefepilze finden, bei 100 Schwangeren fanden die Autoren 20mal Candida albicans, je 1mal Candida Krusei, Cand. nov. spec., Torulopsis sake, Saccharomyces Baillii und Saccharomyces non diff., sowie 2mal Torulopsis glabrata. Bei 200 Frauen ohne klinische Symptome wurden also in 44 Fällen (Candida albicans 30mal) Hefepilze aus dem Scheidensekret gezüchtet. Demgegenüber wurden bei 200 Patientinnen mit Kolpitis und Pruritus in 85 Fällen

Tabelle 3. *Vaginalflora bei 1000 Frauen* (BERNHARDT)

Keimart	Fälle	%
Staphylokokken	727	72,7
Streptokokken	179	17,9
Diplokokken	212	21,2
Enterokokken	7	0,7
Mikrokokken	6	0,6
Escherichia coli	257	25,7
Proteus vulgaris	26	2,6
Pseudomonas aeruginosa	1	0,1
Bacillus mesentericus	115	11,5
Bacillus vulgaris	102	10,2
Bacillus mycoides	5	0,5
Bacillus subtilis	1	0,1
Bacillus cochlearis	2	0,2
Bacillus tertius	17	1,7
Bacillus tetanomorphus	1	0,1
Pilzsporen	11	1,1
Kokkobacillen	1	0,1
gramnegative Stäbchen (non diff.)	10	1,0
grampositive Stäbchen (non diff.)	37	3,7
Bacterium emphysematosus Fränkel	102	10,2 *
Bacterium putrificus verrucosus	60	6,0 *
Bacterium parasarkophysematosus (Pararauschbrand)	36	3,6 *
Bacterium sporogenes Sordelli	6	0,6 *
Bacterium oedomaticus Novy	5	0,5 *
Bacterium putrificus tenuis	3	0,3 *

* Gasbranderreger (nach ZEISSLER) 212 Fälle = 21,2%.

Hefepilze, davon 74mal Candida albicans aus der Vagina kultiviert. Die Autoren kommen zu dem Schluß, daß Candida albicans für die Kolpitiden verantwortlich zu machen ist. Die Frage primäre oder sekundäre Besiedelung ist bei Monilienbefunden immer schwer zu beantworten. Man kann ebenso den Standpunkt vertreten, daß Monilien infolge der Kolpitis und der dadurch bedingten Änderung der physiologischen Verhältnisse der Vagina günstigere Nährbodenverhältnisse vorfinden und sich stark ausbreiten können. Die starke Zunahme der Monilien würde dabei auf Konto des Fehlens von Antagonisten in der normalen Scheidenflora gehen, nicht auf Änderungen des Säuretiters, da Candidamyceten gegenüber p_H-Änderungen sehr widerstandsfähig sind.

Es scheint festzustehen, daß mit steigendem Antibioticaverbrauch häufiger als sonst Monilien in der Scheide gefunden werden. ALVAREZ-BRAVO und GONZALES beobachtete so innerhalb kurzer Zeit an einem nicht ausgesuchten Material nach Antibioticagaben eine Zunahme der Monilien-Vulvovaginitis von 2,4 auf 24,6%. Von

172 Kranken mit vaginalem Fluor hatten 34, von denen 31 kurz vorher mit Antibiotica behandelt worden waren, eine Monilieninfektion. Analoge Berichte liegen vor von REICH u. Mitarb., SCHERFF, HOSEMANN, DE BRUINE und RODEN-BURG u. v. a.

c) Glans penis

Recht vielgestaltig ist die Bakterienflora des Präputialsackes, der durch seinen organischen feuchten Detritus hervorragende Nährbodenverhältnisse bietet. Mycobact. smegmatis und andere säurefeste Stäbchen, verschiedene grampositive und -negative Kokkenarten, Hefen, Sarcinen, grampositive und -negative Stäbchen, Spirillen und Borrelien werden regelmäßig gefunden. Auch hier ist Qualität und Quantität der Flora abhängig von der Sauberkeit des Individuums.

Wir haben bei 50 Versuchspersonen Abklatschkulturen von der Glans penis gemacht; es handelte sich um poliklinische Patienten, also vollkommen unausgesuchte Versuchspersonen. Dabei konnten wir die in Tabelle 4 aufgeführten Keimarten isolieren.

All diese in Vagina, auf Vulva und Glans penis vorkommenden Keime können durch unsachgemäße Urinentnahme in diesen gelangen und dann ein falsches Bild über den Keimgehalt des Blasen- oder auch Nierenharns abgeben. Auf Grund der anatomischen Verhältnisse können andererseits eine Reihe von

Tabelle 4. *Bakterienflora der Glans penis, Abklatschkulturen bei 100 Gesunden*

Arten	Häufigkeit in %
Mikrococcus pyogenes var. albus	78
Mikrococcus pyogenes var. albus haemolyticus	20
Mikrococcus pyogenes var. aureus	20
Mikrococcus pyogenes var. aureus haemolyticus	4
Gaffkya tetragena	2
Sarcina lutea	14
Sarcina flava	8
Sarcina perflava	12
Sarcina aurantiaca, cinerea	2, 2
Vergrünende Streptokokken	28
Streptococcus faecalis	6
Neisseria pharyngis	4
Corynebacterium paradiphthericum	42
Corynebacterium xerosis	10
Corynebacterium coelicolor	8
Lactobacillus lactis	4
Bacillus aubtilis	10
Bacillus mesentericus	2
Bacillus alvei	2
E. coli	4
Proteus vulgaris	2
Pseudomonas aeruginosa	4
Chromobacterium flavum	4
Bacterium herbicolum	4

Keimen aus diesen Gebieten in die Urethra einwandern. Diese Punkte betonen sehr eindringlich die Wichtigkeit sterilen Arbeitens bei der Harngewinnung.

d) Bakterienflora der Urethra

Die Bakterienflora der Urethra ist auf Grund anatomischer und physiologischer Verhältnisse bei den Geschlechtern quantitativ und qualitativ verschieden.

Die in gesunden weiblichen Harnröhren gefundenen Keimarten entsprechen im allgemeinen der Flora der männlichen Urethra: Mikrokokken, Streptokokkenarten, Corynebakterien, gelegentlich Proteus. E. coli und Milchsäurebakterien finden sich dagegen bei der Frau häufiger als beim Mann.

RÖCKL fand in 115 gesunden männlichen Harnröhren in 40% Staph. alb., 39% Staph. aur., 1% gramnegative Diplokokken, 7% anhämolytische, 8% hämolysierende und 5% vergrünende Streptokokken, 10% Proteus vulgaris, 3% Hefen und in 2,6% keine Keime. Corynebakterien wurden dabei nicht gezüchtet. KLIKA fand bei 50 gesunden Männern in der Harnröhre 58% Staph. alb., 10% Staph. aur. haem., 18% Corynebakterien, 6% Sarcinen und 2% Alkaligenes faecalis. Weber vergleicht die physiologische Harnröhrenflora mit den übrigen Keimdepots des Organismus (Haut, Nasen-, Rachenraum, Vagina, Darm); dort besteht ebenfalls ein Gleichgewicht zwischen Mikro- und Makroorganismus, dessen Störung klinische Symptome hervorrufen kann. Staph. alb. und Diphtheroide bilden das Hauptkontigent der normalen Urethralbesiedlung.

Pleuropneumonie-ähnliche Organismen wurden von Röckl, Nasemann und Stettwieser in 19,1% bei gesunden und in 27% bei an unspezifischer Urethritis erkrankten Männern aus der Urethra isoliert. Bei Frauen fanden sich in 62% der untersuchten Fälle positive Kulturen, während Mädchen mit häufig wechselndem Geschlechtsverkehr sogar in 74% PPLO aufwiesen. Die PPLO scheinen danach zur normalen Flora des Urogenitaltraktes zu gehören, wenngleich nach Memmesheimer noch keine völlige Übereinstimmung darüber herrscht. Die PPLO wurden von Röckl u. Mitarb. auch bei gesunden Knaben und Mädchen gefunden, und zwar in 31 Fällen 4mal.

Bei eigenen Untersuchungen züchteten wir aus 100 Urethralabstrichen von Männern 19mal Staph. aur., 48mal Staph. albus, 27mal Streptokokken verschiedener Art, 48mal Corynebakterien usw. Die Art und der Anteil der Keime sind in Tabelle 5 aufgeführt. Auffallend ist der hohe Anteil von Corynebakterien, die u. E. zur normalen Keimbesiedlung der Urethra gehören.

Tabelle 5. *Bakterienflora der Harnröhren von 100 Männern*

Keimart	%	Keimart	%
Micrococcus aureus	16	Corynebakterien (Corynebacterium paradi., C. Hofmann-Wellenhof, Corynebacterium xerosis)	48
Micrococcus aureus haemolyticus . .	3		
Micrococcus albus	47		
Micrococcus albus haemolyticus . .	48	Proteus vulgaris	3
Streptococcus haemolyticus	6	E. coli	2
Streptokokken o. H.	9	Klebsiella pneumoniae	1
Streptokokken mit Vergrünung . .	9	Lactobakterien	1
Streptococcus faecalis	2	Keime aus der Haemophilusgruppe .	3
Diplococcus pneumoniae	1	Neisseria catarrhalis	3
Sarcinen	3		
Gaffkya tetragena	4		

Sehr häufig fanden wir in den Abstrichen feine gramnegative Stäbchen, die sich nur selten kultivieren ließen. Wir halten sie für Keime der Hämophilusgruppe. Zanon hat ähnliche Keime in der Vaginalflora beobachtet, er konnte sie auch nicht auf den üblichen Nährmedien züchten und wirft die Frage auf: PPLO oder Hämophilus.

Der Übergang saprophytär vorkommender Keime in pathogene Erreger ist nach Friederich und Rasp oft nur ein rein quantitatives Grenzproblem. In einer entzündeten Urethra können sich praktisch alle bekannten pathogenen Mikroorganismen ansiedeln. Die Skala der hier gefundenen Keimarten reicht von den Virusarten über Rickettsien-Bakterien-Hefen bis zu den Fungi.

Erfahrungsgemäß bestehen nicht immer signifikante Unterschiede hinsichtlich der Häufigkeit der einzelnen Bakterienarten in der Urethra Gesunder und an Urethritis non gonnorrhoica Erkrankter. In Übereinstimmung mit Marchionini und Röckl möchten wir erst von einer pathogenen Urethral-Flora sprechen, wenn aus der Harnröhre Reinkulturen von E. coli, Pseudomonas aeruginosa, Proteus vulgaris, Mikrococcus pyogen. aur. oder Streptokokken, Neisseriaarten (Johnston) oder aber auch Mischkulturen dieser und anderer Keime, die wie

z. B. Candida albicans, nur selten in der Urethra vorkommen, gezüchtet werden.
Es müssen schon massive kulturelle Befunde vorliegen, während Einzelkolonien
dieser oder jener Bakterienart mit Zurückhaltung beurteilt werden müssen.

5. Charakteristika der bei urologischen Erkrankungen am häufigsten gefundenen Keimarten

Es ist nicht Aufgabe dieses Artikels, eine spezielle Bakteriologie schlechthin
zu vermitteln. Für diese Zwecke muß auf die entsprechende Fachliteratur verwiesen werden. Im folgenden sollen lediglich die Hauptcharakteristika der für
die Urologie bedeutungs-
vollsten Bakterien auf-
gezeigt werden.

Mikrokokken sind gram-
positive, unbewegliche,
kugelförmige Mikroorga-
nismen in oft trauben-
förmiger Lagerung. Sie
sind wenig anspruchsvoll
und viele Arten bilden bei
Luftzutritt weiße, gelbe
und rötliche Pigmente.
Sie kommen ubiquitär
vor, zahlreiche Arten aber
auch als Saprophyten oder
Parasiten auf Schleim-
häuten der offenen Kör-
perhöhlen.

Mikrococcus pyoge-
nes (Staphylococcus
aureus und albus)

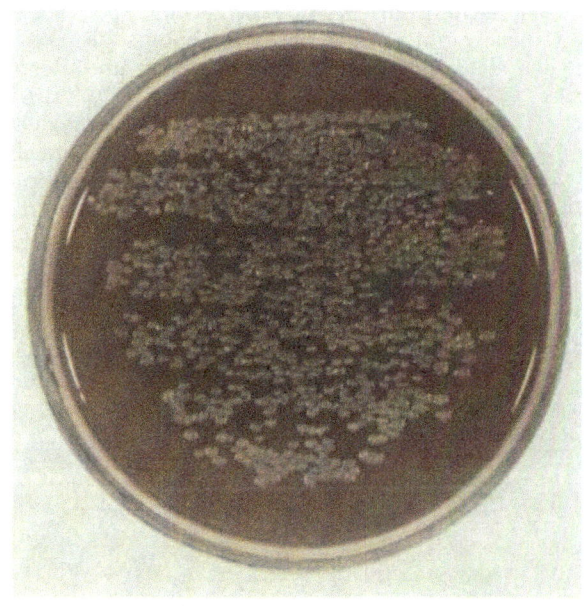

Abb. 7. Bakterienkultur auf der Blutplatte. Stamm: Mikrococcus
pyogenes var. aureus

Morphologie: kleine
kugelige Kokken gleicher
Größe von etwa 0,8 μ
Durchmesser; unbeweglich, bilden keine Kapseln. Im Eiter liegen sie meist in
kleinen unregelmäßigen Haufen oder Trauben; aus der Kultur isoliert, zeigen sie
in ihrer Lagerung unregelmäßige Anordnung. Sie färben sich mit den üblichen
Farbstoffen gut an.

Kultur: sehr anspruchslos, aerob und anaerob zwischen 22 und 37° C auf allen
üblichen Nährböden (Abb. 7). Auf festen Medien wachsen sie als relativ große,
kreisrunde, glänzende Kolonien mit verschiedenem Pigment (aureus, albus,
citreus). Auf Blutagar zeigen die Kolonien in der Regel mehr oder weniger breite
Hämolysehöfe. In Nährbouillon: starke Trübung und Säurebildung, später
Bodensatz.

Toxine und aggressive Fermente

1. Plasmakoagulase = sicherstes Pathogenitätszeichen.
2. Fibrinolysin (Staphylokinase).
3. Gelatinase.
4. Hyaluronidase.

5. Hämotoxine (Staphylolysine)

menschenpathogene Stämme: α- und (oder δ-Toxin)
tierpathogene Stämme: β-Toxin
apathogene Stämme: ε-Toxin

Weitere Toxine: Leukozidin lähmt die Phagocytose.

Dermotoxin verursacht nach intracutaner Injektion Hautnekrosen und ist möglicherweise identisch mit dem δ-Toxin.

Enterotoxin bei Nahrungsmittelvergiftungen.

Tierpathogenität. Mäuse und Meerschweinchen gering, Kaninchen stark (Septicämie, Abscesse).

Übertragungsmodus: Tröpfchen- und Schmierinfektion oder peroral.

Ausbreitung im Organismus erfolgt per continuitatem oder hämatogen.

Daneben gibt es noch eine Reihe von saprophytischen Mikrokokken, die sich auf den Schleimhäuten des Verdauungs- und Respirationstraktes oft in großer Zahl finden. Sie bilden z. T. sehr farbenprächtige Pigmente, die den einzelnen Arten ihre Namen geben: M. niger, M. luteus, M. ruber, M. aurantiacus, M. roseus usw. Sie sind von Gaffkya tetragena oder pigmentbildenden Sarcinen manchmal schwer zu unterscheiden. Im Urin findet sich manchmal die Sarcina urea, die peritrich begeißelt ist und aus Harnstoff Ammoniumcarbonat zu bilden vermag.

Streptokokken

Streptokokken (S) sind kugelige Gebilde von 0,6—1 μ Durchmesser, die in kurzen oder langen Ketten gelagert sind (in Bouillon am besten ausgebildet). Die S. sind verhältnismäßig anspruchsvoll; sie wachsen auf Blut- und Serumagar langsam in kleinen Kolonien. In Bouillon ist die Wuchsform von der Kettenlänge abhängig: kurze Ketten trüben

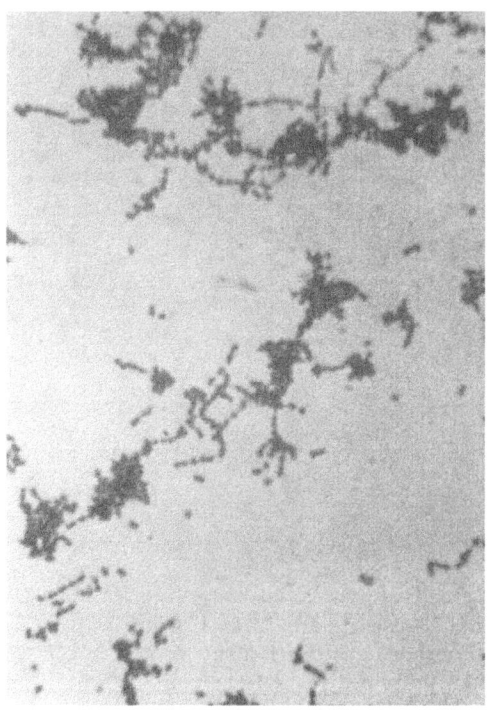

Abb. 8. Streptokokken im Urinsediment. Vergr. 2000:1

gleichmäßig, lange Ketten bilden oft nur Bodensatz (Abb. 8).

Die Übertragung erfolgt bei allen hämolysierenden S. durch Schmier-, Staub- und Tröpfcheninfektion; es kommt aber auch alimentäre Infektion durch die Milch vor.

β-hämolytische Streptokokken

Das Phänomen der β-Hämolyse ist an gewisse serologische Gruppen gebunden, die Lancefield-Gruppen A, C, E, F, G, L, M und H. Von ihnen sind die letzten 3 für die menschliche Pathologie bedeutungslos. Man hat in allen Gruppen auch α- und γ-hämolytische Stämme gefunden (Roemer) und man kann der weitverbreiteten Meinung, daß bestimmte Lancefield-Gruppen nur von β-hämolytischen S. gebildet werden, nicht mehr zustimmen. Dazu kommen noch einige

β-hämolytische Stämme der Gruppe D, während man gewisse Stämme der Gruppe B (z. B. S. Aronson) zu den vergrünenden (α-Hämolyse) S.-Arten zählt.

Streptococcus pyogenes
(Serologische Gruppe A)

S. pyogenes wächst in kurzen bis mittellangen Ketten vorwiegend kapsellos. Einige Stämme bilden jedoch Kapseln (S. mucosus); diese dürfen jedoch nicht mit dem ebenfalls bekapselten „Pneumococcus mucosus" verwechselt werden. Die Kapsel besteht im Gegensatz zur Pneumokokkenkapsel aus Hyaluronsäure. Man bedient sich derartiger Stämme im Dekapsulationstest zum Hyaluronidase- nachweis bei pathogenen Mikrokokken. Auf Blutagar wächst S. pyogenes in zarten, transparenten, β-hämolytischen Kolonien, in Bouillon ohne wesentliche Trübung als körniger Bodensatz.

Toxine. A-Streptokokken bilden zwei verschiedene Hämotoxine, das oxy- dable Streptolysin 0 und das nicht oxydable Streptolysin S; sie besitzen außerdem ein Leukozidin, Streptokinase und eine Hyaluronidase. Gefürchtet ist bei allen durch S. pyogenes ausgelösten eitrigen Prozessen (Phlegmonen, Mastoiditis, Osteomyelitis usw.) die fehlende Abgrenzungstendenz, die auf die Strepto- kinase- (Fibrinolysin-) und Hyaluronidase-Aktivität zurückgeführt wird.

Tierpathogenität: S. pyogenes ist für Mäuse pathogen, während Kaninchen und Meerschweinchen weitgehend dagegen resistent sind.

Streptococcus pyogenes humanus
(Serologische Gruppe C)

Gruppe C enthält neben dem überwiegenden Anteil tierpathogener Arten auch einige menschenpathogene Stämme. Sie tragen dann die Bezeichnung S. pyo- genes var. humanus (oder „human C") zum Unterschied von S. pyogenes var. animalis dieser Gruppe. Beide Varietäten sind mäusepathogen. Human C bildet im Gegensatz zur tierischen Varietät eine Streptokinase und eine Hyaluronidase; sie sind beim Menschen seltener als die S. pyogenes-Stämme der Gruppe A.

Über die S. der serologischen Gruppe E herrschen noch manche Unklarheiten hinsichtlich der Hämolyse (SEELEMANN); sie besitzen weder Streptokinase noch Hyaluronidase und sind apathogen für die Maus. Gruppe E wird ausnahmslos bei Tieren gefunden, ausnahmsweise in Eiterungen bei bäuerlicher Bevölkerung und in der Mundhöhle (BERGER).

Streptococcus minutus
(Serologische Gruppe F)

Die Einzelkokken sind kleiner, die Kolonien sind zarter und werden erst nach 2—3 Tagen sichtbar. Die Hämolysehöfe sind im Verhältnis zur Koloniegröße breiter als bei S. pyogenes. Sie bilden nur Streptolysin S. und Hyaluronidase, aber keine Streptokinase. Sie sind apathogen für Mäuse und finden sich auf den Schleimhäuten von Mund, Nebenhöhlen, Darm und Vagina. Sehr häufig werden sie bei Glomerulonephritis (79%) und akutem Gelenkrheumatismus (43%) ge- funden (LONG u. Mitarb.).

Serologische Gruppe G

Die Mehrzahl der Stämme wächst wie S. pyogenes, ein kleinerer Teil wie S. minutus. Sie bilden Streptolysin O und S, meist auch Streptokinase und Hya- luronidase. Normalerweise kommen S. der Gruppe G auf den Schleimhäuten der Mundhöhle, der oberen Luftwege und der Vagina vor; sie sind fakultativ pathogen und werden oft gemeinsam mit Stämmen der A-Gruppe gefunden.

BERGER hat die biologischen Eigenschaften der wichtigsten S.-Arten tabellarisch zusammengefaßt. Tabelle 6 wurde nach BERGER modifiziert und bringt in
übersichtlicher Form die Eigenschaften der für die Pathologie so wichtigen Mikroorganismen.

Tabelle 6. *Biologische Eigenschaften der wichtigsten Streptokokkenarten nach* BERGER

	Lancefield-Gruppe	Hämolyseform	Toxine			Sherman-Kriterien						Pathogenität	
			Strepto-lysin	Strepto-kinase	Hyaluro-nidase	10° C	45° C	NaCl 6,5%	pH 9,6	Methy-len-blau 1:1000	Galle 40%	Mensch	Maus
Streptococcus pyogenes .	A	β	O, S	+	+	—	—	—	—	—	—	+	+
Streptococcus agalactiae .	B	γ, α	S	—	(+)	—	—	—	—	—	—	(+)	(+)
Streptococcus pyogenes humanus „human C" .	C	β	O, S	+	+	—	—	—	—	—	—	+	+
Streptococcus faecalis . .	D	γ, α	S	—	—	+	+	+	+	+	+	(+)	—
Streptococcus bovis . . .	D	α, γ		—	—	—	+	—	—	—	+	(+)	—
Streptococcus sp.	E	β, γ	S	—	—	—	—	—	—	—	—	(+)	—
Streptococcus minutus . .	F	β	S	—	+	—	—	—	—	—	—	+	—
Streptococcus sp.	G	β	O, S	(+)	(+)	—	—	—	—	—	+	(+)	—
Streptococcus sp.	H	γ, α	S	—	(+)	—	+	—	—	—	—	(+)	—
Streptococcus sp.	K	α, γ	S	—	(+)	—	—	—	—	—	—	—	—
Streptococcus lactis . . .	N	α, γ		—			+	—	—	—	+	+	—	
Streptococcus salivarius .	—	α, α'				(+)	—	—	—	—	(+)	+	(+)
Streptococcus equinus . .	—	α, γ				—	—	—	—	—	—	(+)	

Vergrünende Streptokokken mit Gruppenantigen

Hierher gehören die α- und γ-hämolytischen Arten der Gruppen B, D, H, K,
N und O. Sie sind teilweise trotz Fehlens von Streptokinase und Hämotoxin
fakultativ pathogen. Die Arten der Gruppe D sind beim Menschen am häufigsten,
treten aber alle zahlenmäßig gegenüber der Gruppe vergrünender S. ohne Grup-
penantigen zurück.

Zur Gruppe B gehört *S. agalactiae*, der in langen Ketten mit Staket- oder
Palisaden-förmiger Anordnung der Einzelindividuen wächst und auf Blutagar
α- oder γ-Hämolyse zeigt. Hierzu gehört auch der stark mäusepathogene S. Aronson, der so starke α-Hämolyse macht, daß er lange Zeit als β-hämolytisch angesprochen worden ist. S. agalactiae ist der Erreger des „gelben Galtes" beim Rind.
Beim Menschen wird er (nicht häufig) auf Tonsillen, im Nasenrachenraum, im
Urogenitaltrakt, bei Meningitis im Liquor und bei Endokarditis im Blut angetroffen.

Enterokokken gehören zur serologischen Gruppe D und umfassen die Unter-
arten S. faecalis, S. glycerinaceus, S. liquefaciens und S. zymogenes als tellurit-
resistente, S. durans und S. bovis als telluritempfindliche Arten. Die Enterokokken wachsen in Paaren oder ganz kurzen Ketten; die Individuen sind nicht
kugelig, sondern in der Kettenachse langgezogen. Sie sind anspruchslos, die
Kolonien sehen grauweiß aus und verursachen auf Blutagar γ-, sehr wenige Arten
auch α-Hämolyse mit Vergrünung. S. durans und S. zymogenes bilden β-Hämo-
lyse (Abb. 9).

Die Mehrzahl der Enterokokkenarten ist gegenüber Tellurit und anderen
Schädlichkeiten und vor allem gegenüber Penicillin und Streptomycin stark
resistent. Tierpathogenität besteht im allgemeinen nicht. Der Hauptfundort
ist der Darm von Mensch und Tier, aber auch Mundhöhle, Vagina und Urethra.

Als Erreger finden sie sich bei Peritonitis, Otitis, Cholecystitis, Pyelitis, Cystitis, Endocarditis lenta u. a. Die Übertragung erfolgt — ohne daß man den Grund dafür weiß — weitgehend endogen.

Die Arten der serologischen Gruppen H und K findet man im Nasenrachenraum und auch im Speichel und im Darm. Bei Endocarditis lenta wurden sie nach SEELEMANN und GUTHOF auch aus dem Blut isoliert. Ihnen sehr nahe stehen die Arten der Gruppe O, die α-Hämolyse und starke Vergrünung aufweisen. Sie finden sich auf der Conjunctiva, den Schleimhäuten der tiefen Atemwege und in der Vagina.

Streptococcus lactis gehört zur Gruppe N, die die echten Milchsäurestreptokokken umfaßt. Sie sind morphologisch und kulturell den Enterokokken sehr ähnlich, können von ihnen aber auf Grund der Gruppe und der Sherman-Kriterien exakt abgegrenzt werden. Sie bilden keine Toxine, dafür aber produzieren einige Stämme das Antibioticum Nisin mit Spektrum gegen S. pyogenes, Diplococcus pneumoniae, nicht aber E. coli und S. faecalis (MATTICK und HIERSCH). S. lactis findet sich in Milch und Milchprodukten; beim Menschen in der Mundhöhle bei Caries; ausnahmsweise im Blut bei Endokarditis (SEELEMANN).

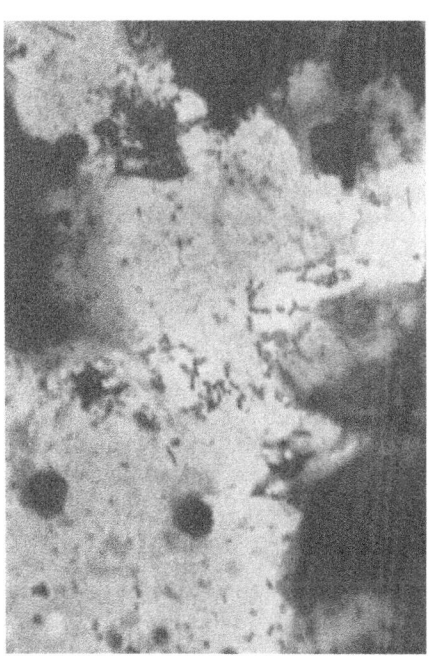

Abb. 9. Harnsediment mit Streptococcus faecalis, Zellen und Zelltrümmern. Vergr. 1600:1

Vergrünende Streptokokken ohne Gruppenantigen

Diese sog. „Viridans-Gruppe" ist in ihrer Nomenklatur sehr verworren, weil sich die in Bergeys Manual niedergelegten Artnamen mit den deutschen nicht immer decken (SEELEMANN). Der S. viridans Schottmüller existiert in seiner Art heute nicht mehr; der seinerzeit als Lentasepsis-Erreger so bezeichnete Streptococcus ist keine einheitliche Art, sondern umfaßt S. salivarius und andere vergrünende S. Da wir im deutschsprachigen Schrifttum fast ausschließlich die deutsche Nomenklatur anwenden, soll im nachstehenden auch diese verwandt werden.

Nomenklatur

Deutsch	amerikanisch
Streptococcus salivarius	Streptococcus mitis
Streptococcus hominis	Streptococcus salivarius
Streptococcus equinus	Streptococcus equinus

S. viridans existiert als übergeordneter Begriff in beiden Nomenklaturen.

S. salivarius bildet längliche Diplokokken, die vorwiegend in kurzen aber auch wie Typ V in sehr langen Ketten wächst. Auf Blutagar wächst er in feinen Kolonien mit teils glattem und teils gezähneltem Rand; er bildet meist α-, seltener γ- oder α'-Hämolyse. Die Bouillon wird diffus getrübt. SEELEMANN hat S. salivarius seinem Verhalten Inulin und Raffinose gegenüber in 5 Typen aufgeteilt. S. salivarius stellt den Hauptanteil aller in Mund und Nasenrachenraum vegetierenden S.-Arten; auch im Darm kommt er häufig vor. Er ist die häufigste Ursache für die Endocarditis lenta, aber auch Meningitis, Nephritis, Pneumonie und Empyeme sind vielfach auf S. salivarius zurückzuführen.

S. hominis wächst auf saccharosehaltigen Nährböden in schleimigen Kolonien. Die Schleimsubstanz unterscheidet sich von der der A- und C-Strept., sowie des Pneumococcus mucosus dadurch, daß sie im wesentlichen aus Levan, bei einigen Stämmen aus Dextran besteht. In Bouillon bildet er kurze Ketten; auf Blutagar zeigt er keine Hämolyse. Er besitzt kein Hämotoxin und keine Streptokinase, einige Stämme bilden aber Hyaluronidase.

S. hominis findet sich praktisch in jeder Mundhöhle, wenn auch in kleinerer Zahl als S. salivarius. Ferner wird er gefunden in Stuhl, Urin, Duodenalsaft und der Nasenschleimhaut. Im Darm ist er oft die häufigste S.-Art.

S. equinus ist die vorherrschende S.-Art im Pferdedarm; er kommt aber auch im menschlichen Darm vor und in der Mundhöhle. Bei Endokarditis, Appendicitis und in eitrigen Exsudaten wird er gelegentlich angetroffen.

RABL und SEELEMANN haben darauf hingewiesen, daß außer diesen Arten noch zahlreiche α- und γ-hämolytische Stämme beim Menschen gefunden werden, die heute noch nicht zu klassifizieren sind. Die bei der Erstzüchtung streng anaerob wachsenden S.-Arten spielen in der Dermatologie praktisch keine Rolle, wenngleich streng anaerobe Arten auf den Schleimhäuten der Mundhöhle, der Atemwege, des Darms und der Vagina angetroffen werden. Unter pathologischen Verhältnissen finden sie sich in Symbiose mit anderen Keimen bei Lungen- und auch Hautgangrän, wie ganz allgemein bei putriden Infektionen; sie zeichnen sich teilweise infolge ihrer Gasbildung durch großen Gestank aus: S. anaerobius, S. foetidus, S. putridus.

Neisseria

Zu dieser Gattung gehören neben N. gonorrhoeae und N. meningitidis noch eine Reihe meist saprophytischer Arten. Alle Neisserien sind gramnegative Kokken und liegen in vivo in Paaren zusammen, wobei die einander zugekehrten Seiten abgeplattet sind. In der Kultur überwiegen dagegen sphärische Formen mit unregelmäßiger Lagerung. Die meisten Neisserien — sonst biochemisch wenig aktiv — besitzen eine Indophenoloxydase, die durch Schwarzfärbung der Kolonien beim Betupfen mit einer wäßrigen Lösung von p-Phenylendiamin, dessen Tetramethylderivat oder mit α-Naphthol + Dimethyl-p-Phenylendiamin (Nadi-Reagens) nachgewiesen wird.

N. gonorrhoeae: kleine Diplokokken von $0,6—0,8\,\mu$ Durchmesser, die im Eiterausstrich z. T. intracellulär (Phagocytose) gelagert sind. Die Kultur gelingt am besten auf Ascitesagar in feuchtem, CO_2-reichem Milieu bei 38^0 C. Die Differenzierung gegenüber N. meningitidis oder saprophytischen N.-Arten erfolgt auf Lingelsheim-Platten durch Unterschiede in der Zuckervergärung. N. gonorrhoeae greift nur Dextrose an.

Vorkommen: nur als Erreger der Gonorrhoe in Sekreten von Urethra, Cervix, Vagina, Prostata, Epididymis, Adnexe, Rectalschleimhaut, bei Sepsis im Blut und auf dem Endokard, bei metastatischem Befall in den Augen, Gelenken und Meningen.

N. meningitidis: unterscheidet sich von N. gonorrhoeae biochemisch dadurch, daß sie außer Dextrose auch Maltose vergärt. In der Kultur ist sie nicht ganz so anspruchsvoll wie N. gon., sie wächst auch nicht anaerob; in flüssigen Kulturen bildet sie Oberflächenhäutchen; es besteht Gallelöslichkeit. N. meningitidis ist genau wie N. gon. wenig tierpathogen; durch Zugabe von Mucin oder Eigelb kann bei beiden Arten Mäusepathogenität erzielt werden.

Die apathogenen Neisseria-Arten werden auch Pseudomeningokokken und Pseudogonokokken genannt. Sie sind alle sehr anspruchslos und wachsen auf gewöhnlichen Nährböden schon bei Zimmertemperatur (22⁰ C). Morphologisch sind die Arten nicht voneinander zu trennen. Biochemisch sind sie teilweise träger (N. catarrhalis), teilweise aber aktiver (N. sicca, subflava, flava, perflava) als die pathogenen Arten.

Bei intraperitonealer Infektion mit großen Keimmengen verursachen N. catarrhalis und N. perflava bei Mäusen und Meerschweinchen eine tödliche Sepsis.

Der Hauptfundort der saprophytischen Neisserien ist die gesunde Mund- und Nasenhöhle, aber auch der Genitaltrakt. Die Trennung von N. meningitidis geschieht wieder mit der Zuckerreihe; saprophytische Neisserien werden auch nicht agglutiniert von Meningokokken-Immunserum.

Escherichia coli

Escherichia coli bildet kurze, plumpe in der Regel kapsellose gramnegative Stäbchen von $1 \times 3\,\mu$ Größe, die meist schwach beweglich sind (Abb. 10). In

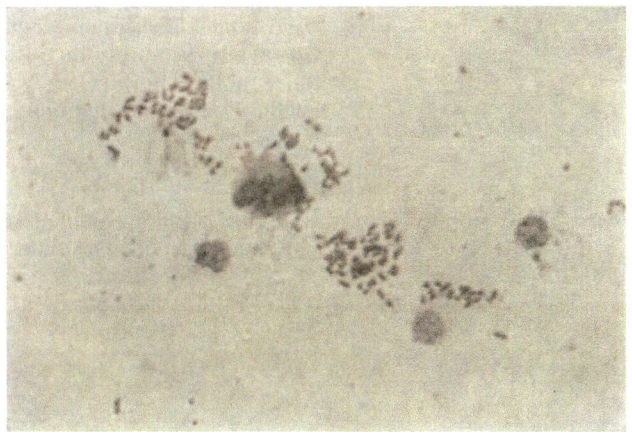

Abb. 10. E. coli im Harnsediment, Gramfärbung Vergr. 1600:1

der Kultur ist E. coli anspruchslos und wächst auf allen üblichen Nährböden bei 10—45⁰ C in Form grauweißer, erhabener, glänzender Kolonien mit glattem (S.-Form) oder etwas gezacktem Rand (R-Form).

Auf Blutagar bilden einige Stämme Hämolyse; einige Stämme sind starke Schleimbildner (E. coli mucosum). E. coli ist biochemisch stark aktiv. An Zuckern werden Glucose, Lactose und Mannit unter Gasbildung (CO_2 und H_2S) gesäuert. Saccharose wird nicht gespalten. Indol wird im allgemeinen (Ausnahme E. coli anindolicum) gebildet. Auf Endoagar zeigen die roten Kolonien einen metallischen Glanz („Mistkäferglanz") (Abb. 11). Die Methylrotreaktion ist positiv, Voges-Proskauer negativ, Gelatine wird nicht verflüssigt, Harnstoff nicht gespalten. Die Bouillon wird diffus getrübt und stinkt. Außer dem relativ seltenen Hämotoxin bildet E. coli ein neurotropes Ekto- und ein enterotropes Endotoxin. E. coli ist der normale Bewohner des menschlichen Dickdarmes und besitzt lebenswichtige Funktionen bei der Viraminsynthese (B-Komplex, K) und bei der Verdauung durch Mithilfe beim fermentativen Abbau der Nahrung sowie Hemmung der Fäulnisflora. Es gibt eine Reihe biochemisch atypischer Colistämme, die mit Paracoli bezeichnet werden und die zu Erregern kindlicher

Dyspepsien werden können. Außerhalb des Darmes wird E. coli bei Cystopyelitis, Peritonitis, Cholecystitis als Erreger gefunden. Auf der Haut kommt E. coli in der Anal- und Genitalregion häufig vor. E. colofoetida wird wegen ihres penetranten Geruches als Ursache des Foetor ex ore betrachtet, sie ist mit E. freundii identisch, die schon zu Klebsiella-Aerobacter überleitet.

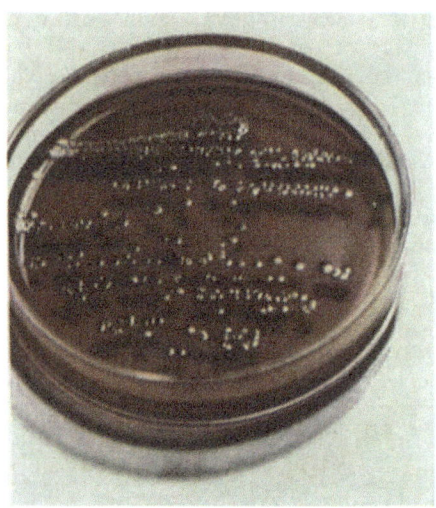

Abb. 11. E. coli auf der Endoplatte (Fuchsinmetall-glanz)

Aerobacter

Aerobacter aerogenes bildet gramnegativ plumpe Stäbchen, die in der Kultur, auch neben kokkoiden Formen, Fadenbildung zeigen können. In Bouillon bildet er eine Kahmhaut im Gegensatz zum Coli; auf festen Medien wächst er in schleimig glänzenden Kolonien, auf Endoagar meist nur rosa mit rotem Zentrum und ohne Metallglanz. Er bildet kein Indol, Methylrotreaktion ist negativ, Voges-Proskauer dagegen positiv. Aerobacter kommt im normalen Darm, aber auch in der freien Natur (Coli dagegen nicht!), häufig auch in geronnener Milch vor.

Klebsiella

Klebsiella wird heute mit Aerobacter in eine Gruppe gestellt, da grundlegende biochemische Unterschiede der beiden Gattungen nicht bestehen. Es handelt

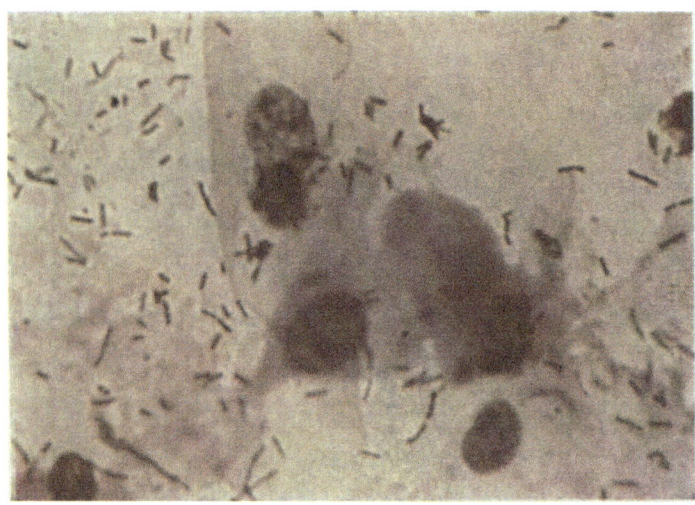

Abb. 12. Proteusbakterien im Harnsediment. Gramnegative Stäbchen und Epithelien

sich um gramnegative unbewegliche, kurze Stäbchen mit Polysaccharidkapseln, deren Kolonien auf festen Nährböden stark schleimig wachsen und zum Konfluieren neigen. Indol und H_2S werden nicht gebildet, Neutralrot häufig negativ, Voges-Proskauer häufig positiv, Harnstoff wird gespalten, Gelatine nicht verflüssigt.

Es besteht eine starke Mäusepathogenität. Von Klebsiella kennt man 3 Typen: K. pneumoniae, K. rhinoskleromatis und K. ozaenae.

K. pneumoniae kommt häufig in der Außenwelt, beim Menschen saprophytär auf den Schleimhäuten des Respirations- und Verdauungstraktes vor. Ein klei-

ner Prozentsatz lobärer Pneumonien wird durch sie ausgelöst (starke Verschleimung, fadenziehender Schleim bei der Sektion!); auch Infektionen des Genitaltraktes, der Gallenwege und des Mittelohres. Die Erregernatur von *K. rhinoskleromatis* und auch von *K. ozaenae* für das Rhinosklerom bzw. die Ozaena ist noch umstritten, wenngleich sie häufig in den Krankheitsherden gefunden werden.

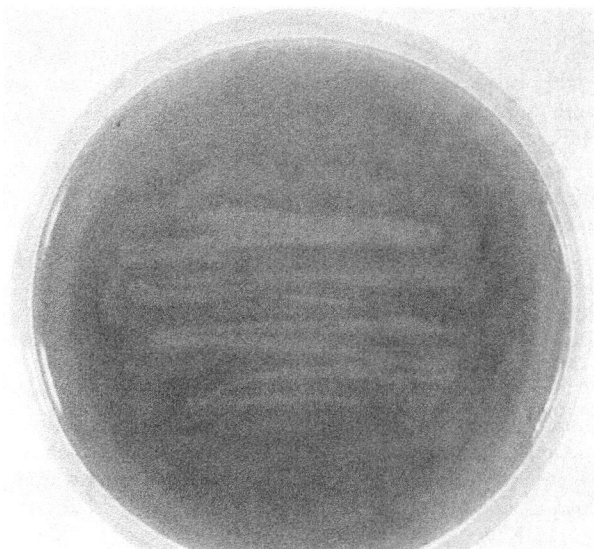

Abb. 13. Proteus vulgaris auf der Blutplatte 24 stündige Kultur. Impfstriche und Schwärmzonen

Proteus

Zu dieser Gattung gehören die aktivsten Proteolyten, die im menschlichen Organismus gefunden werden. Es sind gramnegative Stäbchen von erheblicher Pleomorphie (Name!) mit peritricher Begeißelung und dadurch lebhafter Beweglichkeit (Abb. 12). In der Kultur ist Proteus anspruchslos; er bildet meist keine geschlossenen Kolonien, sondern schwärmt auf der Agarplatte, die er mit einem hauchartigen Rasen (H.-Sämme) terrassenförmig überzieht, aus (Abb. 13). Es gibt aber auch unbewegliche, ohne diesen Hauch (O-Stämme) wachsende Va-

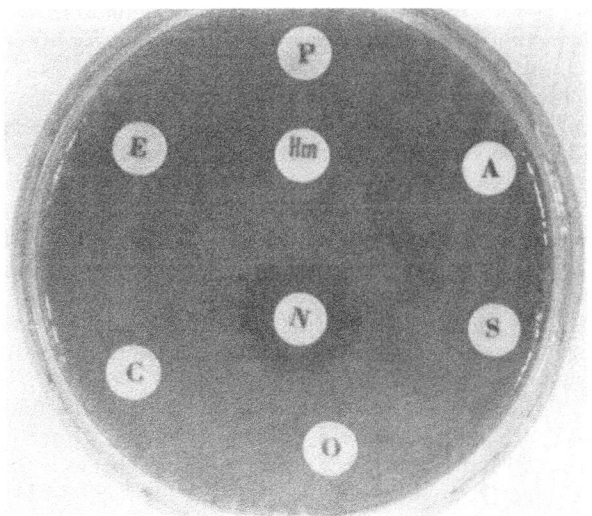

Abb. 14. Resistenzbestimmung von Proteus vulgaris im Blättchentestverfahren

rianten. Eine solche ist Proteus OX 19, die bei der Weil-Felix-Reaktion Verwendung findet. Biochemisch ist Proteus recht aktiv. Die einzelnen Arten können auf Grund ihres verschiedenen biochemischen Verhaltens identifiziert werden.

Tabelle 7. *Biochemie der Proteusarten*

Art	Saccharose	Maltose	Xylose	Mannit	H$_2$S	Indol	Gelatine
Proteus vulgaris . .	+	+	+	—	+	+	+
Proteus mirabilis .	+	—	+	—	+	—	+
Proteus Morgagnii .	—	—	—	—	+	+	—
Proteus rettgeri . .	+	—	—	+	—	+	—

Einige Proteusstämme bilden Hämotoxine und starke Enterotoxine. Proteus wirkt, intraperitoneal in flüssiger Kultur Mäusen gegeben, für diese (infolge der sehr starken Toxine) meist tödlich. Proteus kommt ubiquitär vor und erzeugt Nahrungsmittelvergiftungen, bei Säuglingen Enteritiden mit hoher Letalität. Cystopyelitis, Peritonitis, Otitis und andere eitrige Infektionen können durch Proteus ausgelöst werden. Bei Ozaena wird er neben Klebsiella und Corynebakterien auf der Nasenschleimhaut gefunden. In der Mundhöhle gilt er als Antagonist der Cariesflora (Berger). Auf der Haut wird er häufig bei Ohrekzemen und Unterschenkelgeschwüren gefunden. Proteus ist den meisten Antibiotica gegenüber äußerst widerstandsfähig (Abb. 14). Bekannt sind die Urogenitalinfektionen durch Proteus bei Trägern von Dauerkathetern.

Alcaligenes faecalis

findet sich ebenfalls auf torpiden Ulcera und in verjauchenden Mammacarcinomen. A. faecalis ist ein gramnegatives Stäbchen und wird normalerweise im Darm gefunden; er bildet aus Kohlenhydraten weder Säure noch Gas, die Methylrotreaktion ist immer negativ. Über eine mögliche Pathogenität dieser Gruppe ist noch wenig bekannt.

Pseudomonas aeruginosa

Das früher als Bact. pyocyaneum bezeichnete gramnegative Stäbchen (0,5 mal 2—4 μ) ist durch 1—3 endständige Geißeln lebhaft beweglich und wächst auf allen üblichen Nährmedien ohne besondere Temperaturansprüche (Abb. 15). In Bouillon dichte Trübung und Kahmhautbildung. Auf festen Medien bildet Ps. einen dichten Rasen, der von einem metallischen Häutchen überzogen scheint. Die Kulturen zeigen einen eigentümlichen süßlich-aromatischen Geruch; auf Blutagar Hämolyse. Ps. aeruginosa bildet bei Sauerstoff- und Lichtzufuhr drei verschiedene Pigmente: blaues chloroformlösliches Pyocyanin, gelbgrünes wasserlösliches Fluorescein und das rote Pyorubin. Glucose wird schwach gesäuert, Lactose, Saccharose und Mannit werden nicht angegriffen, Indol ist meist negativ, H$_2$S wird nicht gebildet und Gelatine wird verflüssigt. An Toxinen wird neben dem Hämotoxin ein sehr starkes Ektotoxin gebildet, das für Meerschweinchen tödlich ist. Auf die Pyocyanase, die eines der ersten Antibiotica mit Wirkung auf Anthrax, Kokken und Corynebakterien darstellt, heute aber keine Verwendung mehr findet, sei nur kurz verwiesen.

Ps. aeruginosa kommt ubiquitär vor; beim gesunden Menschen findet sie sich gelegentlich im Darm und in der Mundhöhle. Unter pathologischen Verhältnissen kommt Ps. eigentlich nur als Sekundärinfektion bei vielen eitrigen Prozessen vor (Wunden, Empyeme, Otitis, Cystitis, Meningitis), die selten einmal zu einer Sepsis mit multiplen Nekrosen der Haut und Schleimhäute führen. Auf der Haut findet sich Ps. häufig bei nässenden Ohrekzemen, Ulcera crurum, Ekthymata, aber auch bei nässenden Ekzemen und Dermatitiden als Sekundärinfektion.

Haemophilus ducreyi gehört zur Hämophilusgruppe, zu der auch die Erreger der Influenza und des Keuchhustens gehören. H. ducreyi ist der Erreger des Ulcus molle und zeigt im mikroskopischen Präparat die bekannte fischzugartige Lagerung. Das Material sollte von den Randpartien des Ulcus entnommen werden. Bei Methylgrünpyroninfärbung erscheinen die Stäbchen rot auf grünem Grund.

Corynebacterium pseudodiphthericum ist ein häufiger Bewohner der Urethra. Es unterscheidet sich von den pathogenen Corynebakterien durch seine andersartige biochemische Aktivität, es bildet keine Toxine, besitzt nur vereinzelt Polkörperchen, ist plumper und zeigt im Mikroskop mehr parallele Lagerung (Palisaden, Parkett); außerdem ist es gramfester als die echten Diphtheriebakterien.

Lactobakterien sind ziemlich große, grampositive, oft granulierte Stäbchen, die zur Pleomorphie neigen und nicht selten kettenförmige Anordnung zeigen;

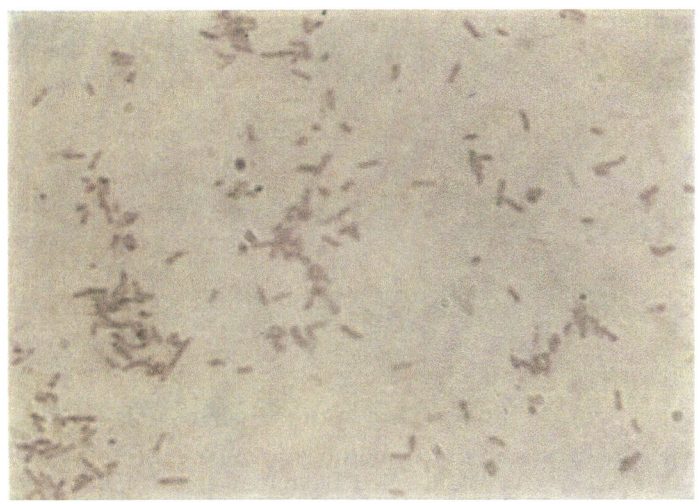

Abb. 15. Pseudomonas aeruginosa (Gramfärbung). Vergr. 2000:1

sie sind unbeweglich. Normalerweise kommen sie in der gesunden Mundhöhle, in Darm und Vagina vor; hier als Döderleinsche Stäbchen.

Myobacterium

Es handelt sich um feine, unbewegliche Stäbchen, die weder Sporen noch Kapseln bilden; sie bilden z. T. gabelartige Verzweigungen und zeichnen sich durch Säurefestigkeit aus: infolge ihres hohen Gehaltes an wachsartigen Substanzen nehmen sie die üblichen Farbstoffe in der Kälte kaum auf, sind diese aber einmal gebunden, dann geben die Keime sie auch bei Behandlung mit HCl-Alkohol nur sehr langsam wieder ab. Zwei menschenpathogene Arten als Erreger schwerer chronischer Krankheiten von relativ geringer Kontagiosität gehören zur Gattung: M. tuberculosis und M. leprae.

M. tuberculosis: schlanke, oft leicht gekrümmte Stäbchen von $0,3\,\mu$ Dicke und $1{-}5\,\mu$ Länge; mitunter sind sie stark granuliert, was als Stadium in der Cyclogonie des Keimes aufzufassen ist (Abb. 16). Als Medium eignen sich die Hohnschen oder Petragnanischen Eiernährböden, ferner Dubos-Medium, Ho-Du, Kirchner, Sauton u. v. a. Auf Eiernährböden wächst M. tuberculosis in gelben, krümeligen ("Streuselkuchen") Kolonien. Es wächst langsam (2—6 Wochen, manche Stämme 3—4 Monate) und bevorzugt feuchtes Milieu. Im flüssigen Dubos Tween 80-Medium wächst es als krümeliger Bodensatz schon nach 8—10 Tagen. Man unterscheidet die Typen humanus, bovinus, gallinaceus; letzterer wird auch als eigene Art (M. avium) aufgefaßt. Tierpathogen sind humane und bovine Stämme für Meerschweinchen und Mäuse. Für Kaninchen ist Typ bovinus hochpathogen und führt zu einer kavernösen Lungen-Tuberkulose, während Typ humanus nur örtliche Krankheitserscheinungen beim Kaninchen macht (Typendifferenzierung). Eintrittspforten für M. tuberculosis sind die Schleimhäute des Respirationstraktes und selten einmal die Haut.

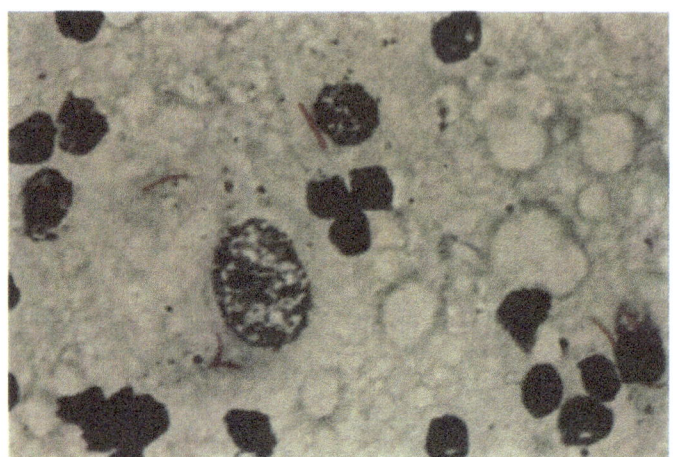

Abb. 16. Mycobacterium tuberculosis im Harnsediment. ZIEHL-NEELSEN. Vergr. 1600:1

Aktinomyceten und Nocardien

Die „Strahlenpilze" stehen als fadenförmige, grampositive Stäbchen oder Fäden mit echten Verzweigungen zwischen den Bakterien und den Fungi. Die beiden Gattungen Actinomyces und Nocardia unterscheiden sich nicht nur durch ihre Züchtungsbedingungen, sondern auch durch die Schwere ihrer Krankheitsbilder: Aktinomykose und Nocardiose.

Actinomyces israeli. Die Beschreibung der Morphe ist schwierig, weil einerseits typische verzweigte Fäden bis zu 50 μ Länge (myceliale Form) und andererseits diphtheroide Stäbchen (bakterielle Form) gefunden werden. Im Eiter kommen schwefelgelbe Körnchen, die Drusen vor, die aus verfilzten Fäden mit einer Randzone strahlig angeordneter, hyaliner, keulenförmiger Gebilde bestehen. A. israeli ist ein strenger Anaerobier, der auf Tarozzi-Bouillon in feinen weißen Krümelchen, auf Blut- und Ascitesagar (als Fortnerplatte) in typischer R-Form, aber auch in uncharakteristischer S-Form wächst; beide Formen lassen sich durch ihr Verhalten gegen Salicin und Glycerin trennen. Tierpathogenität besteht für Hamster. A. israeli ist ein nahezu regelmäßiger Parasit der Mundhöhle und der Rachenschleimhaut. Die Ursachen für das Entstehen einer Infektion sind noch unklar (Grannentheorie, Zahnextraktion, Trauma); es handelt sich aber auf jeden Fall um eine endogene Infektion, deren Eintrittspforten die Schleimhäute von Respirations-, Verdauungs- und Genitaltrakt darstellen.

Hefe

Candida albicans gehört zu den Sproßpilzen. In Abstrichen von erkrankter Schleimhaut und in zuckerhaltigen flüssigen Nährböden kann man sowohl fädiges Mycel, an dessen Enden sich manchmal Abschnürungen zeigen, als auch Sproßpilzformen (Abb. 17) nachweisen. Von Maismehlagar entnommene Kolonien zeigen im Mikroskop Trauben von Blastosporen an den Mycelsepten. Chlamydosporen

(Dauerform) einzeln oder in Trauben können sehr zahlreich sein. Alle menschen-
pathogenen Candidaarten erweisen sich für Kaninchen als hochpathogen, für
Mäuse als fakultativ pathogen. Die verschiedenen Candidaarten (C. tropicalis,

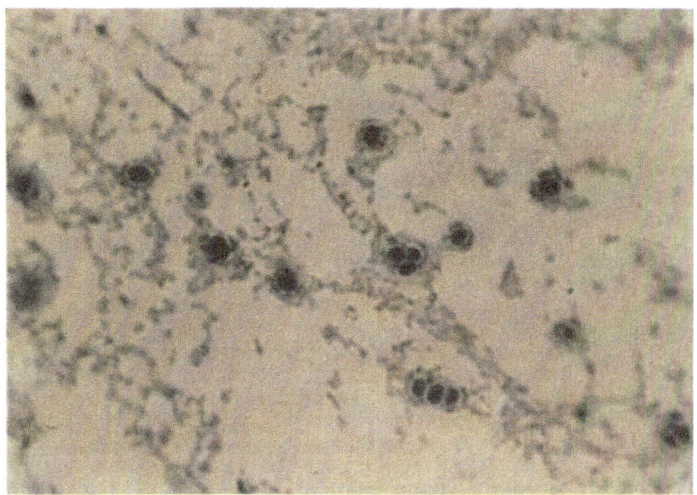

Abb. 17. Candida albicans und E. coli im Harnsediment. Methylenblau. Vergr. 1200:1

C. krusei, C. parakrusei, C. stellatoidea), von denen C. albicans am häufigsten
ist, unterscheiden sich voneinander durch verschiedene Fermentation und
Assimilation.

Die Bunt- und Mikrophotos wurden von dem T. A. Herrn W. LIEHR an unserer Klinik
durchgeführt, wofür ihm herzlich gedankt sei.

Literatur

Bakteriologische Standardwerke

BERGER, U.: Mikrobiologie der Mundhöhle. München u. Berlin: Urban & Schwarzenberg
1955. — BERGEY, D. H.: BERGEYS Manual of Determinative Bacteriology, VII. edit. Baltimore:
Williams & Wilkins Company 1957. — GRUMBACH, A., u. W. KIKUTH: Die Infektionskrank-
heiten des Menschen und ihre Erreger. Stuttgart: Georg Thieme 1958. — HALLMANN, L.:
Bakteriologische Nährböden. Stuttgart: Georg Thieme 1953. — Bakteriologie und Serologie.
Stuttgart: Georg Thieme 1955. — KOLLE, W., u. H. HETSCH: Experimentelle Bakteriologie
und Infektionskrankheiten. München u. Berlin: Urban & Schwarzenberg 1952. — KOLLE-
KRAUS-UHLENHUTH: Handbuch der pathogenen Mikroorganismen, Bd. III. Jena: Gustav
Fischer 1929—1931. — RIPPEL-BALDES, A.: Grundriß der Mikrobiologie, 3. Aufl. Berlin-
Göttingen-Heidelberg: Springer 1955. — WINKLE, ST.: Mikrobiologische und serologische
Diagnostik, Bd. II. Stuttgart: Gustav Fischer 1955.

ALLEMANN, O., u. F. LUDWIG: Die Behandlung der Vagina mit Antibioticis. Gynaecologia
(Basel) **133**, 285 (1952). — ALVAREZ-BRAVO, A., e M. GONZALES RAMOS: Moniliasis vaginal
consecutiva al uso terapeutico de antibioticos. Obstet. Ginec. lat.-amer. **10**, 295 (1952). —
BERGER, U.: Hämolysierende Streptokokken bei entzündlichen Paradentopathien. Z. Hyg.
Infekt.-Kr. **138**, 73 (1953). — Weitere Untersuchungen über Vorkommen und Eigenschaften
hämolysierender Streptokokken bei den entzündlichen Paradentopathien. Z. Hyg. Infekt.-Kr.
139, 372 (1954). — Mikrobiologie der Mundhöhle. München u. Berlin: Urban & Schwarzenberg
1955. — BERNHARD, P.: Die Chemotherapie der Genitalinfektionen der Frau. Stuttgart:
Ferdinand Enke 1951. — BOSHAMER, K.: Lehrbuch der Urologie, 3. Auflage. Jena:
Gustav Fischer 1947. — BRUINE, T. L. A. DE, and A. C. J. RODENBURG: Severe leucorrhea
due to monilia secondary to aureomycin therapy. Ned. T. Geneesk. **98**, 924 (1954). —
CASPER, L.: Lehrbuch der Urologie, 4. Aufl. Berlin u. Wien: Urban & Schwarzenberg
1923. — FAHLBERG, W. J., J. C. SWAN and C. V. SEASTONE: Studies on the retention

of hexachlorophene (G 11) in human skin. J. Bact. **56**, 323 (1948). — FRIEDERICH, H., u. R. F. RASP: Beitrag zur Behandlung der unspezifischen Urethritiden. Z. Haut- u. Geschl.-Kr. **16**, 114 (1954). — GREUER, W.: Diagnostische und therapeutische Technik bei Haut- und Geschlechtskrankheiten. Leipzig: Johann Ambrosius Barth 1953. — GUTHOF, G.: Wandlung des Streptococcus-salivarius-Begriffes? Arch. Hyg. (Berl.) **133**, 299 (1950). — HALLMAN, L.: Bakteriologie und Serologie. Stuttgart: Georg Thieme 1950. — HOSEMANN, H.: Gynäkologische Schäden durch moderne Körperpflege und Therapeutica. Med. Klin. **49**, 804 (1954). — KAFFKA, A.: Erfahrungen mit einfachen Untersuchungsmethoden zum Nachweis von Hyaluronidase, Fibrinolyse und Phosphatase bei Staphylokokken. Zbl. Bakt., I. Abt. Orig. **168**, 381 (1957). — KIMMIG, J., u. J. MEYER-ROHN: Experimentelle und klinische Untersuchungen zur Chemotherapie der Hauttuberkulose. Hautarzt **4**, 1, 24 (1953). — KLIKA, M.: Die mikrobielle Flora der vorderen Harnröhre und ihre biologische und klinische Bedeutung. Münch. med. Wschr. **38**, 1255 (1955). — KUCZINSKI, M., u. W. FERNER: Praxis der Bakteriennährböden I. Klin. Wschr. **18**, 826 (1923). — LIPPMAN, R. W.: Urine and the urinary sediment. Springfield, Ill. USA: Ch. C. Thomas, Publisher 1957. — LONG, P. H., E. A. BLISS and C. F. WALCOTT: Studies upon minute hemolytic streptococci; distribution of minute hemolytic streptococci in normal and diseased human beeings. J. exp. Med. **60**, 633 (1934). — MARCHIONINI, H., u. H. RÖCKL: Ätiologie, Diagnose, Therapie der gonorrhoischen und nichtgonorrhoischen Urethritiden. Münch. med. Wschr. **99**, 173 (1957). — MATTICK, A. T. R., and A. HIRSCH: Powerful inhibitory substance produced bei group N-streptococci. Nature (Lond.) **154**, 551 (1944). — MAYOUX, R., CARRAZ et J. P. REBATTU: Notions nouvelles sur l'étude de la résistance des germes aux antibiotiques. Rev. Laryng. (Bordeaux) **75**, 467 (1954). — MEMMESHEIMER, A.: Die Bedeutung der Urethritis non gonorrhoica für den Venerologen. Derm. Wschr. **135**, 105 (1957). — MEYER-ROHN, J.: Dermatologie und Bakteriologie. Hautart **6**, 49 (1955).— Experimentelle Untersuchungen zur Antibiotica-Resistenz von Neisseria gonorrhoeae. Hautarzt **9**, 81 (1958). — Die Pathogenität der auf der Haut vorkommenden Mikrokokkenarten. Hautarzt **9**, 218 (1958). — MEYER-ROHN, J., u. K. H. SCHULZ: Experimentelle und klinische Erfahrungen bei der Isonicotinsäurehydrazid-Therapie der Hauttuberkulose. Arch. Derm. Syph. (Berl.) **197**, 160 (1954). — PITAL, A., D. T. DISQUE and J. M. LEISE: A new rapid plate method for determining antibiotic sensitivity. Antibiot. and Chemother. **6**, 351 1956). — POHLE, W. D., and L. S. STUART: The germicidae action of cleansing agents. J. infect. Dis. **67**, 275 (1940). — RABL, R., u. M. SEELEMANN: Die biologischen Eigenschaften und die pathogene Bedeutung der aeroben Streptokokken in der Mundhöhle. Klin. Wschr. **30**, 148 (1952). — REICH, W. J., M. J. NECHTOW, A. M. KURZON, N. SUBOTNIK and J. B. REICH: The treatment of monilial vaginitis with aerylic acid. Amer. J. Obstet. Gynec. **65**, 180 (1953). RÖCKL, H.: Ätiologie, Klinik und Therapie der unspezifischen Urethritis. In: Fortschritte der praktischen Dermatologie, Bd. 2, S. 276. Berlin: Springer 1955. — RÖCKL, H., TH. NASEMANN u. G. STETTWIESER: Untersuchungen zur Pathogenität der Pleuropneumonie-ähnlichen Organismen im Urogenitaltrakt des Menschen mit besonderer Berücksichtigung der unspezifischen Urethritis. Hautarzt **5**, 340 (1954). — ROEMER, G. B.: Untersuchungen über die biochemischen Eigenschaften menschenpathogener Streptokokken und ihre Beziehungen zur serologischen Gruppenzugehörigkeit. Zbl. Bakt., I. Abt. Orig. **152**, 458 (1948). — Das serologische und biologische Verhalten der für den Menschen pathogenen Streptokokken. Ergebn. Hyg. Bact. **26**, 139 (1949). — Z. Hyg. Infekt.-Kr. **137**, 168 (1952). — ROEMER, G. B., u. B. SCHMITZ: Untersuchungen über die Eignung verschiedener Methoden zur Differenzierung pathogener und apathogener Staphylokokken unter besonderer Berücksichtigung der Plasmaagglutination, Glukosamin- und Harnstoffspaltung. Arch. Hyg. (Berl.) **135**, 274 (1951). — RÜTHER, E., H. RIETH u. H. KOCH: Die Bedeutung der Candidamykosen (Moniliasis) für Gynäkologie und Geburtshilfe. Geburtsh. u. Frauenheilk. **18**, 22 (1958). — RUGE, H.: Resistenzbestimmungen von Eitererregern. Medizinische **24**, 892 (1955). — SCHERFF, M.: Vulvovaginitis als Nebenwirkung von Aureomycin. Münch. med. Wschr. **94**, 1869 (1952). — SCHERR, G. H.: A new type of impregnated paper disc for determining microbial sensitivity to antibiotics and other chemotherapeutic agents. Antibiot. and Chemother. **4**, 1007 (1954). — SCHÖNFELD, W.: Erkennung und Untersuchung des Trippers beim Manne, spezifische Diagnose. In ARZT-ZIELER, Die Haut- und Geschlechtskrankheiten, Bd. V, S. 122. 1935. — SCHOLTZ, W., u. J. DÖRFFEL: Gonorrhoea acuta et chronica anterior et posterior. In JADASSOHNs Handbuch der Haut- und Geschlechtskrankheiten, Bd. XX/1, S. 271. 1934. — SCHUPPIUS, A.: Diagnose und Therapie urologischer Erkrankungen in der Gynäkologie und Geburtshilfe. Medizinische **5**, 196 (1959). — SEELEMANN, M.: Streptokokken bei Tieren und ihre Übertragbarkeit auf den Menschen. Ergebn. Hyg. Bact. **24**, 465 (1941). — Biologie der Streptokokken, 2. Aufl. Nürnberg: Carl-Verlag 1954. — WEBER, B.: Bakterielle Besiedlungsformen des unspezifischen Harninfektes. Medizinische **5**, 193 (1956). — WELCH, H.: Antibiotic sensitivity testing. Antibiot. and Chemother. **6**, 321 (1956). — WINKLE, ST.: Mikrobiologische und serologische Diagnostik. Stuttgart: Gustav Fischer 1955. — ZANON, A. M.: Ricerche sulla flora batterica vaginale. Nota praeliminare. Nuor. Ann. Igiene **6**, 433 (1955).

Die Untersuchung der Sekrete von Prostata, Bläschendrüsen und Nebenhoden sowie die Bestimmung der Steroidhormone und des Gonadotropin im Urin

Von

J. Kimmig und C. Schirren

Mit 17 Abbildungen

A. Die Untersuchung der Sekrete aus Prostata, Bläschendrüsen, Nebenhoden und Hoden.

Die Untersuchung der Sekrete aus Prostata, Bläschendrüsen und Nebenhoden beim Mann muß sowohl nach rein morphologischen als auch nach biochemischen Gesichtspunkten erfolgen. Bei der Besprechung dieses Kapitels sollen daher diese Gesichtspunkte klar voneinander getrennt werden. Dabei darf aber nicht übersehen werden, daß eine exakte *Diagnosestellung* sich nur aus der gemeinsamen Beurteilung von morphologischer und biochemischer Untersuchung im Zusammenhang mit dem somatischen Befund und den erschöpfenden Angaben zur Anamnese ergeben kann.

1. Morphologische Untersuchung der Sekrete aus Prostata und Bläschendrüsen

Eine Untersuchung des Prostata- und Bläschendrüsen-Exprimates wird man in allen Fällen vornehmen, die den Verdacht auf eine Entzündung im Bereich dieser Organe berechtigt erscheinen lassen. Die bei Carcinomverdacht zu erwartenden Befunde werden im Band „Tumoren" behandelt. In manchen Fällen kann man die Ejakulatsuntersuchung der Exprimierung von Prostata und Bläschendrüsen vorziehen, zumal diese Methode erheblich schmerzloser für den Patienten ist. Nachstehend 2 Abbildungen (Abb. 1 und 2) über einen normalen Ejakulatsbefund mit massenhaft Spermatozoen und einen morphologischen Befund bei Prostatitis.

Aus den gezeigten Bildern wird ersichtlich, daß bei akuter oder chronischer Entzündung die leukocytären Elemente überwiegen. *Spermatozoen* wird man bei Prostataexprimierung nur in den seltensten Fällen auffinden. Ihr Vorhandensein geht in der Regel auf kurze Zeit vorher stattgefundenen Geschlechtsverkehr (Samenerguß) zurück, kann aber auch gelegentlich im Sinne einer aktiven Ascension der Spermatozoen gedeutet werden. Ihr Fehlen beweist dagegen nichts; dementsprechend kann für die Beurteilung der Zeugungsfähigkeit des Mannes die Prostata- und Bläschendrüsen-Massage nur in begrenzten Fällen herangezogen werden.

2. Morphologische Untersuchung des Ejakulates

a) Untersuchungsgang

Die morphologische Untersuchung des Ejakulates geschieht am besten nach einem den jeweiligen Erfordernissen angepaßten festen Schema, damit kein Unter-

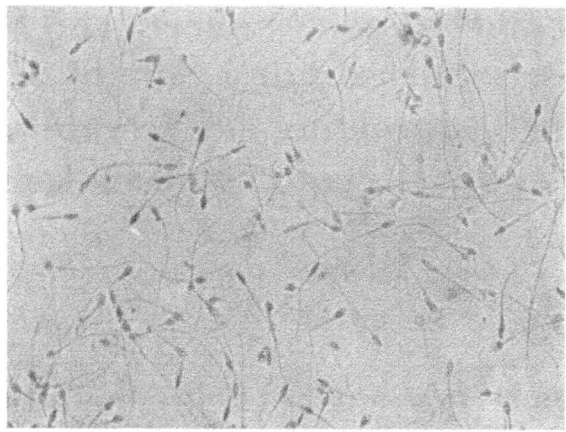

Abb. 1. Normaler Ejakulatsbefund im Nativpräparat

suchungsgang übersehen wird. Die Ergebnisse werden in einem Befundbericht festgehalten. Für die eigenen Untersuchungen hat sich das nachstehende Formblatt bewährt.

Univ. Hautklinik   Datum . . . .
Hamburg-Eppendorf

Spermiogramm

Name . . . .   Alter . . . . . .

Ejakulat: *Morphologische Differenzierung:*

Menge . . . .   Normalkonfiguriert . . . . %
pH . . . .   Pathologische Formen . . . . %
Geruch . . . .   Zellen der Spermiogenese . . . . .
Farbe . . . .
Konsistenz . . . . . .

Blickfeld:

. . . . . . % sehr lebhaft beweglich
. . . . . . % mäßig beweglich
. . . . . . % unbeweglich
. . . . . Rundzellen

Eosin-Test: . . . . . . % ungefärbt
. . . . . . % rotgefärbt

Zählkammer: . . . . . Sp./ml

Fructose: . . . . . γ/ml nach der 1. Std
. . . . . γ/ml nach der 5. Std

Beurteilung:

b) Gewinnung des Ejakulates

Die Gewinnung des Ejakulates sollte nach Möglichkeit durch Masturbation erfolgen. Eine Untersuchung des Condominhaltes ist abzulehnen, da hier regelmäßig eine „Nekrospermie" festgestellt wird, die auf die toxischen Einflüsse der Puderstoffe und Vulkanisierungsmittel zurückgeht. Ist dagegen die Masturbation auch nach Verordnung eines yohimbinhaltigen Medikamentes (z. B. Tonaton

3×3 Tabletten über 8—14 Tage) nicht möglich, dann gibt man dem Patienten ein steriles Gläschen mit nach Hause, das am Untersuchungstage etwa innerhalb längstens einer $^1/_2$ Std zur Untersuchung gebracht werden muß. Auf dem Befundbericht vermerkt man in solchen Fällen, daß das Ejakulat „mitgebracht" wurde und wie alt es etwa ist.

c) pH-Bestimmung

Als erstes wird beim frischen Ejakulat die *Wasserstoffionenkonzentration* (pH) bestimmt. Die von den einzelnen Autoren hierüber angegebenen Werte schwanken etwas; möglicherweise geht das darauf zurück, daß nicht alle Untersucher „frisch" untersucht haben. Der p_H des Ejakulates ändert sich nämlich fortlaufend nach der Ejakulation unter dem Einfluß des Luftsauerstoffes. Für die Routinediagnostik erscheint nach unseren Erfahrungen die Verwendung von Spezialindicatorpapier (MERCK) p_H 6,6—8,0 vollkommen ausreichend. Nachstehende Tabelle gibt eine Übersicht der von mehreren Autoren angegebenen p_H-Werte im Ejakulat.

Tabelle 1. *Übersicht der von verschiedenen Autoren angegebenen* p_H-*Werte*

Autor	p_H des Ejakulates
MESSER u. ALMQUIST . .	7,5
MUSCHAT.	7,5
MILLER u. KURZROCK . .	7,8
HOTCHKISS	8,2
HAMMEN	7,0—8,7
JOEL	8,3
SCHIRREN	7,5 (6,6—8,0)

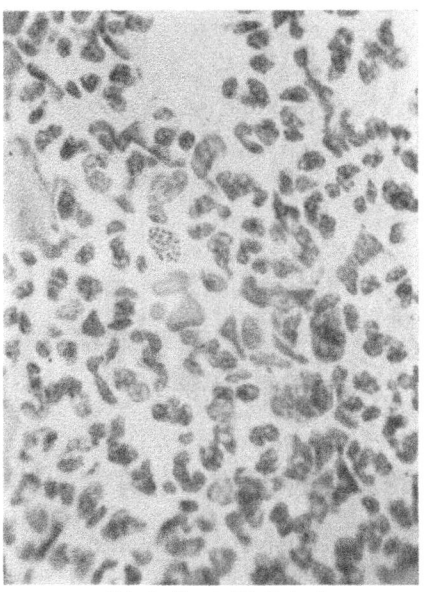

Abb. 2. Prostatitis-Befund

d) Konsistenz des Ejakulates

In frischem Zustande wird ebenfalls die Konsistenz des Ejakulates bestimmt, die bei normalem Befunde „flockig-zähflüssig" sein wird. Ist das Ejakulat sogleich dünnflüssig, dann liegen pathologische Veränderungen vor, die in der Regel auf Störungen im Bereich der Prostata und Bläschendrüsen zurückgehen. Wir werden darauf später genauer eingehen. — Etwa 15—20 min nach der Ejakulation ist das Ejakulat verflüssigt und nimmt ein opales Aussehen an. Zu diesem Zeitpunkt wird mit Hilfe eines graduierten Röhrchens oder einer Pipette die *Menge* des Ejakulates bestimmt, die etwa zwischen 2,0 und 5,0 ml schwanken kann (JOEL, MACLEOD). Mengen unter 1,0 ml lassen in der Regel pathologische Zustände vermuten.

e) Geruch des Ejakulates

Der Geruch des frischen Ejakulates entspricht etwa dem Duft von Kastanienblüten und sollte in jedem Falle genau bestimmt werden. Er kann bei Prostata-Atrophie fehlen.

f) Farbe des Ejakulates

Die Farbe des Ejakulates schwankt zwischen schwach gelblich und weißlich grau. Ihre Bestimmung ist wichtig, um Blutbeimengungen und Eiter von vornherein erfassen zu können.

g) Mikroskopische Untersuchung des Ejakulates

α) Nativpräparat

Die mikroskopische Untersuchung des Ejakulates beginnt mit der Anfertigung eines Nativpräparates.

Ein Tropfen des verflüssigten Ejakulates wird auf dem Objektträger mit einem Deckglas bedeckt und unter dem Mikroskop betrachtet. Dabei sollte man für diese orientierende Untersuchung stets die gleiche Vergrößerung wählen, da sonst Irrtümer hinsichtlich der Mengenangaben im Blickfeld möglich sind. Im Nativpräparat wird zunächst festgestellt, ob massenhaft, viele oder nur wenige Spermatozoen vorhanden sind und dann, in welchem Ausmaß die vorhandenen Spermatozoen sehr lebhaft beweglich, mäßig beweglich und unbeweglich

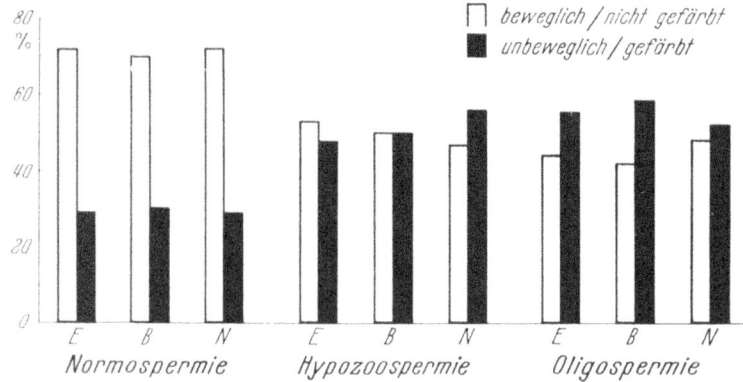

Abb. 3. Gegenüberstellung der Ergebnisse bei Nativ-(N)-Präparaten sowie solchen mit Bakerscher Lösung (B) und Eosin-Lösung (E) bei Normo-, Hypozoo- und Oligospermie (nach SCHIRREN 1958)

sind (s. Formblatt). Daneben ist von Wichtigkeit eine Angabe über das Vorhandensein von *Rundzellen*, deren Differenzierung in Zellen der Spermiogenese oder Leukocyten nicht aus dem Nativpräparat, sondern lediglich aus dem gefärbten Ausstrichpräparat möglich ist.

β) Eosin-Test

Es hat sich als zweckmäßig erwiesen, neben der Untersuchung des ungefärbten Nativpräparates auch die Differenzierung in bewegliche und unbewegliche Spermatozoen mit Hilfe des „*Eosin-Tests*" (JOEL) vorzunehmen. Über seine Brauchbarkeit liegen verschiedene günstige Mitteilungen vor (JOEL u. KWIAT, HEINKE, SCHIRREN). Man gibt zu dem bereits auf dem Objektträger befindlichen Tropfen Sperma einen Tropfen einer 0,5% wäßrigen Lösung von bläulichem Eosin und deckt mit einem Deckglas ab. Bei Betrachtung mit starker Vergrößerung unter dem Mikroskop lassen sich mit einem Blick die rotgefärbten/unbeweglichen Spermatozoen von den ungefärbten/beweglichen Spermatozoen trennen. Nachstehende Abb. 3 gibt einen Überblick der von SCHIRREN bei Normo-, Hypozoo- und Oligospermie mit dem „Eosin-Test" gemachten Erfahrungen.

γ) Gefärbte Ausstrichpräparate

Die Anfertigung von gefärbten Ausstrichpräparaten dient der morphologischen Differenzierung der Spermatozoen in normale und pathologische Formen, sowie Zellen der Spermiogenese.

Die — wie bakteriologische Ausstriche — mit der Platinöse angefertigten Präparate werden z. B. nach MAYER-STIASNY gefärbt. Hierzu sind folgende Lösungen erforderlich.

Erforderliche Lösungen:

Methylalkohol,
1% alkoholische Eosinlösung,
Hämalaun „MAYER",
Canadabalsam — Xylol,
80% Alkohol, 96% Alkohol, absol. Alkohol.

Rp. Natrium jodat		0,2
Kalialaun		50,0
Chloralhydrat		50,0
krist. Citronensäure		1,0
Hämatoxylin		1,0
Aq. destill. ad		1000,0
M.D.S.. Hämalaun „MAYER".		

Färbevorschrift:

1. 24 Std lufttrocknen lassen,
2. 10 min fixieren in Methylalkohol,
3. 20 min in filtriertes Hämalaun „MAYER" (Kernfärbung),
4. 3× spülen in Wasser,
5. 30 min in fließendes Wasser,
6. 1 min in 1% alkoholische Eosinlösung (Gegenfärbung),
7. je 5 min in 80%, 96% und absol. Alkohol,
8. 5 min in Xylol,
9. Abtrocknen — Canadabalsam — Deckglas.

Differenzierung der gefärbten Ausstriche.

Im gefärbten Ausstrichpräparat differenziert man die verschiedenen Spermatozoenformen etwa nach folgenden Gesichtspunkten:

normal,
verjüngt,
Riesenkopf,
Doppelkopf,
difformiert,
Phantom,
abaxial implantiert,
Veränderungen im Mittelteil,
Cytoplasmaausstoßungen.

Je Ausstrich werden 500—1000 Spermatozoen ausgezählt und differenziert; aus dem Ergebnis wird dann der prozentuale Anteil normaler und pathologischer Formen berechnet. Die nachstehende Abbildung gibt einen Überblick über die verschiedenen pathologischen Formen von Spermatozoen (s. auch JOEL) (Abb. 4).

δ) Auszählung der Spermatozoen

Die Auszählung der Spermatozoen kann nach zwei verschiedenen Gesichtspunkten erfolgen. JOEL bevorzugt die Auszählung und Berechnung der Spermatozoenzahl bei Anwendung des Metzschen Blutkörperchenzählapparates, bei dem eine Zählplatte in der Blende des Okulars angebracht ist (wie bei einem Mikrometer in der Okularblende). Findet man in dem angegebenen Quadrat, das ein Objektivfeld von $0,1 \times 0,1$ mm^2 bei einer Kammertiefe von 0,1 mm deckt,

z. B. 12 Spermatozoen, so multipliziert man diese Zahl mit 10 000 000, entsprechend dem Verdünnungsgrad des Spermas (1:10) in 0,001 mm³, um im Endresultat die Anzahl Spermatozoen in 1 cm³ Ejakulat angeben zu können. Man kann auch mit der Thoma-Zeiss-Zählkammer arbeiten, indem man das 1:20 mit physiologischer Kochsalzlösung verdünnte und mit 1—2 Tropfen 1% Triphenyltetrazoliumchloridlösung (zum Abtöten der Spermatozoen) versetzte Sperma in die Zählkammer einbringt und dann die gesamte Zählkammer

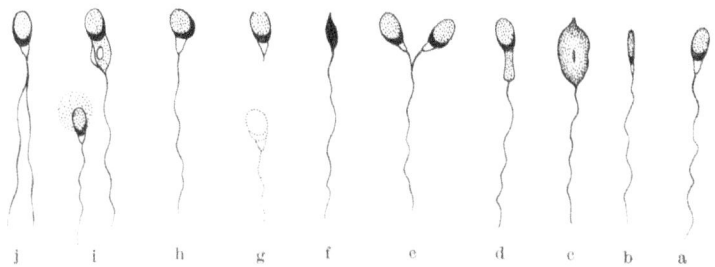

Abb. 4a—j. Übersicht der verschiedenen normalen und pathologischen Spermatozoen im Ejakulat. a normal; b verjüngter Kopf; c Riesenkopf; d Mittelteil verändert; e Doppelkopf; f deformierter Kopf; g Phantom; h abaxial implantiert; i Cytoplasma-Ausstoßung; j Doppelschwanz

(256 Quadrate) auszählt. Der gefundene Wert wird durch 256 dividiert und mit 80 000 000 multipliziert; das Endergebnis entspricht der Anzahl Spermatozoen/cm³ Ejakulat.

ε) Wiederbelebungsversuch

Werden in einem hohen Prozentsatz unbewegliche Spermatozoen auch nach vollständiger Verflüssigung des Ejakulates nachgewiesen, so ist dieser Befund kein Anlaß, um schon von einer „Nekrospermie" zu sprechen. Vielmehr wird man zunächst einen Wiederbelebungsversuch z. B. mit der Bakerschen Lösung oder der Joelschen Lösung anstellen, indem man entweder das Ejakulat mit der entsprechenden Lösung in einer Pipette mischt oder jeweils 1 Tropfen auf dem Objektträger direkt zusammengibt.

Rp. Glucose	3,0		*Rp.* Dextrose 5,42%	80,0
Na$_2$HPO$_4$	0,6		n/8 MgCl$_2$	20,0
KH$_2$PO$_4$	0,01		*M.D.S.:* Joelsche Lösung	
NaCl	0,2			
Aq. dest. ad	100,0			
p$_H$ (= 7,8)				
M.D.S.: Bakersche Lösung				

h) Die Diagnosestellung

Auf Grund der beschriebenen Untersuchungen kommt man zur Diagnosestellung, bei der im einzelnen unterschieden werden:

Normospermie	über 60 Mill. Sp./cm³.
Hypozoospermie	40—60 Mill. Sp./cm³.
Oligospermie	unter 40 Mill. Sp./cm³.
Azoospermie	Fehlen von Spermatozoen bei Anwesenheit von Zellen der Spermiogenese.
Aspermie	Fehlen von Spermatozoen. Fehlen von Zellen der Spermiogenese.

Die Beweglichkeitsverhältnisse sowie der Anteil der normalkonfigurierten Spermatozoen und von Zellen der Spermiogenese ändern sich mit der Anzahl der Spermatozoenzahl/cm³: so findet man bei einer *Normospermie* etwa 80% normalkonfigurierter Spermatozoen und etwa 15—20% pathologische Formen und Zellen der Spermiogenese, während bei der *Oligospermie* die pathologischen Formen die normalkonfigurierten Spermatozoen überwiegen und auch die Zellen der Spermiogenese vermehrt auftreten (Abb. 5).

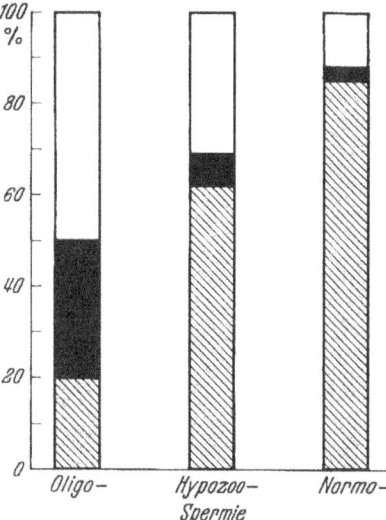

Das Bild der *Hypozoospermie* ist relativ häufig. Damit ist jedoch nicht gesagt, daß Patienten mit einem derartigen Befund bereits infertil sein müssen. Vielmehr geht z. B. aus den neueren Untersuchungen von MacLeod an einem großen Patientenkreis hervor, daß in 10% der Fälle mit Spermatozoenzahlen unter 20 Mill. Sp./cm³ noch eine Konzeption beobachtet wurde. Harvey und Jackson berichten ähnliche Ergebnisse; sie beobachteten in der Gruppe 5—25 Mill.Sp./cm³ in 40%, in der Gruppe 25—50 Mill.Sp./cm³ in 50% und in der Gruppe über 50 Mill. Sp./cm³ in 57% eine Konzeption. Mac-Leod verglich außerdem die Kurven der relativen Häufigkeitsverteilung der Spermatozoen bei je 1000 fertilen und infertilen Männern und fand lediglich in dem Bereich zwischen 1 und 20 Mill. Sp./cm³ eine Differenz. Über 20 Mill. Sp./cm³ konnte keine Steigerung der Fertilität mit Zunahme der Spermatozoenzahl nachgewiesen werden; vielmehr stimmten die Kurven bei den fertilen und infertilen Männern absolut überein.

Abb. 5. Das Verhältnis von normalen Spermatozoen zu pathologischen Formen und Zellen der Spermiogenese. (Nach Kimmig 1955)
☐ pathologische Formen der Spermatozoen
■ Zellen der Spermiogenese
▨ normalkonfigurierte Spermatozoen

Wird im Ejakulat ein pathologischer, von der Norm abweichender Befund erhoben, z. B. eine Oligospermie, dann sollten in jedem Falle eine oder mehrere Kontrolluntersuchungen durchgeführt werden.

3. Biochemische Untersuchung des Ejakulates

a) Fructose

α) Bedeutung der Fructose im Spermaplasma

Die Fructose ist ein im Sperma vorkommender Zucker, der 1946 von Mann erstmals nachgewiesen werden konnte. Fructose dient als Energiespender für die Spermatozoen, welche sie selektiv fermentativ abbauen und in Energie umsetzen. Man ist ohne weiteres in der Lage, aus dem Fructose-Abbau (Fructolyse) einen Rückschluß auf die Motilität der Spermatozoen zu ziehen. Nachstehende Abbildung (Abb. 6) zeigt die Fructolyse bei Normo- und Oligospermie über einen Zeitraum von 5 Std verteilt; es ergibt sich daraus, daß mit Abnahme der beweglichen Spermatozoen (Oligospermie) ein Rückgang der Fructolyse zu verzeichnen ist.

Aus dem Fructosespiegel im Spermaplasma allein kann man insofern einen Rückschluß ziehen, als ein Fructosespiegel zwischen 1200 und 4000 γ/ml als normal anzusehen ist. Liegt der Fructosespiegel dagegen unter 1000 γ/ml, dann handelt es sich entweder um den Folgezustand nach einer Entzündung im Bereich der Prostata oder Bläschendrüsen oder aber es liegt eine postpuberale Leydig-Zell-Insuffizienz vor (NOWAKOWSKI und SCHIRREN). In diesem Falle gelingt es,

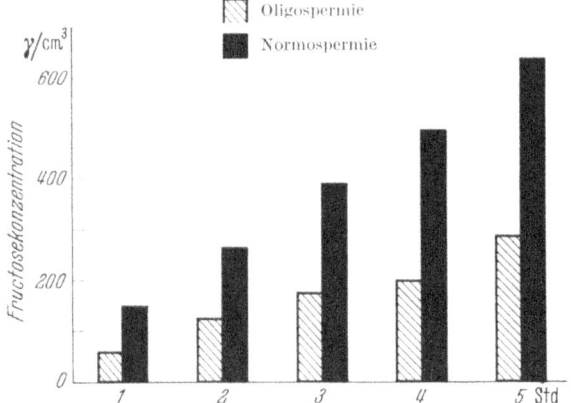

Abb. 6. Fructolyse pro Stunde bei Normo- und Oligospermie. (Nach KIMMIG 1955)

durch Zufuhr von gonadotropem Hormon oder Testosteron, den Fructosespiegel zur Norm zurückzubringen (Abb. 7).

β) Bestimmungsverfahren

Die Bestimmung der Fructose erfolgt zweckmäßigerweise nach der von ROE angegebenen und von DAVIS/McCUNE modifizierten Methode (s. auch bei

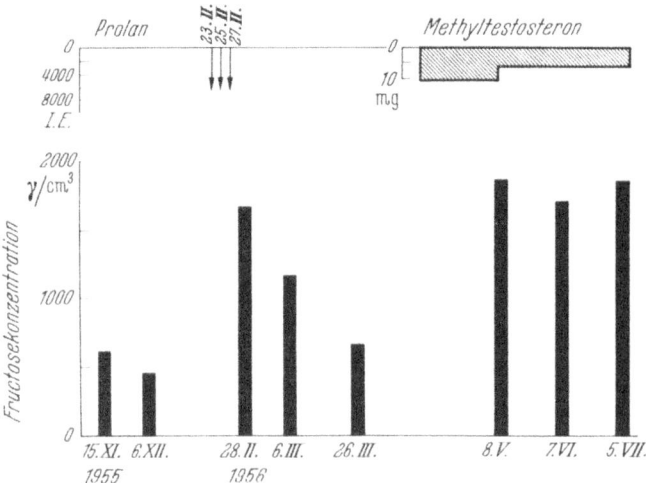

Abb. 7. Effekt einer Behandlung mit Choriongonadotropin und Testosteron bei Normospermie mit postpuberaler Leydig-Zell-Insuffizienz

SCHIRREN). Das Prinzip beruht auf einer colorimetrisch faßbaren Farbreaktion, die die Fructose mit Resorcin eingeht.

Erforderliche Lösungen:

1. 10% Zinksulfatlösung,
2. n/10 Natronlauge,
3. 0,1% alkoholische Resorcinlösung (90% Alkohol),

4. gesättigte Benzoesäurelösung,
   Standardfructoselösung (1,0 g Fructose in 100,0 ml gesättigte Benzoesäurelösung),
5. kristallines Penicillin,
6. 1/4 mol. Phosphatpuffer
   (KH_2PO_4) 1,312 g
   Na_2HPO_4 2,719 g $\times$ 2 H_2O
   Aq. destill. ad 1000,0 ml)
   (Substanzen vorher im Exsiccator trocknen).

Durchführung der Bestimmung:

Auf 1,0 ml Ejakulat werden 0,5 mg kristallines Penicillin (um Bakterienwachstum zu verhindern!) und 0,1 ml 1/4 mol. Phosphatpuffer gegeben. Nach
Abzug von 0,1 ml für die 1. Fructosebestimmung wird das Sperma in einem
sterilen Sedimentröhrchen verschlossen und bei einer Temperatur von 38,0° C
im Wasserbad aufbewahrt.

0,1 ml Ejakulat, in der Blutzuckerpipette aufgezogen, werden mit Aq. destill.
im Reagensglas auf 4,0 ml aufgefüllt. Dazu 2,0 ml 10% Zinksulfatlösung und
2,0 ml n/10 Natronlauge. Diese Lösung wird 2 min im Wasserbad (kochend!)
erhitzt, in kaltem Wasser abgekühlt und dann filtriert. Vom klaren Filtrat
nimmt man 2,0 ml; dazu 2,0 ml Resorcinlösung und 6,0 ml Salzsäure. Für einen
Blindwert, gegen den die Versuchslösung photometriert wird, nimmt man an
Stelle des Filtrates 2,0 ml Ges. Benzoesäurelösung. Sonst wird der Blindwert
genau so wie der Vollwert behandelt. Nach kräftigem Schütteln stellt man die
Reagensgläser 8 min in ein Wasserbad von 80° C und kühlt anschließend unter
fließendem Wasser. Photometriert wird der Vollwert gegen den Blindwert bei
10 mm Schichtdicke und Filter S 49 (Photometer Eppendorf).

Eichkurve:

In 4 Reagensgläser je 2,0 ml Standardfructoselösung zu 0,1, 0,075, 0,05 und
0,025 mg Fructose/ml. Zu jedem Reagensglas 2,0 ml Resorcinlösung und 6,0 ml
Salzsäure. Kräftiges Schütteln, 8 min Wasserbad von 80° C; Abkühlen unter
fließendem Wasser. Photometrie gegen gesättigte Benzoesäurelösung wie oben.
Die gefundenen Werte werden in ein Koordinatensystem eingetragen und untereinander verbunden.

Berechnung:

Der abgelesene Extinktionswert wird auf die Eichkurve übertragen und der
gefundene Wert mit 80 multipliziert. 80 entspricht dabei der Verdünnung des
Untersuchungsmaterials zum Enteiweißen. Die weiteren Verdünnungen werden
nicht mehr berücksichtigt, da die Werte auf der Eichkurve mit den gleichen
Verdünnungen gefunden worden sind. Das Endergebnis entspricht der Fructose-
menge in γ/ml Ejakulat.

b) Inosit

α) Bedeutung und Vorkommen des Inosit

Inosit ist eine in der Natur weitverbreitete Substanz, die von kohlehydratähnlicher Beschaffenheit, wahrscheinlich auch von kohlehydratähnlicher Bedeutung
(KÜHNAU) und cyclisch gebaut ist. Sie kommt in allen Organen vor und wird
beim Tier auch in derselben akzessorischen Drüse wie Citronensäure und Fructose
gebildet. Beim Menschen wird Inosit offenbar in der Prostata gebildet, während
Fructose in der Bläschendrüse synthetisiert wird. Die Bedeutung des Inosit im
Spermaplasma ist noch nicht sicher nachgewiesen. Dagegen konnten Beziehungen

zwischen Fructose- und Inositspiegel im Zusammenhang mit der Testosteronproduktion der Leydig-Zellen nachgewiesen werden (KIMMIG und SCHIRREN).

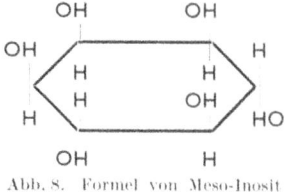

Abb. 8. Formel von Meso-Inosit

β) Bestimmung des Inosit

Da der chemische Nachweis von Inosit durch die Gegenwart von Fructose
gestört wird, trennt man am besten Inosit und Fructose durch aufsteigende
Papierchromatographie.

Ejakulat wird mit Wasser 1:2 verdünnt, 2 min in kochendem Wasserbad
erhitzt und anschließend 15 min hochtourig zentrifugiert. Der Überstand wird
abgehebert; 0,06 ml davon werden auf das Chromatographiepapier (Schleicher
und Schüll 2043/b/gl.) als 9—10 cm langer Strich aufgetragen. Daneben trägt
man als Vergleichslösung 0,004 ml einer Fructose (5 mg/ml)-Inosit-(5 mg/ml)-
Lösung auf als 4 cm langen Strich. Dann aufsteigende Chromatographie in wasser-
gesättigtem Collidin bei einer Laufzeit von 18 Std. Rf-Wert für Fructose: 0,52;
für Inosit: 0,17. Nach 18 Std Laufzeit Trocknung der Chromatogramme bei
Zimmertemperatur. Darauf wird das Papier in 2 Streifen geschnitten, von denen
der eine das Spermaplasma und der andere die Kontrollösung enthält. Letzterer
wird durch Besprühen mit einer ammoniakalischen $AgNO_3$-Lösung [5% $AgNO_3$ +
konz. NH_3 (1:1 verdünnt)] entwickelt. 5 min Lufttrocknung, 8—10 min Trocknung bei 100° C im Trockenschrank. Fixation für 10—15 min in 10% Natriumthiosulfatlösung. Dann 3 Std wässern in fließendem Wasser und weiterhin lufttrocknen.

Die Lagebestimmung von Inosit und Fructose im Spermaplasmachromato-
gramm nach dem Aufsteigen erfolgt von dem so entwickelten und fixierten
Kontrollstreifen; auf dem Hauptstreifen — der nicht entwickelt ist — wird die
entsprechende Zone in einer Breite von 2—4 cm so ausgeschnitten, daß sie
möglichst alles Inosit enthält. Aus dem ausgeschnittenen Papier erfolgt die
Elution des Inosit (Abb. 9).

Hierzu wird das Papier in feine Streifen zerschnitten und mit 10,0 ml Wasser
15 min im Rückflußkühler gekocht. Nach kurzem Abkühlen wird die Flüssigkeit
durch ein Filter gegeben (Saugglas-Wasserstrahlpumpe). Die Papierstreifen
werden nochmals 15 min mit 10,0 ml Wasser gekocht und dann nach Abkühlung
ebenfalls filtriert. Kolben und Filter werden nochmals mit Wasser gekühlt.
In der erhaltenen Flüssigkeit wird Inosit nach GREGORY modifiziert chemisch
bestimmt.

Erforderliche Lösungen:

1. Hg-Mischung; 288,0 g KJ + 108,0 g $HgCl_2$ werden ad 1000,0 ml Wasser
gelöst.

2. 30% Natronlauge.

3. 20% Schwefelsäure.

4. 20% $BaSO_4$-Suspension.

5. 0,02-n-Jodlösung.

6. 0,01-n-Natriumthiosulfatlösung.

7. Stärkelösung.

Durchführung der chemischen Bestimmung von Inosit. Die durch Elution gewonnene Flüssigkeitsmenge wird mit 3,0 ml Hg-Mischung versetzt, dann werden 4,0 ml Natronlauge und 2,0 ml Barium-Suspension zugegeben und die gesamte Menge für 30 min in ein kochendes Wasserbad gestellt. Zuerst entsteht ein roter Niederschlag, dann schwarzes Hg. Es wird 5 min unter fließendem Wasser gekühlt, dann werden 8,0 ml H_2SO_4 unter Kühlung zugegeben, weiter mit 5,0 ml 0,02-n-Jodlösung geschüttelt, bis alles in Lösung gegangen ist (etwa 30 min) und dann das Barium-sulfat abfiltriert. Das überschüssige Jod wird mit 0,01-n-Natriumthiosulfatlösung   zurücktitriert mit Stärkelösung als Indicator. Aus der Differenz des Thiosulfatverbrauches zwischen Leer- und Vollversuch wird der Inositgehalt berechnet.

Eine *Eichkurve* wird durch Auftragen bekannter Inositmengen (100, 250, 500 und 750 γ/ml) auf das Chromatographiepapier und anschließende Elution hergestellt. Dabei ergibt sich nach KIMMIG und SCHIRREN eine Streubreite von etwa 10%. Bei den Bestimmungen von Inosit im Sperma erhöht sich die Streubreite auf etwa 30%.

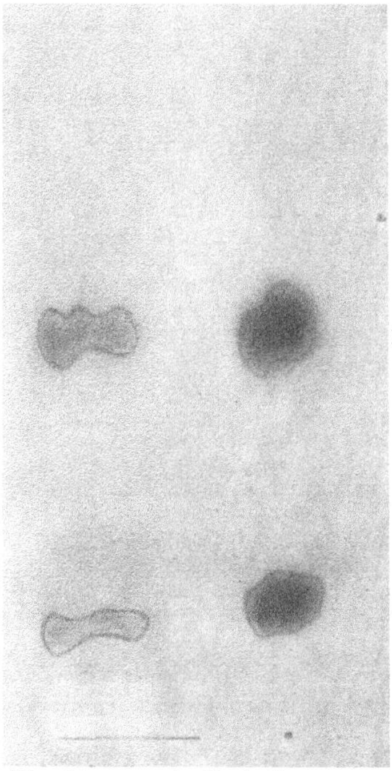

c) Hyaluronidase

α) Bedeutung der Hyaluronidase

Unter den im Sperma aufgefundenen Fermentsystemen   kommt   dem   Hyaluronidase-Komplex wohl die größte Bedeutung zu. Es handelt sich dabei um einen Ferment-Komplex, der Mucopolysaccharide vom Typus der Hyaluronsäure abzubauen vermag.

DURAN-REYNALS konnte erstmals im Jahre 1928 den Nachweis eines mucinspaltenden Fermentes aus Hodengewebe erbringen. CHAIN und DUTHIE (1939) wiesen nach, daß dieser sog. „spreading-factor" mit der Hyaluronidase identisch ist. 1942 haben McCLEAN und ROWLANDS als erste eine gereinigte, hochaktive Hyaluronidase isolieren können. Diese Befunde konnten

Ejaculat: Kontrolle:
0,006 ml   0,004 ml
(1:1 verdünnt)   5 mg Inosit/ml
                    5 mg Fructose/ml
Lösungsmittel: Collidin, H_2O-ges.
Laufzeit: 18 Std.
Färbung: ammoniakalische Silberlösung

Abb. 9. Papierchromatische Trennung von Inosit und Fructose. (Nach KIMMIG und SCHIRREN)

1950 von PERLOFF und NODINE bei Untersuchungen auf breitester Basis bestätigt werden. Danach geht die Hyaluronidaseaktivität direkt proportional mit der Zahl lebender Spermatozoen. Die Hyaluronidase soll bei der Auflösung der Corona-radiata-Intercellularsubstanz eine Rolle spielen. Die Hyaluronidase wird offenbar von den Spermatozoen aufgenommen, wenn sie vor dem Verlassen des Tubulus semniferus mit dem Kopf in das freie Ende der Sertoli-Zellen eintauchen. Im spermatozoenfreien Spermaplasma (Aspermie) ist kaum eine Hyaluronidase-aktivität festzustellen. Bei der Normospermie ist der Anteil von zellgebundener und freier Hyaluronidase am größten (Abb. 10).

β) Bestimmung der Hyaluronidase-Aktivität

Methodik nach JOEL. 5,0 ml Nabelschnurmucinlösung mit einer Viscosität von 250—300 (Wasser = 100) werden mit 0,5 ml frischen Spermas gemischt und sogleich in die untere Glocke des Ostwald-Viscosimeters gefüllt. Durch Vakuumbildung im

anderen Schenkel des Viscosimeters saugt man das Fermentsubstratgemisch in die
obere Glocke, bis der Spiegel die Einflußmarke überschreitet. Danach wird man
das Gemisch durch die Capillare ausfließen lassen und mißt die sog. „Fließzeit",
d. h. die Zeit, die der Flüssigkeitsspiegel benötigt,
um von der Einfluß- zur Ausflußmarke abzusinken.
Bei Beginn der Fließzeitbestimmung wird mit der
Uhr die Zeit abgelesen, die seit dem Mischen von
Substrat und Ferment verflossen ist; über alle er-
hobenen Zeitwerte wird ein genaues Protokoll angelegt, aus dem dann die folgenden Werte ersichtlich
sind: 1. Die zu Beginn jeder Fließzeitbestimmung abgelesene Zeit; 2. korrigierte Zeit, d. h. die in 1. abgelesene Zeit + 1/2 Fließzeit, als Korrektur für das
Absinken der Viscosität während der Fließzeitbestimmung; 3. Fließzeitbestimmung; 4. relative Viscosität
(Division der erhaltenen Fließzeiten durch die Fließzeit des Viscosimeters für Wasser). Die erhaltenen
Werte für relative Viscosität werden gegen
die korrigierte Zeit in ein Koordinatensystem eingetragen. Dabei erhält man
folgende Kurve (Abb. 11).

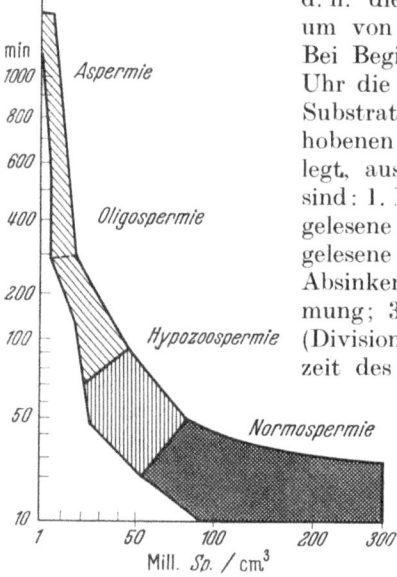

Abb. 10. Übersicht der Hyaluronidase-Aktivität in Minuten. Reaktionszeit zur Zahl (log)
der Spermatozoen/cm³. (Nach Joel 1953)

Herstellung des Mucin. Die Herstellung
des für die Hyaluronidasebestimmung erforderlichen Mucinpräparates geschieht nach
folgender Methode: Man benötigt etwa 20
blutfreie Nabelschnüre, die durch einen
Fleischwolf gedreht werden. Diese Masse
wird anschließend bei 30° C im Vakuum 1 Std getrocknet und dabei von Aceton
befreit, in das die Nabelschnüre vorher eingelagert waren; man kann die
Nabelschnüre auch tiefgekühlt ein-
frieren. Die nun erhaltene Substanz
wird in 500,0 ml Aq. dest. suspendiert

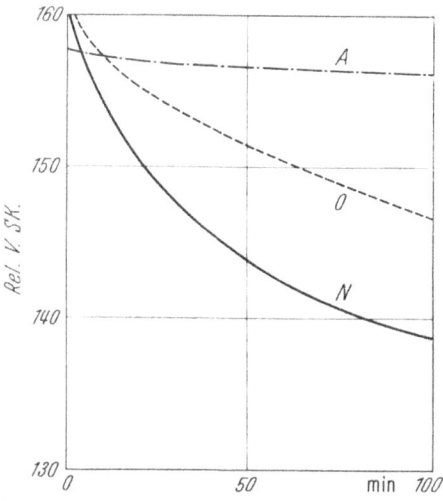

Abb. 11a. Graphische Darstellung der durchschnitt-
lichen Viscositätsabnahmen bei Normospermie (*N*),
Oligospermie (*O*) und Aspermie (*A*). (Nach Schirren
1959)

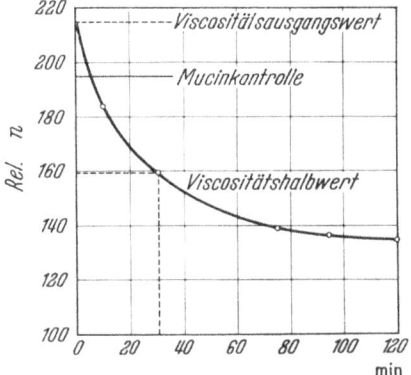

Abb. 11b. Normale Viscositätsabfallkurve bei
normalem Hyaluronidasegehalt eines Spermas.
(Nach Joel 1953)

und der p_H dieser Suspension auf p_H 7,2 eingestellt (NaOH). Bei 0° C bleibt
diese Suspension 24 Std stehen und wird dann durch ein Tuch oder ein besonders

feines Haarsieb gegeben. Die zurückbleibende Masse extrahiert man noch etwa 4—5mal mit jeweils 200 bis 400 ml Aq. dest. über jeweils 24 Std unter Kontrolle des p_H und Zusatz von etwas Oktylalkohol. Mit fortschreitender Extraktion nimmt die Viscosität der abgepreßten Flüssigkeit laufend ab.

Das Mucin wird aus den vereinigten Extrakten gewonnen durch Fällung mit Natriumacetat gesättigtem auf —10° C abgekühlten Alkohol. Hierzu wird der Extrakt unter ständigem Rühren mit 2 Volumen Alkohol versetzt, wobei das Mucin in Fäden ausfällt; diese hebt man mit einem Glasstab heraus und wäscht sie mehrere Male mit Alkohol, Aceton und Äther. Abnutschen der Flüssigkeit von der Waschflüssigkeit und Trocknung über P_2O_5 im Vakuum. Anschließend wird die Substanz in einer Reibschale zu feinem Pulver zerrieben.

Das Mucin muß außerdem gereinigt werden und wird hierzu mit einigen Tropfen 90% (Gew.-Vol.) Phenol zu einer Emulsion verrieben; es wird langsam tropfenweise weiteres Phenol (insgesamt 10,0 ml) zugesetzt und 2 Std stehen gelassen. Das nichtgelöste Mucin wird abzentrifugiert und erneut mit 90% Phenol versetzt; erneutes Zentrifugieren und Waschen mit Alkohol zur Entfernung des Phenols, Zentrifugieren, Lösen in geringer Menge Wasser und Dialyse gegen fließendes Wasser über Nacht. Die dann vorhandene trübe Lösung wird erneut zentrifugiert und ist dann klar und farblos. Fällung des Mucins mit Natriumacetat gesättigtem Alkohol. Trocknung über P_2O_5.

Bestimmung der Hyaluronidase-Aktivität mit Hyaluronsäure-Kaliumsalz (nach SCHIRREN). Da die von JOEL angegebene Methodik aus mancherlei Gründen sehr zeitraubend ist und außerdem bei dem von ihm verwendeten Nabelschnur-Mucin kein gereinigtes Hyaluronsäurepräparat vorliegt, ist die Verwendung eines Hyaluronsäure-Fertigpräparates (SCHERING) angezeigt; außerdem umgeht man hierbei die sehr mühselige Herstellung des Nabelschnurmucins. Bis auf die nachfolgenden Änderungen der Methodik verläuft die Hyaluronidase-Aktivitätsbestimmung nach der von JOEL angegebenen Methode.

Auf Grund der erwiesenen Empfindlichkeit der Hyaluronidase gegenüber Kupferionen (FREIMANIS) wird als Lösungsmittel für die Hyaluronsäure ausschließlich bidestilliertes Wasser verwendet. Alle benutzten Gefäße müssen frei von Spurenelementen sein; zur Reinigung der Viscosimeter usw. wird daher nicht Chromschwefelsäure verwendet, sondern man nimmt Schwefelsäure mit einem geringen Zusatz von Kaliumnitrat; zum Nachspülen bidestilliertes Wasser.

Die Hyaluronsäurelösung wird auf einen p_H von 4,0 eingestellt; die Viscosität dieser Lösung soll 200 — bezogen auf Wasser = 100 — betragen. Die Lösung ist bei Aufbewahrung im tiefgekühlten Eisschrank etwa 3 Wochen haltbar; es empfiehlt sich daher, nicht zu große Mengen anzusetzen.

Meßtemperatur im Wasserbad 20° C. Bereits kleine Temperaturschwankungen wirken sich nachteilig aus; daher ist auf unbedingte Temperaturkonstanz zu achten (WEYGAND).

0,5 ml Frischsperma werden mit 5,0 ml Hyaluronsäurelösung zusammengegeben und gut gemischt. Die zu messende Flüssigkeit darf keine ungelösten Teilchen enthalten, da sonst die feine Capillare des Viscosimeters verstopft. Auch sehr zähflüssiges Sperma gibt ungenaue Werte und macht eine Viscositätsbestimmung häufig unmöglich.

Berechnung der relativen Viscosität wie bei JOEL angegeben.

d) Phosphatasen

α) Bedeutung der sauren und alkalischen Phosphatasen

Im Sekret der Prostata findet sich eine Phosphormonoesterase, die ihr Wirkungsoptimum bei einem p_H von 4,8—5,5 entfaltet. Sie kann durch Magnesium-

ionen aktiviert werden und wird durch Fluorionen vollständig gehemmt (Kutscher). Die Prostataphosphatase hat wahrscheinlich eine Funktion beim Be-
fruchtungsvorgang zu erfüllen, doch lassen sich über die biologische Rolle noch
keine genauen Angaben machen (Kimmig). Man unterscheidet eine saure und
eine alkalische Phosphatase.

Die Phosphatasenbildung in der Prostata hängt eng mit der inkretorischen
Funktion der Keimdrüsen zusammen; sie steigt mit der Pubertät an und verschwindet mit dem Erlöschen der Testosteronproduktion im Hoden. Die Ergebnisse der eigenen Untersuchungen gehen besonders deutlich aus der nebenstehenden

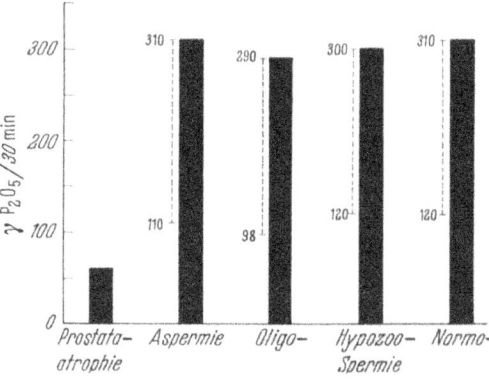

Abb. 12. Phosphataseaktivität im Spermaplasma (in
γ P₂O₅/30 min). (Nach Kimmig)

Abbildung hervor; danach kann kein
Unterschied der Phosphataseaktivität
im Spermaplasma bei Normo-, Hypo-
zoo-, Oligo- und Aspermie festgestellt
werden; liegt dagegen zusätzlich eine
Prostataatrophie auf Grund einer hor-
monellen Störung, einer Kastration
o. ä. vor, dann ist die Phosphataseaktivität deutlich herabgesetzt (Abb. 12).

β) Bestimmung der Phosphataseaktivität

Erforderliche Lösungen:

1. *1/100 m-Phenylphosphatlösung*
(0,218 g Dinatriumphenylphosphat in
Wasser lösen, auf 100,0 ml auffüllen.

und mit einigen Tropfen Chloroform versetzen, kurz durchschütteln. Im Eisschrank 8 Tage haltbar.

2. *Alkalischer Puffer* (p_H 9,0) (1,27 g Natriumcarbonat und 0,67 g Natriumbicarbonat in Wasser lösen und auf 200,0 ml auffüllen).

3. *Saurer Puffer* (p_H 4,9) (8,4 g Citronensäure in Aq. dest. lösen, 75 ml
n-Natronlauge hinzugeben und mit Aq. dest. auf 200,0 ml auffüllen. Mit einigen
Tropfen Chloroform versetzt und gut durchgeschüttelt, einige Wochen im Eisschrank haltbar.)

4. *Formaldehydlösung* (35% Formaldehyd zu gleichen Teilen mit Wasser verdünnen — eventuell mit Natronlauge neutralisieren).

5. *Phenolreagens* (nach Folin-Ciocalteau) „Bayer" (vor dem Gebrauch mit
Wasser auf das dreifache Volumen auffüllen).

6. 10% *Natriumcarbonatlösung* (10,0 g Natriumcarbonat in Aq. dest. lösen
und auf 100,0 ml auffüllen).

Durchführung der Bestimmung:

a) Saure Prostataphosphatase (Spermaverdünnung 1:5000). 2,0 ml Phenyl-
phosphatlösung und 2,0 ml Puffer und 0,1 ml Formaldehydlösung werden im
Zentrifugenglas etwa 3 min lang auf 37° C vorgewärmt, dann gibt man 0,2 ml
der Spermaverdünnung zu und läßt 30 min bei 37° C im Wasserbad stehen.
Anschließend werden 1,7 ml Phenolreagens zugefügt, gut durchgemischt und
zentrifugiert. Vom klaren Überstand werden 2,0 ml mit 3,0 ml Natriumcarbonat-
lösung versetzt und zur Farbentwicklung nochmals 5 min in ein Wasserbad
von 37° C gestellt. Zu jedem Ansatz stellt man einen Blindwert her, der genau
wie oben zu behandeln ist; im Anschluß an den Zusatz der Spermaverdünnung
setzt man das Phenolreagens jedoch *sofort* zu. Es wird photometriert mit 10 mm

Schichtdicke bei 578 mμ. Man mißt praktischerweise den Voll- und den Blindwert gegen Wasser und bildet die Differenz der Extinktionen.

b) Alkalische Phosphatase (Spermaverdünnung 1:10). Man verfährt bei der Bestimmung analog der Bestimmung für die saure Phosphatase, verwendet jedoch alkalischen Puffer, gibt kein Formaldehyd zu und setzt an Stelle von 1,7 ml, 1,8 ml Phenolreagens zu. Berechnung usw. wie oben beschrieben. Anfertigung einer Eichkurve nach KIRBERGER und MARTINI.

Tabelle 2. *Tabelle zur Bestimmung der sauren und alkalischen Phosphatase*

Ext.	s. Phosph. alk. Phosph.	Ext.	s. Phosph. alk. Phosph.	Ext.	s. Phosph. alk. Phosph.
0,010	0,85	0,110	9,35	0,340	28,90
0,015	1,28	0,115	9,78	0,360	30,60
0,020	1,70	0,120	10,20	0,380	32,30
0,025	2,13	0,125	10,63	0,400	34,00
0,030	2,55	0,130	11,05	0,420	35,70
0,035	2,98	0,135	11,48	0,440	37,40
0,040	3,40	0,140	11,90	0,460	39,10
0,045	3,83	0,145	12,33	0,480	40,80
0,050	4,25	0,150	12,75	0,500	42,50
0,055	4,68	0,160	13,60	0,550	46,70
0,060	5,10	0,170	14,45	0,600	51,00
0,065	5,53	0,180	15,30	0,650	55,25
0,070	5,95	0,190	16,15	0,700	59,50
0,075	6,38	0,200	17,00	0,750	63,75
0,080	6,80	0,220	18,70	0,800	68,00
0,085	7,23	0,240	20,40	0,850	72,25
0,090	7,65	0,260	22,10	0,900	76,50
0,095	8,08	0,280	23,80	0,950	80,75
0,100	8,50	0,300	25,50	1,000	85,00
0,105	8,93	0,320	27,20		

e) Papierelektrophorese des Spermaplasma

Die papierelektrophoretische Untersuchung des Spermaplasma erlaubt Einblicke in die Zusammensetzung der Eiweißfraktionen des Spermaplasma und ihre Abhängigkeit von hormonalen und anderen exogenen Einflüssen.

Erste Untersuchungen dieser Art wurden 1942 von GRAY und HUGGINS mit der Tiselius-Apparatur durchgeführt. In späteren Jahren haben dann Ross u. Mitarb., sowie KELLER und TSCHUMI über entsprechende Versuche mit einem Schwachstromgerät bei etwa 16 Std Laufzeit berichtet. SCHNEIDER, NOWAKOWSKI und VOIGT gaben 1954 eine neuartige Methode mit einem Hochspannungsgerät nach v. HOLT, GAEDE und VOIGT an, mit dem es ihnen bei einer Laufzeit von 3 Std bei 380 V Spannung gelang, klare reproduzierbare Ergebnisse zu erzielen. Diese Methodik wurde auch in jahrelangen eigenen Untersuchungen durchgeführt und sei daher nachstehend beschrieben.

Erforderliche Lösungen:

1. Amidoschwarz 10 B.

2. Methanol-Eisessig-Lösung (500,0 ml Methanol, 100,0 ml Eisessig, 400,0 ml Aq. dest.).

3. α-Bromnaphthol.

4. Paraffinum liquidum.

5. Methylalkohol.

6. Pufferlösung: Diäthylbarbituricum   46,46 g
Natrium aceticum   14,04 g
n-Essigsäure   6,0 ml
Aq. destill. ad   6000,0 ml
(p_H — 8,7)

7. Fließpapier Whatman I.

Durchführung der Bestimmung:

Besondere Beachtung muß dem sofortigen Einbringen des Spermas in einen tiefgekühlten Eisschrank geschenkt werden, damit keine Zersetzung durch Bakterien usw. eintreten kann. Zunächst bestimmt man dann den *Gesamteiweiß-gehalt*, da dieser Wert der Ausgangspunkt für das Auftragen der erforderlichen Spermamenge auf den Elektrophoresestreifen ist. Die aufzutragenden Ejakulatmenge errechnet man nach folgender Formel:

$$x\ \mathrm{cm^3} = \frac{1}{20\,x\ (\text{g-}\%\ \text{Gesamteiweißgehalt})}\big/\mathrm{cm^3}.$$

Es werden jeweils 0,5 mg Eiweiß aufgetragen.

Nach der Eiweißbestimmung wird das Spermaplasma in einen tiefgekühlten Eisschrank verbracht und bleibt dort etwa 50—55 Std stehen. Es hat sich nämlich gezeigt, daß nur zu diesem Zeitpunkt reproduzierbare Werte gefunden werden. Kurz vor Beginn der Elektrophorese wird das Spermaplasma 25 min in einer hochtourigen Zentrifuge zentrifugiert (3000 Umdrehungen/min). Diese Zeit ist erforderlich, da bei kürzerem Zentrifugieren Schleimfäden mit zur Elektrophorese gelangen, die sehr störend wirken.

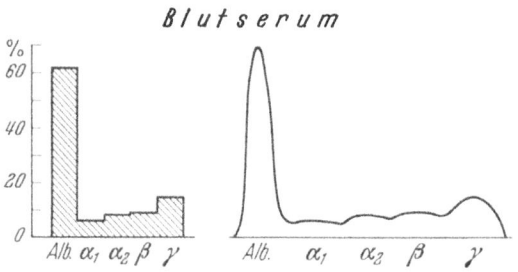

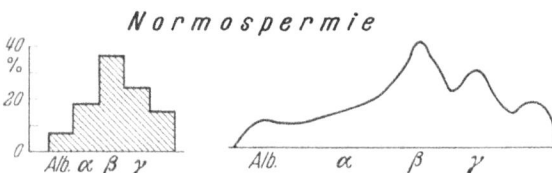

Abb. 13. Gegenüberstellung der Elektrophoresediagramme bei Blutserum und Spermaplasma

Vor Beginn der Elektrophorese werden die Papierstreifen in einer Breite von 4,0 cm und einer Länge von 37,0 cm ausgeschnitten. Dann markiert man mit einem quer zur Längsachse verlaufenden Strich die Auflagestelle (7,0 cm vom Ende entfernt) und weitere 7,0 cm hiervon entfernt die Auftragstelle ebenfalls durch einen Bleistiftstrich. An der Auftragstelle wird die errechnete Menge Spermaplasma mit einer ausgezogenen Blutzuckerpipette strichförmig und gleichmäßig aufgetragen. Dann wird der Streifen angefeuchtet und vorsichtig zwischen Fließpapier abgetrocknet, so daß der Streifen nicht tropfnaß, sondern nur feucht in den Elektrophoresekasten eingelegt wird. Apparatur nach v. Holt, Voigt und Gaede (Hersteller: Netheler und Hintz). Die Temperatur wird auf 32⁰ C konstant gehalten. Durchführung der Elektrophorese bei 380 V, einer Laufzeit von 3 Std und einer Pufferionenstärke von 0,045.

Nach der Elektrophorese werden die Streifen bei 90,0⁰ C waagerecht 10 min im Brutschrank getrocknet.

Darstellung der Pherogramme durch 15 min Färben mit Amidoschwarz 10 B, Waschen mit Methylalkohol (10—15 min), Entfärben mit Methanol-Eisessig-Lösung (3mal 10 min); durch Einlegen in α-Bromnaphthol und Paraffinum liquidum werden die Streifen transparent gemacht. Anschließend Photometrie nach Grassmann, Hannig und Knedel. Man erhält dabei Werte, die, in einem Koordinatensystem eingetragen, verbunden werden und so Kurven ergeben, aus denen sich die einzelnen Eiweißfraktionen abtrennen lassen. Die Summe aller Flächenwerte wird gleich Null gesetzt und der Prozentsatz der einzelnen Fraktionen errechnet (Abb. 13).

f) Citronensäure
α) Bedeutung und Vorkommen der Citronensäure

Die Citronensäure wird beim Menschen in der Prostata gebildet. Sie wurde im Sperma des Menschen erstmals durch Scherstén (1929) nachgewiesen. Sie tritt erst mit dem Einsetzen der Pubertät — aber offenbar vor den Zeichen einer aktiven Spermiogenese (vgl. Mann, Davies u. Humphrey 1949) — auf. Ihre Bedeutung für das Spermaplasma ist noch umstritten. Allgemein wird jedoch angenommen, daß die Citronensäure für die Coagulation des Spermas verantwortlich ist.

β) Bestimmungsverfahren
Prinzip:

Beim Behandeln mit Kaliumpermanganat wird die Citronensäure in schwefelsaurer Lösung zu Acetondicarbonsäure oxydiert, die ihrerseits mit KBr in Pentabromaceton übergeht. Das überschüssige $KmnO_4$ in dem Reaktionsgemisch wird durch Zugabe von Natriumnitrit zerstört und anschließend überschüssiges $NaNO_2$ durch Zufügen von Harnstofflösung zerstört. Durch Ausschütteln mit Petroläther wird Pentabromaceton in die organische Phase übergeführt. Durch Zusatz von Natriumsulfid wird Pentabromaceton in Äthylenglykol dehalogenisiert, wobei sich das freiwerdende Brom in Äthylenglykol mit intensiv gelber Farbe löst. Die Intensität der gelben Farbe gibt Aufschluß über den Citronensäuregehalt.

Erforderliche Lösungen:

1. Trichloressigsäure	16%	
2. Trichloressigsäure	8%	
3. Schwefelsäure	45%	
4. Kaliumbromidlösung	12%	
5. Kaliumpermanganatlösung	5%	
6. Natriumnitritlösung	10%	
7. Harnstofflösung	12%	
8. Petroläther	60—80° C	
9. Citronensäurelösung	0,5%	

10. Natriumsulfidlösung (5,0 g Na_2S werden in 60,0 ml Aqua dest. gelöst und 40,0 ml Äthylenglykol kurz vor Gebrauch zugesetzt. Das Äthylenglykol muß rein sein und es darf beim Zusatz zur Natriumsulfidlösung keine Gelbfärbung auftreten).

Durchführung der Bestimmung:

2,0 ml 16% Trichloressigsäure, 0,1 ml Sperma und 1,9 ml Aqua dest. werden in dieser Reihenfolge in ein Zentrifugenglas gegeben und 5—10 min stehen gelassen. (Im Eisschrank ist diese Mischung unbeschränkt haltbar.) Anschließend werden die Röhrchen 5 min bei 3000 Umdrehungen/min zentrifugiert.

a) Testlösung: Zu 2,0 ml überstehender Flüssigkeit werden 1,0 ml 8% Trichloressigsäure und 1,0 ml 45% Schwefelsäure in dieser Reihenfolge gegeben.

b) Standardlösung: 0,1 ml Standardcitronensäurelösung werden mit 0,9 ml Aqua dest. versetzt und nacheinander 1,0 ml 16% Trichloressigsäure, 1,0 ml 8% Trichloressigsäure und 1,0 ml 45% Schwefelsäure zugefügt.

c) Leerwert: 3,0 ml 8% Trichloressigsäure und 1,0 ml 45% Schwefelsäure.
Alle Röhrchen (a, b, c) werden nun wie folgt weiter verarbeitet.

In jedes Röhrchen werden 0,2 ml Kaliumbromidlösung und 0,8 ml Kalium-permanganatlösung gegeben, gut mischen, Zentrifugengläser mit Stopfen 15 min stehen lassen. (Während dieser Zeit wiegt man zweckmäßigerweise das Natrium-sulfid ab und löst es in Aqua dest.) Anschließend wird 0,5 ml Natriumsulfidlösung in jedes Zentrifugenglas pipettiert; gut umschütteln, Zusatz von 0,5 ml Harnstoff-lösung; gut umschütteln, bis keine Bläschen mehr entweichen. Anschließend Zugabe von 10,0 ml Petroläther, 40 sec gut schütteln; Entfernung der unteren wäßrigen Phase mit einer Pipette und Verwerfen derselben. Zusatz von 2,0 ml Aqua dest. 15 sec schütteln (erneutes Waschen der Petrolätherschicht). Zusatz von Äthylenglykol zur Natriumsulfidlösung, gut Mischen und Zugabe von jeweils 5,0 ml dieser Mischung zu jedem Zentrifugenglas; 60 sec gut schütteln. Photo-metrie der unteren gelben Schicht gegen den Leerwert (Filter S 470 mμ, 1,0 cm Schichtdicke).

Anfertigung einer Eichkurve mit verschiedenen Konzentrationen der Standard-lösung (25—500 mg-%).

Besonders zu beachten:

1. Während des ganzen Arbeitsganges in Eiswasser arbeiten.

2. Die gelbe Farbe ist relativ instabil; daher Ablesung im Photometer stets genau nach 5 min.

3. Verwendung von Zentrifugengläsern mit eingeschliffenem Glaskolben hat sich als zweckmäßig erwiesen.

B. Die chemische Bestimmung von Hormonen im Urin (Steroidhormone)

1. Allgemeine Vorbemerkungen

Die Steroidhormone müssen nach ihrem Ursprungsort unterschieden werden (Nebennierenrinde, Ovar, Hoden). Als Harn-17-Ketosteroide bezeichnet man die große Zahl von Metaboliten des Testosteron- und Nebennierenrindenhormon-stoffwechsels. Während man mit der Zimmermannschen Reaktion die 17-Keto-steroide in ihrer Gesamtheit erfaßt, gelingt mit der Chromatographie eine Auf-trennung in verschiedene Fraktionen. Nachstehend sei eine Orientierung über die wichtigsten Methoden wiedergegeben. Eingehende Angaben finden sich bei Zimmermann (1955), Loraine (1958), Dorfman (1953).

Der Bestimmung von Steroidhormonen im Urin muß in jedem Falle eine Aufarbeitung des zu untersuchenden Materials vorausgehen, da im Urin zu viele Substanzen enthalten sind, die die Reaktionen störend beeinflussen können, so daß die Ergebnisse dann nicht mehr exakt wären. Man kann also in keinem Fall den Urin so verwenden, wie er vom Patienten geliefert wird, sondern muß z. B. eine Zersetzung durch Bakterien verhindern, indem man etwas Salzsäure, Eis-essig, 20 mg Quecksilbercyanid oder Toluol pro Sammelgefäß zusetzt; auch empfiehlt sich eine Aufbewahrung im Kühlschrank während der Sammelzeit. Der Harn soll möglichst frisch zur Untersuchung kommen und nicht etwa längere Zeit auf Eis stehen, da auch dann bisher allerdings noch unerklärbare Verände-rungen des Gehaltes an Steroidhormonen auftreten können (Callow, Callow, Emmens und Stroud, Birke und Plantin).

In der Regel sollte der Urin nur auf Stationen gesammelt werden, deren Personal entsprechend geschult ist; bei ambulanten Patienten sollte man keine

Steroidhormonbestimmungen durchführen, da bei ihnen meistens keine vollständige Sammlung des Harnes erreicht werden kann. Für die Bestimmung der Steroidhormone ist aber gerade die *vollständige* 24-, 48- oder 72 Std-Urinmenge unbedingt notwendig.

Es hat sich als zweckmäßig erwiesen, bei allen Untersuchungsgängen ohne Korken und Gummistopfen zu arbeiten, und ausschließlich geschliffene Glasstöpsel zu verwenden; außerdem müssen alle Glassachen ausreichend mit Chrom-Schwefelsäure gereinigt sein; ferner sollten nur exakt geeichte Pipetten benutzt werden.

2. Hydrolyse

Da die Steroidhormone zum großen Teil in einer konjugierten, wasserlöslichen, ätherunlöslichen Form ausgeschieden werden, aber mit Hilfe eines mit Wasser nicht mischbaren Lösungsmittels (z. B. Äther, Benzol) zu extrahieren sind, müssen sie durch Hydrolyse aus ihren Verbindungen mit Schwefelsäure, Glucuronsäure u. a. freigesetzt werden. Die Hydrolysebedingungen für die einzelnen Steroide sind sehr unterschiedlich, da die verschiedenen Steroide in ihrer Empfindlichkeit sehr variieren; so müssen z. B. die Hydrolysebedingungen für die Corticoide mit 17-OH-Gruppe sehr schonend sein, da diese sehr empfindlich sind, während z. B. die Ester der Oestrogene erheblich stabiler sind.

Das vermehrte Auftreten von Chromogenen im Harn bei der Hydrolyse kann nach Friedmann durch Zusatz von 10% $CuSO_4$-Lösung ausgeschaltet werden. Eiweiß entfernt man am besten durch Zusatz von 0,5 g Kaolin zum sauren Harn und zentrifugiert dieses nach einer Schüttelperiode wieder ab.

a) Hydrolyse der Corticoide

Die Hydrolyse der Corticoide ist sehr schwierig, da die Corticoide besonders empfindlich sind. Die fermentative Spaltung mit Glucuronidasen kann vielleicht eine Lösung des Problems darstellen; geeignete Fermentpräparate sind jedoch nur unter großen Schwierigkeiten und mit erheblichen Kosten zu beschaffen. Zimmermann meint daher, daß man am besten auf die Hydrolyse der Corticoide verzichten und besser den gesamten Komplex mit Butanol extrahieren soll.

b) Hydrolyse der β-Steroide

Nach Zimmermann hat sich die gleichzeitige Extraktion bei der Hydrolyse (durch Säuerung des Harnes auf p_H unter 1,0) mit einem organischen Lösungsmittel über 24—48 Std am besten bewährt, wobei am zweckmäßigsten mit Rückflußkühlung gearbeitet wird. Die freigesetzten Steroide werden damit direkt vom Lösungsmittel aufgenommen, ehe Wasser abgespalten wurde bzw. eine Verbindung mit der organischen Säure eingegangen ist (Dingemanse, Huis in't Veld und Hartogh-Katz).

c) Hydrolyse der neutralen Steroide

50—100 ml Harn werden mit 10—15% konzentrierter Salzsäure versetzt und 20 min zum Sieden erhitzt bei einem p_H von 0,3—0,5. Zimmermann gibt an, daß es nicht erforderlich sei, die hydrolysierte Harnprobe schnell abzukühlen, sondern daß Zimmertemperatur vollkommen ausreichend sei.

d) Hydrolyse der phenolischen Steroide

Der Harn wird unter Rückflußkühlung 30—60 min — mit 15% konzentrierter Salzsäure versetzt — zum Sieden erhitzt.

3. Extraktion

Für die im Anschluß an die Hydrolyse erfolgende Extraktion werden organische Lösungsmittel verwendet. Die Wirksamkeit der Extraktion ist dabei abhängig von dem Verteilungskoeffizienten der betreffenden Steroidhormone zwischen dem Lösungsmittel und der wäßrigen Phase (dem hydrolysierten Urin) (s. auch bei Metzsch). Es gilt dafür die Formel[1]:

$$K = \frac{S_1 \times V_2}{S_2 \times V_1}$$

Man benutzt im allgemeinen zur Extraktion von Steroiden folgende Fettlösungsmittel:

Äther für 17-Ketosteroide.
Chloroform für Corticoide.
Toluol für phenolische Steroide (Pregnandiol).

Das Verhältnis von Harn:Extraktionsmittel wählt man meistens so, daß das Volumen des Lösungsmittels nur einen Bruchteil des Urinvolumens beträgt. Will man das Auftreten von Emulsionsbildungen weitgehend vermeiden, so kann man die Menge des Extraktionsmittels größer wählen oder aber den Harn vor der Extrahierung — unter bewußtem Verzicht auf die phenolischen Steroide — alkalisieren. Für die Routineuntersuchung ist nach Zimmermann immer noch das Ausschütteln der hydrolysierten Urinprobe im Scheidetrichter bewährt.

4. Fraktionierung

Die Fraktionierung der einzelnen Steroidhormone in saure und neutrale Anteile, in Oestron, Oestradiol und Oestriol, der neutralen Steroide in ketonische und nichtketonische Anteile, in α- und β-Steroide, sowie die säulenchromatographische, papierchromatographische Fraktionierung und die Trennung von Hormonen durch Gegenstromverteilung können in diesem Rahmen nicht in allen Einzelheiten besprochen werden. Es sei daher auf die entsprechenden Originalarbeiten (s. Zimmermann 1955) verwiesen.

5. Quantitative Bestimmung der Corticoide

a) Aufarbeitung nach Staudinger und Schmeisser

Erforderliche Lösungen:

Essigsäure,
Chloroform,
Petroläther,
Gemisch aus Äthylalkohol und n-HCl (70:30),
n-HCl,
n/2 NaOH,
n/10 NaOH,
n/10 H_2SO_4.

Durchführung der Bestimmung:

Mit Essigsäure werden 200,0 ml frischen Harns auf p_H 4,0 eingestellt und dann 5mal mit jeweils 50,0 ml Chloroform ausgeschüttelt. Dabei entstehende Emulsionen werden abzentrifugiert und das Lösungsmittel im schwachen Vakuum unter 50° C abdestilliert. Den Rückstand nimmt man in 40,0 ml Petroläther

---

[1] K Verteilungskoeffizient. S_1; S_2 Gewichtsmengen Substanz, die in der Phase 1 bzw. 2 gelöst sind. V_1; V_2 Volumina beider Phasen.

auf und schüttelt ihn 4mal mit je 10,0 ml des Äthylalkohol-n-Salzsäuregemisches aus. Die dabei entstehende alkoholische Lösung versetzt man mit 20,0 ml n-Salzsäure und schüttelt mit 20,0 ml Petroläther aus. Die obere Petroläther-schicht wird verworfen und die alkoholische Phase 4mal mit je 10,0 ml Chloroform ausgeschüttelt; die alkoholische Phase wird dann ebenfalls verworfen. Die Chloroformlösungen werden zusammengegeben und mit jeweils 10,0 ml n/2 Natronlauge, n/10 Natronlauge und n/10 Schwefelsäure gewaschen. Dann wird durch Permutit filtriert und Permutit mit Chloroform nachgewaschen. Die Bestimmung erfolgt in der folgenden Weise:

b) Colorimetrische Bestimmung mit Phenylhydrazin (nach PORTER und SILBER)

Erforderliche Lösung:

65 mg Phenylhydrazin. hydrochlorid in 100,0 ml 60% Schwefelsäure (310 ml konz. Schwefelsäure + 190 ml Aq. destill.).

Diese Lösung ist bei einer Temperatur von 0—4° C etwa 8 Tage haltbar.

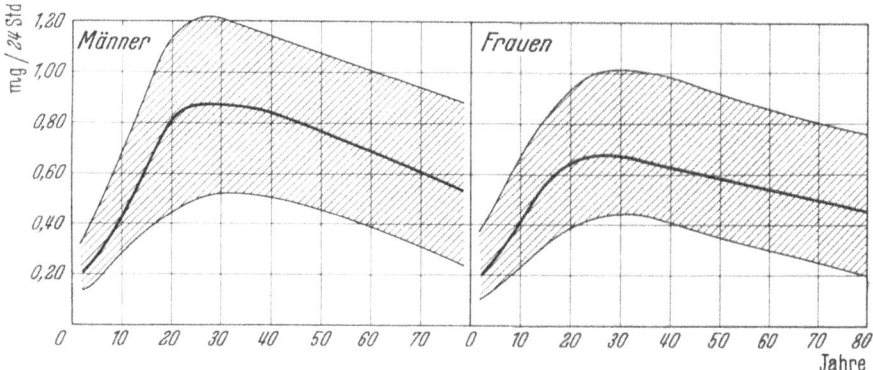

Abb. 14. Mittelwerte und Streuung der Corticoide in Abhängigkeit von Alter und Geschlecht. (Entnommen bei ZIMMERMANN 1955)

Durchführung der Bestimmung (modifiziert nach SCHREIER, KADELIS und ZARSKE).

Der Chloroformauszug der Harnprobe (mit den darin enthaltenen Corticoiden) — etwa 20,0 ml — wird im Meßkolben genau halbiert; beide Hälften werden in schwachem Vakuum bei einer Temperatur von 50° C schonend getrocknet. Die Rückstände löst man dann in je 1,0 ml Methanol und fügt 8,0 ml Porter-Silber-Reagens und 8,0 ml 60% Schwefelsäure zu. Die so erhaltenen Mischungen hält man 20 min bei 60° C im Wasserbad, kühlt unter fließendem Wasser ab, zentrifugiert und photometriert bei einem Filter von 410—420 mμ. Man vergleicht mit Eichkurven von bekannten Cortisonmengen (0,5—10 γ). ZIMMERMANN empfiehlt zusätzliche Korrektur der Werte durch Extramessung bei 370 mμ und 450 mμ und Anwendung der Allenschen Formel:

$$E_{\text{korrigiert}} = E_{410} - \frac{E_{370} + E_{450}}{2}.$$

6. Quantitative Bestimmung der gesamten neutralen 17-Ketosteroide mit m-Dinitrobenzol (nach ZIMMERMANN)

Erforderliche Lösungen:

m-Dinitrobenzol in absolutem Äthanol.

3 n-wäßrige Kalilauge.

Durchführung der Bestimmung:

Nachdem der Harnextrakt gereinigt, fraktioniert oder chromatographiert worden ist, trocknet man ihn und löst ihn dann in 5,0 ml absolutem Alkohol. 2,0 ml dieses alkoholischen Harnextraktes werden mit 2,0 ml m-Dinitrobenzol-Reagens und 2,0 ml 3 n-wäßriger Kalilauge vermischt. Gleichzeitig werden 2 Vergleichsversuche angesetzt, wobei einmal an Stelle des Harnextraktes 2,0 ml Alkohol und zum anderen an Stelle von Dinitrobenzollösung 2,0 ml Alkohol gegeben werden, da man so die Eigenfarbe der Reagentien und des Harnextraktes ausschalten kann. Die lose verschlossenen Reagensgläser werden 90 min im Wasserbad ($+25^0$ C), vor direkter Belichtung geschützt, gehalten. Nach 90 min werden die Reagensgläser aus dem Wasserbad entnommen und sogleich mit

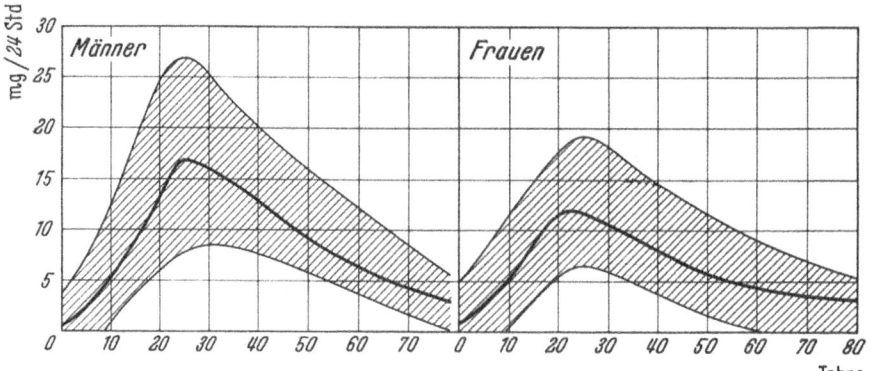

Abb. 15. Mittelwerte und Streuung der 17-Ketosteroide in Abhängigkeit von Alter und Geschlecht. (Nach ZIMMERMANN 1955)

8,0 ml Äthyläther vermischt; hierbei gehen die aus den 17-Ketosteroiden entstandenen Farbstoffe in die Ätherschicht, während die Chromogene in der wäßrigen Phase bleiben. Anschließend muß sofort die Messung im Photometer erfolgen, da die Farbstoffe sehr lichtempfindlich sind. Das Filter sollte seinen Schwerpunkt im Bereich 490—500 mμ haben. Man subtrahiert die Extinktion der beiden Vergleichsversuche optisch oder rechnerisch (Abb. 15).

7. Quantitative Bestimmung der phenolischen Steroide (PONTIUS)

Erforderliche Lösungen:

1. *Äther absol.* Man trocknet den Äther über Calciumchlorid vor und entwässert durch frisch geschnittenes, metallisches Natrium. Einige Tage später wird unter Feuchtigkeitsausschluß abdestilliert und der Äther zur Stabilisierung über metallischem Natrium aufbewahrt.

2. *1,0 Vol.-% Überchlorsäure.* Man vermischt 7,0 ml Chloroform mit 3,0 ml Äther absol. und löst in diesem Gemisch 0,1 ml 70% Überchlorsäure. Vor jeder Bestimmung muß die Lösung frisch angesetzt werden.

3. *50 mg-% Salicylsäurelösung in Chloroform.* Man löst 50 mg Salicylsäure in 100,0 ml Chloroform.

4. *Phenol-Chloroform-Gemisch.* 100 ml Phenol werden auf 60^0 C erwärmt, mit 250 ml Chloroform vermischt und dann abgekühlt. Unter Lichtabschluß ist dieses Gemisch etwa 3 Wochen haltbar.

5. *Peroxydhaltiger Äther.* 1,0 ml Perhydrol werden mit 10,0 ml Äther vermischt; von der Ätherschicht werden 1,0 ml mit 5,0 ml reinem Äther verdünnt.

Durchführung der Bestimmung:

Nachdem 100,0 ml Harn in der eingangs beschriebenen Form extrahiert und fraktioniert worden sind, wird der Rückstand mit 1,0 ml Chloroform aufgenommen und mit dieser Lösung dann die Farbreaktion durchgeführt. Dabei gibt man zu 1,0 ml steroidhaltiger Chloroformlösung 1,0 ml Salicylsäurelösung und 0,5 ml Überchlorsäurereagens und erhitzt dieses Gemisch 5 min auf 100° C; danach wird das Gemisch aus dem Wasserbad herausgenommen und es werden unmittelbar 4,0 ml Phenol-Chloroform-Gemisch zugesetzt; dieser Zusatz muß sofort erfolgen, da die im Rückstand vorhandenen — aus phenolischen Steroiden und Überchlorsäure gebildeten — Farbkomplexe nicht stabil sind. Der auf diese Weise in Lösung gebrachte Rückstand wird in zwei gleiche Teile geteilt. Zur einen Hälfte gibt man 2,0 ml peroxydhaltigen Äther absol. Nach 5 min ist der mit Überchlorsäure gebildete Farbkomplex im Leerwert zerstört, während er im Vollwert etwa 15 min konstant bleibt; man beginnt also zweckmäßigerweise etwa 7 min nach dem Ätherzusatz mit der Ablesung. Zu jeder Versuchsreihe läßt man außerdem einen „Testversuch" mit je 10 γ Oestron in reiner, kristallisierter Substanz laufen; bei Filter S 53 und 1,0 cm Schichtdicke ergibt sich dabei eine Extinktion von 0,400. Sehr wichtig ist dabei, daß die Reaktionslösung vollkommen frei von Wasser ist.

Tabelle 3. *Größenordnungsmäßige tägliche Steroidhormonausscheidung bei endokrin nicht gestörten Personen in mittlerem Lebensalter.* (Nach ZIMMERMANN)

Steroidhormon	Ausscheidung in 24 Std
Corticoide (frei)	etwa 1,0 mg
Corticoide (gebunden, säurestabil) . .	etwa 3—7 mg
Corticoide (gebunden, säurelabil) . . .	10—15 mg
Neutrale 17-Ketosteroide	10—20 mg
Phenolische Steroide (oestrogene) . . .	etwa 0,1 mg

C. Die biologische Bestimmung des gonadotropen Hormons

Das durch den Hypophysenvorderlappen gebildete Gonadotropin gibt Auskunft über die gonadotrope Partialfunktion dieses Organs. Ihre Bestimmung erlaubt eine Trennung des Hypogonadismus in die primäre (hypergonadotrope) und sekundäre (hypogonadotrope) Form. Beim Mann werden im Urin von den hypophysären Gonadotropinen FSH und ICSH/LH etwa im Verhältnis 2—3 : 1 ausgeschieden. Eine Trennung dieser Hormone ist nur mit großem technischen Aufwand möglich, dabei sei in diesem Rahmen nur die bewährte Alkoholfällungsmethode von KLINEFELTER, ALBRIGHT und GRISWOLD wiedergegeben.

1. Dialysis-Methode zur Bestimmung von FSH

Erforderliche Lösungen:
1. 95% Alkohol.
2. absol. Äther.

Durchführung der Bestimmung:

1,0 g NaCl setzt man 100,0 ml frischen Urins zu und fügt nach kurzem Umschütteln in einem großen Erlenmeyer-Kolben das 4fache der Urinmenge (400,0 ml) 95% Alkohol zu und läßt diese Lösung über Nacht im Eisschrank stehen; eventuell beläßt man die Lösung auch länger im Eisschrank, bis die überstehende Flüssigkeit vollkommen klar ist.

Die überstehende Flüssigkeit wird so sorgfältig, wie möglich, abgesogen und verworfen. Den Niederschlag sammelt man in 250,0 ml Zentrifugengläsern, nachdem der Kolben sehr sauber mit einem Gummispatel unter Nachspülen mit etwas Alkoholurin gereinigt wurde. Gut zentrifugieren und den Niederschlag in 50 bis 60 ml absol. Äther waschen, anschließend wieder gut zentrifugieren und den Niederschlag über Nacht im Exsiccator trocknen. Der Rückstand wird dreimal mit 10—15 ml Aq. dest. gut aufgelöst und 30 min stehen gelassen; nach jedem

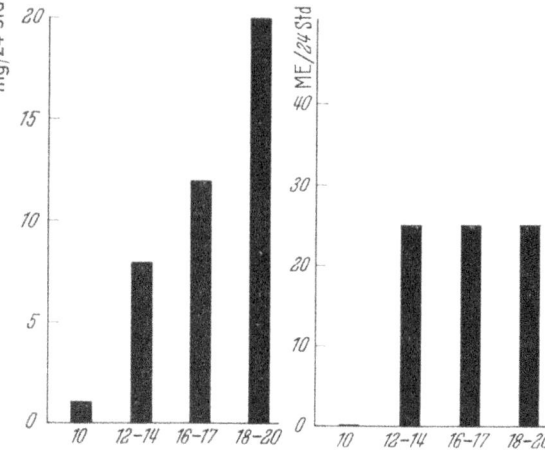

Abb. 16. Die 17-Ketosteroidausscheidung und Gonadotropinausscheidung im Urin in Abhängigkeit vom Lebensalter

Auswaschen jeweils 3—5 min zentrifugieren und die überstehende Flüssigkeit — in ihr sind die Hormone enthalten! — in einen 50,0 ml Erlenmeyer-Kolben füllen. Diese Lösung füllt man in einen Cellophanbeutel, benutzt zum Auswaschen des Kolbens etwa 3,0 ml Aq. dest. und dialysiert bei fließendem Wasser 4 Std. Die dialysierte Lösung wird nach Zusatz von 0,1 g NaCl mit 4 Volumina 95% Alkohol versetzt und über Nacht, bzw. bis die überstehende Flüssigkeit klar ist, in den Kühlschrank gestellt. Die überstehende Flüssigkeit wird vorsichtig abgesogen und verworfen, das

Präcipitat füllt man unter den oben beschriebenen Kautelen in 50,0 ml Zentrifugengläser und säubert den Kolben gut. Das Präcipitat wird mit 15—20 ml absol. Äther gewaschen, zentrifugiert und über Nacht im Vakuum getrocknet. (Dieses Präcipitat ist stabil und kann bei Zimmertemperatur bis zur Verwendung aufgehoben werden). Am Tage vor dem Versuch setzt man 12,5 ml Aq. dest. zu dem trockenen Präcipitat, mischt sorgfältig und läßt es über Nacht im Kühlschrank; die Verdünnungen setzt man erst am Versuchstage an.

Versuch:

Das Kennzeichen des Versuches ist das Gewicht des Mäuseuterus. Für jede Verdünnung werden 2 infantile (etwa 21 Tage alte) weibliche weiße Mäuse benötigt, deren Gewicht 8 g nicht überschreiten sollte. Die Tiere werden innerhalb von 3 Tagen 5mal subcutan gespritzt (2mal am ersten, 2mal am zweiten und 1mal am dritten Tage); die jeweilige Einzeldosis beträgt 0,5 ml, so daß jede Maus 2,5 ml erhält. 72 Std nach der ersten Injektion (am 4. Tage morgens) werden die Mäuse durch Gas getötet. Der Uterus wird herauspräpariert, vorsichtig zwischen Filterpapier von Flüssigkeit befreit und dann gewogen. Beträgt das Gewicht des Uterus 7 mg und mehr, dann wird er als vergrößert angesehen und der Versuch ist positiv ausgefallen.

Herstellung der Verdünnung und Berechnung:

Die Verdünnungen zur Injektion werden nach folgendem Schema hergestellt, aus dem sich auch leicht die Berechnung der Ausscheidung von FSH/24 Std ablesen läßt:

6,0 ml Extraktlösung . . . . . ml Aq. dest. = 6,6 ME/24 Std
3,0 ml Extraktlösung . . . 3,0 ml Aq. dest. = 13,2 ME/24 Std
2,0 ml Extraktlösung . . . 4,0 ml Aq. dest. = 26,4 ME/24 Std
1,0 ml Extraktlösung . . . 5,0 ml Aq. dest. = 52,8 ME/24 Std

Zur Untersuchung wird eine 18 Std-Menge Urin benötigt, der frisch sein muß; da eine 24 Std-Menge Urin gesammelt wird, rechnet man $\dfrac{X \cdot 3}{4}$, wobei $x =$ Urinmenge ist.

2. Non-Dialysis-Methode zur Bestimmung von FSH

Diese Methode kommt zur Anwendung bei Patienten, die offenbar eine erhöhte FSH-Ausscheidung im Urin erwarten lassen. Man erfaßt mit dieser Methode alle FSH-Werte über 52,8 ME/24 Std.

Erforderliche Lösungen:

1. 95% eisgekühlter Alkohol,
2. absoluter Alkohol,
3. absoluter Äther.

Durchführung der Bestimmung:

Die in 90 min ausgeschiedene Urinmenge des Patienten wird zur Bestimmung herangezogen. Dazu läßt man den Patienten von 21,00 Uhr abends bis 6,00 Uhr

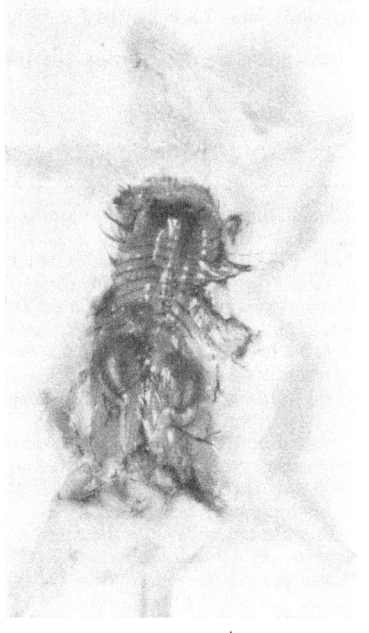 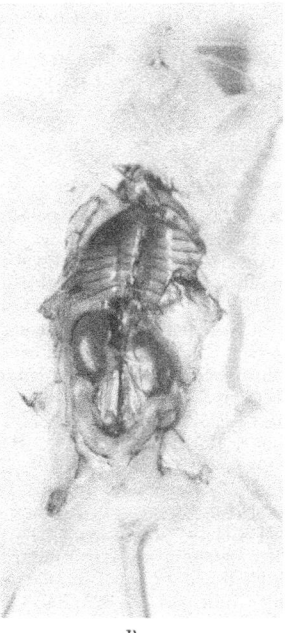

A   B

Abb. 17. Effekt eines gonadotropinhaltigen Harnextraktes (192 ME/24 Std) auf Ovarium und Uterus von infantilen weiblichen Mäusen. (Kontrolle —A— und —B— 72 Std nach der Injektion.) Man erkennt deutlich auf der rechten Abbildung (B) den enorm aufgetriebenen und stark injizierten Uterus, das Ovar ist beiderseits etwas verdeckt

morgens den gesamten Urin sammeln, dividiert die dabei gesammelte Urinmenge durch 6 und erhält so die 90 min-Menge. Diese wird mit 8 Volumina 95% eisgekühlten Alkohols in einem weiten Erlenmeyer-Kolben versetzt und über Nacht solange in den Eisschrank gestellt, bis die überstehende Flüssigkeit klar ist; diese wird mit der Wasserstrahlpumpe vorsichtig abgesogen und verworfen. Das Präcipitat füllt man unter Verwendung eines Gummispatels und etwas Alkoholurin in 50,0 ml Zentrifugengläser; dann wäscht man das Präcipitat 2mal mit je 15 ml absol. Alkohol und 1mal mit 15 ml absol. Äther. Jede Waschung wird zentrifugiert, bis die überstehende Flüssigkeit klar ist. Falls die zweite Alkoholwaschung eine leichte Flockung bzw. Wolkenbildung ergibt, verlangsamt man das Zentrifugentempo und gibt einige ml absol. Äthers zu, wodurch eine vollständige Klärung einsetzt.

Das Präcipitat wird über Nacht im Vakuumexsiccator getrocknet. Es ist stabil und kann bei Zimmertemperatur bis zum Versuch aufgehoben werden.

Am Tage vor dem Versuch werden 15,0 ml Aq. dest. zu dem getrockneten Präcipitat gegeben, gut durchgeschüttelt, so daß es sich löst und dann über Nacht in den Eisschrank gestellt. Die Verdünnungen werden erst am Versuchstage angesetzt. Der Versuch wird wie oben beschrieben durchgeführt.

Herstellung der Verdünnung und Berechnung:

Die Verdünnungen zur Injektion werden nach folgendem Schema hergestellt, aus dem sich auch die Berechnung der Ausscheidung von FSH/24 Std ablesen läßt:

6,0 ml Extraktlösung . . . . . ml Aq. dest. = 96 ME/24 Std
3,0 ml Extraktlösung . . . 3,0 ml Aq. dest. = 192 ME/24 Std
2,0 ml Extraktlösung . . . 4,0 ml Aq. dest. = 288 ME/24 Std
1,5 ml Extraktlösung . . . 4,5 ml Aq. dest. = 384 ME/24 Std
1,2 ml Extraktlösung . . . 4,8 ml Aq. dest. = 480 ME/24 Std.

Bei positivem Ausfall des Versuches enthält demnach die 90min-Urinmenge 6 ME FSH = 96 ME/24 Std.

Literatur

Die Untersuchung der Sekrete aus Prostata, Bläschendrüsen, Nebenhoden und Hoden

Adam, Ch.: Quantitative Bestimmung von Inosit im menschlichen Spermaplasma mit Hilfe der Papierchromatographie. Diss. Hamburg 1957. — Chain, E., and E. S. Duthie: A neurolyticenzyme in testis extracts. Nature (Lond.) 144, 977 (1939). — Chang, M. C.: Fertilization, male infertility and hyaluronidase. Ann. N. Y. Acad. Sci. 52, 1192 (1950). — Davis, M. E., and W. W. McCune: Metabolism of human spermatozoa in semen Fertil. and Steril. 1, 158 (1950). — Fructolysis of human spermatozoa. Fertil. and Steril. 1, 362 (1950). — DuranReynals, F.: C. R. Soc. Biol. (Paris) 99, 6 (1928). Zit. nach Joel 1953. — Freimanis, A.: Untersuchungen über die Einwirkung von Kupferionen und kupferkomplexbildenden Stoffen auf die Hyaluronidase. Inaug.-Diss. Hamburg 1951. — Grassmann, W., K. Hanning u. M. Knedel: Elektrophoretische Bestimmung der Serumproteine auf Filtrierpapier. Dtsch. med. Wschr. 1951, 333. — Gray, S., and C. H. Huggins: Electrophoretic analysis of human semen. Proc. Soc. exp. Biol. (N.Y.) 50, 351 (1942). — Harvey, Cl., and M. H. Jackson: Assessment of male fertility by semen analysis. Lancet 1945, 99. — Heinke, E.: Vitalitätsprüfung von menschlichen Spermien durch Eosinfärbung. Z. Haut- u. Geschl.-Kr. 10, 254 (1951). — Hövels, O., u. M. Laun: Untersuchungen über die Bestimmung der alkalischen Phosphataseaktivität in kleinen Serummengen. Z. Kinderheilk. 71, 357 (1952). — Holt, C. v., K. D. Voigt u. K. Gaede: Papierelektrophorese von Eiweißkörpern bei erhöhter Spannung. Biochem. Z. 323, 345 (1952). — Joel, C. A.: Studien am menschlichen Sperma. Basel: Benno Schwabe & Co. 1953. — Joel, C. A., u. E. Eichenberger: Die Hyaluronidase, ein mucinspaltendes Ferment, und deren Bedeutung für das menschliche Sperma. Schweiz. med. Wschr. 1945, 601. — Joel, C. A., u. S. Kwiat: Einfluß verschiedener Farbstoffe auf die Beweglichkeit bzw. ,,Vitalität" der menschlichen Spermien. Schweiz. med. Wschr. 1955, 428. — Jordan, P., u. W. Seipp: Nachweismethoden und Formen der Zeugungsunfähigkeit. In: Fortschritte der Dermatologie von A. Marchionini u. C. G. Schirren. Berlin-Göttingen-Heidelberg: Springer 1955. — Keller, M., u. R. Tschumi: Papierelektrophoretische Studien am menschlichen Spermaplasma. Schweiz. Ges. für Gynäkologie, Jahresverslg 1952. — Kimmig, J.: Die Biochemie des menschlichen Spermas. In: I. Hamburger Endokrinologen Symposion. Zentrale Steuerung der Sexualfunktionen. Die Keimdrüsen des Mannes. Berlin-Göttingen-Heidelberg: Springer 1955. — Fertilität des Mannes und Fragen der künstlichen Insemination. Z. Urol. Sonderbd. 1957. — KIMMIG, J., u. C. SCHIRREN: Klinische und experimentelle Untersuchungen zum Nachweis von Inosit in Gegenwart von Fructose im menschlichen Sperma. Hautarzt 7, 198 (1956). — KIRBERGER, E., u. G. A. MARTINI: Bestimmungsmethode und klinische Auswertung der Phosphataseaktivität im Blut. Dtsch. Arch. klin. Med. 197, 268—287 (1950). — KLINEFELTER, H. F., F. ALBRIGHT and G. C. GRISWOLD: Experience with quantitative test for normal or decreased amounts of follicle stimulating hormone in urine in endocrinological diagnosis. J. clin. Endocr. 3, 529 (1943). — KÜGLER, S.: Papierelektrophoretischer Nachweis von Fructose, Aminosäuren, Lipoiden und Mucopolysacchariden, sowie Gesamteiweißbestimmung (Biuret, Mikrokjeldahl) im menschlichen Spermaplasma. Diss. Hamburg 1957. — KÜGLER-PODELLECK, I.: Papierchromatographische und -elektrophoretische Untersuchungen am menschlichen Sperma. Diss. Hamburg 1957. — KÜHNAU, J.: Diskussionsbemerkung auf dem I. Hamburger Endokrinologen Symposion zum Vortrag KIMMIG. Zentrale Steuerung der Sexualfunktionen. Die Keimdrüsen des Mannes. Berlin-Göttingen-Heidelberg: Springer 1955. — KURZROK, R.: Further observations of the value of hyaluronidase in the treatment of human infertility. Ann. N.Y. Acad. Sci. 52, 1180 (1950). — KUTSCHER, W., u. H. WOLBERGS: Prostataphosphatase. Z. physiol. Chem. 236, 237 (1935). — MacLEOD, J.: The present status of human male infertility. Amer. J. Obstet. 69, 1256 (1955). — MacLEOD, J., and RUTH Z. GOLD: The male factor in fertility and infertility II. Spermatozoon counts in 1000 men of known fertility and in 1000 cases of infertile marriage. J. Urol. (Baltimore) 66, 436 (1951). — III. An analysis of motile activity in the spermatozoa of 1000 fertile men in infertile marriage. Fertil. and Steril. 2, 187 (1951). — IX. Semen quality in relation to accidents of pregnancy. Fertil. and Steril. 8, 36 (1957). — MANN, T.: Fructose, a constituent of semen. Nature (Lond.) 157, 79 (1946). — Inositol, a major constituent of seminal vesicle secretion of the boar. Nature (Lond.) 168, 1043 (1951). — The biochemistry of semen. London: Methuen 1954. — MANN, T., D. V. DAVIES and G. F. HUMPHREY: Fructose and citric acid assay in the secretions of the accessory glands of reproduction as indicator tests of male sex hormone activity. J. Endocr. 6, 75 (1949). — McCLEAN, D., and I. W. ROWLANDS: Role of hyaluronidase in fertilization. Nature (Lond.) 150, 627 (1942); 154, 332 (1944). — NOWAKOWSKI, H.: Störungen der Keimdrüsenfunktion beim Manne. In: Die Sexualität des Menschen, herausgeg. von H. GIESE. Stuttgart: Ferdinand Enke 1954. — Klinik und Therapie der Hodeninsuffizienz. In: I. Symposion der Dtsch. Ges. für Endokrinologie. Berlin: Springer 1954. — NOWAKOWSKI, H., u. C. SCHIRREN: Spermaplasmafructose und Leydig-Zellfunktion beim Manne. Klin. Wschr. 1956, 19. — PERLOFF, W. H., and J. H. NODINE: The extraction of hyaluronidase from human testicles and seminal fluid. Fertil. and Steril. 1, 373 (1950). — ROSS, V., J. H. MOORE, E. G. MILLER and H. SIKORSKI: Electrophoretic patterns of seminal plasma from some abnormal human semans. Proc. Soc. exp. Biol. (N.Y.) 54, 179 (1943). — SCHIRREN, C.: Unveröffentlichte Ergebnisse. — Biochemische Untersuchungen am menschlichen Sperma. Medizinische 1955, 872. — Diskussionsbemerkung zum Vortrag H. NOWAKOWSKI, Der ICSH-Mangel beim Manne. In: Die partielle Hypophysenvorderlappeninsuffizienz. Berlin: Springer 1957. — Zur Diagnostik und Therapie von Fertilitätsstörungen des Mannes. Z. Haut- u. Geschl.-Kr. 23, 345 (1957). — Experimentelle Untersuchungen zur Schnelldifferenzierung menschlicher Spermatozoen mit Hilfe einer Eosin-Färbung. Arch. klin. exp. Derm. 207, 63 (1958). — Diskussionsbemerkungen auf der Gründungstagg der Dtsch. Ges. für Fertilität und Sterilität am 17. 5. 1958 in München. In: Beiträge zur Fertilität und Sterilität. Stuttgart: Ferdinand Enke 1959. — Untersuchungen zur Biochemie des menschlichen Spermaplasma. Vortrag auf dem III. Weltkongr. für Fertilität und Sterilität, 6.—13. 6. 1959 in Amsterdam. — SCHERSTÉN, B.: Über das Vorkommen der Zitronensäure in Geschlechtsdrüsensekreten. Skand. Arch. Physiol. 58, 90 (1929). — SCHMIDT, D.: Kann auf Grund von papierelektrophoretischen Untersuchungen am menschlichen Spermaplasma eine klare Abgrenzung zwischen Patienten mit Normo-, Oligo- und Aspermie erfolgen? Diss. Hamburg 1956. — SCHNEIDER, W., H. NOWAKOWSKI u. K. D. VOIGT: Die Papierelektrophorese von menschlichem Spermaplasma. Klin. Wschr. 1954, 863. — UTERHARCK, P.: Papierelektrophoretische Untersuchungen am menschlichen Spermaplasma unter besonderer Berücksichtigung der sexuellen Karenz. Diss. Hamburg 1958. — WALLENFELS, K.: Die Bedeutung der Hyaluronidase für Befruchtung und Fortpflanzung. Angew. Chem. 63, 600 (1951). — WEYGAND, C.: Organisch-chemische Experimentierkunst, 2. Aufl. Leipzig: Johann Ambrosius Barth 1948.

Die Chemische Bestimmung von Steroidhormonen im Urin und die biologische Bestimmung des gonadotropen Hormons

ALLEN, W. M.: J. clin. Endocr. 10, 71 (1950). — BIRKE, G., u. L. O. PLANTIN: Acta med. scand. 148, Suppl., 291 (1954). Zit. nach ZIMMERMANN 1955, — CALLOW, N. H., R. K. CALLOW, C. W. EMMENS and S. W. STROUD: Colorimetric determination of substances containing grouping —CH_2CO— in urine extracts as indication of androgen content. Biochem. J. **32**, 1312 (1938). — J. Endocr. **1**, 76 (1939). — Dingemanse, E., L. G. Huis in't Veld and S. L. Hartogh-Katz: Clinical method for the chromatographic-colorimetric determination of urinary 17-ketosteroids. II. normal adults. J. clin. Endocr. **12**, 66 (1952). — Dorfman, R. J., and R. A. Shipley: The androgens. New York: Wiley; London: Shapman and Hall 1956. — Dorfman, R. J., and F. Ungar: Metabolism of steroid hormones. Minneapolis: Burgers Publ. Co. 1953. — Friedmann, H. C.: Curr. Sci. **21**, 282 (1952). Zit. nach W. Zimmermann 1955. — Klinefelter, H. F., F. Albright and G. C. Griswold: Experience with quantitative test for normal or decreased amounts of follicle stimulating hormone in urine in endocrinological diagnosis. J. clin. Endocr. **3**, 529 (1943). — Loraine, J. A.: Clinical application of hormone assay. Edinburgh and London: E. and S. Livingstone 1958. — Metzsch, F. A. v.: Wahl der Lösungsmittel für die Verteilung zwischen 2 flüssigen Phasen. Angew. Chem. **65**, 586 (1953). — Pontius, D.: Neue Methode zur Bestimmung der Oestrogene. Klin. Wschr. **1953**, 1010. — Pontius, D., u. W. Zimmermann: Mannit als Eichsubstanz zur Corticoidbestimmung. Klin. Wschr. **1954**, 90. — Porter, C. C., and R. H. Silber: A quantitative color reaction for cortisone and related 17,21-dihydroxy-20-ketosteroids. J. biol. Chem. **185**, 201 (1950). — Schreier, K., B. Kadelis u. T. Zarska: Über die Ausscheidung von cortisonähnlichen Steroiden im Urin. Klin. Wschr. **1952**, 657. — Staudinger, Hj., u. M. Schmeisser: Bestimmung der Nebennierenrindenhormone im Urin. Biochem. Z. **321**, 83 (1950). — Zimmermann, W.: Chemische Bestimmungsmethoden von Steroidhormonen in Körperflüssigkeiten. Berlin-Göttingen-Heidelberg: Springer 1955. — Chemie und Stoffwechsel der Steroidhormone. In Handbuch der inneren Medizin, Bd. VII. Berlin-Göttingen-Heidelberg: Springer 1955.

Untersuchung des Blutes[1]

Von

Karl Hinsberg

Unter Mitwirkung von

F. H. Bruns, W. Geinitz, H. Greiner und W. Staib

Mit 15 Abbildungen

A. Allgemeine Eigenschaften des Blutes

Das Blut ist keine homogene Lösung, sondern besteht aus zwei leicht zu unterscheidenden Bestandteilen: den geformten Bestandteilen (Blutkörperchen und Leukocyten) und dem Blutplasma. Solange das Blut intravasal in Bewegung ist, tritt keine Trennung dieser Bestandteile ein, in vitro aber, sofern die Blutgerinnung aufgehoben ist, tritt sehr bald eine Senkung der festen Bestandteile unter Abscheidung von Plasma ein. Die Geschwindigkeit der Senkung der Erythrocyten ist in vielen Fällen charakteristisch und kann leicht gemessen werden.

Die Gerinnung des Blutes kann verhindert werden durch Zusatz von Natriumoxalat, Kaliumoxalat, Ammoniumoxalat, Natriumfluorid oder Natriumcitrat, indem die für den Gerinnungsvorgang notwendigen Ca^{++} gefällt oder complex gebunden werden oder durch Zusatz von Hirudin, Heparin, Germanin oder Liquoid, wobei das bei der Gerinnung wirksame Fermentsystem gestört wird (s. hierüber Spezialwerke).

Wird dem Blut kein gerinnungshemmendes Mittel zugesetzt, so tritt in vitro sehr bald Gerinnung ein. Unter definierten Bedingungen ist die Gerinnungszeit eine charakteristische Größe.

Bei der Gerinnung wird das lösliche Fibrinogen in unlösliches Fibrin verwandelt, es bildet lange Fäden, die submikroskopisch dick und zu einem Netzwerk verwoben sind, in welchem die Erythrocyten und Leukocyten usw. fest eingeschlossen sind. Dieses Gerinnsel bildet den Cruor oder Blutkuchen, der sich mit der Zeit langsam unter Auspressung von Serum kontrahiert, welches eine homogene goldgelbe Flüssigkeit darstellt. Es kann rötlich gefärbt sein, wenn Hämolyse eingetreten ist. Etwas Hämoglobin enthält das Serum immer (s. hierüber Abschnitt VIII, S. 227).

Sofern der Hb-Gehalt des Serums (oder des Plasmas) 10 mg-% Hb nicht überschreitet, kann das Serum ohne Rücksicht auf die Blutgruppenzugehörigkeit des Spenders zu Transfusionen verwendet werden. Übersteigt der Hb-Gehalt den oben angegebenen Betrag, so können auch Blutgruppensubstanzen in wirksamen Mengen im Serum vorhanden sein und müssen deshalb berücksichtigt werden.

Das Blutplasma macht 50—57% des Blutvolumens aus, der Rest entfällt auf die geformten Bestandteile.

I. Blutentnahme

Die Art der Blutentnahme richtet sich nach der benötigten Menge. Mengen bis 0,2 ml können durch eine kleine Stichwunde mit der Franckeschen Nadel aus der Fingerkuppe oder dem Ohrläppchen entnommen werden. Bei Säuglingen

---

[1] Literaturdurchsicht abgeschlossen am 31. 12. 1957.

nimmt man die große Zehe oder die Ferse. Größere Mengen als 0,2 ml werden im allgemeinen durch Venenpunktion gewonnen. Nur selten ist eine Arterienpunktion notwendig (A. radialis oder femoralis) in Ausnahmefällen eine solche aus dem Herzen. Bei Kaninchen gewinnt man Blut aus der Ohrvene, nachdem die Haare durch Rasieren entfernt sind. Bei Ratten und Mäusen kann man Blut aus der abgeschnittenen Schwanzspitze gewinnen, eventuell unter Anwendung eines geringen Unterdruckes. Auf Beimengung fremder Stoffe, auch Wasserverlust bei der Entnahme, muß geachtet werden. Bei Kaninchen kann man die Ohrvenen sehr blutreich machen, wenn das Ohr *vor* der Entnahme mit einem Wattebausch, der mit Toluol getränkt ist, abreibt. Unter Umständen ist auch Aceton brauchbar.

Als Konservierungsflüssigkeit, besonders um die Überlebungszeit der Erythrocyten zu verlängern, wird eine Lösung von 2,1 g Trinatriumcitrat: $2 H_2O$, 0,66 g Citronensäuremonohydrat krist., 2,0 g wasserfreie Glucose ad 100 ml Wasser empfohlen. Hiervon gibt man 75 ml zu 500 ml frisch entnommenem Blut. Die Überlebenszeit der Erythrocyten wird hierdurch beim Aufbewahren bei 4° C verlängert (STRUMIA u. Mitarb.).

Die physiologische Aufgabe des Blutes besteht vor allem im Stofftransport von den Organen und zu den Organen. Von allen Organen werden an das Blut Stoffwechselprodukte abgegeben, die als Endprodukte für die Ausscheidung durch Lunge, Niere und Schweiß bestimmt sind oder zur weiteren Verarbeitung in anderen Organen abgegeben werden. Hierzu gehören Hormone oder intermediäre Stoffwechselprodukte, wie z. B. Porphyrin, Bilirubin, Fettsäuren, Kohlenhydrate usw. Auch die Erythrocyten dienen als Transportmittel, besonders für Sauerstoff und Kohlendioxyd, wenn auch letzteres ebenfalls vom Plasma transportiert wird. Eine sehr wesentliche Funktion des gesamten Blutes ist die Aufrechterhaltung des Säure-Basen-Gleichgewichtes, indem hauptsächlich saure Stoffwechselprodukte (CO_2, Milchsäure und andere Oxy- und Ketosäuren) zu den Ausscheidungsorganen geführt werden. Da auch andererseits die Nahrungsstoffe durch das Blut zu den Organen transportiert werden müssen, ist es verständlich, daß die Zusammensetzung des Blutes dauernden Schwankungen unterworfen ist und daher eine Untersuchung zu einem bestimmten Zeitpunkt nur die momentane Zusammensetzung angibt. Es ist daher *unerläßlich* für eine Blutentnahme, standardisierte Bedingungen zu wählen. Im allgemeinen soll das Blut morgens nüchtern bei Bettruhe entnommen werden. Nur bei Stoffwechseluntersuchungen, z. B. Blutzuckertageskurven oder Belastungskurven zur Funktionsprüfung von Organen erstreckt sich die Blutentnahme über einen größeren oder kleineren Teil des Tages.

Es ist auch darauf zu achten, daß schon durch verhältnismäßig geringe Zusätze die Zusammensetzung des Blutes geändert wird. Durch feste Salze, z. B. Oxalate, nimmt das Volumen der Erythrocyten durch Erhöhung des osmotischen Druckes ab. Aber auch beim Aufbewahren von Blutproben ändern sich die Konzentrationen der einzelnen Bestandteile, weil bereits physiologisch Konzentrationsunterschiede bestehen, die auf der Undurchlässigkeit der Erythrocyten für gewisse Ionen beruhen. Kalium ist in den Erythrocyten in wesentlich höherer Konzentration vorhanden als im Plasma, und umgekehrt enthält das Plasma oder Serum wesentlich mehr Natrium als die Erythrocyten. Man muß daher, will man gewisse Bestandteile der Erythrocyten oder des Serums bestimmen, sehr bald für eine Abtrennung des Serums Sorge tragen. Sollen Blut- oder Serumfermente bestimmt werden, so ist zu berücksichtigen, daß einige Fermente, z. B. saure Phosphatase oder Milchsäuredehydrogenase in vitro sehr bald an Aktivität verlieren.

Bei Analysen, die den Sauerstoffgehalt oder die Kohlensäure des Blutes betreffen, ist es nötig, das Blut unter Luftabschluß zu entnehmen, da sich sonst die CO_2- oder O_2-Menge ändert. Man benutzt dazu eine paraffinierte Spritze und entleert das Blut ebenfalls unter Paraffin, ohne daß es mit Luft in Berührung kommt. Bei der spektrophotometrischen Hb-Bestimmung genügt es in einzelnen Fällen, die unteren Schichten der Analysenflüssigkeit, in welcher die Messung vorgenommen werden soll, vor Luft zu schützen (s. S. 230). Zur Gewinnung von Serum wird das einer Vene entnommene Blut in einem Zentrifugenglas passender Größe der spontanen Gerinnung überlassen und anschließend zentrifugiert. Das oben stehende Serum wird mit einer Pipette abgesaugt und in ein frisches Glas gefüllt. Die Pipette wird zur besseren Hantierung mit einem dünnen Gummischlauch versehen, der zum Munde führt.

Man kann auch das Blut durch Zusatz von Oxalaten ungerinnbar machen, z. B. 0,5%iges Kaliumoxalat, und zentrifugieren, das abgehobene Plasma dann durch Zusatz des gleichen Volumens einer 2,5%igen $CaCl_2$-Lösung zur Gerinnung bringen, das abgeschiedene Fibrin abschleudern und das Serum gewinnen. Hierbei ist gleichzeitig eine Fibrinbestimmung möglich (s. S. 201).

Für Blut ist im allgemeinen die Konzentrationsangabe für einen bestimmten Stoff ausreichend, da das Blutvolumen als konstant betrachtet werden kann. Die Blutmenge beträgt beim Menschen 7—8,5% des Körpergewichtes, d. h. für einen Menschen von 70 kg 5—6 Liter. Bei Tieren finden sich abweichende Werte.

Man rechnet im allgemeinen mit folgenden Mengen:

Tabelle 1. *Physiologische Blutmengen* [Hinsberg (2)]

		cm³/kg Körpergewicht		
		zirkulierendes Gesamtblut	Plasma	Erythrocyten
Mensch	Erwachsene	83	52,1	30,9
	Frauen	74	45,0	29,0
	Kinder	60—90	61,4	38,6
	Neugeborene	75—95	—	—
Hund		84—97	41,2—51,7	36,4—54,6
Ratte		41—53	—	—
Kaninchen		72	—	—

Die Konzentration aller Ionen und gelösten Moleküle im Serum ist bei allen Warmblütern gleich und ergibt eine Gefrierpunktsdepression von —0,620°. Ohne Änderung des Volumens der Erythrocyten kann das Blut mit einer isotonischen Lösung verdünnt werden, das ist eine 0,95%ige NaCl-Lösung. Diese Lösung enthält aber nicht alle Ionen des Serums. Will man die einzelnen Ionen berücksichtigen, so nimmt man eine Ringerlösung mit 0,92% NaCl, 0,02% KCl, 0,02% $CaCl_2$ und 0,01—0,1% $NaHCO_3$. Eine Lockelösung enthält 0,92% NaCl, 0,042% KCl, 0,024% $CaCl_2$, 0,015% $NaHCO_3$ und 0,1% Glucose. Am nächsten kommt der Blutzusammensetzung die Lösung nach Tyrode, die außerdem noch 0,01—0,0005% $MgCl_2 \cdot 6 H_2O$, 0,005% $NaH_2PO_4 \cdot 2 H_2O$ und 0,0005% $Na_3PO_4 \cdot 12 H_2O$ enthält.

Außer dem osmotischen Druck, der hauptsächlich durch die niedrigmolekularen Stoffe bedingt ist, entfalten die Eiweißkörper, vor allem die Albumine, einen kolloidosmotischen Druck, durch welchen eine bestimmte Flüssigkeitsmenge innerhalb der Gefäße gehalten wird. Er ist besonders wichtig zur Ödemverhinderung; er ist erniedrigt bei Hypalbuminämien, also bei nephrotischen Erkrankungen. Seine Messung ist bei einer fraktionierten (elektrophoretischen) Eiweißbestimmung nicht mehr nötig (vgl. a. S. 196).

II. Blutmenge

Die Bestimmung der Blutmenge als Ganzes ist nicht möglich, sondern es gelingt nur entweder den Anteil an Erythrocyten oder den Anteil an Plasmavolumen zu bestimmen. Da durch einen Hämatokritwert das Verhältnis von Plasma zu Erythrocyten festgelegt werden kann, kann aus einer dieser beiden Bestimmungen die Gesamtblutmenge, also Plasmavolumen + Erythrocytenvolumen errechnet werden. Der durchschnittliche Wert für das Erythrocytenvolumen beträgt 3% des Körpergewichtes, für das Plasmavolumen 4—5% des Körpergewichtes, so daß sich für die Gesamtblutmenge 7—8% des Körpergewichtes ergibt. Pro Kilogramm Körpergewicht ergibt dies eine Menge von rund 77 cm³, wovon 45 cm³ auf das Plasmavolumen entfallen. Es ist natürlich auch möglich, beide Methoden gleichzeitig anzuwenden, also eine Farbstoffmethode zur Bestimmung des Plasmas oder eine Methode unter Verwendung von z. B. radioaktivem Chrom zur Bestimmung der Erythrocyten, wobei die Summe der beiden Größen unmittelbar das Blutvolumen ergibt.

Zur Bestimmung des Plasmavolumens wird ein Farbstoff, meist ein kolloidaler Farbstoff, der sich an die Plasmaeiweiße bindet und nicht sehr rasch aus der Blutbahn eliminiert wird, dabei aber keine toxischen Eigenschaften zeigen darf, in bekannter Menge injiziert und nach einiger Zeit eine Blutmenge entnommen und die Konzentration im Plasma gemessen. Es kann dann aus der Konzentration im Plasma in Beziehung zu der injizierten Menge das Plasmavolumen berechnet werden. Als solche Farbstoffe sind vorgeschlagen worden: Kongo-Rot (KEITH u. Mitarb.), Evans-Blue [GIBSON und EVANS, CROOKE und MORRIS (1, 2)] oder Geigy-Blau [RÖTTGER (2), SOMOGYI], die sich alle bewährt haben, besonders, wenn die Konzentration mit einem Spektrophotometer gemessen wird, so daß wirklich die maximale Absorption des Farbstoffes erfaßt wird.

Die Bestimmung der Erythrocyten kann erfolgen mit der sog. Kohlenoxyd-Methode (SJÖSTRAND), wobei ein bekanntes Volumen Kohlenoxyd eingeatmet wird (200—300 cm³), die an und für sich nicht toxisch sind und die Kohlenoxydmenge in den Erythrocyten oder im Blut gemessen wird. Eine andere Möglichkeit besteht in der Verabfolgung von radioaktivem Chrom (STERLING und GRAY), wobei es notwendig ist, die Erythrocyten mit einer Natriumchromatlösung, die radioaktives Chrom enthält, zu inkubieren, so daß die Erythrocyten das radioaktive Element aufnehmen, und diese radioaktiven Erythrocyten werden anschließend wieder mit dem eigenen Serum vereinigt und intravasal gegeben. Aus der Verdünnung, die diese Isotopen-Erythrocyten erleiden, läßt sich aus einer isolierten oder nach gewisser Zeit entnommenen Blutprobe das Erythrocytenvolumen berechnen.

Anstelle von radioaktivem Chrom ist auch radioaktiver Phosphor (HAHN und HEVESY, HAHN u. Mitarb.) oder seltener radioaktives Jod (FINE und SELIGMAN), welches an die Plasmaalbumine gebunden wird, verwendet worden. Im ganzen ist zu den Versuchen mit radioaktiven Elementen zu sagen, daß sie nur unter genauer Kontrolle der Radioaktivität beim Menschen verwendet werden dürfen. Für nähere Einzelheiten der Bestimmungsmethoden muß auf die Spezial-Literatur verwiesen werden.

Im allgemeinen geben die Methoden unter Verwendung der Erythrocyten 12—15% geringere Werte als die Plasma-Methoden. Die Farbstoffmethoden können gestört werden durch: Eigenfarbe des Serums, Hämolyse, Lipämie und Restfarbstoffmengen aus früheren Untersuchungen.

Weitere Literatur s. RAVDIN u. Mitarb., BROWN u. Mitarb.

B. Anorganische Stoffe

I. Natrium

Zur chemischen Bestimmung von Natrium in biologischem Material hat sich besonders das Zinkuranylacetat bewährt. Die Fällung als Natriumzinkuranylacetat wird nicht von kleinen Mengen Kalium, Ca, Mg und Fe gestört, sofern die Temperatur von 4—6° eingehalten wird. Unterhalb dieser Temperatur wird auch K als Tripelsalz gefällt. Dagegen stören Phosphate und Arsenate, letztere kommen ja kaum biologisch vor, müßten aber unter Umständen beachtet werden. Deshalb geht eine Fällung mit den Eiweißreagentien gleichzeitig mit der Fällung der Phosphate einher, und erst dann erfolgt die Fällung des Natriums.

a) Titrimetrische Bestimmung des Natriums nach A. P. WEINBACH

Reagentien

1. Zinkuranylacetatreagens.

a) Man löst 77 g Uranylacetat mit 14 cm³ Eisessig und Wasser unter Erwärmen und füllt auf 500 cm³ auf.

b) 231 g Zinkacetat und 7 cm³ Eisessig werden mit Wasser ad 500 cm³ heiß aufgelöst. Man mischt beide Lösungen in der Hitze, läßt 24 Std stehen und filtriert.

2. Aceton mit Natriumzinkuranylacetat gesättigt. Zu diesem Zweck stellt man aus einer Kochsalzlösung nach der unten gegebenen Vorschrift für Serum eine Fällung von Natriumzinkuranylacetat her, wäscht mit Aceton aus und schüttelt nachher Aceton mit diesem Niederschlag, wobei noch ein beträchtlicher Teil des Niederschlages ungelöst bleiben muß. Vor dem Gebrauch wird das Aceton von dem Niederschlag abfiltriert.

3. 0,02 n-NaOH.

4. 1%iges Phenolphthalein in Alkohol.

5. Reiner Äthylalkohol.

Ausführung

0,1 cm³ Blut, Serum oder Plasma werden in einem Zentrifugenglas mit 1,5 cm³ Wasser und 0,4 cm³ 20%iger Trichloressigsäure enteiweißt. Der Eiweißniederschlag wird abzentrifugiert und 1 cm³ Zentrifugat (= 0,05 cm³ Blut) oder ein anderer entsprechender Teil, der etwa 0,1—0,2 mg Natrium enthält, in einem zweiten Zentrifugenglas mit 5 cm³ Zinkuranylacetatreagens und 0,3 cm³ Alkohol versetzt. Man rührt gut um, fügt weitere 0,3 cm³ Alkohol hinzu, läßt eine Zeitlang stehen, und fährt mit dem Zusatz von Alkohol portionsweise fort, bis im ganzen 2,1 cm³ Alkohol zugesetzt sind. Die Lösung enthält dann 25% Alkohol. Nach 30 min kann zentrifugiert werden, den Niederschlag wäscht man zuerst mit 10 cm³ Aceton aus, das wie oben beschrieben mit Tripelacetat gesättigt ist, stellt das Glas umgekehrt auf ein Filtrierpapier, bis die überschüssige Flüssigkeit abgelaufen ist und löst dann den Niederschlag in Wasser. Das Natriumzinkuranylacetat ist in Wasser löslich, nicht aber in verdünntem Alkohol. Man kann nun die Lösung mit Hilfe von reinem Wasser in einen kleinen Erlenmeyer-Kolben überspülen oder — falls das Zentrifugenglas groß genug ist — direkt im Zentrifugenglas titrieren. Man muß aber auf etwa 50 cm³ verdünnen. Nach Zusatz von etwas Phenolphthalein titriert man mit der 0,02 n-NaOH bis zum Umschlag nach rot. Ein Leerwert, der kein Blut, sondern statt dessen Wasser — wohl aber Trichloressigsäure enthält, wird ebenfalls mitbestimmt.

1 cm³ 0,02 n-NaOH entspricht 51,1 γ Natrium, und die Differenz zwischen der Titrationsprobe und der Leerprobe, multipliziert mit dieser Zahl, ergibt den Natriumgehalt in der angewandten Blut- bzw. Serumprobe.

b) Colorimetrische Bestimmung von Natrium
nach A. A. Albanese und M. Lein

Reagentien

1. Fällungsreagens: 10 g Uranylacetat werden mit 2 cm³ Eisessig und 50 cm³ Wasser heiß gelöst. Desgleichen 30 g Zinkacetat mit 1 cm³ Eisessig und 50 cm³ Wasser. Die beiden Lösungen werden heiß gemischt und nachdem sie über Nacht abgekühlt sind filtriert und mit dem gleichen Volumen 95 %igem Alkohol versetzt. Nachdem die Mischung mit Alkohol 48 Std im Eisschrank gestanden hat, wird filtriert und das klare Filtrat als Reagens benutzt.

2. Alkohol, der mit Natriumzinkuranylacetat gesättigt ist (s. o.).

3. 20 %ige Trichloressigsäure.

Ausführung

0,2 cm³ Blut werden mit 0,6 cm³ 20 %iger Trichloressigsäure enteiweißt und 0,4 cm³ des klaren Zentrifugates mit 1 cm³ Fällungsreagens versetzt. Nach 60 min kann der entstandene Niederschlag zentrifugiert werden. Er wird 2mal mit Alkohol (der mit Natriumzinkuranylacetat gesättigt ist) ausgewaschen und nach dem Absaugen des Waschalkohols in 5 cm³ Wasser gelöst. Die Bestimmung der Farbe erfolgt im Stufenphotometer mit Filter S 42.

Die Lösung des Natriumzinkuranylacetats zeigt eine sehr starke Absorption im kurzwelligen sichtbaren Licht. Bei Verwendung des Stufenphotometers mit Filter S 42, wozu die Methode ausgearbeitet ist, ist keine genaue Proportionalität zwischen der Extinktion und der Natriummenge vorhanden. Es kann aber jedes Spektrophotometer verwendet werden, nur muß die maximale Absorption für eine bestimmte Wellenlänge bestimmt werden. Mit einer Natriumchloridlösung bekannten Gehalts wird eine Eichkurve angelegt, aus der bei einer unbekannten Probe der Natriumgehalt abgelesen werden kann.

II. Kalium

Für die Bestimmung des K wird in den meisten Fällen immer noch die Fällung als Kalium-Natriumkobaltinitrit verwendet oder neuerdings die Fällung als Kaliumsilberkobaltinitrit, weil dieses erheblich schwerer löslich ist als das Kaliumnatrium-Doppelsalz. Der Niederschlag kann nach dem Auswaschen entweder titrimetrisch bestimmt werden, indem die Nitritionen durch Oxydation mit Kaliumpermanganat erfaßt werden, oder aber colorimetrisch, indem man einen Komplexbildner zusetzt, wobei Kobaltrhodanid, $Co(CNS)_4$ entsteht, welches blau gefärbt ist und gut bestimmt werden kann.

a) Titrimetrische Bestimmung des Kaliums nach Fällung
als Kaliumsilberkobaltinitrit nach F. Breh und O. H. Gaebler

Reagentien

1. Fällungsreagens (nach B. Kramer und F. F. Tisdall).

a) 25 g kristallisiertes Kobaltnitrat und 12,5 cm³ Eisessig werden mit Wasser auf 75 cm³ gelöst.

b) 120 g Natriumnitrit werden in 180 cm³ Wasser gelöst.

Man mischt die gesamte Lösung a) mit 210 cm³ der Lösung b). Dabei treten Stickoxyde auf, die durch einen Luftstrom beseitigt werden, was ungefähr 1—2 Std dauert. Das Reagens ist gut verschlossen im Eisschrank 1—2 Monate haltbar. Vor Gebrauch muß es jeweils filtriert werden.

2. 5%iges Silbernitrat.

3. 0,01 n-Kaliumpermanganat.

4. 0,01 n-Oxalsäure.

5. 20%ige Schwefelsäure.

6. 10%iges Natriumwolframat.

7. 2/3 n-H_2SO_4.

Ausführung

Zur Kaliumbestimmung im Serum versetzt man 2 cm³ Serum mit 5 cm³ Wasser, 1 cm³ 10%igem Natriumwolframat, 1 cm³ 2/3 n-Schwefelsäure und 1 cm³ Silbernitrat. Man mischt gut durch, läßt 15 min stehen und zentrifugiert dann ab. Im Niederschlag befinden sich das Eiweiß und die Chlorionen als AgCl. In der Lösung befindet sich ein Überschuß von Silbernitrat.

5 cm³ des Zentrifugates (= 1 cm³ Serum) werden in einem kleinen Zentrifugenglas mit 2 cm³ Fällungsreagens versetzt. Das Reagens muß tropfenweise unter gutem Schütteln zugefügt werden, damit keine Überkonzentration des Fällungsreagenses an einer Stelle der Analyse auftritt. Man läßt 45 min stehen, verdünnt dann mit 2 cm³ Wasser und zentrifugiert. Der Niederschlag wird 3mal mit je 5 cm³ Wasser und jedesmaligem Zentrifugieren ausgewaschen. Zum Niederschlag gibt man einen genau abgemessenen Überschuß an Kaliumpermanganat. Bei Verwendung von 1 cm³ Serum 2,00 cm³ Permanganatlösung und 1 cm³ 20%ige Schwefelsäure. Man mischt mit einem feinen Glasstab gut durch und stellt $1^1/_2$ min in ein kochendes Wasserbad. Dabei muß sich der gelbe Niederschlag völlig lösen, aber die violette Permanganatfarbe noch erkennbar bleiben. Sollte das Permanganat völlig entfärbt worden sein, so muß man nochmals 1 cm³ zugeben und eine halbe Minute erneut im Wasserbad erhitzen. Den Überschuß an Permanganat nach vollständiger Oxydation des Niederschlages entfernt man durch Zugabe einer genau abgemessenen Menge von 0,01 n-Oxalsäure und titriert die heiße Lösung mit Permanganat bis zur schwachen Rosafärbung, die mindestens $^1/_2$ min beständig sein muß. Die zugesetzte Oxalsäure wird von der Menge des verbrauchten Permanganats abgezogen, woraus sich der Verbrauch an Kaliumpermanganat zur Oxydation des Niederschlages ergibt.

1 cm³ 0,01 n-Permanganat entspricht 0,065 mg Kalium, also dem theoretischen Wert.

Ist die Permanganatlösung nicht genau 0,01 n, so muß ihr „Titer" gegen die Oxalsäure titriert werden. Da die Oxalsäure in der Regel genau 0,01 n hergestellt werden kann, muß dann die Menge der Permanganatlösung, bevor die Menge der Oxalsäurelösung abgezogen wird, mit ihrem Titer multipliziert werden, da sich rechnerisch nur genau 0,01 n-Lösungen voneinander abziehen lassen. Es ist zu beachten, daß der Niederschlag häufig zäh am Glase haftet. Gegebenenfalls muß er mit einem Gummiwischer abgeschabt werden, damit er sich beim Zentrifugieren in der Spitze des Glases sammelt. Unterläßt man dies, so geht beim Zentrifugieren und Auswaschen regelmäßig ein kleiner Teil des Niederschlages verloren, und die Bestimmung fällt zu niedrig aus. Es besteht auch die Möglichkeit, den Kaliumsilberkobaltinitritniederschlag in Salpetersäure zu lösen und den Silbergehalt als Silberchlorid zu bestimmen (Cumings).

b) Colorimetrische Bestimmung des Kaliums
nach F. BREH und O. H. GAEBLER

Die Methode beruht auf der Bildung des blaugefärbten Komplexes mit Kaliumrhodanid. Das Kalium wird wie oben beschrieben als Kaliumsilberkobaltinitrit
gefällt, der ausgewaschene Niederschlag wird unter Erhitzen in 1 cm³ verdünnter
Salpetersäure (1 cm³ konzentrierter Salpetersäure und 4 cm³ Wasser) gelöst und
mit einer 2%igen, frisch bereiteten Lösung von Ammoniumrhodanid in Alkohol
auf 8,0 cm³ aufgefüllt. Die entstandene Blaufärbung wird photometriert und
der Kaliumgehalt aus einer Eichkurve entnommen, die unter denselben Bedingungen mit verschiedenen Kaliummengen hergestellt worden ist.

Das Filter, welches zur Colorimetrie verwendet, oder die Wellenlänge, bei der
gemessen wird, muß durch Aufnahme der Absorptionskurve festgestellt werden.

III. Calcium

Für die Mikroanalyse des Calciums haben sich zwei Prinzipien durchgesetzt.
Die Fällung als Oxalat: dabei wird der Niederschlag von Calciumoxalat abzentrifugiert, ausgewaschen, und dann die dem Calcium äquivalente Menge Oxalsäure
titrimetrisch bestimmt. Die Titration erfolgt mit Permanganat, wobei kein Indicator zugesetzt werden muß, da Permanganat selbst stark gefärbt ist, oder mit
Cer-IV-Salzen. Das letztere Verfahren ist vorzuziehen.

Eine weitere Möglichkeit besteht durch die Titration mit Äthylendiamin-
tetraacetat. Diese Verbindung hat folgende Konstitution:

Die Verbindung ist auch unter dem Namen Komplexon III oder Versen
bekannt. Die Substanz hat die Eigenschaft, wie es in der Formel ausgedrückt
ist, mit Calcium und Magnesium, aber auch mit anderen zweiwertigen und
dreiwertigen Ionen Komplexe zu bilden, falls die Reaktion schwach alkalisch
ist. Als Indicator wird Eriochromschwarz T oder Murexid verwendet. Dabei
ist der Umschlag von Eriochromschwarz schärfer als von Murexid, und man
kann einen Kunstgriff anwenden, indem man einen Kalium-Magnesiumkomplex
zusetzt, wodurch der Umschlag schärfer wird, ohne daß der Endpunkt der
Titration verändert wird (s. darüber weiter unten).

Wegen anderer colorimetrischer Methoden müssen Spezialwerke eingesehen
werden, ebenso für die oft gebrauchte und bei Reihenuntersuchungen sehr nütz-
liche Bestimmung mit dem Flammenphotometer.

a) Titrimetrische Bestimmung des Calciums
nach H. RODECK und E. LINDGEN

Wird das Serum unmittelbar mit Calciumoxalat gefällt, so wird nicht alles
Calcium niedergeschlagen, andererseits enthält der Niederschlag organische
Substanzen, welche bei der nachfolgenden Oxydation Calcium vortäuschen.
Diese Werte können sich zwar in sehr vielen Fällen ausgleichen, haben aber keinen
Anspruch auf absolute analytische Genauigkeit. Es ist in jedem Falle zu empfehlen,
das Serum entweder mit Trichloressigsäure zu enteiweißen, wobei auch das nicht

ionisierte Calcium vom Eiweiß abgetrennt wird, oder aber den Niederschlag von Calciumoxalat, der im Serum selber erzeugt wird, zu veraschen und das Calcium erneut mit Oxalat zu fällen.

Reagentien

1. 2%iges Ammoniumchlorid.
2. Ammoniumoxalatlösung, gesättigt.
3. 30%iges Perhydrol.
4. HNO_3, konzentriert.
5. 2%ige Ammoniaklösung.
6. 0,01n-Cer(IV)-sulfat: Man löst 41 g $Cer(SO_4)_2 \cdot 4H_2O$ (Merck) in einer warmen Mischung von 500 cm³ Wasser und 25 cm³ konz. Schwefelsäure und füllt nach dem Abkühlen auf 1 Liter auf. Nach 8 Tagen wird aufgekocht, man läßt weitere 2 Tage stehen, filtriert und bestimmt den Titer der Lösung jodometrisch. Die Verfasser schlagen vor, die so hergestellte Lösung, die meist etwas stärker als 0,01 normal ist, durch Verdünnung mit n-Schwefelsäure auf genau 0,01 Normalität einzustellen.
7. 0,01n-Thiosulfat. Der Titer muß jeweils genau eingestellt werden. Hierzu benutzt man die Lösung 10.
8. 12,5%iges Kaliumjodid.
9. 1%ige Stärke.
10. 0,01n-Kaliumjodat (im Liter 0,3566 g KJO_3).
11. 3%ige Essigsäure, zur Titerherstellung der Thiosulfatlösung.
12. Etwa n-H_2SO_4.

Ausführung

1 cm³ Serum wird in einem spitz zulaufenden, aus gutem Glas gefertigten Zentrifugenglas mit 1 cm³ Ammoniumchloridlösung und 2 cm³ Ammoniumoxalatlösung versetzt. Der Ansatz bleibt 3 Std in der Kälte stehen, wird dann zentrifugiert und die überstehende Flüssigkeit abgesaugt. Zur Zerstörung der mitgerissenen organischen Verbindungen gibt man auf den Niederschlag 2 Tropfen Perhydrol, wartet die Schaumentwicklung ab, fügt dann 0,1 cm³ konz. HNO_3 zu und erwärmt über einer leuchtenden Flamme, bis der Inhalt des Glases zur völligen Trockenheit eingedampft ist. Der Rückstand muß rein weiß sein. (Bei sehr stark lipämischem Serum genügt diese Art der Veraschung nicht.)

Nach dem Abkühlen wird der Niederschlag in 1 cm³ Wasser heiß gelöst, mit 1 cm³ Ammoniumchlorid und 2 cm³ Oxalat versetzt und dadurch das Calcium erneut als Oxalat gefällt. Nach einstündigem Stehen in der Kälte wird zentrifugiert, die überstehende Flüssigkeit abgesaugt und der Niederschlag 3mal mit je 5 cm³ Ammoniak unter Aufwirbeln ausgewaschen. Dann versetzt man den Niederschlag mit 2,00 cm³ Cer(IV)-sulfatlösung, erhitzt und spült, indem man 3mal mit n-Schwefelsäure nachwäscht, in ein Hagedorn-Jensen-Glas über, um zu titrieren. Nach Zusatz von 3 Tropfen Kaliumjodid und 2 Tropfen Stärkelösung wird das durch das überschüssige Cer(IV)-sulfat ausgeschiedene Jod mit 0,01n-Thiosulfatlösung titriert.

Wird ein nicht zu hoher Anspruch auf Genauigkeit gestellt, so versetzt man 2 cm³ Serum mit 2 cm³ 20%iger Trichloressigsäure und 3 cm³ Wasser. Nach einiger Zeit wird filtriert oder zentrifugiert und 5 cm³ Filtrat entsprechend 1 cm³ Serum neutralisiert und wie oben beschrieben mit Ammoniumchlorid und Oxalatlösung versetzt und das abgeschiedene Calciumoxalat ausgewaschen und titrimetrisch bestimmt.

Berechnung

1 cm³ verbrauchter 0,01 n-Cerisulfatlösung entspricht 0,2 mg Calcium. Die vom Calciumoxalat verbrauchte Cerimenge wird ermittelt aus der Differenz der Titration des Versuchsansatzes und eines entsprechend angesetzten Leerwertes, welcher Wasser statt Serum enthält.

Der Titer der Thiosulfatlösung wird bestimmt, indem man 2,0 cm³ der Kaliumjodatlösung mit 5 cm³ Essigsäure, 3 Tropfen Kaliumjodit und 2 Tropfen Stärkelösung versetzt und mit Thiosulfat das ausgeschiedene Jod titriert. Ist die Thiosulfatlösung genau 0,01 n, so wird auch 2,0 cm³ Thiosulfat zur Titration des Jods verbraucht. Ist der Verbrauch größer oder kleiner, muß dies bei der Berechnung des Thiosulfatverbrauches durch einen entsprechenden Faktor berücksichtigt werden.

Berechnungsbeispiel:

vorgelegt 2,00 0,01 n-KJO₃, titriert 1,95 cm³ 0,01 n-Thiosulfat, Titer = 2,00 : 1,95 = 1,03
Probe   titriert 0,97 } 0,98 cm³ 0,01 n-Thiosulfat
                    0,99 }
Leerwert titriert 1,93 cm³ 0,01 n-Thiosulfat
minus Probe   0,98
                   ‾‾‾‾
                   0,95 cm³ × 1,03 (Titer) = 0,98
0,98 × 0,2 = 0,196 mg Ca in 2 cm³ Serum = 9,8 mg in 100 cm³

b) Titrimetrische Bestimmung von Calcium mit Komplexon nach H. FLASCHKA und A. HOLASEK und A. HOLASEK und H. FLASCHKA

Reagentien

1. 0,001 m-Komplexon III: 0,3721 g Dinatrium-äthylendiamintetraessigsäure. 2 H₂O wird auf 1 Liter mit Wasser gelöst.

2. Indicator: 20 mg Eriochromschwarz T werden in 10 cm³ 96%igem Alkohol gelöst, die Lösung muß gut verschlossen im Dunkeln aufbewahrt werden und ist nur wenige Wochen haltbar. Einen haltbaren Indicator erhält man, wenn man 0,1 g Eriochromschwarz T mit 10 g Natriumchlorid verreibt und zu jeder Titration eine Spatelspitze dieser Mischung verwendet. Die Trockensubstanz ist haltbar.

3. Kalium-Magnesium-Komplexonat des Handels in fester Form.

4. 10%ige Trichloressigsäure.

5. 1%iges Natriumoxalat.

6. n-HCl.

7. 3n-Ammoniak.

8. 0,02%iges Methylrot in Äthanol.

Ausführung

2 cm³ Serum werden mit 2 cm³ Trichloressigsäure in einem Zentrifugenglas enteiweißt und nach 10 min zentrifugiert. 2 cm³ des klaren Zentrifugats, entsprechend 1 cm³ Serum, werden in einem zweiten Zentrifugenglas mit Ammoniak gegen Methylrot neutralisiert. Nun versetzt man mit 1 cm³ Oxalatlösung und läßt 6—12 Std in der Kälte stehen. Dann wird zentrifugiert und die überstehende Flüssigkeit, von der ein Teil zur Magnesiumbestimmung verwendet werden kann, abgesaugt.

Der Oxalatniederschlag wird in 1 cm³ HCl gelöst, dann gibt man 2—3 mg von Reagens 3 zu (Kalium-Magnesium-Komplexonat), 2 cm³ 3n-Ammoniak und etwas Indicator (Lösung 2) und titriert mit Komplexonlösung (Lösung 2) bis zum Umschlag von Weinrot nach Blau, bis die letzte rotstichige Farbe verschwunden ist. Der Fehler, der dadurch entsteht, daß der Oxalatniederschlag nicht ausgewaschen wird, kann vernachlässigt werden. Die Schwierigkeit bei diesem Verfahren besteht in der Erkennung des Indicatorumschlages, der in reinen Calciumlösungen bedeutend schärfer ist als in den Calciumniederschlägen, die aus Serum gewonnen werden. Um dieser Schwierigkeit zu entgehen, wird von KIMBEL (1) Chromogenschwarz der Farbwerke Bayer vorgeschlagen und von BÖHLER eine andere Mischung.

Es dürfte auch möglich sein, nach der Vorschrift von ELLIOTT den Umschlagspunkt in einem Photometer abzulesen, wobei, da die Absorption von Rot verschwinden muß, mit einem blauen Licht gearbeitet werden muß, bis die Extinktion ein Minimum zeigt.

Berechnung

Bei Verwendung des Filtrates von 1 cm³ Serum entspricht der Verbrauch von 1 cm³ 0,001m-Komplexonlösung ×4 dem Calciumgehalt in mg-%. Wird z. B. 2,3 cm³ Komplexonlösung verbraucht, so entspricht das 4 · 2,3 = 9,2 mg-% Calcium.

c) Bestimmung des Magnesiums und Calciums
nach LEVINE und CUMMINGS

Wie auf S. 172 bereits angedeutet, kann nach Fällung des Calciums in der überstehenden Flüssigkeit das Magnesium bestimmt werden. Die sehr empfindliche spektrophotometrische Methode von R. M. LEVINE und J. R. CUMMINGS beruht darauf, daß in dem Serumfiltrat nach Fällung der Calciumionen die Farbe des Komplexes aus Magnesiumionen und Eriochromschwarz T photometrisch bei 520 mμ gemessen wird.

In dem Calciumniederschlag kann das Calcium nach einer der vorstehend beschriebenen Methoden bestimmt werden.

Reagentien

1. Calciumfällungsreagens, 1 Vol. gesättigte Ammoniumoxalatlösung, 1 Vol. m-Natriumacetatpuffer von p_H 5 und 3 Vol. destilliertes Wasser.

2. Trichloressigsäure, 62,5 g reinste Trichloressigsäure werden in 1 Liter Wasser gelöst.

3. Piperidinpuffer p_H 12,0 bis 12,2. 15.6 cm³ Piperidin werden mit Wasser auf ungefähr 70 cm³ verdünnt. Nach dem Mischen gibt man 1,5 cm³ konz. HCl zu und verdünnt mit Wasser bis ungefähr 100 cm³. Wenn es notwendig ist, muß der Puffer mit HCl oder mit Piperidin unter Kontrolle mit einer Glaselektrode auf p_H 12—12,2 eingestellt werden.

4. Magnesium-Standardlösung: Man löst 100 mg reines, gepulvertes, metallisches Magnesium in einem 100 cm³-Meßkolben in 5 cm³ Wasser und 2,5 cm³ konz. HCl. Nach vollständiger Lösung wird auf 100 cm³ aufgefüllt und 2 cm³ Chloroform zur Konservierung zugegeben. Zur täglichen Eichung wird von dieser Standardlösung täglich eine Verdünnung hergestellt.

5. Äthanol: 95%iges käufliches Äthanol kann nicht ohne weiteres verwendet werden. Es muß vor dem Gebrauch aus einer Ganzglasapparatur destilliert und in Glasflaschen aufgehoben werden.

6. Farblösung: 10 mg Eriochromschwarz T werden in einem 25 cm³-Meßkolben mit 1,5 cm³ Wasser angerührt, 0,1 cm³ Piperidinpuffer zugesetzt und dann mit dem destilierten 95%igen Alkohol auf 25 cm³ aufgefüllt. Nach kurzem Schütteln wird das Farbreagens in eine braune Glasflasche übergeführt, deren Stopfen durch Parafilm geschützt ist. Die Lösung wird 30 min mechanisch geschüttelt und dann im Dunkeln bis zum Gebrauch aufgehoben.

Ausführung

Zu 1 cm³ frischem Serum oder Plasma (Heparinplasma) werden 2 cm³ Calciumfällungsreagens zugegeben. Die Lösung wird gut gemischt, mit Parafilm bedeckt und über Nacht bei 4° stehengelassen. Am folgenden Morgen wird der Niederschlag in der Kälte abzentrifugiert, nachdem die an den Wänden haftenden Calciumoxalatniederschläge durch heftiges Rollen oder Schütteln abgelöst worden sind. Von der überstehenden Flüssigkeit pipettiert man genau 1 cm³ in der Kälte ab und gibt sie in ein 15 cm³ fassendes Zentrifugenglas zur Magnesiumbestimmung. In dem Zentrifugenglas fällt man das Eiweiß durch Zusatz von 4 cm³ Trichloressigsäure, zentrifugiert nach 5 min ab und entnimmt 2 cm³ der klaren, überstehenden Flüssigkeit, gibt sie in einen Meßkolben und gibt 3 cm³ Pyridinpuffer, 3 cm³ 95%igen Alkohol und 1 cm³ Farbstofflösung zu, füllt auf 10 cm³ auf, schüttelt sehr gut durch und läßt im Dunkeln 30 min stehen.

Ein Leerwert mit 1 cm³ Wasser und mehrere Standardlösungen mit verdünntem Magnesiumgehalt von 10—40 γ/cm³ werden gleichzeitig behandelt und dem gesamten Analysengang unterworfen.

Die unbekannten und die Standardlösungen, sowie auch der Leerwert werden bei 520 mμ in einer 10 mm-Meßzelle gemessen. Die Extinktionen der bekannten Lösungen werden in ein Ordinatensystem eingetragen und daraus der Magnesiumgehalt der unbekannten Lösung entnommen. Bis rund 45 γ/cm³ der Probe ist die Extinktion proportional der Konzentration, dann aber macht die Kurve einen Knick.

Der Calciumoxalatniederschlag kann erneut abzentrifugiert werden, dann wird die überstehende Flüssigkeit vollkommen abgesaugt, der Niederschlag ausgewaschen und bestimmt, wie es auf S. 170 und 172 beschrieben worden ist.

IV. Gesamtbasen

Als Gesamtbasen bezeichnet man im Serum die Summe von Natrium, Kalium, Calcium und Magnesium, ausgedrückt in Milliäquivalenten pro Liter. Normalerweise enthält das Serum 146—155 Milliäquivalente Basen im Liter, und Werte unter 145 Milliäquivalenten werden nach E. WALAAS und O. WALAAS bereits als pathologisch bezeichnet. Charakteristisch ist, daß die Summe der Anionen, bestehend aus Chloriden, Bicarbonat, Phosphat und Sulfationen immer geringer ist als die Menge der basischen Valenzen; man drückt dies als Anionendefizit aus. Es beträgt ungefähr 10—25 Milliäquivalente pro Liter, die möglicherweise durch die Eiweißanionen gedeckt werden. Zur Bestimmung der Gesamtbasen veraschte man früher das Serum und führte alle Basen in die Sulfate über, bei denen anschließend durch eine Sulfatbestimmung die Gesamtmenge bestimmt wurde. Besser sind elektrolytische Verfahren, bei denen die Basen entweder unter Vorschaltung einer Dialysiermembran (z. B. G. S. ADAIR und A. B. KEYS oder A. B. KEYS) in einen Tropfen Quecksilber als Amalgame aufgenommen werden, aus denen sie später befreit und titrimetrisch bestimmt werden können. Eine vereinfachte Apparatur haben S. L. ORSKOV und E. RATJEN beschrieben, die mit einem V-förmigen Apparat arbeiten und eine vollständige Abscheidung der Kationen durch Schaukelextraktion erreichen, s. a. KINGSLEY und SCHAFFERT, HERRMANN (1, 2), HÜBENER u. Mitarb., MUTH, DAVIS. Die einfachste und beste Methode dürfte die Verwendung von Ionenaustauschern sein, über die unten berichtet wird.

a) Elektrolytische Bestimmung der Gesamtbasen
nach S. L. ORSKOV und E. RATJEN

Apparatur. Die Verfasser benützen ein V-förmiges Rohr, welches an der Knickstelle etwas eingelaufen ist und 7 mm Durchmesser und 7 cm Schenkellänge besitzt. Es wird in einen Schaukelextraktionsapparat nach E. WIDMARK eingespannt und während der Elektrolyse dauernd geschüttelt. Als Elektroden dienen Platindrähte.

Reagentien

1. Reinstes Quecksilber.
2. 0,02 n-H₂SO₄.
3. 0,05 n-NaOH.
4. 96%iger Alkohol.

Ausführung

Serum wird auf das 20fache mit einer Mischung von 2 Teilen 0,1 n-HCl und 18 Teilen 96%igem Alkohol verdünnt. Davon nimmt man 1,0 cm³. Vollblut muß zuerst mit 4 Vol. Wasser hämolysiert werden. Vom Hämolysat gibt man 0,25 cm³ und 0,75 cm³ Alkohol in den Anodenraum.

Elektrolyse: Man gibt in das V-förmige Rohr 1 cm³ Quecksilber, den Kathodenraum beschickt man mit 1 cm³ 0,02 n-H₂SO₄ und den Anodenraum mit 1 cm³ der zu untersuchenden Flüssigkeit. Nach Einspannen in den Schaukelextraktionsapparat wird mit einem Ausschlag von 30° 25mal pro Minute während der Elektrolyse geschaukelt, die durch 220 V Gleichstrom unter Vorschaltung einer 15 W-Lampe als Widerstand durchgeführt wird. Zur Kühlung wird das Elektrodengefäß in kaltes Wasser eingehängt.

Titration: Nachdem die Elektrolyse 1 Std gelaufen ist, wird der Kathodenraum (H₂SO₄) mit 0,05 n-Lauge titriert, dabei wird die Flüssigkeit mit einem CO₂-freien Luftstrom durchperlt. Da ein Teil der Kationen zwischen Glas und Quecksilber in Freiheit abgesetzt wird, muß das Quecksilber durch Schaukeln bewegt werden, damit alle Ionen erfaßt werden. Eine Leerbestimmung wird gleichzeitig angesetzt. Die Differenz an Schwefelsäure in cm³ zwischen Leerwert und Titration im Hauptversuch ergibt die Menge der abgeschiedenen Kationen in Milliäquivalenten.

Die gefundenen Werte sind identisch mit den Werten, die nach Veraschung des Serums erhalten werden können.

b) Flammenphotometrische Bestimmung von Mineralstoffen

Bei der flammenphotometrischen Bestimmung wird von dem Umstand Gebrauch gemacht, daß anorganische Kationen in einer heißen, nicht leuchtenden Flamme zur Lichtemission angeregt werden und daß innerhalb einer bestimmten Konzentration die Lichtemission proportional der Konzentration der betreffenden Kationen ist. Die Untersuchung von Blutserum stellt die einfachste Aufgabe in der Flammenphotometrie dar und ist ohne großen apparativen Aufwand zuverlässig durchführbar, während die Analyse von Harn und Organen und Geweben wesentlich schwieriger ist, weil die Konzentration der einzelnen Kationen in großen Grenzen schwanken kann und dadurch die Lichtemission der gesuchten Kationen wesentlich beeinflußt wird. Es kann hier nicht auf die zahlreichen Photometer eingegangen werden, die für die praktischen Zwecke im Handel zu haben sind; es kann sich hier nur um eine beschränkte Beschreibung der Methoden, speziell für das Serum, handeln und um einige Beispiele, wie eine solche Analyse durchgeführt werden kann.

Eine flammenphotometrische Untersuchung der Kationen hat besondere Bedeutung, weil der Arbeitsaufwand relativ gering ist und die Analysenresultate in sehr kurzer Zeit vorliegen. In speziellen Fällen lohnt es sich für eine einzelne Analyse den Apparat anzuschalten, doch kann man im allgemeinen sagen, daß 8—10 Analysen pro Tag anfallen müssen, wenn sich der Arbeitsaufwand für die Wartung des Apparates einschließlich der Beschaffung richtigen Brennmaterials, Säuberung der Zerstäuber usw. rentieren soll.

Für die Reproduzierbarkeit sind mehrere Punkte maßgebend: 1. die Flammen-temperatur, sie muß absolut konstant sein und der Analyse angepaßt werden, d. h. für die Untersuchung von Natrium und Kalium ist eine tiefere Flammen-temperatur notwendig als zur Untersuchung von Calcium. In Gemisch mit Luft gibt Methan, Butan, Leuchtgas oder Propan Temperaturen zwischen 1875 und 1925⁰, während ein Wasserstoff-Sauerstoff-Gemisch, sog. Knallgas eine Tempe-ratur von 2660⁰ und Acetylen-Sauerstoff eine Temperatur von 3137⁰ gibt. Es muß ferner konstant gehalten werden die Strömungsgeschwindigkeit des Gases, was am einfachsten durch Druckmessung der Gase sowohl der brennbaren organischen Substanz als auch der Luft bzw. des Sauerstoffs geschieht. Der Kon-struktion des Zerstäubers, der sehr häufig gereinigt werden muß und der Eich-lösungen, die den Analysen-Lösungen weitgehend angepaßt sein müssen, ist be-sondere Aufmerksamkeit zu widmen. Die Bedingung betreffs Eichlösungen ist beim Serum leicht zu erfüllen, da die Schwankungen der Kationen nur gering sind und man nimmt als Eichlösung gewöhnlich eine, deren Konzentration etwas größer und eine, deren Konzentration etwas kleiner als die gesuchte Konzentration ist, die aber auch die anderen nicht zu analysierenden Kationen in gegebener Menge enthält.

Die Eichlösungen werden mit den Chloriden von Natrium, Kalium und Calcium hergestellt, die Salze müssen scharf bei 110⁰ getrocknet sein, um richtig einge-wogen werden zu können. — Calcium wiegt man am besten als Calciumcarbonat ein und löst es in einer kleinen Menge Salzsäure, vertreibt die Kohlensäure und füllt mit destilliertem Wasser zu dem gewünschten Volumen auf. Die Aufbe-wahrung der Lösungen erfolgt in Kunststoffflaschen, da Glasflaschen merkliche Mengen von Kationen an die Lösung abgeben können. Zur Konservierung wird entweder mit Salzsäure angesäuert oder eine Spur Formaldehyd zugesetzt. Genaue Anweisungen über flammenphotometrische Untersuchungen findet man in der Monographie von R. HERRMANN (2) und im Standard Methods of Clinical Chemistry, Bd. I, New York 1953.

Die Untersuchung des Serums erfolgt meistens mit der direkten Methode, ent-weder mit dem sog. Nachstellverfahren, wobei in der Reihenfolge Eichlösung, Analysen-Lösung 1, Analysen-Lösung 2, Analysen-Lösung 3, Analysen-Lösung 4, Eichlösung usw. gemessen wird und nach jeder Messung einer Analysen-Lösung die Empfindlichkeit nachgestellt wird, so daß auf die richtige Konzentration in der Analysen-Lösung direkt geschlossen werden kann. Genauer ist das Ein-schachtelungsverfahren, wobei man 2 Eichlösungen verwendet mit verschiedenen Konzentrationen, und es wird mehrere Male in der Reihenfolge Eichlösung 1, Analysen-Lösung 1, Eichlösung 2, Analysen-Lösung 2, Eichlösung 1 usw. ge-messen und die Konzentration nach der Gleichung berechnet:

$$C_x = C_1 + \frac{J_x - J_1}{J_2 - J_1} \cdot (C_2 - C_1)$$

C_x = Konzentration des zu untersuchenden Elements in der Analysenlösung;
C_1 = Konzentration in der weniger konzentrierten Eichlösung;
C_2 = Konzentration in der stärkeren Eichlösung;
J_x = Ablesung bei der Analysenflüssigkeit;
J_1 = Ablesung bei der Eichlösung 1;
J_2 = Ablesung bei der Eichlösung 2.

Der größte Vorteil für das Einschachtelungsverfahren ist die Unabhängigkeit für stetige Empfindlichkeitsänderungen und für alle Einflüsse, die aus apparativen Gründen sich geltend machen könnten. Nach R. HERRMANN gilt bezüglich der Auswahl der zu verwendenden Wellenlängen, daß bei Natrium mit 589,3 mμ bei einer Konzentration von 0,01—3 mg/Liter und mit 819,5 mμ bei 1000—100000 mg je Liter gemessen wird. Für Kalium verwendet man die Wellenlänge 766,5 bei einem Konzentrationsbereich von 0,1—100 mg/Liter und für Calcium die Wellenlänge 622 mμ bei einem Konzentrationsbereich von 0,5—100 mg/Liter. Es ist darauf zu achten, daß organische Lösungsmittel die Emission erheblich verbessern können, der größte Effekt wurde durch eine Mischung von 85% Aceton und 15% Wasser erreicht, während Methanol, Äthanol und andere Lösungsmittel schwächer wirken.

Der Fehler der Analyse liegt nach HERRMANN (2) bei direkter Flammenphotometrie bei $\pm 0,2$ bis $\pm 5\%$. Dieser Fehler bleibt im ganzen meßbaren Konzentrationsbereich gleich, ein Vorteil gegenüber den chemischen Methoden, bei denen der Fehler bei kleinen Konzentrationen größer wird. Im übrigen ist der Fehler sehr von der Methode, dem Apparat und der Bedienung abhängig.

c) Flammenphotometrische Bestimmung von Natrium

Die Bestimmung von Natrium im Serum ist die einfachste Aufgabe einesteils, weil die Natrium-Konzentration sehr hoch zu sein pflegt im Verhältnis zu den anderen Kationen und weil die Konzentration des Natriums nur in engen Grenzen schwankt. Man kann daher das Substrat sehr stark verdünnen, gewöhnlich 1:100 bis 1:200; von einzelnen Autoren wird auch eine Verdünnung von 1:2500 vorgeschlagen. Bei derartigen Verdünnungen wird die Natriumemission durch andere normale Serumbestandteile nicht beeinflußt. Die Eichlösung soll enthalten etwa 140 mÄq. Natrium und 4—5 mÄq. Kalium, doch genügt auch eine Eichlösung, die nur Natrium enthält. Es empfiehlt sich in jedem Falle eine Eichlösung mit etwas höherem und etwas niedrigem Natriumgehalt zu verwenden. Es ist auch möglich, das Serum zuerst mit Trichloressigsäure zu enteiweißen und das enteiweißte Filtrat zu verdünnen, da Trichloressigsäure-Konzentrationen bis zu 5% die flammenphotometrische Bestimmung von Natrium nicht stören. G. R. KINGSLEY und R. R. SCHAFFERT verdünnen mit einer Lösung, die aus 675 cm³ Aceton, 225 cm³ Eisessig und 100 cm³ einer 0,2%igen Steroxlösung besteht. Sterox ist ein Netzmittel und in Amerika erhältlich. Mit dieser Lösung werden 0,02 cm³ Serum auf 10 cm³ aufgefüllt. Genauere Anweisungen über eine Natriumbestimmung findet man in dem oben angeführten Buch von HERRMANN (2).

Als Flamme wird eine Propan-Luft-Flamme verwendet, die genügend heiß für diesen Zweck ist.

d) Flammenphotometrische Bestimmung von Kalium

Auch die Bestimmung des Kaliums ist einfach. Es muß ebenso wie bei Natrium darauf geachtet werden, daß keine Hämolyse vorhanden ist, daß das Serum baldmöglichst von den Erythrocyten abgetrennt wird, um ein Austreten an Kalium aus den Erythrocyten zu vermeiden und daß auch keine festen Bestandteile (Erythrocyten oder Leukocyten) in dem Serum vorhanden sind.

Als Verdünnung wird meistens 1:50 gewählt. Die Eichlösungen werden ebenso hergestellt wie die für das Natrium. Die Methode bietet ebenfalls keine besonderen Schwierigkeiten.

e) Flammenphotometrische Bestimmung von Calcium

Die Calciumbestimmung erfordert höhere Flammentemperaturen und deshalb wird entweder auf ein Wasserstoff-Sauerstoff- oder auf ein Acetylen-Sauerstoff-Gemisch zurückgegriffen. Die zu messenden Intensitäten sind geringer; da

außerdem die Calciumkonzentration meist niedriger zu sein pflegt als die der
Alkalimetalle, verlangt die flammenphotometrische Bestimmung empfindlichere
Meßgeräte als die für Natrium und Kalium. Außerdem wird die Emission des
Calciums durch andere anwesende Substanzen vermindert, in erster Linie stören
die Phosphate, weil zum Teil die Flammentemperatur nicht ausreicht, um die
Salze zu verdampfen und eine vollständige Spaltung von Calciumphosphat zu
bewirken. Auch die Anwesenheit von Proteinen stört, außerdem bei großen
Natriummengen eine Streuung der starken Natriumlinie von 589 mμ. Um diese
Störfaktoren auszuschalten ist vielfach vorgeschlagen worden, das Calcium als
Oxalat zu fällen, den isolierten Oxalatniederschlag wieder zu lösen und dann der
flammenphotometrischen Bestimmung zuzuführen. Dieser Vorschlag ist sicher
gut, beeinträchtigt aber die Einfachheit und Schnelligkeit des Verfahrens, wenn
auch gegenüber einer chemischen acidimetrischen oder oxydimetrischen Bestimmung bereits eine Vereinfachung erzielt wird. Durch Fällung als Calciumoxalat wird auf jeden Fall eine Abtrennung von den störenden Phosphationen
erreicht.

Für die Herstellung von Eichlösungen zur Calciumbestimmung ist der Vorschlag von H. J. Hübener, H. Maurer und T. Walther am besten. Man
stellt sich zwei gleiche Verdünnungen des Serums her und gibt zu der einen Serumverdünnung eine kleine Menge Calcium. Dieselbe Menge Calcium setzt man
ebenfalls einer Probe mit destilliertem Wasser zu. Die Differenz der Meßwerte
der beiden ersten Lösungen, die Serum enthalten, muß dem Meßwert der dritten
Lösung entsprechen, wenn die Eichkurven in dem Meßbereich noch linear sind.
Wenn jedoch die Differenz der ersten beiden Messungen größer ist, kann der
Einfluß des Serums auf die Calciumemission leicht berechnet und durch Rechnung
ausgeschaltet werden. Auch von anderen Autoren sind derartige Vorschläge
gemacht worden.

f) Flammenphotometrische Bestimmung von Magnesium

Auch das Magnesium ist flammenphotometrisch bestimmbar, und zwar kann
man die Wellenlänge von 371 mμ nehmen. Es ist vorteilhaft, das Magnesium als
Ammoniummagnesiumphosphat zu fällen, wieder aufzulösen und mit einer entsprechend hergestellten Standardlösung größeren und kleineren Gehaltes direkt
zu vergleichen (H. W. Muth). R. Herrmann (1) säuert das Serum zuerst mit
konz. HCl an (1 cm³ Serum, 0,002 cm³ konz. HCl), rührt gut durch, läßt 15 min
stehen, enteiweißt dann mit 0,2 cm³ 20%iger Trichloressigsäure und zentrifugiert.
Die Lösung dient zur Flammenphotometrie. Er verwendet die Linie 285,2 mμ.
Auch eine Trennung des Magnesiums als Oxychinolat, welches nach der Abtrennung in Aceton-Eisessig gelöst wird, ist vorgeschlagen worden (S. Davis).

g) Bestimmung der Gesamtbasen durch Ionenaustauscher
nach S. L. Bonting und H. Bloemendal

Prinzip. Sämtliche Kationen werden durch einen Ionenaustauscher adsorbiert,
und die dadurch im Eluat frei gewordenen Anionen mit 0,02n-NaOH titriert.

Reagentien

1. 0,02n-NaOH.
2. Bromthymolblau als Indicator.
3. 0,075n-HCl.
4. Amberlit IR 105-H oder IR 120-H. Man verwendet Säulen von 130 mm
Höhe und 10 mm Durchmesser, die ständig unter Wasser aufbewahrt werden.

Zum Gebrauch werden sie mit Wasser so lange gewaschen, bis 10 cm³ Filtrat weniger als 0,03 cm³ 0,02n-NaOH zur Neutralisation mit Bromthymolblau als Indicator gebrauchen.

Ausführung

Man füllt Wasser bis zu einer Höhe von 10 mm über die Amberlitsäule und versetzt dieses mit einer Mischung von 0,15 cm³ Serum und 3 cm³ Wasser. Dann läßt man mit einer Geschwindigkeit von 0,8 cm³ in der Minute durchlaufen, und sobald der Flüssigkeitsmeniscus bis zur oberen Marke der Säule abgesunken ist, gibt man 5 cm³ Waschwasser, mit dem das mit Serum gefüllte Gefäß ausgespült wurde, zu. Auf die Säule gibt man weitere 10—15 cm³ Wasser nach dem Einfüllen in die Säule zu und läßt die Flüssigkeit wieder bis zur oberen Marke der Säule ablaufen. Das Filtrat wird in einem 50 cm³-Erlenmeyer-Kolben aufgefangen, zur Entfernung der CO_2 zum Sieden erhitzt und nach dem Erkalten mit 0,02n-NaOH und Bromthymolblau als Indicator titriert.

Nachdem das Serum durchgelaufen ist, läßt man nochmals 10 cm³ Wasser durch dieselbe Säule laufen und benutzt dieses Eluat als Leerwert, indem es ebenfalls mit NaOH titriert wird.

Zur Eichung läßt man 0,15 cm³ einer 0,15n-NaCl-Lösung unter den gleichen Bedingungen durch die Säule laufen und bestimmt den Titrationswert.

Berechnung

Vom Titrationswert der Probe werden die Titrationswerte der vor und nach der Bestimmung durchgeführten Leerbestimmungen abgezogen. Es entspricht 1 cm³ 0,02n-Lauge 20 μÄq. der gesamten Basen.

Weitere Vorschriften über die Verwendung von Ionenaustausch zur Gesamtbasenbestimmung s. B. D. POLIS und J. G. REINHOLD; H. SÜLLMANN; J. C. VANATTA und I. CUSHING.

V. Ammoniak

Der Gehalt des Blutes an Ammoniak (das gleiche gilt auch für Organe) ist außerordentlich gering und ändert sich nach der Entnahme sehr bald durch fermentative Abspaltung von Ammoniak aus Nucleotiden und Nucleosiden. Man kann daher den wahren Ammoniakgehalt des Blutes nur bei frischen Proben bestimmen, die höchstens 20 min alt sein dürfen. Man muß ferner darauf achten, daß bei der Freisetzung des Ammoniaks eine sehr schwache Alkalität verwendet wird, damit nicht aus anderen NH_2-haltigen organischen Verbindungen Ammoniak in Freiheit gesetzt wird.

Die ursprünglich von PARNASS angegebene Wasserdampfdestillation wird heute durch eine Bestimmung in Conwayzellen ersetzt, bei der Temperaturen bis zu 37° verwendet werden können.

Die ursprünglich von CONWAY angegebenen Zellen mit einem plangeschliffenen Deckel, der durch Dichtung mit Fettmaterial aufgesetzt wird, sind für diesen Zweck nicht brauchbar. Sehr gut bewährt haben sich die Diffusionszellen nach H. WÜST. Der Schliffstopfen wird ohne bzw. mit wenig Dichtungsmittel aufgesetzt, er ist lang genug, um Ammoniakverluste zu vermeiden. In den kleinen Innenteil kommen z. B. 1,0 cm³ verdünnte Borsäure, in den äußeren Teil 1 cm³ Blut oder Serum und Carbonatlösung. Nach dem Aufsetzen des Stopfens wird durch sanftes Schwenken gemischt und dann der Apparat in einen Brutschrank gestellt. Das NH_3 diffundiert in die Borsäure, die Ammoniak quantitativ bindet, aber als schwache Säure ohne Einfluß auf den Indicator ist, weshalb NH_3 mit HCl titriert werden kann.

Mit der Apparatur können Ammoniakmengen von mehr als 10 γ leicht bestimmt werden.

Bestimmung von Ammoniak nach E. J. CONWAY und E. O. MALLEY

Reagentien

1. Borsäure: Man löst 5 g reinste Borsäure in 200 cm^3 Alkohol und 700 cm^3 Wasser und versetzt mit 10 cm^3 Mischindicator. Es muß sich ein schwachroter Farbton entwickeln, eventuell ist eine Spur Alkali hinzuzusetzen, um diesen Farbton zu erreichen. Danach füllt man das Ganze mit Wasser auf 1 Liter auf.
2. Mischindicator: 0,033% Bromkresolgrün und 0,006% Methylrot in Alkohol.
3. Gesättigte Kaliummetaboratlösung.
4. Gesättigte Kaliumcarbonatlösung, die anstelle von Lösung 3 verwendet werden kann.
5. 0,01 n-Säure.

Ausführung

Als Vorlage dienen rund 1—2 cm^3 der Borsäure, die mit dem Indicator angefärbt sind. In den Außenraum der Kammer gibt man eine Menge von 1,00—2,00 cm^3 Blut, die mit der Lösung 3 oder mit der Lösung 4 alkalisiert werden. Nach Aufsetzen des Schliffes bringt man das Gefäß in einen Brutschrank von 37° und behandelt in derselben Weise einen Leerwert, der Wasser anstelle von Blutlösung enthält. Nach mindestens 10stündigem Stehen, bequemerweise über Nacht, werden die Gefäße herausgenommen, abgekühlt und man titriert mit 0,01 n-Salzsäure bis zum Umschlagspunkt des Indicators. Es entspricht 1 cm^3 0,01 n-Säure 140 γ Stickstoff.

Bei der Titration verwendet man nach dem Vorschlage von WÜST am besten einen magnetischen Rührer, so daß der ganze Vorgang in einem Gefäß, einschließlich der Titration vorgenommen werden kann, wodurch Substanzverluste weitgehend vermieden werden. Anstelle des Diffusionsgefäßes nach WÜST läßt sich nach dem Vorschlage von A. ZELLER auch ein Warburg-Gefäß verwenden, welches während der Diffusion geschüttelt wird.

Anstelle des oben vorgeschlagenen Indicators ist nach den Angaben von A. E. SOBEL, H. YUSKA und J. COHEN auch der Mischindicator nach TASHIRO, welcher einen Umschlagspunkt von blau nach rot bei einem p_H von 5,3 zeigt, zu verwenden.

VI. Eisen

Das Serum enthält (neben einer geringen Hämoglobinmenge, die hier unberücksichtigt bleibt) immer eine bestimmte Eisenmenge, welche an das Transferrin gebunden ist. Das Transferrin wandert bei der Elektrophorese mit den β_1-Globulinen. Die Bestimmung des Eisens erfolgt nach Abspaltung aus der Eiweißbindung und Komplexbildung mit α,α'-Dipyridyl, Phenantrolin oder 4,7-Diphenylphenantrolin. Die Intensität des Ferrokomplexes mit 4,7-Diphenyl-1,10-phenanthrolin ist ungefähr doppelt so stark wie die mit Phenantrolin und fast 3mal so stark wie die mit Dipyridyl. Ohne auf die vielen Modifikationen einzugehen, wird im folgenden nur eine Vorschrift nach R. E. PETERSON gegeben.

Photometrische Bestimmung des Eisens nach R. E. PETERSON

Reagentien

1. Trichloressigsäure-Thioglykolsäure-Reagens. Man versetzt 20%ige Trichloressigsäure mit 1% Thioglykolsäure.
2. Natriumacetat, gesättigte Lösung.

3. 4,7-Diphenyl-1,10-phenanthrolin, 0,0025 m in Isoamylalkohol = 79,84 mg je 100 cm³.

4. Isoamylalkohol.

5. 95%iges Äthanol.

Ausführung

Je nach dem Eisengehalt gibt man 1,00—2,00 cm³ Serum in ein Zentrifugenglas, verdünnt mit Wasser auf 6 cm³ und enteiweißt mit 2 cm³ Trichloressigsäure-Thioglykolsäuremischung. Nach 5—10 min wird in einem Wasserbad bei 90 bis 95⁰ 10—15 min lang erwärmt und dann zentrifugiert. Man gießt die überstehende Flüssigkeit in einen Mischzylinder mit Glasstopfen von etwa 25 cm³ Inhalt und extrahiert den Rückstand im Zentrifugenglas nochmals mit 2 cm³ Wasser und 0,5 cm³ Trichloressigsäure-Thioglykolsäure, indem man 5—10 min lang auf 90—95⁰ erwärmt und zentrifugiert. Die vereinigten Extrakte werden mit 2 cm³ Phenanthrolinreagens versetzt, dann gibt man 2 cm³ Natriumacetat zu, wodurch das p_H auf 4—5 eingestellt ist, was wichtig ist, um eine maximale Farbentwicklung zu erzielen. Man gibt ferner so viel Amylalkohol zu, daß seine Gesamtmenge etwa 6 cm³ beträgt, dann verschließt man mit dem Stopfen, mischt durch 25maliges Umdrehen des Zylinders, pipettiert 5 cm³ der amylalkoholischen Phase ab, versetzt mit 0,5 cm³ Äthanol und photometriert bei 535 mμ.

Ein Leerwert wird ebenso behandelt und die Extinktion des Leerwertes von der Extinktion des Hauptwertes abgezogen. Die Berechnung der Eisenmenge erfolgt aus einer Eichkurve, die unter denselben Bedingungen mit Ferrosalzlösungen bekannten Gehaltes (50—200 γ-% Fe) angelegt wird.

Die Amylalkohollösung darf nicht filtriert werden, da der Farbkomplex vom Filterpapier adsorbiert wird. Für das Gelingen einer einwandfreien Bestimmung ist es notwendig, eisenfreie Reagentien zu verwenden und auch bei der Blutentnahme dafür zu sorgen, daß kein Eisen aus Injektionsnadel, Spritze oder auch während der Analyse durch destilliertes Wasser eingeschleppt wird. Das Eisen ist im Serum an Transferrin gebunden, aber die Bindungsfähigkeit des Transferrins ist normalerweise nur zu ¹/₃ ausgenutzt. Es kann von klinischem Interesse sein, den Prozentsatz an Eiweiß zu kennen, der noch Eisen binden kann. Eine einfache Methode wurde von WOLFF angegeben, die darauf beruht, daß das Transferrin sich bei der Bindung mit Ferrosalzen rot färbt. Man titriert Serum mit einer Ferri- oder Ferrosalzlösung, bis die sich ausbildende Rotfärbung keine Zunahme mehr zeigt. Weitere Literatur über dieses Gebiet s. HINSBERG-LANG, 3. Aufl., S. 36, 1957, und THANNHAUSER, Lehrbuch des Stoffwechsels und der Stoffwechselkrankheiten, 2. Aufl., S. 835ff., Stuttgart 1957.

VII. Kupfer

Biologisches Material enthält im allgemeinen immer etwas Kupfer, das unter Verwendung empfindlicher Farbreaktionen bestimmt werden kann. Am besten bewährt hat sich die Verwendung von Natriumdithioäthylcarbamat, welches mit Kupfer einen intensiv gefärbten Komplex gibt, der leicht colorimetrisch bestimmt werden kann. Auch Kobalt und Eisen geben denselben Farbkomplex, doch kann das Eisen durch Zusatz von Natriumpyrophosphat komplex gebunden werden und wird damit unschädlich, während Kobalt nur in so geringen Konzentrationen vorhanden ist, daß es die Kupferbestimmung nicht stört. Eisen und Kupfer sind im Plasma bzw. Serum in annähernd der gleichen Konzentration vorhanden. Sie verhalten sich aber unter pathologischen Bedingungen sehr charakteristisch gesetzmäßig und entgegengesetzt, und besonders bei Infektfällen ist die dauernde

Kontrolle des Kupfer- und Eisengehaltes von ausschlaggebender Bedeutung, da mit Abklingen des Infektes die Eisenwerte zu- und die Kupferwerte abnehmen (s. hierüber L. Heilmeyer, W. Keiderling und G. Stüwe).

Bestimmung des Kupfers nach C. J. Gubler, M. E. Lahey, H. Ashenbrucker, G. E. Cartwright und M. Wintrobe

Reagentien

1. 2n-HCl.
2. 20%ige Trichloressigsäure.
3. Natriumpyrophosphat, gesättigte Lösung.
4. Natriumcitrat, gesättigte Lösung.
5. 0,1%iges Natriumdiäthyldithiocarbamat in Wasser.
6. 21%ige Ammoniaklösung.

Ausführung

Man versetzt zuerst 1 cm³ Plasma in einem Zentrifugenglas mit 1 cm³ 2n-HCl und läßt 10 min stehen, damit das an Eiweiß gebundene Eisen in Freiheit gesetzt wird. Dann gibt man 1 cm³ Trichloressigsäure zu, zentrifugiert nach weiteren 10 min, gibt 2,4 cm³ klares Zentrifugat in ein kleines Reagensglas und fügt 0,2 cm³ Natriumpyrophosphat, 0,2 cm³ Citrat, 0,4 cm³ Ammoniak und soviel Wasser zu, daß das Volumen 3,3 cm³ beträgt. Anschließend wird bei 440 mμ gegen reines Wasser colorimetriert. Dann gibt man 0,2 cm³ Natriumdiäthyl-dithiocarbamatlösung (Lösung 5) zu und photometriert bei derselben Wellenlänge. Die Extinktionswerte müssen für 3,3 cm³ korrigiert werden, da die erste Ablesung bei einem kleineren Volumen erfolgte. Die Differenz zwischen den beiden Extinktionen entspricht der Extinktion, die durch den Kupferkomplex hervorgerufen wird und die Menge Kupfer wird aus einer Eichkurve entnommen, die unter denselben Bedingungen mit Zusatz zu Serum gewonnen wurde.

Zur Bestimmung im Vollblut oder im Erythrocytenbrei versetzt man z. B. 1 cm³ Blut mit 0,5 cm³ Wasser und 1 cm³ 2n-HCl, wartet 10 min, enteiweißt dann durch Zusatz von 1 cm³ Trichloressigsäure, wartet wieder 10 min und zentrifugiert. Die übrige Bestimmung ist so, wie sie oben beschrieben worden ist.

VIII. Chloride

Die Chloride machen im Blut und besonders im Serum den weitaus größten Anteil der Anionen aus. Zu ihrer Bestimmung, die klinisch von höchstem Interesse ist, muß Blut oder Serum notwendigerweise nicht verascht werden. Man kann mit Wolframat und Schwefelsäure enteiweißen, wobei sämtliche Cl-Ionen in der Flüssigkeit verbleiben. Auch andere Enteiweißungsmethoden, wie z. B. mit Zink-hydroxyd (Somogyi) sind von Kuschinsky und Langecker vorgeschlagen worden. Am zweckmäßigsten zur Bestimmung ist die Mercurimetrie unter Verwendung von Diphenylcarbazon als Indicator, wobei ein scharfer Umschlagspunkt von farblos nach blau erfolgt.

Die klassische Methode der Chlorid-Titration nach Volhard wird im biologischen Material nicht mehr verwendet.

Mercurimetrische Bestimmung der Chloride nach K. Lang

Reagentien

1. 0,02n-Quecksilbernitrat, 2,1661 g rotes Quecksilberoxyd werden in möglichst wenig konzentrierter Salpetersäure gelöst und nach der Lösung mit Wasser auf 1 Liter aufgefüllt.

2. 0,1%iges Diphenylcarbazon in Alkohol.

3. 10%iges Natriumwolframat.

4. $^2/_3$n-Schwefelsäure.

Ausführung

1 cm³ Serum wird mit Wasser verdünnt, 1 cm³ Natriumwolframatlösung und 1 cm³ Schwefelsäure zugesetzt und auf 10 cm³ mit Wasser aufgefüllt. Man mischt gut und filtriert nach einiger Zeit. Das Filtrat muß klar sein. Man entnimmt 2 cm³ Filtrat (= 0,2 cm³ Serum) versetzt mit 5 Tropfen Diphenylcarbazon und titriert aus einer feinen Bürette mit Quecksilbernitratlösung bis zur Blaufärbung.

Berechnung

1 cm³ der 0,02 n-Mercurinitratlösung entspricht 0,709 mg Cl⁻.

Ist der Säuregehalt des Filtrates sehr hoch, so ist der Umschlagspunkt nicht mehr sehr scharf. Es ist auch nicht empfehlenswert, mit Lösungen, die schwächer als 0,01 n sind, zu titrieren. Verwendet man aber eine Quecksilberoxydlösung in HNO_3 die 1,853 g Quecksilberoxyd im Liter enthält, so entspricht 1 cm³ genau 1,00 mg NaCl.

Nach K. H. KIMBEL (2) soll der p_H-Wert bei der Mercurimetrie zwischen 1 und 2 liegen. Er löst deshalb das Quecksilberreagens in 0,1 n-HNO_3 auf und puffert mit 0,1 n-HNO_3 und 0,1 n-Natriumcitrat, wobei das p_H zwischen 1,5 und 2 liegt.

IX. Phosphor

Die Zahl der Phosphorverbindungen im biologischen Material ist sehr groß, weshalb zwischen den einzelnen Fraktionen scharf unterschieden werden muß. Im Serum ist klinisch besonders interessant der anorganische Phosphor, der 2—5 mg-% unter normalen Bedingungen ausmacht und in stark pathologischen Fällen bis auf 20 mg-% ansteigen kann. Zu seiner Bestimmung ist nach Fällung der Eiweißkörper mit Trichloressigsäure eine Fällung als Ammoniummagnesiumphosphat möglich. Heute wird allgemein eine direkte colorimetrische Bestimmung bevorzugt, die darauf beruht, daß sich der Ammoniumphosphormolybdatkomplex leicht reduzieren läßt und dabei Molybdänblau entsteht, dessen Farbe proportional der Phosphatmenge ist.

Nach der Enteiweißung mit Trichloressigsäure ist es auch möglich, das Filtrat zu veraschen und nach der Veraschung in genau derselben Weise eine Bestimmung des gesamten säurelöslichen Phosphors durchzuführen, der aber klinisch keine besondere Bedeutung besitzt.

Unter den colorimetrischen Methoden haben sich besonders diejenigen bewährt, bei denen der Ammoniumphosphormolybdatkomplex mit Isobutanol ausgeschüttelt wird, weil dadurch eine Abtrennung von störenden Substanzen und überschüssigem Reagens erreicht wird und gleichzeitig die Reduktion zum Stillstand kommt; wird nicht ausgeschüttelt, so muß immer nach einer genau festgelegten Zeit colorimetriert werden, da die Farbentwicklung ständig weitergeht.

Colorimetrische Bestimmung der Phosphorsäure mittels Ausschüttelung nach J. BERENBLUM und E. CHAIN

Reagentien

1. 20%ige Trichloressigsäure.

2. 10 n-Schwefelsäure.

3. n-Schwefelsäure.

4. 5%iges Ammoniummolybdat. Die Lösung muß in einer paraffinierten Flasche aufbewahrt werden, weil sich sonst im Laufe der Zeit Silicomolybdänsäure bildet, die sich ebenfalls zu Molybdänsäure reduzieren läßt.

5. $SnCl_2$. Man löst 10 g in 25 cm³ konzentrierter Salzsäure, diese Stammlösung wird zum Gebrauch mit n-Schwefelsäure auf das 200fache verdünnt.

6. Isobutanol.

7. Äthanol.

Ausführung

Man verdünnt 2 cm³ Serum mit 10 cm³ Wasser und fällt die Eiweißkörper mit 8 cm³ Trichloressigsäure. Nach 10 min wird zentrifugiert und 5 cm³ der Lösung in einem Scheidetrichter mit 0,5 cm³ 10 n-Schwefelsäure, 2 cm³ Wasser und 2,5 cm³ Molybdatlösung versetzt. Nach Zusatz von 10 cm³ Isobutanol wird 1—2 min kräftig geschüttelt, wobei der Phosphormolybdänsäurekomplex in das Butanol übergeht. Die abgetrennte Butanolschicht wird 2mal mit je 5 cm³ n-Schwefel-säure gewaschen, man versetzt sie dann mit 15 cm³ der 200fach verdünnten $SnCl_2$-Lösung, schüttelt gut durch, läßt absitzen und verwirft die wäßrige Flüssig-keit. Die blaugefärbte Butanolphase wird in einen 10 cm³-Meßkolben übergeführt, wobei der Scheidetrichter mit Äthanol nachgewaschen wird, welches gleichzeitig zum Auffüllen des Meßkolbens bis zur Marke benutzt wird. Durch Zusatz von Alkohol werden auch Trübungen im Butanol beseitigt. Man photometriert alsdann bei einer Wellenlänge von 740 mμ und entnimmt die Phosphatwerte einer auf-gestellten Eichkurve.

Die Methode dient zur Bestimmung von 1—100 γ Phosphat; ist sehr wenig Phosphorsäure im Serum vorhanden, so muß mehr Serum und weniger Wasser zur Verdünnung vor der Enteiweißung genommen werden, andererseits kann man auch bei hohem Phosphatgehalt mit weniger Filtrat arbeiten.

Unter bestimmten Bedingungen ist es auch möglich, mit dieser Methode noch 0,1—10 γ Phosphor zu bestimmen. Sehr kleine Mengen werden mit einer ähnlichen Methode nach H. WEIL-MALHERBE und R. H. GREEN bestimmt. Die von diesen Autoren beschriebene Methode ist für Mengen von 1—20 γ Phosphat ausgearbeitet.

X. Kohlensäure (Alkalireserve)

Unter Alkalireserve des Blutes versteht man den Gehalt an Hydrogen-carbonat (HCO_3^-) für je 100 cm³ Blut, wenn das Hämoglobin vollständig mit Sauerstoff gesättigt ist und der Partialdruck der CO_2 40 mm beträgt. Die Unter-suchung muß bei 37° (Blut-Temperatur) ausgeführt werden. Unter Alkalireserve des Serums versteht man dasselbe, wenn Serum mit einem Gasgemisch, welches einen Partialdruck von 40 mm Quecksilber CO_2, 200 mm Quecksilber O_2, der Rest Stickstoff besitzt, bei 37° ins Gleichgewicht gebracht wird. In beiden Fällen wird der Hydrogencarbonatgehalt durch die Bestimmung der Kohlendioxyd-menge bestimmt. Der normale Kohlendioxydgehalt des Blutes liegt bei 50 bis 60 Vol.-%, d. h. man kann aus 100 cm³ Blut oder Serum 50—60 cm³ CO_2, reduziert auf 760 mm und 0°, austreiben.

Die Alkalireserve des Serums ist wesentlich verschieden von der Alkalireserve des Blutes, da bei dem Blut die Sauerstoffsättigung und die Kohlensäurebindungs-fähigkeit des Hämoglobins eine Rolle spielt.

Die Blutgasanalysen werden im wesentlichen mit einer Apparatur nach VAN SLYKE durchgeführt, deren Beschreibung in kurzen Zügen nicht möglich ist und deren Handhabung eine sehr große Übung erfordert. Es sei deshalb für diese Untersuchungen auf den Abschnitt Gasanalyse im Handbuch der Physiologisch- und Pathologisch-chemischen Analyse, Bd. II, Berlin-Göttingen-Heidelberg 1955, S. 183—295 verwiesen. Hier finden sich auch genaue Angaben über die theoretischen Zusammenhänge, über die Blutentnahme und die Vorsichtsmaßnahmen, die für eine Gasanalyse notwendig sind.

C. Organische Stoffe
I. Eiweiß

Die Eiweiße des Blutplasmas sind in entscheidender Weise verantwortlich für die Aufrechterhaltung der vielfältigen Aufgaben des Blutes, unter denen die Ernährung und Entgiftung der Zellen, der Transport von körpereigenen und fremden Stoffen, die Abwehr bakterieller Infekte und die Regulierung des osmotischen Druckes und des Wasserhaushaltes nur die wichtigsten sind. Den zahlreichen Funktionen entsprechend stellt das Gesamteiweiß des Blutes ein überaus heterogenes Gemisch von Eiweißindividuen dar, deren Anzahl wahrscheinlich in die Hunderte geht. Normale Menge, Zusammensetzung und Zustandsform des Gesamteiweißes und seiner einzelnen Komponenten sind Voraussetzung für den normalen Ablauf der verschiedenen Funktionen. Vermehrung oder Verminderung des Gesamteiweißes, Verschiebung der prozentualen Anteile der einzelnen Eiweißfraktionen, qualitative Veränderungen einzelner Eiweißanteile oder das Auftreten völlig neuer Eiweißkörper zeigen pathologische Vorgänge im Organismus an und können ihrerseits zu pathologischen Erscheinungen führen.

Art und Ausmaß der Eiweißveränderungen sind gewissen Gesetzmäßigkeiten unterworfen und variieren bei verschiedenen Erkrankungsformen und -gruppen in charakteristischer Weise und können daher häufig für Diagnose, Prognose und Beurteilung therapeutischer Maßnahmen wertvolle Hinweise geben.

Zum Verständnis der Methoden, die der Klinik zur Feststellung von Bluteiweißveränderungen zur Verfügung stehen, seien einige Bemerkungen über die chemischen und physikalischen Eigenschaften der Eiweiße vorausgeschickt.

Unter den in den Eiweißkörpern enthaltenen Elementen C, H, N, O, S, P ist der Stickstoff besonders wichtig. Er zeigt bei den verschiedenen Eiweißkomponenten des Blutes geringe Schwankungen und beträgt im Mittel 16%. Hierauf gründet sich die Bestimmung der Gesamteiweißkonzentration mittels der Kjeldahl-Methode (s. S. 195), bei welcher der Eiweißgehalt durch Bestimmung des Stickstoffgehaltes und Multiplizieren mit dem Faktor 6,25 errechnet wird.

Die Eiweiße können in zwei große Gruppen unterteilt werden: 1. die einfachen Eiweißkörper oder Proteine, die nur aus Aminosäuren zusammengesetzt sind und keinerlei andere Stoffe enthalten, und 2. die zusammengesetzten Eiweißkörper oder Proteide, die, an einen typischen Eiweißkörper mehr oder weniger fest gebunden, eine nicht-eiweißartige Gruppe, die sog. prosthetische Gruppe enthalten. Diese besteht bei den Glucoproteiden und Mucoiden bzw. Mucoproteiden aus Kohlenhydraten (s. S. 202), bei den Lipoproteiden aus Lipiden oder Lipoiden (s. S. 249), bei den Chromoproteiden, z. B. den Hämoglobinen, aus Farbstoffen (s. S. 226). Nach neueren Untersuchungen ist unter den Plasmaeiweißen lediglich das Albumin frei von prosthetischen Gruppen, also ein Protein; sämtliche Globuline sind genau genommen Proteide.

Die allen Eiweißkörpern als Bausteine gemeinsamen Aminosäuren sind im Eiweiß durch ihre Amino- und Carboxylgruppen miteinander verbunden, unter Bildung der Peptidgruppe —CO · NH—. Auf dem Vorhandensein dieser Gruppe in allen Proteinen und Proteiden beruht die Gesamteiweißbestimmung mittels der Biuretmethode (s. S. 196), bei der sich ein Farbkomplex zwischen dieser —CO · NH—Gruppe und Kupfersulfat bildet, der colorimetriert wird.

Da bei dem Einbau der Aminosäuren in Peptidketten bzw. Eiweiße nur je eine Aminogruppe und Carboxylgruppe beansprucht wird, bleibt bei denjenigen Aminosäuren, die zwei derartige Gruppen besitzen, eine dieser Gruppen frei. Die Anzahl dieser in den Seitenketten der Peptidketten stehenden ionisierbaren

Tabelle 2. *Physikalisch-chemische Eigenschaften definierter menschlicher Plasmaproteine* (Nach einer Zusammenstellung von H. E. SCHULTZE)

Protein	%-Anteil vom Gesamteiweiß	Isoelektrischer Punkt	Elektrophoretische Beweglichkeit $-u \cdot 10^{-5}$ cm²/Volt · sec	Sedimentationskonstante $S_{20,w}$ 10^{-13} cm/sec dyn	Diffusionskonstante $D_{20,w}$ $D \cdot 10^{-7}$ cm²/sec	Partielles spezifisches Volumen	Molekulargewicht	Achsenverhältnis	Extinktionskoeffizient (E 1 % 280 mμ) 1 cm
Tryptophanreiches Präalbumin	<0,5			4,2			61 000		14,4
Albumin	52	4,9	5,92	4,6	5,93	0,733	69 000	150/38	5,8
α_1-Seromucoid	0,5	2,7	5,1	3,11	5,27	0,675	44 100		8,93
α_1-Lipoproteid D = 1,063—1,20	3,0	5,2		5,0		0,841	200 000	300/50	
Prothrombin (vom Rind)	0,1	4,2	5,1	4,8	6,24	0,70	62 700	119/34	
Coeruloplasmin	0,5	4,4	4,6	7,2			151 000		16,3
Thyroxinbindendes Globulin		4		3,3		0,75			
α_2-Makroglobulin			4,2	19,5	2,3	0,75	846 000		6,9
α_2-kristallisiertes Glucoproteid				16,3		0,710			11,1
α_2-Seromucoid	0,14	3,7—4,4	4,2	2,4					~15
α_2-Lipoproteid D <1,019	0,7			S_f > 12		>0,982	3 400 000		
Haptoglobin	1,3	4,1	3,3			0,720	170 000		15,6
Plasma-Cholinesterase	0,01	<4,4		5,8; 10; 14			(300 000)		
β_1-Lipoproteid D=1,019—1,063	2,5—6	5,4	3,1			0,950	1 300 000	185/185	
β_1-metallbindendes Globulin	3,0	5,8	3,1	5,5 6,1	6,2	0,725	88 000	190/37	11,2
Properdin	0,03			27					
γ_1-Makroglobulin				19					
γ-Globuline	11,0	6,3—7,3	1,1	7,2 6,9	4,0	0,739	156 000	235/44	13,8
Fibrinogen	4	<5,3		7,63	1,97	0,725	341 000	700/38	

Gruppen, d. h. die elektrische Nettoladung bestimmt den sauren oder basischen Charakter des betreffenden Eiweißkörpers und ist damit einer der ausschlaggebenden Faktoren für seine Wanderungsgeschwindigkeit im elektrischen Feld, d. h. für sein Verhalten bei der Elektrophorese sowie für seine Löslichkeitsverhältnisse, d. h. für die Möglichkeit, die Eiweiße durch Fällung zu fraktionieren und getrennt chemisch zu analysieren (s. z. B. Mucoproteide S. 203, Polysaccharide S. 204, Glucosamin), aber auch für sein Verhalten bei den Serumlabilitätsreaktionen.

Zur Bewertung pathologischer Eiweißveränderungen ist die Kenntnis der Normalwerte nötig, für die WUHRMANN und WUNDERLY folgende Mittelwerte bei

Verwendung von Papier Schleicher und Schüll, Nr. 2043 b glatt und 2040 b glatt, angeben:

$$\text{Albumine} = 59{,}7 \pm 4{,}4\%$$
$$\alpha_1\text{-Globuline} = 4{,}2 \pm 2{,}0\%$$
$$\alpha_2\text{-Globuline} = 8{,}3 \pm 2{,}0\%$$
$$\beta\text{-Globuline} = 10{,}6 \pm 1{,}8\%$$
$$\gamma\text{-Globuline} = 17{,}2 \pm 3{,}2\%$$

Es soll hier jedoch betont werden, daß es bei zahlreichen, nicht genügend standardisierten Methoden gerade der Bluteiweißforschung unerläßlich ist, als Vergleich *eigene* Normalwerte zugrunde zu legen, um die Besonderheiten eigener

Tabelle 3. *Chemische Zusammensetzung definierter menschlicher Plasmaproteine* (Nach einer Zusammenstellung von H. E. Schultze)

Protein	Stickstoff %	Biuret-wert bez. a. Albumin 5500 Å	Hexosen (Gal.-Mann. 1:1) %	Fucose %	Hexosamin %	Neuraminsäure %	Lipoid %
Tryptophanreiches Präalbumin		96	1,1	0	0,15	0	
Albumin	16,0	100	0,05	0	0,03	0	0,2
α_1-Seromucoid	10,1	62	13,7	0,7	11,2	11,0	
α_1-Lipoproteid D = 1,063—1,20. . . .		41	1,3		0,20	0,1	53
Prothrombin (vom Rind).			4,6	0,09	2,3	4,2	
Coeruloplasmin	14,4	89	3,8	0,23	2,7	2,8	0
α_2-Makroglobulin	14,8	92	3,6	0,12	2,2	1,8	0
α_2-kristallisiertes Glucoproteid		98	5,3		3,8		
α_2-Seromucoid	12,6	80	5,2		3,2	7,0	
α_2-Lipoproteid D < 1,019		7,1					91,9
Haptoglobin	12,9	83	11,3		5,7	4,5	
Plasma-Cholinesterase			11,1				
β_1-Lipoproteid D = 1,019—1,063 . . .		26,5	1,4		0,36	0,2	79,5
β_1-metallbindendes Globulin	15,4	95	2,2	<0,1	1,6	1,3	0
γ_1-Makroglobulin	14,47		5,2	0,62	2,90	1,7	
γ-Globuline	16,0	110	1,2	0,2	1,1	0,3	0
Fibrinogen (vom Rind)	15,2	94	0,9		0,7	0,6	

Arbeitsweisen, eigener Reagentien und eventuell der Apparaturen ausgleichen zu können. Das gilt ganz besonders für die Papierelektrophorese, aber auch für manche Labilitätsproben und andere.

Bei der Beurteilung pathologischer Veränderungen der Bluteiweiße ist daran zu denken, daß es bereits physiologischerweise zu gesetzmäßigen Veränderungen kommt. Tages- und jahreszeitliche Schwankungen sind geringfügig und können vernachlässigt werden. Die Verschiebungen der Bluteiweiße während des Sexualcyclus der Frau und vor allem während der Schwangerschaft müssen jedoch berücksichtigt werden. Ferner finden sich in den verschiedenen Lebensaltern deutliche Unterschiede in der Eiweißzusammensetzung; besonders beim Neugeborenen und jungen Säugling finden sich wesentliche Verschiebungen. Auch der Ernährungszustand (Mangelernährung, Vegetarismus) kann eine gewisse Rolle spielen.

Auf die zahlreichen Veränderungen bei pathologischen Zuständen kann hier nicht eingegangen werden; es sei auf die einschlägige Literatur verwiesen (Wuhrmann und Wunderly, Schultze, Emmrich, Riva, Antweiler (2), Waldenström (1), Hoff).

Es sei nur daran erinnert, daß es bereits auch bei Narkose und operativen Eingriffen zu Veränderungen im Eiweißhaushalt, d. h. aber auch in der Bluteiweißzusammensetzung kommen kann (BIRCH und JEPSON, CAITHAML, GELLI u. Mitarb., GRUNDMANN und FISCHER, HARTENBACH, KEPP u. Mitarb., MAJOR u. Mitarb., REHN, PROBST u. Mitarb., ZETTEL u. Mitarb., ZUKSCHWERDT u. Mitarb.).

1. Labilitätsreaktionen

Der Klinik stehen die verschiedenartigsten Methoden zur Prüfung der Bluteiweißverhältnisse zur Verfügung. Die sog. Labilitätsproben erlauben bei einfacher Methodik und geringem Arbeitsaufwand bereits einen gewissen Einblick in die Eiweißzusammensetzung des Serums. Sie sind durch die Entwicklung der Elektrophorese keineswegs überflüssig geworden, denn abgesehen davon, daß sie wegen ihrer Einfachheit, Billigkeit und zum Teil Schnelligkeit als Suchreaktionen im Routinebetrieb unersetzlich sind, reagieren sie z. T. feiner als die Elektrophorese und zeigen u. U. noch dort pathologische Veränderungen an, wo die Elektrophorese keine oder nur innerhalb der Fehlerbreite liegende Abweichungen aufweist. Sie beruhen auf der Tatsache, daß die Eiweiße sich im Blutserum in einem relativ labilen Lösungszustand befinden, der je nach Eiweißzusammensetzung wechselt. Das Serum wird in einem geeigneten Ansatz der Einwirkung bestimmter Eiweißfällungsmittel ausgesetzt, der empirisch so eingestellt ist, daß sich normale Seren deutlich von pathologischen unterscheiden. Die Reaktionsmechanismen sind sehr komplexer Natur und im Einzelnen noch weitgehend unerforscht. Vergleichende Untersuchungen zwischen den verschiedenen Labilitätsreaktionen einerseits und Fraktionierung mittels Salzfällung, Ultrazentrifuge und Elektrophorese andererseits haben zwar in großen Zügen klären können, welche Eiweißfraktionen jeweils den positiven Ausfall einer Reaktion bewirken, da aber neben dem Eiweiß auch Nichteiweißfaktoren (Salze, Basen, anorganische und organische Säuren, Ammoniak, Zucker, Lipide) hemmend und fördernd in den Reaktionsablauf eingreifen können, wird verständlich, daß eine absolute Gesetzmäßigkeit zwischen dem Ausfall der Reaktionen und einzelnen Serumbestandteilen nicht bestehen kann. Mit diesem Vorbehalt kann jedoch gesagt werden: Eine Abnahme der stabilisierenden Albumine begünstigt bei allen Trübungs- und Flockungsreaktionen einen positiven Ausfall. Am ausgeprägtesten ist das bei der Takatareaktion, die in gewissem Sinne eine Albuminreaktion ist; in der Reihenfolge Takata-, Cadmiumsulfat-, Thymol-, Cephalin-Cholesterinreaktion nimmt der Einfluß des Albumins ab. Der Einfluß der einzelnen Globulinfraktionen wird bei den einzelnen Reaktionen besprochen werden.

Die Blutentnahme für alle Labilitätsreaktionen soll grundsätzlich nüchtern erfolgen, da Verdauungslipämie die Fällungseigenschaften der Proteine verändern kann. Desgleichen führt Hämolyse bei vielen Bluteiweißreaktionen zu fälschlich positiven Resultaten. Capillar- und Venenblut weist praktisch keine Unterschiede auf. Für mit geringem Serumvolumen durchführbare Reaktionen und für die zahlreichen Mikromodifikationen kann daher Serum aus Ohrläppchen, Fingerbeere oder Ferse (Säugling) verwendet werden.

Gewinnung kleiner Serummengen mittels U-Röhrchen [HEEPE (1, 2)]

Gerät. U-förmig gebogene Glasröhrchen von 2—2,5 mm lichter Weite, 6—7 cm Länge und einem Abstand der Seelenachsen von 9—10 mm mit spitzausgezogenen Enden. Diese Röhrchen fassen 0,5—0,7 cm³ Blut und liefern 0,15 bis 0,25 cm³ Nettoserum.

Ausführung

Nach Einstich in Ohrläppchen, Fingerbeere oder Ferse wird der erste Blutstropfen unbenutzt abfließen gelassen, dann das U-Röhrchen mit dem einen Schenkel fast waagerecht an das heraustretende Blut gehalten, das ohne weiteres in die Capillare einläuft, bis beide Schenkel des U-Rohres gefüllt sind. Schließt sich die Wunde vorzeitig, so wird das Gerinnsel mit einem Tupfer abgewischt und der Blutaustritt durch vorsichtiges Massieren wieder in Gang gebracht, ohne jedoch auf die nächste Umgebung der Wunde einen Druck auszuüben. — Nach einstündigem Stehenlassen der entnommenen Blutprobe werden an beiden U-Rohrschenkeln die obersten 5 mm mittels Ampullenfeile angeritzt und abgebrochen; durch diese Beseitigung der obersten, eingetrockneten Erythrocytenschicht kann fast immer die sonst im Capillarblut so häufige Hämolyse verhindert werden. Anschließend wird sofort zentrifugiert (5 min 2000 U) und unmittelbar danach die U-Rohrschenkel 1 mm oberhalb der Grenze zwischen Blutkuchen und Serum angeritzt und abgebrochen. Das Serum läuft dann leicht in eine an die Öffnung des U-Rohres gehaltene Mikropipette über.

HARBOE gibt eine Methode an, bei der das Blut in eine etwa 1 mm weite Capillare einlaufen gelassen wird und das Röhrchen nach Gerinnung des Inhaltes 10 min in einem Zentrifugenglas zentrifugiert wird, das mit einer Mischung von 10 Vol. flüssigem Paraffin und 3 Vol. Tetrachlorkohlenstoff (Dichte der Mischung 1,045—1,055) gefüllt ist. Da das Serum ebenfalls eine Dichte von etwa 1,045 besitzt, die des Blutkuchens aber wesentlich über 1,055 liegt, wird letzterer aus dem Röhrchen herauszentrifugiert, während das Serum darinbleibt.

a) Blutkörperchensenkungsreaktion

Die meist gebrauchte und praktisch wichtigste aller Bluteiweißreaktionen ist die Blutkörperchensenkungsreaktion in der Ausführung von WESTERGREN. Ihr Reaktionsmechanismus ist noch nicht geklärt. Er hängt von zahlreichen Faktoren ab, unter denen Zusammensetzung des Plasmaeiweißes eine maßgebliche Rolle spielt (WUHRMANN und WUNDERLY, HEEPE (2), KLIMA und BODART, NICHOLS und LAFAYETTE). Vermehrung des Fibrinogens, Verminderung des Albumin, Vermehrung der Globuline, vor allem der α-Globuline und bestimmter Glucoproteide sowie der γ-Globuline, seltener der β-Globuline, führen allein oder kombiniert zu Senkungsbeschleunigung.

Methode nach WESTERGREN: Geräte: Westergren-Pipette 300 mm lang, lichte Weite 2,5 mm, graduiert von 0 bis 200 mm. Gestell für Pipetten.

Reagentien

3,8%ige Natriumcitratlösung.

Ausführung

In eine 2 cm³-Spritze werden 0,4 cm³ der Natriumcitratlösung, dann aus einer kurz gestauten Vene Blut ad 2 cm³ aufgezogen und nach Ansaugen einer Luftblase durch mehrmaliges Umkehren der Spritze gut gemischt. Das derart ungerinnbar gemachte Blut wird ohne starken Druck in ein trockenes Glas ausgespritzt und in eine absolut saubere und trockene Westergren-Pipette bis zur Marke 0 aufgezogen. Die Pipette wird genau senkrecht in das Haltegestell eingeklemmt und vor Temperaturschwankungen und direktem Sonnenlicht geschützt aufgestellt. Ablesung nach 1, 2 und eventuell 24 Std. Die normalen 1 Std-Werte liegen beim Mann zwischen 2 und 5, bis höchstens 7 mm, bei der Frau zwischen 3 und 8, bis höchstens 11 mm. Der 24 Std-Wert beträgt nach WUHRMANN und WUNDERLY bei Männern etwa 90 mm, bei Frauen etwa 100—110 mm.

Über Mikrobestimmungen s. bei HEEPE (1).

b) Koagulationsband nach Weltmann

Der besondere Wert des Weltmannschen Koagulationsbandes liegt in seiner zweiseitigen Ausschlagsmöglichkeit, da hierdurch zwei gegensätzliche Typen krankhafter Kolloidzusammensetzung gekennzeichnet werden können. Vermehrung der α- oder β-Globuline, vor allem der α_2- oder β_1-Globuline, und ganz besonders der Gluco- und Mucoproteide führt zu einer Verkürzung bzw. Linksverschiebung, Vermehrung der γ-Globuline bei afebrilen Krankheitszuständen zu einer Verlängerung bzw. Rechtsverschiebung; Vermehrung der γ-Globuline bei fieberhaften Krankheiten wirkt weniger oder gar nicht verlängernd, eventuell sogar verkürzend auf das Koagulationsband. Trotz sicher vorhandener pathologischer Eiweißveränderungen kann das Koagulationsband gelegentlich normale Werte ergeben, wenn nämlich verlängernde und verkürzende Faktoren sich ausgleichen; man spricht dann von einem „verschleierten" oder „stummen" Koagulationsband. Eine Parallelität zum Ausfall anderer Labilitätsreaktionen oder der Elektrophorese kann somit nicht immer erwartet werden.

Reagentien

5%ige Calciumchlorid-Stammlösung [1].

Herstellung: 99,14 g Calc. Chlorat. cristall. ($CaCl_2 \cdot 6 H_2O$; stark hygroskopisch, daher gut verschlossen aufzubewahren) werden langsam in 1 Liter Aqua dest. aufgelöst. Die Selbstherstellung ist wegen der Hygroskopie des Calciumchlorid nicht ganz einfach. Zur Kontrolle kann das spezifische Gewicht, das 1,040 betragen muß, mittels Areometer festgestellt werden.

Herstellung der Gebrauchslösung: Von der Stammlösung werden in 11 100 cm³-Meßkölbchen je 1,0, 0,9, 0,8, 0,7, 0,6, 0,5, 0,4, 0,35, 0,3, 0,2, 0,1 cm³ pipettiert und mit destilliertem Wasser bis zur Marke aufgefüllt.

Ausführung

Das Blutserum soll hämolysefrei und nicht älter als 24 Std sein. In 11 Reagensgläsern werden zu je 0,1 cm³ Serum je 5,0 cm³ der abgestuften Calciumchloridlösungen gegeben. Nach Durchschütteln wird genau 15 min in kochendem Wasserbad erhitzt und anschließend sofort abgelesen, in welchen Gläsern eine Flockung aufgetreten ist. Der Reaktionsausfall wird mit der Calciumchloridkonzentration oder der Reihennummer desjenigen Röhrchens bezeichnet, das als letztes der Reihe eine Flockung aufweist. Trübungen werden nicht berücksichtigt. — In normalen Seren tritt eine Flockung bis 0,30, 0,25 oder 0,20⁰/₀₀ $CaCl_2$ (= Röhrchen 5, 6 oder 7) auf, in pathologischen Fällen entweder keine Flockung oder nur bis 0,50, 0,45, 0,40, 0,35⁰/₀₀ Calciumchlorid (= Röhrchen 1, 2, 3 oder 4) = Verkürzung bzw. Linksverschiebung, oder Flockung bis 0,175, 0,15, 0,10, 0,05⁰/₀₀ (= Röhrchen 8, 9, 10 oder 11) = Verlängerung bzw. Rechtsverschiebung.

c) Abgestufte Takata-Reaktion nach Mancke-Sommer

Die Reaktion nach Mancke-Sommer wird der Original-Takata-Reaktion bzw. ihrer meist gebräuchlichen Modifikation nach Jezler und nach Staub vielfach vorgezogen, vor allem wegen ihrer besseren Abstufbarkeit und sichereren Ablesbarkeit. Für einen positiven Ausfall der Reaktion ist neben einer Albuminverminderung eine Vermehrung der γ-Globuline verantwortlich; α- und β-Globuline führen nur bei sehr starker Vermehrung zu pathologischem Ausfall.

---

[1] Erhältlich bei Bayer (Leverkusen), Merck (Darmstadt) und Riedel de Haen (Seelze/Hannover).

Reagentien

1. 10%ige Natr. carbon. anhydr.-Lösung (Na_2CO_3).
2. 0,25%ige Sublimatlösung ($HgCl_2$).
3. 0,9%ige NaCl-Lösung.

Ausführung

In 9 Reagensgläsern werden zu je 0,1 cm³ Serum steigende Mengen (1,0 bis 1,8 cm³) der NaCl-Lösung gegeben, dazu je 0,4 cm³ der Natriumcarbonatlösung und schließlich fallende Mengen (1,0—0,2 cm³) der Sublimatlösung. Die Reihenfolge muß eingehalten und nach jeder Zugabe gut gemischt werden. Die Sublimatkonzentration beträgt im 1. Röhrchen 100 mg-%, im zweiten Röhrchen 90 mg-% usw. Es wird 24 Std bei 18—20° C stehengelassen und dann abgelesen, bis zu welcher Sublimatkonzentration ein deutlicher Niederschlag aufgetreten ist. Trübungen werden nicht berücksichtigt. Normalerweise reicht die Flockungsreihe vom ersten Röhrchen (100 mg-%) bis höchstens zum 4. Röhrchen (70 mg-%). Ausflockung von 50 mg-% an abwärts sind eindeutig pathologisch.

Wenn der 0,9%igen NaCl-Lösung noch 0,01% Calciumsulfat ($CaSO_4 \cdot 2H_2O$) hinzugefügt werden, ist nach WUHRMANN und WUNDERLY die Ablesung schon nach 2—3 Std möglich.

d) Mikro-Takata-Reaktion

Die Mikromodifikation der Takata-Reaktion nach HEEPE, OPPERMANN und SCHRÖDER benötigt nur 0,05 cm³ Serum und hat außerdem der Originalmethode gegenüber den Vorteil der größeren Abstufbarkeit, Empfindlichkeit und Schnelligkeit. Der Reaktionsausfall ist derselbe wie bei der Takata-Reaktion nach MANCKE-SOMMER.

Reagentien

1. Sodakochsalzlösung. Herstellung: 20 g Natr.carbon.anhydr. + 7 g NaCl + Aqua dest. ad 1000 cm³ [1]. Die Lösung ist nur 14 Tage haltbar.
2. 0,3%ige Sublimatlösung ($HgCl_2$) [1].

Ausführung

Zu 0,05 cm³ Serum werden 1 cm³ Sodakochsalzlösung und 0,2 cm³ Sublimatlösung gegeben, gut gemischt, 15 min stehengelassen, noch einmal gemischt und dann die Trübung in einem Elektrophotometer oder Nephelometer gemessen.

Notfalls kann auch mit den halben Reaktionsmengen (0,025 cm³ Serum + 0,5 cm³ Sodakochsalzlösung + 0,1 cm³ Sublimatlösung) gearbeitet werden.

e) Cadmiumsulfatprobe

Die von WUNDERLY und WUHRMANN eingeführte Cadmiumsulfatreaktion besitzt die Vorzüge der größten Einfachheit und der Benutzung eines einfachen stabilen Reagenses. Sie ist als Suchreaktion für die Praxis in Ergänzung der Blutkörperchensenkung mit die geeignetste aller Serumlabilitätsproben. Sie wird positiv vor allem bei Vermehrung der γ-Globuline, teilweise auch der α-Globuline, weniger der β-Globuline. Eine Vermehrung ausschließlich der β_1-Globuline hemmt die Reaktion. Nach WUHRMANN und WUNDERLY deutet der positive Ausfall bei afebrilen Krankheitszuständen vor allem auf γ-Globulinvermehrung, bei febrilen Zuständen vor allem auf α-, eventuell auch gleichzeitige γ-Globulinvermehrung. Nach ZÖLLNER sind vor allem Lipide, wahrscheinlich α-Lipoproteide für den positiven Ausfall maßgebend.

---

[1] Beide Reagenzien sind bei Riedel de Haen (Seelze/Hannover) erhältlich.

Reagens

0,4%ige Cadmiumsulfatlösung $(CdSO_4 \cdot 8 H_2O)$ [1].

Ausführung

Zu 0,4 cm³ frisch gewonnenem Serum werden unter Umschwenken des Reagens-glases 4 Tropfen Cadmiumsulfatlösung (entsprechend 0,2 g Cadmiumsulfat-lösung) gegeben. Im Interesse einer Vergleichbarkeit der Ergebnisse sollte ein Normaltropfenzähler (D.A.B. VI oder Pharm. Helv. V) verwendet werden, bei dessen Verwendung 20 frei fallende Tropfen Aqua dest. bei 15° C 1 g ± 0,05 g wiegen.

Nach 5 min wird abgelesen, indem das Glas gegen ein Fenster gehalten wird: Ist das Fensterkreuz infolge einer Trübung nicht mehr erkennbar, gilt die Probe als + +, ist das Fensterkreuz noch eben zu erkennen gilt sie als +. Bei Normal-seren tritt keine Trübung ein. Nach Zugabe weiterer Cadmiumsulfatlösung trübt sich zwischen 6. und 8. Tropfen schließlich jedes Normalserum. Trübung nach dem 5. Tropfen zeigt bereits eine Dysproteinämie an.

f) Thymoltrübungsprobe

Die Thymoltrübungsreaktion nach MacLagan (1) in der Modifikation von Mann, Snell und Butt besitzt eine hohe Empfindlichkeit und gute Abstufbar-keit. Für den positiven Ausfall sind in erster Linie Vermehrung der β-Lipoproteide und γ-Globuline verantwortlich, daneben auch Verminderung der Albumine. Da Verdauungslipämie ebenfalls zu pathologischem Ausfall führt, ist hier be-sonders auf Entnahme am absolut nüchternen Patienten zu achten.

Reagentien

1. Thymol-Veronal-Puffer-Reagens von p_H 7,55 [2]. Herstellung: 1,38 g Acid. diäthylbarbitur. + 1,03 g Natr.diäthylbarbitur. + 3,0 g pulverisiertes Thymol + 500 cm³ Aqua dest. werden eben bis zum Aufkochen erhitzt, mehrmals kräftig umgeschüttelt und abkühlen gelassen. Zu der nunmehr trüben Flüssigkeit werden einige Thymolkristalle gegeben, dann wird 12—24 Std bei 20—25° C stehenge-lassen, umgeschüttelt und filtriert. Das klare Filtrat ist das fertige Reagens, das 5—6 Tage haltbar ist. Bei der Aufbewahrung ist Abkühlung unter 20° C zu vermeiden.

2. Standardtrübungen nach Kingsbury u. Mitarb. Herstellung: Aus einem normalen Blutserum bekannten Eiweißgehaltes werden durch Verdünnen mit 0,9%iger NaCl-Lösung 10 abgestufte Lösungen mit 10, 20 usw. bis 100 mg-% Eiweiß hergestellt. Zu je 1 cm³ der Eiweißlösung werden in verschließbaren Test-röhrchen je 3 cm³ 3%ige Sulfosalicylsäure gegeben. Die Trübungsintensität des ersten Röhrchens (= 10 mg-% Eiweiß) entspricht 1 MacLagan-Einheit, die des zweiten Röhrchens (= 20 mg-% Eiweiß) 2 MacLagan-Einheiten usw.

Da diese Standardtrübungen nur begrenzt haltbar sind, schlugen Kingsbury u. Mitarb. einen Standard aus Hexamethylentetramin und Hydrazinsulfat in Gelatine vor.

Herstellung: 1. In eine Lösung von 0,25 g Hydrazinsulfat in 25 cm³ Aqua dest. wird eine Lösung von 2,5 g Hexamethylentetramin in 25 cm³ Aqua dest. hinein-gegossen, gemischt und 15—18 Std verschlossen aufbewahrt.

2. 50 g Gelatine werden in einem Becher mit 350 cm³ Aqua dest über Nacht bei 38° C stehengelassen, dann im Wasserbad zwischen 45 und 50° C gelöst und

---

[1] Erhältlich bei Bayer (Leverkusen) und in Flasche mit Normaltropfenzähler bei der Siegfried AG (Zofingen/Schweiz).

[2] Erhältlich bei Riedel de Haen (Seelze/Hannover).

mit Aqua dest. auf 500 cm³ aufgefüllt. Das Eiereiweiß eines Hühnereis wird hinzugefügt, die Flüssigkeit im kochenden Wasserbad 1 Std erhitzt und heiß durch ein Filter (Whatman Nr. 4) gefiltert. Das Gelatinegel wird im Eisschrank aufbewahrt, vor Gebrauch auf 40° C erwärmt und dann 0,3 cm³ Formalin auf 100 cm³ zugegeben.

3. 14,5 cm³ der Hexamethylentetramin-Hydrazinsulfatlösung werden zu 100 cm³ der 10%igen Gelatinelösung gegeben. Die entstehende Trübung entspricht der, die durch 1 Teil einer 0,1%igen Eiweißlösung mit 3 Teilen 3%iger Sulfosalicylsäure entsteht. Die niedrigeren Standardtrübungen werden durch entsprechende Verdünnung mit der 10%igen Gelatinelösung erhalten.

HUERGA und POPPER gaben drei unbegrenzt haltbare Vorratslösungen an, aus denen die Gebrauchslösung durch einfaches Mischen leicht herzustellen ist:

I. 2,76 g Acid.diäthylbarbitur. + 2,06 g Natr.diäthylbarbitur. in 1000 cm³ Aqua dest. lösen.

II. 10% Thymol puriss. in 96%igem Alkohol lösen, Verunreinigungen abfiltrieren.

III. Zu 800 cm³ Lösung I werden in einem 1000 cm³-Meßkolben 5 cm³ Lösung II gegeben, dann mit Lösung I auf 1000 cm³ aufgefüllt.

Herstellung der Gebrauchslösungen: In einen 100 cm³-Meßkolben werden 0,5 cm³ Lösung II gegeben und mit Lösung III ad 100 aufgefüllt.

Ausführung

Zu 0,05 cm³ Serum (Präzisionspipette!) werden 3,0 cm³ Thymolreagens gegeben, gut gemischt, 30 min stehengelassen, erneut gemischt und sodann mit den Standardtrübungen verglichen, am besten in einem sog. Komparator. Ist die Trübung stärker als im Röhrchen 10, wird mit weiteren 3 cm³ Thymolreagens verdünnt. Normalwerte der Thymoltrübung sind 0—4 MacLagan-Einheiten.

Über quantitative Trübungsmessungen im Elektrophotometer bei 600 mμ siehe SHANK und HOAGLAND, DUCCI.

g) Cephalin-Cholesterin-Flockungsreaktion

Die Cephalin-Cholesterin-Flockungsreaktion nach HANGER, die besonders in Amerika in größtem Ausmaß angewendet wird, zeigt in ihren Ergebnissen weitgehende Parallelität mit der Thymolprobe, sie reagiert aber häufig empfindlicher. Zu positivem Ausfall führen vor allem Vermehrung der γ-Globuline, zum Teil auch der β_1-Globuline, während α_1-Lipoproteide die Reaktion hemmen.

Reagentien

1. Stammlösung aus 100 mg Schafhirn-Cephalin und 300 mg Cholesterin in 8 cm³ Äther[1]. Im Dunkeln gut verschlossen monatelang haltbar.

Herstellung der Gebrauchslösung: Zu 35 cm³ Aqua dest. von 70° C wird unter Umrühren tropfenweise 1 cm³ Stammlösung zugegeben, vorsichtig bis zum Sieden erhitzt und bis auf 30 cm³ eingedampft. Die entstandene homogene, milchig-transparente Emulsion ist nach Abkühlen auf 18° C gebrauchsfertig. Sie ist bei 4° C 7 Tage haltbar.

2. 0,9%ige NaCl-Lösung.

Ausführung

Das Serum soll nicht älter als 6 Std sein. 0,2 cm³ Serum werden mit 4 cm³ NaCl-Lösung und 1 cm³ Cephalinreagens durch mehrfaches Aufschütteln gut

---

[1] Ein Trockenpräparat, aus dem die Stammlösung leicht durch Lösen in Äther hergestellt werden kann, ist durch die Behring-Werke (Marburg) und die Difko-Laboratories (Detroit, Mich., USA.) erhältlich.

gemischt und in verschlossenen Röhrchen abgedunkelt 48 Std bei konstanter Zimmertemperatur stehengelassen. Dann wird die eventuell eingetretene Flokkung abgelesen. Massive Flockung wird mit $+++++$, noch deutliche Flockung mit $+++$ bezeichnet und gilt als pathologisch. Trübungen werden je nach Stärke mit $++$ oder $+$ bezeichnet und sind nicht als pathologisch zu werten, da sie auch bei normalen Seren vorkommen können.

Bezüglich weiterer Labilitätsreaktionen und ihrer zahlreichen Modifikationen wird auf die umfassende Monographie von Heepe (2) verwiesen.

2. Gesamteiweiß

Zur Bestimmung der Gesamteiweißkonzentration sind zahlreiche Verfahren angegeben worden. Siehe die Übersichten bei Hinsberg und Lang, Hinsberg (1, 2), Gutman, Salt. Als Standardmethoden gelten nach wie vor die gravimetrischen und die kjeldahlometrischen Verfahren. Unter den colorimetrischen Methoden sind die auf der Biuretreaktion beruhenden Verfahren vorzuziehen, da sie sich auf die in allen Eiweißen weitgehend konstant vorkommenden —CO · NH—Gruppen stützen und gleiche Farbintensität pro Gewichtseinheit für die einzelnen Eiweiße geben, und da sie außerdem mit einem einfach zusammengesetzten stabilen Reagens arbeiten und schnell auszuführen sind. Die früher viel verwendete Refraktometrie und die auf der Bestimmung des spezifischen Gewichtes beruhenden Methoden, wie z. B. die sog. Kupfersulfatmethode ergeben nur in normalen Seren zuverlässige Werte und sind daher für exakte Bestimmungen nicht zu empfehlen.

a) Gravimetrische Bestimmung des Gesamteiweißes nach K. Lang (2)

Die gravimetrischen Eiweißbestimmungsmethoden geben sehr zuverlässige Ergebnisse unter der Voraussetzung, daß das Eiweiß im Serum quantitativ ausgefällt und völlig denaturiert wird und alle Salze ausgewaschen werden.

Reagentien

1. Acetatpuffer: 56 cm³ Eisessig + 118 g Natriumacetat + Aqua dest. ad 1000 cm³; p_H 4,6.
2. Gesättigte Ammoniumsulfatlösung.
3. Alkohol-Äthermischung 3:1.
4. Äther.

Vorbereitung der analytischen Filter: Mehrfache Waschungen mit heißem Aqua dest. und Extraktionen mit Alkohol-Äther, Trocknung bis zur Gewichtskonstanz bei 105⁰ C (über Nacht), Wägung. Numerierung nur mit gewöhnlichem Bleistift.

Ausführung

1 cm³ Serum, 3 cm³ Acetatpuffer und einige Tropfen Ammoniumsulfatlösung werden in einem halben Reagensglas gemischt und 30 min in ein kochendes Wasserbad gestellt, wobei das Verdampfen aus dem Ansatz verhindert werden muß. Dann filtriert man auf ein analytisches vorher getrocknetes und gewogenes Filter und löst dabei eventuell an den Reagensglaswänden hängende Eiweißkoagula mit einem Gummiwischer ab. Man wäscht solange mit heißem Aqua dest. aus, bis im Filtrat kein Sulfat mehr nachweisbar ist. Da der Nachweis von Sulfationen mit Bariumchlorid und verdünnter HCl in den zum Schluß vorliegenden sehr verdünnten Lösungen nicht sofort eintritt,

muß man das Waschwasser nach Zusatz des Bariumchlorid eine Zeitlang stehenlassen und abwarten, ob eine Trübung auftritt. Wenn man der Eiweißlösung vor
dem Koagulieren im Wasserbad etwas Kochsalz zusetzt, kann man im Filtrat
die Notwendigkeit weiteren Auswaschens auch durch Prüfung auf Chlorionen mit
Silbernitratlösung unter Zusatz von verdünnter HNO_3 feststellen; hierbei tritt
eine eventuelle Trübung durch Anwesenheit von Chlorionen sofort auf. — Der
Niederschlag auf dem Filter wird dann noch mit Alkohol-Äther, zuletzt mit
reinem Äther gewaschen, um die an den Niederschlag adsorbierten Lipoide zu
entfernen. Das noch feuchte Filter wird durch Umfalten der Ränder geschlossen
und bei 105 ⁰ C bis zur Gewichtskonstanz getrocknet und dann — da getrocknete
Eiweiße sehr hygroskopisch sind — umgehend gewogen. Dieses Gewicht, vermindert um das Eigengewicht des Filters, gibt, mit 100 multipliziert, den Eiweißgehalt des Serums in g-% an.

b) Kjeldahlometrische Bestimmung des Gesamteiweißes

Bei der Bestimmung der Eiweißkonzentration nach KJELDAHL wird der
Gesamtstickstoff des Serums ermittelt, der Reststickstoff abgezogen (der Rest-N
kann, da er zahlenmäßig gegenüber dem Eiweiß-N praktisch keine Rolle spielt,
auch unberücksichtigt bleiben) und der erhaltene Eiweiß-N mit dem Faktor 6,25
multipliziert. Obwohl die einzelnen Fraktionen und Komponenten des Blutplasmas teilweise deutlich unterschiedlichen Stickstoffgehalt besitzen und
die Verwendung des Faktors 6,25 daher verschiedentlich als nicht korrekt
bezeichnet worden ist, besteht nach HILLER, PLAZIN und VAN SLYKE dieser
Faktor zu Recht, da eingehende methodische Untersuchungen einen Stickstoff-
gehalt des Gesamtplasmas von 16,06% ergaben.

Man verascht 0,10 cm³ Serum in der bei der Rest-N-Bestimmung beschriebenen Apparatur (s. S. 206). Die Veraschung dauert wegen der größeren Menge
organischer Substanz wesentlich länger als bei der Rest-N-Bestimmung. Nach
HILLER, PLAZIN und VAN SLYKE wird folgendermaßen vorgegangen:

Reagentien

1. Kaliumsulfat gepulvert, ammoniakfrei.
2. Mercurisulfatlösung. Sie enthält in 100 cm³ 10 g rotes Quecksilberoxyd
und 12 cm³ konz. Schwefelsäure.
3. Konz. Schwefelsäure.
4. Zinkstaub, ammoniakfrei.
5. 18n-NaOH.

Ausführung

Makroveraschung. Das Eiweiß wird mit 20 cm³ Schwefelsäure unter Zusatz
von 10 g Kaliumsulfat und 10 cm³ Quecksilbersulfat in einem 500 cm³-Kjeldahl-
Kolben verascht. Man arbeitet zunächst mit kleiner Flamme, bis alles Wasser
ausgetrieben ist und steigert die Temperatur so, daß die Flüssigkeit eben siedet.
Das Erhitzen wird nach Klarwerden noch mindestens 2 Std fortgesetzt. Bei
der nun folgenden Destillation setzt man 2 g Zinkstaub und 50 cm³ 18n-NaOH
zu. Der Zinkstaub reduziert das Quecksilberoxyd zu metallischem Quecksilber
und verhütet gleichzeitig das Stoßen der Flüssigkeit.

Mikroveraschung. Die 0,2—2 mg Stickstoff enthaltende Eiweißprobe
wird in einem Pyrexglas mit 1 cm³ Schwefelsäure, 0,5 g Kaliumsulfat und
0,5 cm³ Quecksilbersulfatlösung versetzt. Zunächst wird das Wasser über einem
Mikrobrenner verdampft, dann wird bei etwas größerer Flamme die Flüssigkeit
bei ganz schwachem Sieden gehalten. Nach völliger Aufhellung wird noch
30 min weiter erhitzt. Die Destillation erfolgt unter Zugabe von 0,2 g Zinkstaub.

Weiterbehandlung wie bei der Rest-N-Bestimmung (s. S. 206).

Eine weitere Mikro-Kjeldahl-Bestimmung haben MILLER und HOUGHTON beschrieben.

Übersichtsarbeiten über die Kjeldahl-Bestimmung s. bei BRADSTREET (1), FRIEDRICH, KABAT und MAYER, KIRK, VICKERY.

c) Colorimetrische Gesamteiweißbestimmung mittels Biuretreagens nach GLEISS und HINSBERG (1)

Reagentien

1. Biuretreagens (WOLFSON u. Mitarb.): 45 g Natrium-Kaliumtartrat werden in etwa 400 cm³ 0,2n-NaOH gelöst, 5 g $CuSO_4 \cdot 5H_2O$ hinzugefügt, völlig gelöst und dann 5 g KJ hinzugegeben. Mit 0,2n-NaOH wird auf 1000 cm³ aufgefüllt.

2. 0,85%ige NaCl-Lösung.

Ausführung

0,2 cm³ Serum, 4,8 cm³ NaCl-Lösung und 5 cm³ Biuretreagens werden im Reagensglas gründlich gemischt und dann 30 min stehengelassen. Danach wird bei 540 mμ oder im Stufo mit Filter S 57 gegen einen Leerwert aus 5 cm³ Biuretreagens und 5 cm³ NaCl-Lösung photometriert. Die Farbintensität bleibt mindestens 24 Std konstant.

Die Eichkurve wird durch eine Verdünnungsreihe von Normalseren bekannten Eiweißgehaltes aufgestellt.

Auch lipämische Seren können verwendet werden, entweder nachdem die störenden Lipide durch Ausschütteln mit Äther entfernt worden sind (KINGSLEY), oder indem zunächst die Reaktion in dem lipämischen Serum durchgeführt wird, die getrübte Lösung (aus Serum und Biuretreagens usw.) gemessen wird, dann durch Zusatz einer Messerspitze von festem Kaliumcyanid die blaue Farbe zum Verschwinden gebracht wird und die zurückbleibende Trübung gemessen und von dem ersten Meßwert abgezogen wird (KEYSER und VAUGHN).

Die Werte in Seren mit stark erhöhtem Bilirubingehalt müssen korrigiert werden (FRANK und KOECHER).

Verschiedene Mikrobiuretmethoden wurden mitgeteilt (JOSEPHSON und ANDU-RÉN, GOA (1), KINGSLEY und GETCHEL). Weitere Literatur zur Biuretmethode s. bei DUSTIN, GLEISS und HINSBERG (2), GORNALL u. Mitarb., MEHL, WEICHSEL-BAUM).

3. Die einzelnen Eiweißfraktionen und -komponenten

Es wurde bereits erwähnt, daß das Eiweiß des Blutplasmas aus weit über 100 Einzelkomponenten besteht. Diese zahlreichen Komponenten sind erst zum kleinsten Teil chemisch genauer charakterisiert (s. Tabelle 2 und 3). Ihre Klassifizierung erfolgt nicht nach chemischen Gesichtspunkten, sondern, seit der Entwicklung der Elektrophorese, nach ihrer Beweglichkeit im elektrischen Feld. Die so unterschiedenen Fraktionen sind keineswegs einheitliche Eiweißindividuen, sondern stellen lediglich Gruppen von Eiweißen ungefähr gleicher elektrophoretischer Wanderungsgeschwindigkeit dar. Die Einteilung nach den Kriterien der Elektrophorese in Albumin und mehrere Globulinunterfraktionen hat sich für klinische Belange jedoch sehr bewährt.

Neben der Elektrophorese werden zur Plasmaeiweißfraktionierung vor allem verschiedene Fällungsverfahren mit Salzlösungen oder organischen Lösungsmitteln verwendet, in geringem Umfange auch die Ultrazentrifuge. Da diese verschiedenen Fraktionierungsverfahren auf verschiedenen Eigenschaften der Eiweiße beruhen, kann eine Übereinstimmung ihrer Ergebnisse nicht erwartet werden.

Die Fraktionierung mittels verschiedener Salzkonzentrationen ergibt niemals elektrophoretisch reine Fraktionen. Diese Verfahren, die in zahlreichen Modifikationen existieren, können für analytische Zwecke als durch die Elektrophorese überholt gelten.

Die Fraktionierungsverfahren mittels Alkohol in der Kälte, wie sie durch die Bostoner Arbeitsgruppe um E. J. COHN entwickelt worden sind (COHN u. Mitarb. 1, 2, 3), sind ausgezeichnete präparative Methoden, die eine noch weit über die Möglichkeiten der Elektrophorese hinausgehende Differenzierung der Eiweiße erlauben, die aber ihrer umständlichen und zeitraubenden Arbeitsgänge wegen für klinische Zwecke im allgemeinen nicht geeignet sind.

Einer breiteren Anwendung der Ultrazentrifuge stehen der große apparative Aufwand und beträchtliche methodische Schwierigkeiten entgegen. Da außerdem die Differenzierungsmöglichkeit verhältnismäßig gering ist, tritt ihre Bedeutung für die Klinik sehr zurück. Es seien hier nur einige der wenigen klinischen Ultrazentrifugenuntersuchungen an Serumproteinen zitiert (SCHOLTAN, JAHNKE und SCHOLTAN, BOLT und BOLTE, PEDERSEN, WALDENSTRÖM, McFARLANE). Wesentlich größere Bedeutung hat die Ultrazentrifuge für die Differenzierung der Lipoproteide erlangt, vor allem durch die Untersuchungen der Arbeitsgruppe um GOFMAN.

Die Methode der Wahl für die Klinik ist demnach die Elektrophorese. Durch die Entwicklung der Papierelektrophorese (CREMER und TISELIUS, TURBA und ENENKEL, GRASSMANN und HANNIG (1), DURRUM (1), KRAUS und SMITH) wurde sie schnell zu einer der am häufigsten verwendeten Laboratoriumsmethoden, die mit geringen Substanzmengen auskommt und innerhalb ihrer Grenzen zuverlässige Ergebnisse bietet.

Die Möglichkeit, ein Gemisch von Eiweißen durch das Anlegen eines elektrischen Feldes in einzelne Fraktionen zu zerlegen, ist in der verschiedenen Nettoladung und in der Ampholytnatur der Eiweiße begründet. Diese tragen gleichzeitig negative und positive Ladungen (—COO⁻-Gruppen und —NH₃-Gruppen), sind also „Zwitterionen"; durch Zusatz von Säure wird die saure Dissoziation, d. h. die Abspaltung von H^+ zurückgedrängt und das Eiweiß verhält sich als Base; Zusatz von Laugen dagegen vermindert die basische Dissoziation bzw. die Abspaltung von OH^- und das Eiweiß verhält sich als Säure. Der isoelektrische Punkt, d. h. das p_H, an dem sich saure und basische Dissoziation die Waage halten, das Eiweiß sich also elektrisch neutral verhält, hängt von der Anzahl der sauren und basischen Gruppen ab. Im Albumin, α-Globulin und Fibrinogen stehen den peripheren anionischen Aminosäurebausteinen etwa gleichviel kationische gegenüber, der isoelektrische Punkt liegt daher nahe bei p_H 5; im γ-Globulin überwiegen dagegen die kationischen Gruppen, so daß sein isoelektrischer Punkt nahe bei p_H 7,0 liegt (s. auch Tabelle 2). Demzufolge hängt die Wanderungsrichtung und -geschwindigkeit der Eiweiße im elektrischen Feld vom p_H seiner Umgebung ab. Ist das p_H des Puffers auf der alkalischen Seite des isoelektrischen Punktes, so ist das Eiweiß negativ aufgeladen und wandert als Anion zu der positiven Anode. Umgekehrt wandern die Eiweiße in sauren Puffern als Kationen zur negativen Kathode.

Damit wird das p_H des Puffers zu einem der wichtigsten Faktoren bei der Elektrophorese. Im allgemeinen wird das p_H 8,6 gewählt, weil hierbei die beste Auftrennung der verschiedenen Fraktionen stattfindet. Für spezielle Untersuchungen, z. B. bei der Elektrophorese der Mucoproteide (MEHL und GOLDEN) sind jedoch Puffer von anderem p_H u. U. geeigneter. Neben der Pufferzusammensetzung sind zahlreiche andere Faktoren von Wichtigkeit. Sie spielen bei den verschiedenen Elektrophoreseverfahren eine verschieden groß Rolle [WUHRMANN und WUNDERLY, PEETERS und VUYLSTEKE, WUNDERLY (1, 2), DITTMER, TISELIUS und FLODIN, *A Ciba Foundation Symposion*, LEDERER, MACHEBOEUF u. Mitarb. (3), BLOCK u. Mitarb., WOLSTENHOLME und MILLAR, MCDONALD u. Mitarb., ENSELME und DREYFUS].

Bei denselben Autoren finden sich Übersichten über die Probleme der Methodik und teilweise auch über die zahlreichen klinischen und experimentellen Ergebnisse; s. auch bei RIVA, HINSBERG und LANG und S. 197. Unter den zahlreichen Modifikationen, die Apparaturen, Pufferzusammensetzung, Papiersorte, Auftragung, Temperatur, Stromstärke und -spannung, Farbstoffe, Färbe- und Entfärbetechnik, Auswerteverfahren u. v. a. betreffen, ist die Methode von GRASSMANN und HANNIG (3, 5) wohl die am besten durchgearbeitete (s. unten).

Untersuchungen über die Vergleichbarkeit der Papierelektrophorese mit den verschiedenen Arten der freien Elektrophorese [Makroelektrophorese nach TISELIUS, Mikroelektrophorese nach LABHART u. Mitarb. (1, 2), LOTMAR und nach ANTWEILER (1)] haben eine grundsätzliche Übereinstimmung ergeben. Im Einzelfall können sich jedoch beträchtliche Differenzen ergeben, die vor allem auf das verschiedenartige Verhalten der Lipoproteide und Glucoproteide in den verschiedenen Elektrophoresemedien zurückzuführen sind.

Die Reproduzierbarkeit der Papierelektrophorese ist gut, vorausgesetzt, daß dieselbe Methode verwendet wird. Bei Anwendung verschiedener Verfahren können jedoch erhebliche Unterschiede auftreten, so daß die Ergebnisse verschiedener Untersucher nicht ohne weiteres miteinander verglichen werden können. Die Festlegung eigener Normalwerte ist unbedingt erforderlich.

Im allgemeinen ist die Papierelektrophorese auf die Analyse von *Serum* beschränkt geblieben, da die große Adsorption des Linearproteins Fibrinogen an die Cellulosefaser unter den üblichen Bedingungen keine genügende Wanderung zuläßt. Es sind in den letzten Jahren jedoch auch einige Arbeiten über die Papierelektrophorese von *Plasma* veröffentlicht worden [WIEDERMANN, BERKEŠ und KARAS, SCHEIFFARTH u. Mitarb., HIRSCH und CATTANEO (1), SCHEIFFARTH].

Zur Elektrophorese ist Blut aus Venen, Arterien (TRENCKMANN) und Capillaren (FREISLEDERER und VOHL) gleich geeignet.

Im folgenden wird eine Methodik der Papierelektrophorese beschrieben, wie sie im wesentlichen von GRASSMANN und HANNIG ausgearbeitet worden ist und wie sie sich den Verfassern seit über 5 Jahren in vielen tausenden Analysen bewährt hat. Die Ausführung ist absichtlich sehr ausführlich beschrieben worden, da die oft gerühmte Einfachheit der Papierelektrophorese nur zu oft zur Folge gehabt hat, daß die bei der Ausführung unbedingt notwendige Exaktheit nicht beachtet worden ist. Es ist aber unbedingt notwendig, allen kleinen technischen Einzelheiten volle Aufmerksamkeit zu widmen; nur so kann zu einwandfreien und reproduzierbaren Ergebnissen gelangt werden.

Papierelektrophorese der Serumeiweiße in Anlehnung an die Methodik von GRASSMANN und HANNIG

Reagentien

1. Veronal-Natriumacetatpuffer von p_H 8,6 und Ionenstärke $\mu = 0,1$. Herstellung: 29,43 g Veronal-Natrium + 19,43 g Natriumacetat $\cdot$ 3 H_2O (oder 11,7 g Natr.Acet.Anhydr.) + 180 cm³ 0,1n-HCl + Aqua dest. ad 3000 cm³.

2. Gesättigte Lösung von Amidoschwarz 10 B in Methanol-Eisessig (9:1).

3. Methanol-Eisessig (9:1) (Eisessig 96% ig!).

4. α-Bromnaphthalin-Paraffinöl (30:70), Dichte = 1,51.

Geräte: 1. Elektrophoresekammer, zur Aufnahme von 2 oder mehr Filter-papierstreifen[1].

2. Transformator zur Umwandlung des Netzstromes in Gleichstrom und Stabilisator oder Akkumulatoren.

3. Auswertegerät zur direkten Transparenzphotometrie[1].

4. Planimeter.

5. Trockenschrank für Temperaturen bis 150° C.

6. Färbe- und Entfärbeschalen (etwa 30 × 30 cm).

7. 0,01 cm³-Präzisionspipetten, mit Graduierung von 0,001—0,01 cm³.

8. Filterpapierstreifen (4 × 30 cm). Als geeignet haben sich Whatman Nr. 1, Schleicher und Schüll Nr. 2043a sowie Macherey und Nagel Nr. 819 erwiesen.

Ausführung

Zur Auftragung optimaler Eiweißmengen muß vor der Elektrophorese das Gesamteiweiß der Serumprobe bestimmt werden. Auf den trockenen Filter-papierstreifen wird eine 0,5 mg Eiweiß entsprechende Serummenge (bei Normal-seren je nach Eiweißkonzentration zwischen 0,005 und 0,009 cm³) mittels Mikro-pipette in einem etwa 3 cm langen, möglichst schmalen und gleichmäßigen Quer-strich aufgetragen. Die Mikropipette, die vorne stumpf sein soll, wird dazu bis zum Auslaufen der aufgetragenen Serummenge einige Male gleichmäßig hin und her bewegt, senkrecht zur Streifenoberfläche, ohne dabei das Papier aufzu-rauhen. Die Serumauftragung soll beiderseits mindestens 5 mm vom Rande des Papierstreifens entfernt bleiben, um Randverzerrungen zu vermeiden. Der mit Serum beschickte Streifen wird sofort mit Puffer angefeuchtet, und zwar nur so viel, daß seine Oberfläche gerade nicht glänzt; dazu wird er entweder in Puffer getaucht und zwischen Filterpapier abgelöscht oder 2—3mal über eine in Puffer laufende Glas- oder Hartgummirolle gezogen. Unmittelbar nach Befeuchten wird der Papierstreifen auf den Rahmen der Elektrophoresekammer gespannt (wobei darauf zu achten ist, daß der Streifen möglichst wenig durchhängt und parallel dem Mittelsteg liegt) und dann sofort in die Elektrophoresekammer eingebracht, diese mit dem Deckel gut verschlossen und der Strom eingeschaltet. Bei einer Klemmenspannung von 110 V beträgt die Spannung an den Streifen-enden etwa 80 V. Zur Erzielung gleichmäßiger Versuchsbedingungen bei Ver-wendung mehrerer Elektrophoresekammern ist es zweckmäßig, die Spannungen am Streifenende bzw. in den inneren Pufferkammern mittels Voltmeter direkt zu messen und genau aufeinander abzustimmen. Auf einen gleichhohen Puffer-spiegel in allen Abteilungen der Elektrophoresekammer ist zu achten. Der Ab-stand zwischen dem Niveau des Pufferspiegels und dem des waagerechten Streifens soll möglichst groß, mindestens aber 3 cm sein. Die Dauer der Elektrophorese kann (über Nacht) zwischen 12 und 16 Std betragen, sollte jedoch immer einheit-lich gewählt werden. Nach Ausschalten des Stromes sind die Streifen sofort aus der Kammer herauszunehmen, die dem Rahmen auf- bzw. anliegenden Abschnitte des Papierstreifens mit Filterpapier gut abzulöschen oder abzu-schneiden, und die Streifen dann im Trockenschrank bei 150° C 2—4 min zu trocknen. Vollständige Trocknung ist nicht nötig, da die Eiweiße bei der folgenden Färbung am Papier fixiert werden. Die Färbung geschieht durch Einlegen in

---

[1] In zahlreichen Ausführungen im Handel. GRASSMANN und HANNIG verwenden die nach ihren Angaben von Bender und Hobein (München) hergestellten Elphor-Apparaturen und -Geräte.

gesättigte Amidoschwarzlösung für mindestens 10 min. Das Färbebad kann bis
zum völligen Aufbrauchen verwendet werden, wenn für Sättigung mit dem Farbstoff und Aufrechterhaltung des vorgeschriebenen Eisessiggehaltes gesorgt wird.
Das Auswaschen der nicht mit Eiweiß beladenen Papierzonen geschieht durch
Bäder in Methanol-Eisessig, die mehrmals nacheinander zu wechseln sind. Das
letzte Bad soll dann praktisch farblos, die nicht eiweißhaltigen Papierstreifen-
partien nur noch ganz schwach blau gefärbt sein. Für eine gute Entfärbung
genügen 5 Bäder von 10, 30, 30, 60, 60 min. Nach der Entfärbung werden die
Streifen an der Luft oder im Trockenschrank getrocknet. Für die folgende Auswertung werden die Streifen mittels der Bromnaphthalin-Paraffin-Mischung
transparent gemacht. Ohne Anwendung eines Vakuums sind sie für mindestens
4 Std, besser über Nacht in die Transparenzflüssigkeit einzulegen. Durch Einstellen eines Meßzylinders mit den Streifen in der Transparenzflüssigkeit in
einen Vakuumexsiccator, der 2—3mal evakuiert wird, wird die Transparenz
dagegen sehr schnell erreicht. Die gleichmäßig transparenten Streifen werden
zwischen 2 Glasplatten luftblasenfrei eingelegt und die Transparenzphotometrie
in der Auswerteapparatur vorgenommen. In den aus der Aufzeichnung der
Extinktionen der Farbintensität auf dem Papier erhaltenen Kurvendiagrammen
werden die Fraktionen voneinander abgetrennt, indem von den tiefsten Punkten
zwischen je 2 Kurvengipfeln ein Lot auf die Basislinie gefällt wird, bei weniger
klar voneinander abgetrennten Fraktionen eventuell durch Einzeichnen von
Gauss'schen Kurven. Grundsätzlich sollten nur solche Streifen ausgewertet werden,
auf denen eine klare Auftrennung mit gradlinigen Fronten stattgefunden hat. Die
Flächeninhalte der einzelnen Fraktionen werden mit dem Planimeter ausge-
messen, addiert und die prozentualen Anteile der einzelnen Flächeninhalte an
der Gesamtfläche errechnet und so die Relativprozente der Serumeiweißfraktionen
erhalten. Die absoluten Werte können daraus nach Bestimmung des Gesamteiweißes leicht errechnet werden.

Ein wesentlicher Unterschied von der hier beschriebenen Art der Auswertung
liegt in der sog. Elutionsmethode. Dabei werden die Papierstreifen in schmale
Querstreifen zerschnitten (entweder 5 mm breit oder nach der Breite der einzelnen
Fraktionen) und mittels n-Natronlauge eluiert. Dies kann entweder mit dem
ungefärbten Papierelektrophoresestreifen geschehen; dann wird im Eluat der
Eiweißgehalt mittels einer der Eiweißbestimmungsmethoden bestimmt. Es kann
aber auch nach Anfärbung des Streifens mit einem der zahlreichen Eiweißfarb-
stoffe geschehen; dann wird der Eiweißgehalt durch Colorimetrie des gefärbten
Eluates bestimmt. Für das Elutionsverfahren ist Amidoschwarz 10 B weniger
geeignet als z. B. Bromphenolblau. Die Ergebnisse bei Auswertung mittels
Elution sind mindestens ebenso gut wie die mittels Transparenzphotometrie.
Das letztere Verfahren ist weniger zeitraubend, besonders bei Verwendung von
vollautomatischen Auswertegeräten, und hat zudem den Vorteil, daß ebenso
wie bei der freien Elektrophorese kontinuierliche Kurvendiagramme entstehen,
bei denen eine Abtrennung der einzelnen Fraktionen leichter möglich ist, und
daß die Streifen als Dokumente erhalten bleiben.

Weitere wesentliche Variationen der Papierelektrophorese sind die Hoch-
spannungselektrophorese, bei der Spannungen von mehreren 1000 V (bis zu
100 V/cm) angewendet werden (MICHL, WIELAND und PFLEIDERER, SCHNEIDER
und SPARMANN, WERNER und WESTPHAL), und die vor allem für präparative
Zwecke wichtige kontinuierliche Elektrophorese [HAUGAARD und KROONEN,
SVENSSON und BRATTSTEN, BRATTSTEN und NILSSON, DURRUM (1), GRASSMANN
und HANNIG (1, 2, 4), STRAIN und SULLIVAN, MCDONALD u. Mitarb., SELDEN
und WESTPHAL]. Diese beiden sehr leistungsfähigen Methoden haben allerdings

wegen ihres beträchtlichen erhöhten apparativen Aufwandes bisher keine breitere Anwendung gefunden.

Außer Filterpapier sind andere Trägermedien für die Elektrophorese vorgeschlagen und zum Teil mit gutem Erfolg angewendet worden; jeweils einige der wichtigsten Arbeiten seien erwähnt: Agar-Agar [GORDON u. Mitarb., GIRI, PEZOLD und THOMAS, RESSLER und JACOBSON (1)], Stärke [SELDEN und WESTPHAL, GORDON u. Mitarb. (1, 2), GIRI, PEZOLD und THOMAS, RESSLER und JACOBSON (1), RESSLER und ZAK, KUNKEL und SLATER, BUSSARD, BUSSARD und PERRIN, SMITHIES, BERNFELD und NISSELBAUM], Glasfaserpapier (BERMES und McDONALD), Vinylchlorid-Vinylacetat mit Dioctylphthalat [RESSLER und JACOBSON (2)] und Cellulosepulver (BOCKEMÜLLER und REBLING).

Auch die Elektrophorese an einem Seidenfaden, auf dem Mikromengen von radioaktiv gekennzeichneten Eiweißen getrennt werden können, gehört hierher (NÖLLER).

Die Differenzierung der Serumeiweiße ist in manchen dieser Medien besser als im Papier.

Die Kombination der Elektrophorese im Agar-Agar mit serologischen Methoden hat zu der sog. Immunoelektrophorese geführt (GRABAR und WILLIAMS, WILLIAMS und GRABAR), mit deren Hilfe besonders weitgehende Differenzierungen der Serumeiweiße gelingen. Unter günstigen Bedingungen werden 16—18 Fraktionen sichtbar. Die Elektrophorese wird dabei in einem 1,5%igen Agargel aus hochgereinigtem Agar-Agar in Veronalpuffer durchgeführt, das warm auf Glasplatten von 13×18 oder 18×24 cm in einer etwa 3 mm dicken Schicht aufgegossen wird. Die Verbindung zu den Puffergefäßen geschieht durch Filterpapierstreifen. Nach der Elektrophorese wird in eine längs der Wanderungsrichtung der Eiweiße in die Agarschicht gezogene Rille ein entsprechendes Antiserum eingefüllt. Die serologische Reaktion erfolgt innerhalb einiger Tage und zeigt in zahlreichen feinen halbmondförmigen Linien die Anwesenheit der verschiedenen Eiweißfraktionen an. In einer umfassenden Übersicht hat kürzlich WUNDERLY (4) über Methoden und Ergebnisse dieser vielversprechenden Methode berichtet.

Schließlich sei noch die Elektrorheophorese nach MACHEBOEUF [MACHEBOEUF u. Mitarb. (1, 2), MEULEMANS] erwähnt, bei der durch Förderung der Pufferverdunstung der Flüssigkeitsstrom im Filterpapierstreifen vermehrt und dadurch ganz bestimmte Wirkungen erzielt werden können; weiter die zweidimensionale Elektrophorese (GANGULI, DICASTRO, MEADE, SMITHIES und POULIK, KELER u. Mitarb.) und die Kombination von Papierelektrophorese und Papierchromatographie [BLASS u. Mitarb., PUČAR u. Mitarb., HAUGAARD und KROONEN, KICKHÖFEN und WESTPHAL, DURRUM (2)].

4. Fibrinogen

Eine umfassende Übersicht über die Fibrinogenbestimmungen haben HIRSCH und CATTANEO (2) gegeben (s. auch HINSBERG und LANG). Als Standardmethode hat die kjeldahlometrische Bestimmung des durch Gerinnung erhaltenen Fibrins zu gelten. Nach CULLEN und VAN SLYKE werden 1 Vol. Oxalatplasma (Blut + 0,5% Kaliumoxalat) mit 10 Vol. 0,8%iger NaCl-Lösung verdünnt und mit 1 Vol. 2,5%iger CaCl$_2$-Lösung versetzt. Nach völliger Gerinnung wird abzentrifugiert, das Gerinnsel 5—10mal unter gutem Ausdrücken mit einem Glasstab mit NaCl-Lösung ausgewaschen, dann verascht und weiter behandelt nach den Vorschriften der Rest-N-Bestimmung (s. S. 206). Weitere Vorschriften zur kjeldahlometrischen Fibrinogenbestimmung s. MORRISON, SAIFER und NEWHOUSE.

Die mit der Kjeldahl-Methode am besten übereinstimmenden Werte werden nach Hirsch und Cattaneo (2) mit den Biuret-, Ninhydrin- und nephelometrischen Methoden erhalten.

Colorimetrische Fibrinogenbestimmung mittels Biuretreaktion nach Esser und Heinzler

Reagentien

1. CaCl$_2$, 5%ige Lösung.
2. Physiologische Kochsalzlösung.
3. Äthanol.
4. Äther.
5. Äthanol-Äther-Gemisch (1:1).
6. n-NaOH.
7. Biuretreagens (s. S. 196).

Ausführung

1 cm³ Plasma wird in einem 50 cm³-Meßkolben mit 0,25 cm³ CaCl$_2$-Lösung versetzt und mit physiologischer NaCl-Lösung bis zur Marke aufgefüllt. Die Lösung wird in einem Zentrifugenglas bis zur vollständigen Gerinnung in den Brutschrank gestellt, dann wird das Fibrin abzentrifugiert, mit NaCl-Lösung gewaschen, bis das Waschwasser frei von Ca^{++} ist. Anschließend wird mit Äthanol, Äthanol-Äther und reinem Äther gewaschen, das Fibrin getrocknet und anschließend in 5 cm³ Natronlauge gelöst. Dazu werden 5 cm³ Biuretreagens gegeben und nach den Vorschriften der Gesamteiweißbestimmung (s. S. 196) weitergearbeitet.

Eine ausgezeichnete Übersicht über das Fibrinogen in physiologischen und pathologischen Zuständen gibt F. H. Schulz.

5. Eiweißgebundene Kohlenhydrate

Alle elektrophoretisch isolierten Serumeiweißfraktionen enthalten Kohlenhydrate. Es handelt sich um die Hexosen D-Mannose und D-Galactose, die Hexosamine D-Glucosamin und D-Galactosamin, die Methylpentose L-Fucose und um die o-Sialinsäure bzw. N-Acetylneuraminsäure.

Als Glucoproteide werden jedoch nur diejenigen Eiweiße bezeichnet, die mehr als 5% Kohlenhydrat enthalten (ihre Bezeichnung als „Mucopolysaccharide" ist nicht korrekt). Als Untergruppe dieser Gesamt-Glucoproteide werden die Seromucoide (oder Mucoproteide) mit mehr als 4% Hexosamin abgetrennt. Die Unterscheidung in bezug auf den Hexosamingehalt ist willkürlich, aber praktisch, da Eiweiße mit mehr als 4% Hexosamin nach Fällung mit Alkohol löslich bleiben, solche mit weniger als 4% Hexosamin jedoch unlöslich sind.

Die Seromucoide, die auch definiert werden können als Substanzen, in denen ein Mucopolysaccharid (d. h. also ein Polysaccharid, das Hexosamin, aber keine Aminosäuren enthält) in fester chemischer Bindung mit einem Peptid steht, enthalten nicht nur mehr Hexosamin, sondern im allgemeinen auch mehr Hexosen als die übrigen Glucoproteide (meist 10—30%). Sie bleiben bei Eiweißfällung mittels Alkohol, verdünnter Perchlorsäure, Trichloressigsäure oder Sulfosalicylsäure in Lösung (Winzler u. Mitarb.). Der überwiegende Teil der eiweißgebundenen Kohlenhydrate ist mit dem betreffenden Eiweißanteil sehr fest verbunden; in pathologischen Seren löst sich bei Dialyse jedoch ein kleiner Teil aus seiner Bindung an Eiweiß. Es handelt sich um Mannose, wahrscheinlich auch noch um andere Zucker, nicht aber um Aminozucker [Südhof und Kellner (2), Südhof u. Mitarb., Büchner und Braun].

Die eiweißgebundenen Kohlenhydrate können einmal im Gesamtserum untersucht werden. Der Normalwert für die gesamten proteingebundenen Polysaccharide beträgt etwa 200—240 mg-%, die Menge der in dieser Form enthaltenen Hexosen im Serum 100—140 mg-%. Da Veränderungen in der Konzentration der einzelnen Kohlenhydrate in gewissen Grenzen zueinander parallel laufen, kann ein wesentlicher Einblick bereits durch Bestimmung eines der beiden Hauptbestandteile (Hexosen oder Hexosamine) gewonnen werden (s. unten).

Die Verteilung der gesamten Kohlenhydrate auf die einzelnen Eiweißfraktionen kann mittels der Papierelektrophorese und anschließender Färbung der Kohlenhydrate auf dem Filterpapierstreifen (s. S. 204) oder chemischer Bestimmung in den Eluaten der segmentweise zerschnittenen Papierstreifen bestimmt werden.

Schließlich können auch die Seromucoide durch einfache Fällungsverfahren isoliert und ihre Gesamtkonzentration oder auch ihre einzelnen Kohlenhydratbestandteile bestimmt werden. Die mittels der verschiedenen Methoden erfaßten Glucoproteide sind nicht völlig miteinander identisch, so daß z. B. zwischen den nach Papierelektrophorese durch Anfärbung erhaltenen Werten und den mittels colorimetrischer Verfahren (Orcin, Anthron) keine sehr engen linearen Beziehungen bestehen (PORTMANN u. Mitarb.).

Zusammenfassende Übersichten über die eiweißgebundenen Kohlenhydrate finden sich bei MEYER, SONNET, GOA (2), BERGSTERMANN.

a) Bestimmung der gesamten eiweißgebundenen Hexosen (= Nichtglucosamin-Polysaccharide) im Serum nach LUSTIG und LANGER in der Modifikation nach WEIMER und MOSHIN

Reagentien

1. 0,85%ige NaCl-Lösung.
2. Absolutes Äthanol.
3. 21,6 n-Schwefelsäure.
4. 2,0%ige Orcinlösung, in 21,6 n-Schwefelsäure.

Ausführung

1 Vol. Serum wird mit 9 Vol. Kochsalzlösung verdünnt, 1 cm³ der Verdünnung wird tropfenweise zu 10 cm³ absolutem Alkohol gegeben, das Präcipitat 10 min bei 2000 U/min abzentrifugiert, der Überstand abgegossen, der Niederschlag mit 10 cm³ absolutem Alkohol gewaschen, der Alkohol wieder abgegossen und durch Umkehren des Glases für 5 min völlig entfernt. Der Niederschlag wird in 1 cm³ Aqua dest. gelöst. In dieser Lösung werden Hexosen bestimmt, indem 7,5 cm³ Schwefelsäure und 1 cm³ des Orcinreagenses hinzugegeben werden, die Mischung vor direktem Licht geschützt für 15 min in ein Wasserbad von 80⁰ C, anschließend für 15 min in ein Eisbad gestellt wird, und dann bei 540 mμ colorimetriert wird. Standarde mit 0,1 und 0,2 mg einer äquimolaren Mischung von Galaktose und Mannose und ein Reagensleerwert werden ebenso behandelt.

b) Bestimmung der eiweißgebundenen Hexosen (= Nichtglucosamin-Polysaccharide) in den Seromucoiden nach WINZLER, DEVOR, MEHL und SMYTH, in der Modifikation nach WEIMER und MOSHIN

Reagentien

1. 0,85%ige NaCl.
2. 1,8m-Perchlorsäure.
3. 5%ige Phosphorwolframsäure in 2n-Salzsäure in absolutem Äthanol.
4. Absolutes Äthanol.

5. 0,1 n-Natronlauge.
6. 21,6 n-Schwefelsäure.
7. 2,0%ige Orcinlösung in 21,6 n-Schwefelsäure.

Ausführung

1 Vol. Serum wird mit 9 Vol. NaCl-Lösung verdünnt. Zu 5 cm³ der Serumverdünnung werden tropfenweise 2,5 cm³ Perchlorsäure gegeben, gut gemischt, genau 10 min stehengelassen und durch ein Whatmanfilter Nr. 50 filtriert. Zu 5 cm³ des Perchlorsäurefiltrates wird 1,0 cm³ Phosphorwolframsäure gegeben und wieder gründlich gemischt, 10 min stehengelassen, 10 min bei 2000 U/min zentrifugiert, einmal mit 10 cm³ absolutem Alkohol nachgewaschen, wieder zentrifugiert, der Alkohol abgegossen und durch Umkehren des Glases für 5 min völlig entfernt. Der Niederschlag wird in 1 cm³ 0,1 n-Natronlauge gelöst und in dieser Lösung die Hexosen ebenso bestimmt wie bei der Bestimmung der eiweißgebundenen Hexosen im Serum (s. S. 203), angefangen mit der Zugabe von 7,5 cm³ Schwefelsäure usw.

Die mittels der verschiedenen Methoden erfaßten Glucoproteide sind nicht völlig miteinander identisch, so daß z. B. zwischen den nach Papierelektrophorese durch Anfärbung erhaltenen Werten und den mittels colorimetrischer Verfahren (Orcin, Anthron) keine sehr engen linearen Beziehungen bestehen (Portmann u. Mitarb.).

Eine gute Übersicht über die verschiedenen Verfahren zur Mucoproteidbestimmung gibt MacLagan (2). Eine Zusammenfassung nicht nur der Verfahren, sondern auch der klinischen Bedeutung der Mucoproteide im Blut und anderen biologischen Flüssigkeiten findet sich bei Stary.

c) Papierelektrophorese der eiweißgebundenen Kohlenhydrate nach Köiw und Grönwall

Das Verfahren besteht darin, auf den Filterpapierstreifen, die wie bei der Eiweißelektrophorese behandelt worden sind, die Proteide mit Perjodsäure kurz zu oxydieren und die Streifen dann mit fuchsinschwefliger Säure anzufärben.

Reagentien

1. Perjodsäure. Herstellung: 1,2 g Perjodsäure (H_5JO_6) werden in 30 cm³ Aqua dest. gelöst, 15 cm³ 0,2 m-Natriumacetat und 100 cm³ Äthanol hinzugegeben. Die Lösung ist im Dunkeln mehrere Tage haltbar.

2. Reduktionslösung. Herstellung: 5 g Kaliumjodid und 5 g Natriumthiosulfat werden in 100 cm³ Aqua dest. gelöst, dazu werden unter Rühren 150 cm³ Äthanol und 2,5 cm³ 2 n-HCl gegeben. Die Lösung muß jeweils frisch hergestellt werden.

3. Fuchsinschweflige Säure. Herstellung: 2 g basisches Fuchsin werden in 400 cm³ kochendem Aqua dest. gelöst, auf 50° C abgekühlt und filtriert. Zu dem Filtrat werden 10 cm³ 2 n-HCl und 4 g KHSO₃ gegeben, danach wird die Lösung über Nacht kühl und im Dunkeln stehengelassen. Danach wird 1 g Entfärbungskohle zugesetzt, gemischt und sofort filtriert. Danach werden weiter etwa 10 cm³ 2 n-HCl in kleinen Mengen so lange hinzugegeben, bis die Lösung, auf einem Glas ausgestrichen, nicht mehr violettrot wird. Die Lösung ist im Dunkeln gut verschlossen im Eisschrank aufzuheben.

4. Sulfitwaschwasser. Herstellung: 1 cm³ konz. HCl und 0,4 g KHSO₃ werden zu 100 cm³ Aqua dest. gegeben.

5. 70%iges Äthanol.

Ausführung

Die Papierelektrophorese wird bis zur Anfärbung genauso ausgeführt wie bei der Eiweiß-Elektrophorese (s. S. 198). Dann werden die Filterpapierstreifen 5 min in Perjodsäure eingelegt, anschließend in 70%iges Äthanol und danach 5—8 min in die Reduktionslösung. Danach wird wieder gründlich mit 70%igem Äthanol ausgewaschen, 25—40 min in fuchsinschweflige Säure eingelegt und 3mal mit sulfithaltigem Wasser ausgewaschen. Durch Einlegen in Alkohol wird nun das Wasser entfernt und die Streifen an der Luft getrocknet. Die Kohlenhydrate erscheinen als scharfe, genau an der Stelle der Eiweißfraktionen liegende violettrote Banden und können in relativer Farbintensität ausgewertet werden. Die Auswertung erfolgt in üblicher Weise transparenzphotometrisch oder, nach Elution der einzelnen Segmente, chemisch.

Modifikationen dieses Verfahrens bei LAURELL und SKOOG, WOLF und MAGUIN, BAUDOUIN u. Mitarb., CERIOTTI, BJÖRNESJÖ, BAROLLIER u. Mitarb., MONTENOVESI, DREVON und DONIKIAN.

Nach STARY finden sich folgende Normalwerte:

Tabelle 4. *Durch Papierelektrophorese ermittelte Verteilung der eiweißgebundenen Kohlenhydrate auf die einzelnen Serumeiweißfraktionen*

	Albumin + α_1-Globulin	α_2-Globulin	β-Globulin	γ-Globulin
Nach Anfärbung auf dem Papier	27,3	36,5	26,8	9,4
Nach Elution	26,8	36,5	26,7	10,0

6. Enteiweißung

Zahlreiche Bestimmungen erfordern eine Enteiweißung des Blutes bzw. des Blutplasmas oder -serums. Da die verschiedenen Enteiweißungsmittel zusammen mit den Eiweißen in wechselndem Ausmaß auch Nichteiweißsubstanzen mit ausfällen (HILLER und VAN SLYKE, WUNSCHENDORFF), ist die Auswahl des für den jeweiligen Zweck geeignetsten Fällungsmittels wichtig, erstens um Verluste der zu bestimmenden Substanz zu vermeiden, zweitens, um Substanzen, die bei der Bestimmung stören können, möglichst vollständig mitausfällen zu können. Die wichtigsten Enteiweißungsmittel sind Trichloressigsäure, Perchlorsäure, Wolframsäure, Uranylacetat, Zinkhydroxyd und Äthanol.

Am häufigsten wird Trichloressigsäure benutzt. Die Filtrate eignen sich zur Bestimmung der anorganischen sowie der meisten N-haltigen Stoffe. Die Seromucoide (= Mucoproteide) werden zum größten Teil nicht mitgefällt (WINZLER u. Mitarb.), Cytochrom c gar nicht (VALLEE). Sollen nach der Enteiweißung Substanzen durch UV-Absorption bestimmt werden, ist Trichloressigsäure nicht geeignet, da es ab etwa 280 mμ selbst stark absorbiert. Man kann sie allerdings durch 15 min langes Kochen oder durch Ausäthern beseitigen. — Im allgemeinen wird zu 1 Vol. der zu enteiweißenden Flüssigkeit 1 Vol. 20%ige Trichloressigsäure gegeben.

Perchlorsäure fällt Peptone und Seromucoide gar nicht oder unvollständig. Der Überschuß des Fällungsmittels kann durch Zusatz von Kaliumsalzen (z. B. Kaliumacetat) ausgefällt werden; danach können im Filtrat Kjeldahl-Bestimmungen durchgeführt werden. Perchlorsäure wird mit Vorteil dort angewendet, wo anschließend die UV-Absorption gemessen wird, da es selbst im UV praktisch nicht absorbiert. — Blut wird im allgemeinen 1:10 verdünnt und mit so viel m- oder 2 m-Perchlorsäure (etwa 10—20% ig) versetzt, daß eine Endkonzentration von 1,6% entsteht.

Die häufig verwendete Enteiweißung mittels Wolframsäure eignet sich gut zur Bestimmung N-haltiger Bestandteile. Man gibt zu 1 Vol. Serum je 1 Vol. 10% iges Natriumwolframat und 0,66 n-Schwefelsäure sowie 8 Vol. Aqua dest.

Bei Verwendung von Uranylacetat wird ein annähernd neutrales Filtrat erhalten, was oft von Vorteil ist. Die Nucleotide werden mit ausgefällt. Dagegen werden manche pathologische Eiweiße, besonders bei multiplem Myelom nicht mir ausgefällt (DIRR und DIETZ).

Zinkhydroxyd fällt zahlreiche N-haltige Substanzen, insbesondere Harnsäure, Glutathion und Ergothionein mit aus. Es wird häufig bei der Blutzuckerbestimmung benutzt, da es die meisten Substanzen, die neben Zucker in alkalischer Lösung Kupfersalze reduzieren, beseitigt. — Man gibt zu 1 Vol. Blut 8 Vol. Zinksulfatlösung (12,5 g $ZnSO_4 \cdot 7 H_2O$ + 125 cm³ 0,25 n-H_2SO_4, Aqua dest. ad 1000 cm³) und 1 Vol. 0,75 n-Natronlauge. Die Reagentien sollen so eingestellt sein, daß 50 cm³ Zinksulfatlösung bei Titration gegen Phenolphthalein 6,7 bis 6,8 cm³ Lauge verbrauchen.

Äthanol ist das geeignetste Fällungsmittel, wenn im Niederschlag die eiweißgebundenen Kohlenhydrate bestimmt werden sollen [SÜDHOF und KELLNER (1)].

Eine kritische Übersicht über diese und zahlreiche weitere Enteiweißungsverfahren und ihre praktische Durchführung findet sich bei HINSBERG und LANG.

II. Reststickstoff

Unter Reststickstoff versteht man den nach Enteiweißung von Blut, Serum oder Plasma im Filtrat noch vorhandenen Stickstoff. Da zur Enteiweißung meist Säuren (Trichloressigsäure) benutzt werden, spricht man auch vom säurelöslichen Stickstoff. Seine Konzentration beträgt normalerweise 25—35 mg in 100 cm³ Blut. Den wesentlichsten Bestandteil der Rest-N-Fraktion liefert der Harnstoff (etwa 15 mg-% Harnstoff-N, vgl. Tabelle 5). Es folgen die Harnsäure, Kreatin, Kreatinin, Aminosäuren, Nucleotide, Nucleoside und zahlreiche andere Verbindungen (SOPP, LARIZZA). Hieraus ergibt sich, daß die Messung des Rest-N im Blut weitgehend die Konzentration des Harnstoffs wiedergibt. Dies gilt besonders für extrem hohe Rest-N-Werte. Hier nimmt der prozentuelle Anteil des Harnstoffs von 50 auf 70—90% zu.

Tabelle 5.
Die wichtigsten Bestandteile der Rest-N-Fraktion des Blutes

	Bereich in mg-%	Mittelwert in mg-%	% des gesamten Rest-N von etwa 30 mg-%
Harnstoff-N	9,0—25	15	50
Kreatin-N	0,6—1,75	1,5	5,0
Kreatinin-N	0,3—0,6	0,5	1,7
N der gebundenen Aminosäuren	1,8—3,5	2,5	8,3
N der freien Aminosäuren . .	5,2—8,3	6,5	21,7
Harnsäure-N	0,5—1,5	1,0	3,3
Restliche N-haltige Substanzen		3,0	10

Erhöhungen der Rest-N-Konzentration bis 60 mg-% und darüber findet man häufig bei der noch kompensierten chronischen Nephritis, bei Nierenschädigung durch Sublimat oder andere Quecksilbersalze, bei beiderseitigem Ureterenverschluß, bei einseitigem Ureterenverschluß mit reflektorischer Anurie, bei der postoperativen Anurie, bei schwerer Zerstörung des Nierengewebes durch infektiöse Prozesse (Tuberkulose) oder Tumoren, bei der Hydro- und Pyelonephrose, bei Zirkulationsstörungen, wie sie bei der schweren Herzinsuffizienz auftreten, bei großen Cl$^-$- und Flüssigkeitsverlusten, bei chronischem Erbrechen, schweren Diarrhoen (Coma hypochloraemicum), im diabetischen Koma, bei schweren Verbrennungen usw. Bei der Urämie beobachtet man die höchsten Werte, die bis weit über 150 mg-% ansteigen können. Bemerkenswert ist noch, daß bei akuter Anurie der Rest-N auch im Verlaufe von mehreren Tagen nicht oder nur unwesentlich ansteigt.

Die roten Blutkörperchen enthalten sowohl im Nüchternzustand als auch während der Verdauung immer mehr N als das Plasma. Die Rest-N-Erhöhung nach der Nahrungsaufnahme ist in den roten Blutkörperchen stets ausgeprägter als im Plasma und nicht nur durch eine Zunahme des Harnstoffs, sondern auch anderer N-haltiger Substanzen bedingt.

Rest-N-Bestimmung nach Kjeldahl

Prinzip. Trichloressigsäurefiltrate des Blutes werden mit konzentrierter Schwefelsäure verascht. Aus einem aliquoten Teil des Veraschungsgemisches, in dem der ursprüngliche Rest-N nun als $(NH_4)HSO_4$ vorliegt, wird mit starker Lauge NH_3 ausgetrieben und in eine abgemessene Schwefelsäurevorlage überdestilliert. Der durch NH_3 bewirkte Säureverbrauch (Neutralisation) ist ein Maß der Rest-N-Konzentration des Blutes.

Ein Übersichtsreferat über die verschiedenen Modifikationen des Verfahrens findet sich bei Bradstreet (2).

Reagentien

1. 10%ige Trichloressigsäure.
2. Konz. H_2SO_4, D = 1,84.
3. Selen-Reaktionsgemisch.
4. 0,01 n-H_2SO_4; die Säure wird jodometrisch eingestellt.
5. Etwa 1 n-KJO_3-Lösung.
6. KJ in Substanz.
7. 32%ige Natronlauge, N-frei.
8. 0,01 n-$Na_2S_2O_3$-Lösung. Der Titer wird gegen 0,01 n-H_2SO_4 eingestellt.
9. 1%ige Stärke-Lösung in gesättigter Kochsalz-Lösung. Die Stärke wird durch kurzes Aufkochen gelöst.

Ausführung

2 cm³ Blut werden durch Zugabe von 4 cm³ Trichloressigsäure enteiweißt. Man rührt mit einem Glasstab um und entfernt nach 10 min den Eiweißniederschlag durch Filtrieren oder Zentrifugieren. Vom klaren Filtrat gibt man 3,0 cm³ (entsprechend 1,0 cm³ Blut) in einen Kjeldahl-Kolben, setzt 1,0 cm³ konzentrierte Schwefelsäure, eine Messerspitze Selen-Reaktionsgemisch (oder $CuSO_4$) (vgl. a. S. 195) und einige Glasperlen zu und erhitzt das Gemisch auf einem Asbestdrahtnetz oder im Sandbad mit kleiner Flamme unter Vermeidung stärkerer Austreibung von SO_3-Dämpfen. Die Farbe des Veraschungsgemisches wird zunächst durch Abscheidung von Kohlenstoff bräunlich und nach etwa 2 Std wieder wasserhell. Zu diesem Zeitpunkt ist die Veraschung beendet. Man läßt abkühlen und überführt das Reaktionsgemisch mit Hilfe eines Trichters quantitativ in ein 25 cm³-Meßkölbchen. Durch mehrmaliges Nachwaschen mit Aqua dest. unter gleichmäßigem Abspülen der inneren Wandung des Kjeldahl-Kolbens werden die letzten Reste in das Meßkölbchen übergeführt. Mit Aqua dest. wird sodann bis zur Marke aufgefüllt und gut durchmischt.

Von dieser Verdünnung überführt man 2,5 cm³ (entsprechend 0,1 cm³ Serum) in den äußeren Ring einer Diffusionszelle, wie sie von CONWAY und MALLEY oder in modifizierter Form von WÜST angegeben wurde (Abb. 1). Der innere Einsatz (A) wird mit 2,0 cm³ 0,01 n-H₂SO₄ beschickt. Man alkalisiert das Veraschte durch Zugabe von 2—3 cm³ der stickstofffreien 32%igen NaOH und verschließt die Diffusionszelle mit dem Schliffstopfen. Durch vorsichtiges Umschwenken werden die Lösungen im äußeren Ring gut durchmischt. Sodann hält man die Zelle über Nacht bei 37° C oder für 6 Std bei etwa 60° C im Brutschrank. Die Diffusion von freigesetztem NH₃ ist dann beendet und es folgt die jodometrische Titration: Nach Entfernen des Schliffstopfens gibt man einen Tropfen KJO₃-Lösung und einige Körnchen von kristallinem Kaliumjodid zur Schwefelsäure, mischt mit einem kleinen Glasstab und titriert mit Thiosulfat, bis die Lösung nur noch eine schwach gelbliche Farbe von freigesetztem elementarem Jod zeigt. Erst jetzt gibt man 2 Tropfen Stärke-Lösung als Indicator zu und titriert weiter, bis die Blaufärbung verschwunden und die Lösung im Einsatz wasserhell ist. Sehr zweckmäßig ist ein für diese Titration von WÜST angegebener Magnetrührer (WÜST).

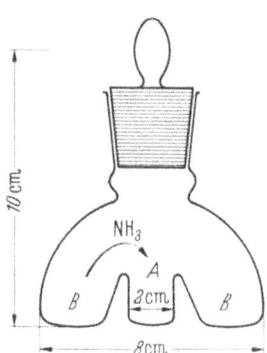

Abb. 1. Diffusionszelle nach WÜST

Der Säureschwund ist ein Maß für die Menge Ammoniak bzw. für die Rest-N-Menge in 0,1 cm³ Blut. 1 cm³ 0,01 n-H₂SO₄ = 1,0 cm³ 0,01 n-Na₂S₂O₃ = 0,14 mg N.

Säureschwund in cm³ × 0,14 × 1000 = mg-% Rest-N.

Ein Blindwert, der an Stelle von 2,0 cm³ Blut destilliertes Wasser enthält und den gesamten Analysengang durchläuft, wird in Abzug gebracht.

III. Harnstoff

Eine einwandfreie Analyse des Harnstoffs im Blut ist möglich:

1. Durch Zerlegung des Harnstoffs durch das Ferment Urease; das durch die Fermentwirkung freigesetzte NH₃ wird quantitativ bestimmt und ist ein Maß für die Harnstoffkonzentration.

2. Durch Fällung des Harnstoffs mit Xanthydrol als Dixanthylharnstoff mit anschließender gravimetrischer, kjeldahlometrischer oder photometrischer Analyse.

3. Durch Farbreaktionen, die Harnstoff mit Diacetyloxim (FEARON, WHEATLEY) oder α-Isonitrosopropriophenon (ARCHIBALD, HALVORSON und SCHULTZE, MURAYAMA) gibt.

4. Durch Zerlegung des Harnstoffs mit Hypobromit und gasometrischer Messung der freigesetzten Stickstoffmenge mit einem sog. Ureometer nach KOWARSKY oder AMBARD. Da jedoch in eiweißfreien Blutfiltraten neben dem Harnstoff alle anderen NH₂-Gruppen miterfaßt werden, sind diese Methoden von wesentlich geringerer Spezifität, wenn auch der Aminostickstoff des Harnstoffs denjenigen aller anderen Aminoverbindungen des Blutes bei weitem überwiegt.

a) Bestimmung des Harnstoffs im Blut mit der Urease-Methode
nach E. J. CONWAY

Prinzip. Der Harnstoff wird durch das Ferment Urease, das u. a. im Sojabohnenmehl enthalten ist, hydrolytisch zu Kohlendioxyd und Ammoniak gespalten. Je Molekül Harnstoff entstehen 2 Moleküle NH₃. Dieses wird mittels einer Diffusionszelle quantitativ bestimmt.

Darstellung der Urease-Lösung

22 g feingepulverten Permutit wäscht man mit 2%iger Essigsäure, dekantiert und wäscht 2mal mit destilliertem Wasser nach. Sodann rührt man den Permutit mit 45 g Sojabohnenmehl und 75 cm³ Wasser an, schüttelt $^1/_2$ Std und versetzt mit 225 cm³ Glycerin. Nach dem Mischen wird zentrifugiert. Zum Gebrauch versetzt man 1 cm³ Glycerinextrakt mit 1 cm³ Phosphatpuffer (69 g NaH_2PO_4 und 179 g Na_2HPO_4/Liter) und füllt mit Wasser auf 10 cm³ auf. Für je 0,2 cm³ Blut benötigt man zur Durchführung der Harnstoffanalyse 0,5 cm³ der verdünnten Urease-Lösung.

Reagentien

1. Indicator-Lösung. Sie enthält 0,033% Bromkresolgrün und 0,066% Methylrot in Äthanol gelöst.

2. Borsäure-Reagens. 5 g Borsäure p. a. werden in einem Liter-Meßkolben mit 200 cm³ Alkohol und 700 cm³ Aqua dest. zur Lösung gebracht. Man setzt dann 10 cm³ Indicator-Lösung zu und stellt anschließend auf einen schwach rötlichen Farbton ein, was eventuell die Zugabe von sehr wenig Alkali erfordert. Danach füllt man mit Aqua dest. bis zur Marke auf.

3. Gesättigte Lösung von Kaliummetaborat oder gesättigte Lösung von Kaliumcarbonat.

4. 0,004n-HCl oder 0,01n-HCl.

5. Urease-Phosphat-Lösung (Darstellung s. oben).

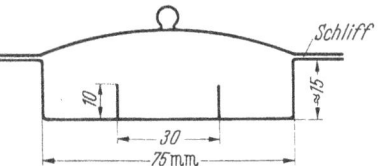

Abb. 2. Diffusionszelle nach CONWAY

Apparatur. Diffusionszelle nach E. J. CONWAY (1, 2) (Abb. 2). Zum Abdichten der Schliffflächen verwendet man gute (NH₃-frei) Vaseline. Arbeitet man bei höheren Temperaturen (Brutschrank), so empfiehlt sich die Anwendung einer Mischung von 3 Teilen Vaseline mit 1 Teil Paraffin (F 55⁰).

Ausführung

Die äußere Kammer der Diffusionszelle wird mit 0,2 cm³ Blut und 0,5 cm³ Urease-Lösung, die innere Kammer mit 2 cm³ Borsäure-Reagens beschickt. Man verschließt und läßt das Ferment 15 min bei Zimmertemperatur oder 10 min bei 38⁰ C auf den Blutharnstoff einwirken. Dann gibt man in die äußere Kammer 1 cm³ Metaborat (oder Kaliumcarbonat), mischt sorgfältig und läßt die gut verschlossene Zelle etwa 2 Std stehen. Danach titriert man die innere Kammer direkt mit 0,004 n-HCl. Bei hohem Harnstoffgehalt benutzt man die 0,01n-Säure.

Berechnung

1,0 cm³ 0,004n-HCl entspricht 1,0 cm³ 0,004n-NH₃. Da ein Mol Harnstoff 2 Mole NH₃ liefert, entspricht 1,0 cm³ 0,004n-HCl = 1,0 cm³ 0,002m-Harnstoff, was einer absoluten Menge von 0,12 mg Harnstoff je 1,0 cm³ verbrauchter Säure entspricht. Hiernach gilt:

Verbrauchte Säuremenge in cm³ $\times$ 0,12 $\times$ 500 = Blutharnstoff in mg-%.

Da der Harnstoff der wichtigste Bestandteil der Rest-N-Fraktion des Blutes ist, zeigt er unter physiologischen und pathologischen Bedingungen ein gleiches Verhalten wie der Reststickstoff (s. S. 206).

b) Gasometrische Bestimmung des Harnstoffs nach KOWARSKY

Prinzip. Harnstoff wird durch alkalische Bromlauge oxydiert, die Reaktions-

gleichung ist folgende: $CO\begin{array}{c}NH_2\\ \\NH_2\end{array} + 3\ BrONa = CO_2 + 2\ H_2O + N_2 + 3\ NaBr.$

Die Kohlensäure wird von der alkalischen Bromlauge als Alkalicarbonat gebunden. Der gasförmig entweichende Stickstoff wird mit einem sog. Ureometer, welches in Abb. 3 dargestellt ist, gasometrisch gemessen. Aus der Gleichung ergibt sich, daß je Molekül Harnstoff 1 Molekül Stickstoff (N_2) frei wird, welcher wie alle Gase je Mol bei 0° C und 760 mm Hg einen Raum von 22,4 Liter einnimmt. Diese 22,4 Liter = 22400 cm^3 wiegen 28 g und stammen aus 60 g Harnstoff. Somit ist es möglich, aus dem Volumen des Stickstoffs das Gewicht des in Reaktion getretenen Harnstoffs zu berechnen.

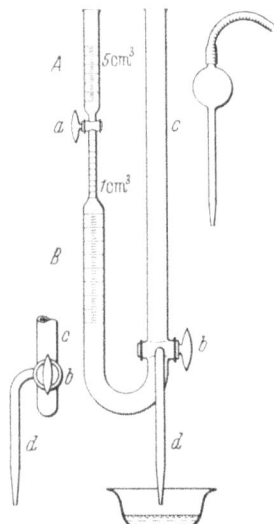

Abb. 3. Ureometer nach KOWARSKY

Das Meßgerät (s. Abb. 3) wird mit einer konzentrierten Salz-Lösung gefüllt, die als Absperrflüssigkeit dient und sich mit dem spezifisch leichteren Blutfiltrat nicht mischt. Das Blutfiltrat wird durch den Trichter A eingefüllt, wobei eine entsprechende Menge der Salz-Lösung durch den Dreiwegehahn b über das Rohr d ablaufen kann. Läßt man nun Bromlauge nachfließen, so wird die einsetzende Oxydation des Harnstoffs sofort an der Gasentwicklung kenntlich.

Reagentien

1. 10%ige Trichloressigsäure.
2. Salz-Lösung: Man löst 150 g K_2SO_4 und 350 g NaCl mit 1000 cm^3 Aqua dest. unter Erwärmen, kühlt ab. Das Unlösliche wird durch Filtrieren entfernt.
3. 40%ige NaOH.
4. Elementares Brom in einer Tropfflasche.

Die Bromlauge wird hergestellt, indem man unter einem *Abzug* zu 20 cm^3 mit Eis gekühlter Natronlauge 40 Tropfen Brom gibt und mischt. Die Bromdämpfe reizen die Schleimhäute stark, flüssiges Brom bewirkt auf der Haut tiefe Verätzungen; es ist daher Vorsicht geboten. Die Mischung wird am besten in einem kleinen Mischzylinder mit Glasstopfen vorgenommen.

Ausführung

In einem Zentrifugenglas mischt man gleiche Teile Blut oder Serum und Trichloressigsäure, mischt gut durch und zentrifugiert nach 10 min. Von dem klaren Überstand gibt man wenig mehr als 2,5 cm^3 in den Teil A des Ureometers, dessen Schenkel B und C mit der Salz-Lösung blasenfrei gefüllt sind. Der Dreiwegehahn B wird so gestellt, daß Flüssigkeit aus B durch b abfließen kann, wenn a geöffnet wird. Durch Öffnen von Hahn a läßt man nun genau 2,5 cm^3 in den graduierten Teil B abfließen, das Trichloressigsäurefiltrat schichtet sich dabei über die Absperrflüssigkeit. Der Trichter A wird nun mehrmals mit destilliertem Wasser ausgespült, welches jeweils mit einem Saugrohr abgesaugt wird. Sodann füllt man 5 cm^3 Bromlauge in den Trichter A und läßt sie langsam durch a nach B abfließen. Die Gasentwicklung beginnt sofort und ist nach etwa 10 min beendet. Etwaige Schaumbildung läßt sich durch wenige Tropfen Alkohol, die man durch a einfließen läßt, beseitigen. Nach Beendigung der Gasentwicklung wird aus dem Schenkel C durch entsprechende Drehung des Dreiwegehahnes b so viel Flüssigkeit abgelassen, daß das Flüssigkeitsniveau in B und C gleich ist und die Flüssigkeiten durch den Dreiwegehahn kommunizieren. Erst jetzt wird das Gasvolumen abgelesen. Nach Ermittlung der Temperatur und des Barometerdruckes kann ein Faktor aus der Tabelle 6 entnommen werden. Multiplikation dieses Faktors mit dem in cm³ abgelesenen Volumen des freigesetzten Stickstoffs ergibt den Harnstoffgehalt in mg für 100 cm³ Blut oder Serum. Ein Leerwert wird dadurch ermittelt, daß man an Stelle von Serum oder Blut ein gleiches Volumen Aqua dest. zugibt.

Tabelle 6.

Tabelle zur Ermittlung des Faktors für die Harnstoffbestimmung nach KOWARSKY

Luftdruck in mm Hg	Temperatur in ° Celsius								
	10°	12°	14°	16°	18°	20°	22°	24°	25°
710	191	190	188	186	184	183	181	180	178
720	194	192	191	189	187	185	184	182	180
725	195	193	192	190	189	187	185	183	182
730	197	194	193	191	190	188	187	185	183
735	198	196	194	193	191	189	188	186	184
740	199	197	196	194	192	190	189	187	186
745	201	199	198	196	194	192	191	189	187
750	202	200	199	197	195	193	192	190	188
755	204	202	200	198	196	195	193	192	190
760	205	203	201	200	198	196	195	193	191
765	206	205	203	201	199	197	196	194	192
770	208	206	204	202	200	198	197	195	193

Die Tabelle gilt nur für die Verwendung von 2,5 cm³ Trichloressigsäurefiltrat, welches man durch Mischen gleicher Volumteile Trichloressigsäure und Blut oder Serum erhält. Die Methode ist auch für Harn anwendbar, der jedoch 1:2 und bei einem spezifischen Gewicht über 1010 1:4 verdünnt werden muß. Auch die Trichloressigsäure-Zugabe ist unerläßlich.

Der physiologische Harnstoffgehalt des Blutes liegt bei 30 mg-%. Die Tagesausscheidung im Harn liegt beim Mann unter normalen Ernährungsbedingungen bei 30 g, die Frau scheidet etwa 27 g/Tag aus.

c) Photometrische Bestimmung von Harnstoff im Blut mittels der Diacetyloxim-Reaktion von W. R. FEARON nach V. R. WHEATLEY

Prinzip.   Harnstoff und alle substituierten Harnstoffe der Formel R—NH—CO—NH₂ geben Farbreaktionen mit Diacetylmonoxim.

Reagentien

1. 2%ige Zinksulfat-Lösung.

2. 0,1n-NaOH.

3. 3%ige wäßrige Lösung von Diacetylmonoxim. Diese ist im Eisschrank aufbewahrt unbegrenzt haltbar.

4. 0,106 g N-Phenylanthranilsäure und 0,05 g Na₂CO₃ in 100 cm³ Aqua dest.

5. 18n-Schwefelsäure.

6. 1%iges Kaliumpersulfat, welches im Eisschrank aufbewahrt etwa 2 Monate haltbar ist.

Ausführung

Man beschickt ein Zentrifugenglas mit 7,9 cm³ Zinksulfat-Lösung und bläst 0,1 cm³ Blut ein. Man setzt dann nochmals 1 cm³ Zinksulfat-Lösung und 1 cm³ NaOH zu, mischt mit dem Glasstab und zentrifugiert. 2 cm³ des klaren Zentrifugates werden in einem Reagensglas mit 0,25 cm³ Diacetylmonoxim-Lösung,

14*

0,25 cm³ Phenylanthranilsäure-Soda-Gemisch und 4 cm³ Schwefelsäure versetzt. Nach dem Mischen erhitzt man 10 min im siedenden Wasserbad. In die noch heiße Lösung gibt man 0,25 cm³ der Persulfat-Lösung, mischt mit einem Glasstab sehr gründlich, läßt 15 min bei Zimmertemperatur stehen und photometriert bei 520 mµ. Eine Eichgerade wird mit Harnstoff p. a. angelegt.

IV. Harnsäure

Die meisten älteren Bestimmungsverfahren der Harnsäure gründen sich auf der Reduktion von Phosphorwolframsäure durch Blutfiltrate. Es hat sich jedoch herausgestellt, daß die mit diesen Methoden ermittelten Harnsäurewerte im Blut um $1/3$ zu hoch liegen. Andere reduzierende im Blut vorkommende Verbindungen (z. B. Glucose) (BIEN und TROLL), sind Ursache der geringen Spezifität. Hinzu kommt, daß nicht körpereigene Purinderivate (z. B. Coffein = 1,3,7-Trimethyl-xanthin) im Organismus in methylierte Harnsäuren umgewandelt werden (BRODIE u. Mitarb., WEINFELD und CHRISTMAN, JOHNSON), die gleichfalls reduzieren und somit die Analyse stören. Spezifisch ist die Harnsäurebestim-mung mit Hilfe von Uricase, eines auf Harnsäure eingestellten Enzyms oder die direkte spektrophotometrische Messung der Harnsäure im U.V. nach Fällung als Quecksilberurat.

Als Normalwerte werden angegeben: Im Plasma bei purinarmer Kost für Männer 4,4 mg-%; für Frauen 4,1 mg-% (CRONE und LASSEN). GJØRUP, POUL-SEN und PRÆTORIUS fanden im Serum 5,05 mg-% bei Männern und 3,84 mg-% bei Frauen. Die mit der spezifischen enzymatischen Methode ermittelten Werte zeigen keinerlei Korrelation zu analytischen Daten, die mit weniger spezifischen Methoden gewonnen werden (LOUS und SYLVEST). Erhöhte Harnsäurewerte findet man bei der Gicht (Übersicht über Purinstoffwechsel und Gicht siehe WYNGAARDEN), bei Leukämie und ganz allgemein bei erhöhtem Kernzerfall, z. B. nach Bestrahlung ausgedehnter Tumoren. Bei der Niereninsuffizienz steigt die Harnsäure-Konzentration des Blutes schneller an als die Rest-N-Fraktion oder die Harnstoff-Konzentration, da die Harnsäure im Gegensatz zum Harn-stoff weitgehend in den Nierentubuli rückresorbiert wird.

Auch Xanthin und Hypoxanthin kommen im Blut vor und lassen sich mit dem Ferment Xanthinoxydase quantitativ im optischen Test bestimmen (JÖR-GENSEN und POULSEN).

a) Enzymatische Bestimmung der Harnsäure mit der Uricase-Methode von H. M. KALCKAR (nach PRÆTORIUS und POULSEN)

Prinzip: Harnsäure besitzt eine starke Absorptionsbande bei 290—295 mµ. Diese Absorption verschwindet völlig, wenn Harnsäure durch das Enzym Uricase umgesetzt wird. Die Lichtschwächung ($-\Delta E$), die man nach Einwirkung der Uricase mißt, ist der Harnsäurekonzentration der Meßlösung proportional. Die Abnahme der Extinktion bei 292,5 mµ beträgt für 1 µg ($= 1 \gamma$) Harnsäure je cm³ Meßlösung bei einem Lichtweg von 10 mm = 0,0745.

Darstellung eines Uricase-Präparates nach C. G. HOLMBERG, Modifikation von MULLER und BAUER.

Frische Schweineleber wird über Nacht auf Eis aufbewahrt. Danach werden 600 g Leber mit 2 Liter Aceton von —10° C homogenisiert und 10 min gerührt. Aceton wird durch einen Büchner-Trichter abgesaugt. Der Rückstand wird noch einmal mit 2 Liter Aceton von —10° C homogenisiert, 10 min umgerührt, das

Aceton wird wie vorhin beschrieben entfernt. Der teilweise trockene Rückstand, der bei möglichst tiefen Temperaturen (—5° C) gewonnen werden muß, wird für die Extraktion benutzt. Es ist nicht notwendig, den gepulverten Rückstand im Exsiccator zu trocknen, wichtiger ist seine Aufbewahrung bei —5° C oder darunter.

25 g des Acetontrockenpulvers werden bei 4° mit 250 cm³ vorgekühltem 0,1 m-Phosphatpuffer, p_H 7,3, gewaschen. Zur Entfernung inaktiver Begleit-proteine ist es notwendig, das Pulver homogen im Puffer zu verteilen und mindestens 15 min umzurühren. Nach der Entfernung der unlöslichen Bestand-teile soll der Überstand wenigstens 15 mg Protein je cm³ enthalten. Wird dies nicht erreicht, muß gegebenenfalls ein zweites Mal mit Phosphatpuffer gewaschen werden. Der unlösliche Rückstand wird 20 min bei 40° C mit 500 cm³ 0,1 m-Borat-puffer, p_H 10,0, extrahiert. Nach Zugabe von 20 cm³ 50%igem Bariumacetat wird der Extrakt zentrifugiert, das Präcipitat wird verworfen. Der Überstand wird mit 10 cm³ einer neutralisierten, gesättigten Ammoniumsulfat-Lösung ver-setzt, nach gründlichem Mischen wird der Niederschlag von Bariumsulfat durch Zentrifugieren entfernt. Der klare, gelbrote Überstand wird auf 0° C gekühlt und mit einem gleichen Volumen eiskalter, neutralisierter, gesättigter Ammonium-sulfat-Lösung versetzt. Der Niederschlag bleibt einige Minuten stehen, wird dann durch Zentrifugieren abgetrennt und in 25 cm³ eiskaltem Aqua dest. gelöst. Sodann wird so viel der gesättigten Ammoniumsulfat-Lösung zugesetzt, daß die Endkonzentration der Sättigung 10% beträgt. Diese Lösung wird über Nacht bei 4° C gehalten. Es bildet sich ein brauner Niederschlag, der das Enzym ent-hält. Der Niederschlag wird durch hochtouriges Zentrifugieren gewonnen und sofort mit 2,5 cm³ und danach noch einmal mit 1,5 cm³ 0,2 m-Acetatpuffer, p_H 4,8, extrahiert. Der dunkle Rückstand wird durch Zentrifugieren abgetrennt und verworfen. Die wasserklaren Extrakte werden mit 1 m-Glycinpuffer p_H 9,3 ($\pm$ 0,1) neutralisiert. Die Neutralisierung sollte so schnell wie möglich durch-geführt werden, um Fermentverluste durch das saure Milieu so gering wie möglich zu halten. Ein weißer Niederschlag wird abzentrifugiert und in 2 cm³ einer 10% gesättigten Ammonsulfat-Lösung suspendiert.

0,01 cm³ dieser Suspension wird für die enzymatische Harnsäure-Analyse benutzt. Die Aktivität dieser Menge soll zumindest 100 γ Harnsäure/min/cm³ Meßlösung umsetzen. Die Aktivität wird gemessen, indem man 0,01 cm³ der Uricase-Suspension in eine Quarzcuvette zu einer Harnsäurelösung (p_H 9,3) gibt, die 5 γ Harnsäure je cm³ enthält. Die Lichtschwächung bei 292,5 mμ/min wird gemessen.

Das Fermentpräparat bleibt in gefrorenem Zustand mindestens 3 Monate aktiv (s. a. LEONE, MAHLER u. Mitarb.).

Reagentien

1. 0,66 m-Glycinpuffer. Man löst 25 g Glycin p. a. in etwa 200 cm³ CO_2-freiem Aqua dest., gibt 110 cm³ n-NaOH zu und füllt mit Aqua dest. auf 500 cm³ auf. Diese Stammlösung wird zur Haltbarmachung mit Chloroform gesättigt. Für den Gebrauch verdünnt man die Stammlösung 1:10 mit Aqua dest. Der p_H-Wert dieser verdünnten Lösung wird mit einem p_H-Meßgerät exakt auf 9,3 eingestellt.

2. Uricase-Suspension (Darstellung s. o.; Uricase-Präparate sind auch im Handel erhältlich).

Ausführung

In ein 10 cm³-Meßkölbchen gibt man 0,25 cm³ Serum, 1,0 cm³ der Puffer-Stammlösung und füllt ohne Schaumbildung mit destilliertem Wasser bis zur

Marke auf (Verdünnung = 1:40). Wenn die bei 292,5 mμ gegen destilliertes Wasser oder Puffer gemessene Extinktion über 0,5 liegt, so benutzt man Glascuvetten für die anschließende Harnsäure-Analyse. Ansonsten werden Quarzcuvetten verwandt. Von der Serumverdünnung gibt man 3,0 cm³ in eine Quarzcuvette und trägt unter Umrühren 0,01 cm³ der Uricaselösung ein. Die Messungen erfolgen gegen einen Blindwert, der aus 3,0 cm³ einer Serumverdünnung 0,2 cm³ Serum ad 10,0 cm³ Aqua dest. besteht — also nur ⁴/₅ der Serummenge der Meßlösung enthält. Unter Vorschalten des Blindwertes wird bei 292,5 mμ auf $E = 0,400$ eingestellt und nach exakt 1, 2, 3, 4 und 5 min die Lichtschwächung gemessen. Durch Extrapolieren läßt sich der genaue Extinktionswert der Meßlösung im Moment der Uricasezugabe ermitteln. Er ist identisch mit dem Schnittpunkt einer die 5 Meßpunkte verbindenden Geraden mit der Ordinate. Nach etwa 1 Std ist die Harnsäure der in der Cuvette befindlichen Serumverdünnung quantitativ umgesetzt. Die Extinktion sinkt nicht weiter ab. Die Extinktionsdifferenz $-\varDelta E$ ist der Harnsäurekonzentration proportional. Da $-\varDelta E$ 0,0745 einem Harnsäuregehalt von 1 γ/cm³ Meßlösung entspricht, errechnet sich die Serumkonzentration aus

$$\frac{-\varDelta E}{0,0745} \cdot 4 = \text{Harnsäure-Konzentration in mg-\%.}$$

b) Spektrophotometrische Bestimmung der Harnsäure nach Fällung als Quecksilberurat nach F. Bergmann und S. H. Dikstein

Prinzip. Harnsäure kann selbst in Gegenwart von Xanthin, Hypoxanthin und methylierten Harnsäuren durch selektive Fällung als Quecksilbersalz isoliert und nach Lösen in NaCl-Lösung durch Messen der Extinktion bei 290 mμ quantitativ bestimmt werden.

Reagentien

1. 0,1 m-Mercuriacetat $(CH_3(COO)_2Hg)$ in 5 %iger Essigsäure.
2. 0,5 m-NaCl-Lösung in 1 %iger Essigsäure.
3. 10 %ige Lösung von Natriumtetraborat $(Na_2B_4O_7 \cdot 10 H_2O)$ in 7 %iger NaOH.
4. 6 %ige Perchlorsäure.

Ausführung

Für die Analyse kann 1:5 mit destilliertem Wasser verdünntes heparinisiertes Plasma, Citratplasma (nicht jedoch Oxalatplasma) oder Serum verwendet werden. Zu 10 cm³ Perchlorsäure gibt man langsam 10 cm³ des verdünnten Plasmas oder Serums und mischt sorgfältig durch Umrühren mit einem Glasstab. Sodann erhitzt man 5 min auf 60°, kühlt im Eisbad und entfernt den Niederschlag durch Zentrifugieren. 10 cm³ des wasserklaren Überstands versetzt man mit 2,5 cm³ der 10 %igen Tetraborat-Lösung, und entnimmt nach gründlichem Mischen 10 cm³, welche man sofort mit 2 cm³ der Mercuriacetat-Lösung versetzt. Nach dem Umrühren wird das Gemisch 1 min über der offenen Flamme aufgekocht und für 5 min in ein siedendes Wasserbad gestellt. Der entstehende Niederschlag von Quecksilberurat wird durch hochtouriges Zentrifugieren abgetrennt. Der Überstand wird sorgfältig abgegossen, der Niederschlag in 8 cm³ NaCl-Essigsäurelösung gelöst und wenn notwendig filtriert. Die Messung erfolgt bei 290 mμ in einem Spektrophotometer; Lichtweg 10 mm. Der Blindwert enthält an Stelle von Plasma oder Serum Aqua dest. und durchläuft den gesamten Analysengang. Nach den Verfassern, die für die Analysen ein Beckman-Spektrophotometer benutzt haben, ergibt Multiplikation der gemessenen Extinktion mit dem Faktor 15,5 die Harnsäure-Konzentration in mg-%.

Sollten die Extinktionen zu hoch liegen, wird die Meßlösung mit NaCl-Essigsäurelösung verdünnt. Die Extinktion für 1 γ Harnsäure je cm³ Meßlösung (in 1%iger Essigsäure) beträgt bei 290 mμ 0,0645. Die Methode ist auch für Harn anwendbar.

V. Kreatin und Kreatinin

a) Photometrische Bestimmung von Kreatinin
nach Absorption an LLOYDS Reagens nach J. A. OWEN, B. IGGO, F. J. SCANDERETT und C. P. STEWART

Prinzip. Kreatinin gibt in alkalischer Pikrinsäurelösung eine rote Farbe (Reaktion von JAFFÉ), deren Intensität der Kreatinin-Konzentration proportional ist. Da die Farbreaktion jedoch sehr unspezifisch ist und von einer Vielzahl anderer Substanzen gegeben wird (z. B. Glucose, Aceton, Brenztraubensäure), ist es notwendig, Kreatinin vor Anstellen der Farbreaktion durch Adsorption an Fullererde (= hydratisiertes Aluminiumsilicat = *Lloyds*-Reagens) von störenden Begleitstoffen abzutrennen. RALSTON konnte durch papierchromatographische Studien zeigen, daß nur Kreatinin, jedoch keine der im Blut vorkommenden Störsubstanzen an *Lloyds*-Reagens adsorbiert werden.

Kreatin wird durch Säure zu Kreatinin dehydratisiert und als solches bestimmt. Eine Übersicht über Probleme der Kreatinin- und Kreatinbestimmung findet sich bei HINSBERG und LANG sowie VAN PILSUM, MARTIN, KITO und HESS.

Reagentien

1. 10%ige Lösung von Natriumwolframat ($Na_2WO_4 \cdot 2H_2O$).
2. 0,66n-H_2SO_4.
3. 2,5n-NaOH.
4. Gesättigte wäßrige Lösung von Oxalsäure.
5. LLOYDS Reagens. LLOYDS Reagens ist hydratisiertes Aluminiumsilicat (Hartmann-Leddon Co., USA) bzw. besonders gereinigte Fullererde.
6. Gesättigte wäßrige Lösung reinster (umkristallisierter) Pikrinsäure.

Ausführung

Zu 2 cm³ Serum gibt man 3 cm³ Aqua dest., 1 cm³ Wolframat und 2 cm³ H_2SO_4, mischt, läßt 30 min stehen und entfernt den Eiweißniederschlag durch Zentrifugieren. 5 cm³ Zentrifugat werden in einem 98—102 mg LLOYDS Reagens enthaltenden Zentrifugenglas zusammen mit 0,5 cm³ Oxalsäurelösung gegeben. In derselben Weise wird ein Blindwert mit 5 cm³ Aqua dest. angesetzt. Weiterhin setzt man 2 Standardlösungen mit Kreatinin (200 γ/100 cm³ und 400 γ/100 cm³) in derselben Weise an. Man verschließt die Zentrifugengläser, schüttelt 10 min und zentrifugiert. Der Überstand wird abgesaugt. Die Gläser trocknet man, indem man sie umgekehrt auf weiches Filterpapier stellt.

Die alkalische Pikratlösung wird unmittelbar vor dem Gebrauch durch Mischen von 27,5 cm³ Pikrinsäure mit 5,5 cm³ NaOH und Auffüllen auf 100 cm³ mit Aqua dest. hergestellt. In jedes Zentrifugenglas gibt man 7,5 cm³ der alkalischen Pikratlösung, rührt das Sediment mit einem Glasstab auf, verschließt mit einem Stopfen, schüttelt 10 min und zentrifugiert. Der Überstand wird auf 20° C gebracht und bei 520 mμ gegen den Blindwert photometriert.

Als Kreatinin-Standardlösung eignet sich eine Lösung von 0,100 g reinstem Kreatinin in 100 cm³ 0,1 n-HCl. Diese Standardlösung wird 1:100 mit Wasser verdünnt.

Eine ganz ähnliche Arbeitsvorschrift wurde von Løken mitgeteilt.

b) Bestimmung von Kreatinin und Kreatin im Serum mit Dinitrobenzoesäure nach H. Röttger (1)

Prinzip. Kreatinin gibt mit 3,5-Dinitrobenzoesäure in alkalischer Lösung eine Rotfärbung, deren Extinktion photometrisch gemessen wird. Diese Farbreaktion ist wesentlich spezifischer als die Jaffé-Reaktion, da wesentlich weniger Substanzen die Reaktion stören. Zum Beispiel stören Glucose, Fructose, Harnsäure und Kreatin die Analyse nicht.

Reagentien

1. 20%ige Trichloressigsäure.

2. 3%ige Salzsäure.

3. 6%ige Dinitrobenzoatlösung. 30 g 3,5-Dinitrobenzoesäure werden in 425 cm³ Aqua dest. suspendiert und mit dem Rührwerk gerührt. Man gibt 75 cm³ 10 %ige Sodalösung hinzu und rührt noch etwa ¹/₂ Std, bis sich die Dinitrobenzoesäure fast völlig gelöst hat. Nach dem Filtrieren muß die Lösung völlig klar sein und darf höchstens einen sehr schwachen gelben Farbton aufweisen.

4. 20%ige Natriumacetatlösung ($CH_3COONa \cdot H_2O$).

5. 2,5 n-NaOH.

6. Methylrot als Indicator.

Reinigung der Dinitrobenzoesäure. Man löst 50 g Dinitrobenzoesäure in 100 cm³ siedendem Äthanol (80%ig) und entfernt das Ungelöste durch Filtrieren. Danach wird auf 5° C gekühlt. Die Kristalle werden nach 30 min abgesaugt und mit 50%igem Äthanol gewaschen. F der reinen Säure = 204—204,5°.

Ausführung

Man versetzt 4 cm³ frisches, hämolysefreies Serum in einem Zentrifugenglas mit 4 cm³ Wasser und 4 cm³ Trichloressigsäure, rührt mit dem Glasstab gründlich um und entfernt den Eiweißniederschlag durch Filtrieren. Für die Kreatinbestimmung gibt man an Stelle von Aqua dest. 4 cm³ 3%ige Salzsäure zu. 9 cm³ Zentrifugat werden für die Analyse des Gesamtkreatinins 3 Std im Autoklaven bei 120° (oder in einem zugeschmolzenen Rohr bei 120°) gehalten und dann in ein 25 cm³ fassendes Meßkölbchen überführt. Zur Analyse von präformiertem Kreatinin gibt man 9 cm³ Zentrifugat unmittelbar in das Meßkölbchen. Die Ansätze werden gegen Methylrot neutralisiert und mit Aqua dest. auf ein Volumen von 11 cm³ gebracht. Dann gibt man nacheinander 5 cm³ Dinitrobenzoatlösung, 5 cm³ Natriumacetatlösung und 0,5 cm³ 2,5 n-Lauge zu. Man mischt und füllt genau 5 min nach Zusatz der Lauge mit Aqua dest. bis zur Marke auf und photometriert gegen den Blindwert unter Verwendung des Filters S 57. Die Ablesung soll innerhalb 28 min erfolgen.

Die Differenz zwischen Gesamtkreatinin und präformiertem Kreatinin entspricht dem Kreatingehalt, dieser errechnet sich durch Multiplikation der Differenz (als Kreatinin) mit dem Faktor 1,17. Mit der beschriebenen Methode erhält man als Normalwerte für präformiertes Kreatinin im Serum 0,7—1,3 mg-%, für Gesamtkreatinin 1,8—2,6 mg-%.

Eine ganz ähnliche Methode findet sich in Standard Methods of Clinical Chemistry 1, 55 (1953). Nach dieser Arbeitsvorschrift soll die Farbentwicklung im Dunkeln und die photometrische Messung nach 10 min bei 500 mμ erfolgen.

c) Photometrische Bestimmung von Kreatin und Kreatinin im Blut mit der Sakaguchi-Reaktion nach J. F. VAN PILSUM, R. P. MARTIN, E. KITO und J. HESS

Prinzip. Kreatinin wird in Gegenwart von Alkali durch o-Nitrobenzaldehyd zu Methylguanidin und Oxalsäure zerlegt. Methylguanidin wird anschließend mit einer modifizierten Farbreaktion von SAKAGUCHI photometrisch bestimmt. Kreatin wird bei p_H 2,2 zu Kreatinin dehydratisiert und ebenfalls als Methylguanidin gemessen.

Reagentien

1. 0,66n-H_2SO_4.

2. 10%ige Natriumwolframatlösung.

3. 1,25n-H_2SO_4 und 1,25n-NaOH.

4. Phosphatpuffer-Schwefelsäure-Gemisch. Ein 0,5m-Phosphatpuffer wird durch Mischen von 30 cm³ 0,5n-NaOH mit 50 cm³ 0,5m-KH_2PO_4-Lösung und Auffüllen auf 100 cm³ mit Aqua dest. hergestellt. Der Puffer soll ein p_H von 6,9—7,0 haben. 1 Vol. der 1,25 n-H_2SO_4 wird mit 1 Vol. des Phosphatpuffers gemischt. Die Mischung wird verdünnt durch Zugabe von 1 Vol. Aqua dest. auf 4 Vol. des Gemisches.

5. 7%ige Lösung von o-Nitrobenzaldehyd in Äthanol.

6. 10%ige NaOH mit 1% Thymin.

7. 0,04%ige Lösung von α-Naphthol in Äthanol.

8. Farbreagens: Man mischt gleiche Teile der thyminhaltigen Natronlauge und alkoholischen Naphthollösung. Das Gemisch hält sich einen Tag.

9. 0,5%ige Lösung von Natriumhypochlorit (NaOCl). Die Lösung wird täglich frisch hergestellt.

10. 2%ige Lösung von Natriumthiosulfat. Man löst 3 g $Na_2S_2O_3 \cdot 5H_2O$ ad 100,0 cm³ mit Aqua dest.

Zur Kreatinbestimmung benötigt man zusätzlich:

11. 0,15m-Kaliumcitrat-Puffer, p_H 2,2. Man mischt gleiche Volumina 0,15m-Monokaliumcitrat und 0,15n-H_2SO_4.

12. 1,66n-NaOH.

Ausführung

Man versetzt 1 cm³ Blut, Plasma oder Serum mit 4 cm³ Aqua dest., 1 cm³ Wolframat und sofort hinterher 1 cm³ 0,66n-H_2SO_4, läßt 15 min stehen und zentrifugiert. In 2 Reagensröhrchen gibt man je 1 cm³ Zentrifugat. In das als Blindwert bestimmte Röhrchen gibt man sodann 0,5 cm³ Phosphatpuffer/Schwefelsäure-Gemisch und 0,2 cm³ 1,25n-NaOH. Zu der anderen Probe gibt man 1 Tropfen o-Nitrobenzaldehyd und 0,2 cm³ 1,25 n-NaOH, setzt 0,5 cm³ Phosphatpuffer/Schwefelsäure-Gemisch zu, mischt und erhitzt 10 min im siedenden Wasserbad. Danach wird die Sakaguchi-Farbreaktion durchgeführt, Blindwert und Meßwert werden im Eisbad gekühlt, sodann gibt man in beide Röhrchen je 0,5 cm³ der alkalischen α-Naphthol-Thyminlösung, mischt und gibt dann zum Blindwert 1 Tropfen o-Nitrobenzaldehyd, danach gibt man in beide Röhrchen 0,2 cm³ NaOCl-Lösung. Es ist wichtig, sofort sorgfältig zu mischen. Genau 1 min später gibt man 0,2 cm³ Thiosulfatlösung zu und mischt sofort gründlich. Im Anschluß hieran wird die rote Farbe bei 515 mμ gegen den Blindwert gemessen. Die Farbintensität ist mehrere Stunden konstant. Ist das Volumen der Meßlösung zu gering, so kann man die Volumina sämtlicher Lösungen, die während des Arbeitsganges verwandt werden, verdoppeln. Die Enteiweißung wird dabei jedoch wie oben beschrieben durchgeführt. Die Normalwerte für Vollblut liegen bei 0,6 mg-% Kreatinin.

d) Bestimmung von Kreatin

In 2 Reagensröhrchen gibt man je 1 cm³ Zentrifugat, welches wie für Kreatinin beschrieben gewonnen wird. In das als Blindwert bestimmte Röhrchen gibt man sodann 0,5 cm³ 0,15 m-Citratpuffer p$_H$ 2,2, 0,2 cm³ 1,66 n-NaOH und 0,5 cm³ Phosphatpuffer/Schwefelsäure-Gemisch. In das andere Röhrchen gibt man 0,5 cm³ Citratpuffer, verschließt das Röhrchen (am besten mit einem Schliffstopfen) und erhitzt 1$^1/_2$—2 Std in siedendem Wasserbad. Danach kühlt man auf Raumtemperatur ab, gibt 0,2 cm³ 1,66 n-NaOH zu und führt die Sakaguchi-Farbreaktion durch, so wie sie für Kreatinin beschrieben wurde.

Die Extinktionsdifferenz gibt die Konzentration von Gasamtkreatinin wieder, Gesamtkreatinin minus präformiertes Kreatinin repräsentiert die Kreatinkonzentration (als Kreatinin). Die Kreatinkonzentration im Vollblut, die man mit dieser Methode findet, liegt bei 2,6 mg-%.

VI. Aminosäuren, Peptide und Hippursäure

Zu den stickstoffhaltigen, säurelöslichen Verbindungen des Blutes zählen auch Aminosäuren und Peptide. Fast alle bekannten biologisch wichtigen Aminosäuren kommen in meßbarer Konzentration im Blut vor. Trennung und quanti-

Tabelle 7. *Aminosäurekonzentration im Plasma nichtschwangerer und schwangerer Frauen.*
(Nach P. J. CHRISTENSEN, J. W. DATE, F. SCHØNHEYDER und K. VOLQVARTZ)

Aminosäure	Durchschnittliche Aminosäurekonzentration (γ/cm³)	
	nicht-schwangere Frauen	schwangere Frauen
Taurin	5,2	5,1
Asparaginsäure	1,4	1,0
Threonin	15,7	18,2
Serin	15,4	8,4
Asparagin	etwa 27,9	etwa 20,4
Prolin	20,1	16,2
Glutaminsäure	5,2	4,4
Glycin	31,9	9,5
Alanin	21,0	22,0
a-Aminobuttersäure .	2,6	1,4
Methionin	3,4	2,6
Isoleucin	7,2	6,4
Leucin	13,2	11,7
Tyrosin	7,7	4,7
Phenylalanin	7,9	6,2
Lysin	20,4	19,9
Histidin	10,8	10,3
Arginin	10,5	7,6

tative Bestimmung dieser Aminosäuren in Blut oder Plasmafiltraten ist möglich durch Ionenaustauschchromatographie, wie sie von MOORE und STEIN ausgearbeitet wurde. Mit Hilfe dieser Methode wurden z. B. die in Tabelle 7 wiedergegebenen Konzentrationen gefunden. Die Konzentration der Blutaminosäuren unterliegt offenbar einer endokrinen Steuerung. In der Schwangerschaft ist sie erniedrigt, ebenso nach Verabfolgung von Insulin oder Adrenalin (LUCK u. Mitarb.).

Das wichtigste *Peptid* des Blutes ist Glutathion, welches nur in den Erythrocyten enthalten ist und im wesentlichen in reduzierter Form vorliegt. Eine photometrische Bestimmung ist z. B. mit Hilfe der Nitroprussid-Reaktion möglich, die z. B. der Methode von GRUNERT und PHILLIPS zugrunde liegt. Die Blutkonzentration liegt bei 38 mg-% (RAUSCH und KIRNBERGER).

Die Hippursäure kann aus Blutfiltraten extrahiert werden, um dann titrimetrisch bestimmt zu werden oder sie wird photometrisch erfaßt, nachdem sie mit EHRLICHs Reagens zu einem gefärbten Azlakton kondensiert worden ist.

a) Bestimmung der Hippursäure im Blut nach KANZAKI

Prinzip. Im Blutfiltrat wird die Milchsäure durch Permanganat zerstört, die Hippursäure mit Äther extrahiert und titrimetrisch ermittelt.

Reagentien

1. Reagentien zum Enteiweißen nach FOLIN-WU. (Natriumwolframat und Schwefelsäure, s. S. 217).

2. 0,1 n-Permanganatlösung.

3. Äther.

4. Petroläther.

5. 0,02 n-NaOH.

6. Phenolphthalein.

Ausführung

Nach der Eiweißfällung nach FOLIN-WU wird eine Filtratmenge, die 5 cm³ Blut entspricht, zum Sieden erhitzt und tropfenweise mit Permanganat versetzt, bis keine Entfärbung mehr eintritt. Dann extrahiert man 3 Std im Extraktionsapparat mit Äther, verdampft den Äther, wäscht die Hippursäurekristalle mit wenig Petroläther, indem man für 3 min in ein Wasserbad von 85° eintaucht und nach dem Erkalten wird der Petroläther durch eine Glasfilternutsche filtriert. Man löst sowohl die Kristalle auf der Nutsche wie im Kolben mit 10 cm³ heißem Wasser und titriert mit 0,02 n-NaOH gegen Phenolphthalein als Indicator.

1 cm³ 0,02 n-NaOH = 0,00357 g Hippursäure. Normales Blut enthält keine Hippursäure. Es wird aber neben der Hippursäure etwa vorhandene freie Benzoesäure miterfaßt.

Eine colorimetrische Methode ist von WÄLSCH und KLEPETAR angegeben worden. Nachdem die Hippursäure mit Äther extrahiert ist, wird sie zu Dinitrobenzoesäure nitriert und diese durch die Rotfärbung nach Zusatz von Hydroxylamin und Ammoniak bestimmt.

Eine andere photometrische Bestimmung der Hippursäure, die sehr spezifisch ist, ist von GAFFNEY, SCHREIER, DIFERRANTE und ALTMAN ausgearbeitet worden. Die Methode, die nur für Untersuchung von Harn beschrieben ist, gründet sich darauf, daß die Hippursäure zuerst papierchromatographisch mit einer Mischung von Butanol-Eisessig-Wasser 4:1:1 abgetrennt wird und dann auf dem Papier durch Zusatz von EHRLICHs Reagens zu einem tiefgefärbten Azlakton kondensiert wird, welches nach Eluieren colorimetrisch bestimmt werden kann. Es sind noch 1 γ Hippursäure zu erfassen. Die Messung der Extinktion erfolgt bei 460 mμ. Aminosäuren, soweit sie untersucht sind, stören die Reaktion nicht.

b) Bestimmung der p-Aminohippursäure im Blut zur Clearance-Bestimmung nach H. W. SMITH, N. FINKELSTEIN, L. ALIMINOSA, B. CRAWFORD und M. GRABER

Die p-Aminohippursäure wird diazotiert und mit einem Amin zu einem Farbstoff gekuppelt.

Reagentien

1. 17,5 g Cadmiumsulfat · 8 H$_2$O + 84 cm³ n-H$_2$SO$_4$ werden mit Wasser auf 500 cm³ aufgefüllt.

2. n-NaOH.

3. n-HCl.

4. 0,1%ige Natriumnitritlösung, frisch bereitet.

5. 0,5%ige Amidosulfonsäurelösung, kalt aufbewahrt, 3 Wochen haltbar.

6. Äthyl-α-naphthylamin-hydrobromid. Man löst 0,1 g Substanz in 10 cm³ warmem Methanol und füllt mit Wasser auf 100 cm³ auf. In dunkler Flasche in der Kälte haltbar.

7. p-Aminohippursäure-Standardlösung 2 mg-%ig, wird zum Gebrauch verdünnt, meistens 1:10. Standardlösung in dunkler Flasche aufbewahrt, 2 Monate haltbar.

Ausführung

Zu 6 cm³ Cadmiumsulfatreagens und 20 cm³ Wasser läßt man langsam 2 cm³ Serum unter Umschütteln eintropfen. Man mischt gründlich durch, gibt dann 2 cm³ NaOH zu, schüttelt wieder und filtriert nach 10 min. 10 cm³ Filtrat werden mit 2 cm³ HCl vermischt, dann setzt man 1 cm³ Nitrit zu, 5 min später 1 cm³ Amidosulfonsäure und nach weiterer 1 min 1 cm³ Äthylnaphthylamin. Nach 4 Std ist das Maximum der Farbintensität erreicht, man photometriert bei 540 mμ.

Die Methode ist auf Harn, 1:2000 verdünnt, anwendbar. Sie wurde von verschiedenen Autoren geringfügig modifiziert.

VII. Fermente

1. Alkalische und saure Serumphosphatase

Neben einer Vielzahl anderer Fermente enthält Serum alkalische und saure Phosphatase, d. h. Enzyme, die im alkalischen oder im sauren p$_H$-Bereich optimal wirksam sind. Die alkalische Phosphatase entstammt mit einiger Sicherheit den Osteoblasten des Knochens. Sie gelangt von dort ins Plasma und wird mit der Galle ausgeschieden. Erhöhte Fermentaktivität im Serum findet man 1. bei Knochenerkrankungen, die mit gesteigerter Funktion der Osteoblasten einhergehen (z. B. Rachitis, Morbus Paget, osteoblastischen Knochenmetastasen usw.). 2. Bei Verschluß der Gallenwege. 3. Bei metastasierenden, bösartigen Geschwülsten.

Die Zunahme der Aktivität kann in solchen pathologischen Fällen mehr als das 10—20fache gegenüber der Norm betragen [Übersichten: BAUR, BRUNS (3)].

Für den Urologen wichtiger ist die Aktivitätsmessung der sauren Serum-phosphatase. Die Angaben von GUTMAN und GUTMAN aus dem Jahre 1938, denen zufolge erhöhte saure Phosphataseaktivitäten mit großer Wahrscheinlich-keit auf ein metastasierendes Prostatacarcinom zurückzuführen sind, wurden inzwischen verschiedentlich bestätigt [GUTMAN und GUTMAN (1, 3, 4), BODAN-SKY und BODANSKY, MEUSER und TERSHAKOWEC, SULLIVAN u. Mitarb.]. Rund 80% der Seren zeigen erhöhte Werte, hingegen weisen etwa 90% aller Prostatacarcinomfälle ohne nachweisbare Metastasen normale Aktivitäten auf. Zu beachten ist eine Aktivitätszunahme des Serums nach Palpation (DANIEL und VAN ZYL) oder Massage (HOCK und TESSIER) der Drüse. In der Prostata selbst ist die Konzentration der sauren Phosphatase vom Funktionszustand des endokrinen Systems abhängig. Androgene bewirken z. B. bei juvenilen Affen einen enormen Anstieg der Aktivität in der Prostata [GUTMANN und GUTMANN (3)], umgekehrt sinkt die Aktivität nach Kastration (HUGGINS, SCOTT und HODGES). Oestrogene bewirken eine starke Funktionshemmung des Prostata-epithels und ein Absinken der Fermentaktivität (HUGGINS und CLARK).

Hierauf beruht der therapeutische Effekt durch oestrogene Stoffe. Ent-sprechend der klinischen Besserung sinken unter der Therapie erhöhte Serum-aktivitäten (HUGGINS und HODGES), so daß der Aktivitätsmessung der sauren Serumphosphatase neben einer diagnostischen eine prognostische Bedeutung zukommt. Bei der benignen Prostatahypertrophie ist die Serumaktivität nicht erhöht (NYLANDER) (Übersicht: ROSENMUND). Serum enthält Hemmstoffe, die mit der Aktivitätsmessung interferieren können und hierdurch die Aktivitäts-messung der sauren Phosphatase beeinträchtigen (LONDON u. Mitarb.). Nach den Angaben von R. BAKER u. Mitarb. (1, 2, 3) findet man bei Patienten mit fortgeschrittenem Prostatacarcinom erhöhte Aktivität der Serumaldolase und ein Absinken dieser Aktivität bzw. eine Normalisierung nach Einsetzen der Hormontherapie. Die Autoren ziehen den Aldolasetest bei der Diagnostik und Beurteilung der Wirksamkeit therapeutischer Maßnahmen der Bestimmung der sauren Phosphatase vor. Aktivitätsmessung der Serumaldolase s. BRUNS (1, 2).

Es muß ausdrücklich betont werden, daß in den Erythrocyten eine weitere Phosphatase mit einem p_H-Optimum von 4,0 vorkommt, die eine 100fach stärkere Wirksamkeit als die saure Serum-Phosphatase besitzt, also auch noch bei p_H 4,5—5 eine beträchtliche Wirkung entfalten kann, und es muß in jedem Falle Vorsorge getroffen werden, daß diese Erythrocyten-Phosphomonoesterase nicht in das Serum übertritt (Hämolyse) und zu Fehlbestimmungen Veranlassung gibt.

Die physiologische Schwankungsbreite der Phosphatasen ist ebenfalls von dem Substrat abhängig, und sie beträgt z. B. für die alkalische Phosphatase im Serum, wenn nach der Methode von JENNER und KAY mit β-Glycerinphosphor-säure als Substrat gearbeitet wird, 8—17 E bei Kindern und 5—11 E bei Er-wachsenen. Wird mit Phenolphthaleinphosphat nach HUGGINS und TALALAY (s. u.) gearbeitet, so ist die Einheit für Erwachsene 3—15. Über einen weiteren Vergleich der verschiedenen Einheiten s. H. SIMMER, K. LINHARDT und K. WALTER, F. BRUNS.

Es muß noch betont werden, daß bei Kindern die Phosphataseaktivität, sowohl die alkalische als auch die saure, höher liegt und daß die erhöhten Werte bereits sehr bald nach der Geburt eintreten und bis zur Pubertät langsam abfallen. Jenseits des 30. oder 40. Lebensjahres ändert sich die Phosphataseaktivität nicht mehr wesentlich (s. R. EMMRICH und H. SCHEFFLER).

Die alkalische Phosphatase ist ziemlich beständig; Serum kann bei 4^0 ohne Aktivitätsverlust 3—4 Tage aufgehoben werden. Auch bei 22^0 ist der Aktivi-

tätsverlust innerhalb von 24 Std nur sehr gering, während er bei 37⁰ beträchtlich ist. Die Proben können deshalb bis zur endgültigen Verarbeitung zumindest im Eisschrank mehrere Tage aufgehoben werden, anders ist es mit
der sauren Phosphatase, die nach der Blutentnahme sehr rasch ihre Aktivität
verliert und nach einigen Angaben durch Zusatz von Natrium-Bisulfat in kleinen
Mengen stabilisiert werden kann. Diese Angabe sollte aber noch nachgeprüft
werden.

Das p_H-Optimum der Phosphatasen kann nicht einheitlich angegeben werden,
da es sowohl von der Art des Substrates, welches zur Bestimmung verwendet
wird, als auch von der Art des Puffers abhängt. Es sind deshalb die in den
einzelnen Bestimmungen angegebenen Vorschriften genau einzuhalten. Für den
Einfluß von verschiedenen Puffern s. AEBI und ABELIN und auch F. LUNDQUIST.
Über die Aktivierungsmöglichkeiten, auch in bezug auf den Herkunftsort der
sauren Phosphatasen s. H. ROSENMUND.

a) Aktivitätsmessung der alkalischen und sauren Serumphosphatase nach JENNER und KAY

Prinzip. Der durch die alkalische bzw. saure Serumphosphatase aus β-Glycero-
phosphat freigesetzte anorganische Phosphor wird quantitativ bestimmt (s. Bestimmung von anorganischem Phosphor im Blut).

Reagentien

1. Substratstammlösung: Man löst 2,5 g β-glycerinphosphorsaures Natrium
in 100 cm³ Aqua dest. Die Lösung darf bei der colorimetrischen Prüfung auf
Phosphationen nur eine sehr schwache Blaufärbung geben, also praktisch kein
anorganisches Phosphat enthalten.

2. Puffer für die alkalische Phosphatase: 6,06 g Glycin p. a. und 4,68 g
NaCl p. a. werden in 328 cm³ 0,1n-NaOH gelöst und mit Aqua dest. auf 1000 cm³
aufgefüllt.

3. Puffer für die saure Phosphatase: 29,41 g Natriumcitrat p. a. ($C_6H_5O_7Na_3 \cdot 2H_2O$) werden in 0,2n-HCl ad 500,0 gelöst.

4. Substrat-Puffer-Gemisch: 1 Vol.-Teil der Substratstammlösung wird mit
5 Teilen Puffer (2 oder 3) gemischt.

5. 15%ige Trichloressigsäure.

6. Physiologische Kochsalzlösung.

Die Lösungen 1—4 werden unter Zusatz weniger Tropfen Chloroform im
Eisschrank aufgehoben.

Ausführung

Man versetzt 2 cm³ Serum oder Plasma mit 2 cm³ physiologischer Kochsalzlösung, mischt und verteilt von dieser Verdünnung je 0,5 cm³ (= 0,25 cm³ Serum
oder Plasma) auf 4 Reagensgläser, die genau 5 cm³ Substrat-Puffer-Gemisch
enthalten. Es ist darauf zu achten, daß die Serumproben nicht hämolytisch sind
und keine Erythrocyten oder Leukocyten enthalten, da die geformten Blut-
elemente sehr phosphatasereich sind. Das Reaktionsgemisch von Serum, Puffer
und Substrat wird wie folgt weiter behandelt: 2 der Ansätze werden im Wasserbad
von 38⁰ 3 Std bebrütet. Die restlichen Ansätze werden sofort mit 2 cm³ Trichloressigsäure enteiweißt, gründlich mit dem Glasstab durchmischt und nach 10 min
filtriert oder zentrifugiert. Die bebrüteten Proben versetzt man nach Ablauf der
Inkubationszeit ebenfalls mit 2 cm³ Trichloressigsäure und behandelt sie weiter

wie die Leerwertc. In je 5,0 cm³ Trichloressigsäurefiltraten wird anschließend der anorganische Phosphor bestimmt (s. Bestimmung von anorganischem Phosphor im Blut).

Eine Phosphataseeinheit entspricht der Fermentmenge in 100 cm³ Serum oder Plasma, die in 3 Std 1 mg anorganischen P abspaltet. Die mit dieser Methode gefundenen Normalwerte betragen beim Erwachsenen für die alkalische Phosphatase 5—11 E, bei Kindern 8—17 E, im Mittel 13 E. Für die saure Phosphatase beträgt die Aktivität 0—2 E. Die Phosphataseeinheit von BODANSKY ist etwa halb so groß wie die von JENNER und KAY.

b) Aktivitätsmessung der alkalischen und sauren Serumphosphatase nach HUGGINS und TALALAY (s. a. LINHARDT und WALTHER)

Prinzip. Phenolphthaleindiphosphat wird durch Serum bei 37° C zu Phenolphthalein und anorganischem Phosphat hydrolysiert. Phenolphthalein besitzt im Gegensatz zu seinem Phosphorsäureester Indicatoreigenschaften und kann durch einfaches Alkalisieren der Fermentansätze auf Grund seiner roten Farbe leicht photometrisch bestimmt werden. Bei schwach saurem Milieu bewirkt die saure Phosphatase, bei alkalischem Milieu die alkalische Phosphatase die fermentative Spaltung.

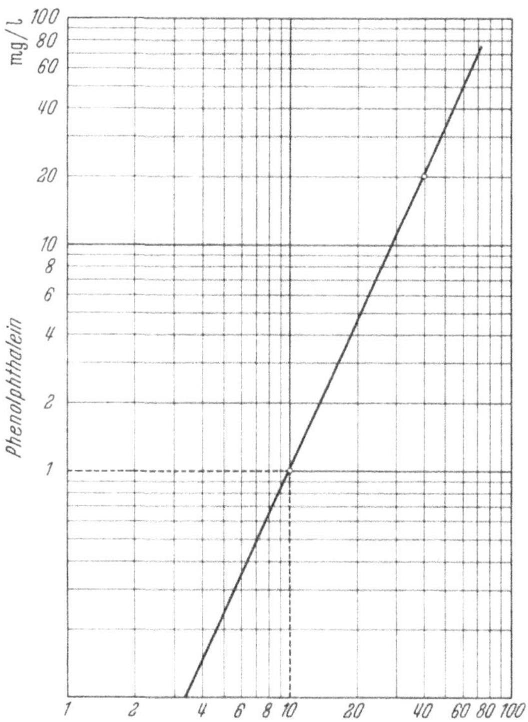

Reagentien

1. Alkalische Puffersubstratlösung (p_H 9,7): 10,3 g Veronalnatrium und 6,5 cm³ n/10 NaOH werden in einem 500 cm³-Meßkolben mit etwas Aqua dest. gelöst, danach gibt man 0,279 g Phenolphthaleindiphosphat (z. B. Boehringer) zu und füllt mit Aqua dest. bis zur Marke auf. Es empfiehlt sich diese Lösung mit Chloroform zu sättigen und im Eisschrank aufzubewahren.

2. Saure Puffersubstratlösung (p_H 5,4): Man löst 5,85 g Natriumacetat und 0,4 cm³ Eisessig (99 %ig) in einem 500 cm³-Meßkolben mit Aqua dest., gibt 0,279 g Phenolphthaleindiphosphat zu und füllt

Abb. 4. Lineare Abhängigkeit der in Freiheit gesetzten Menge Phenolphthalein (mg/Liter, Ordinate) von den Phosphatase-Einheiten nach HUGGINS und TALALAY (Abszisse)

nach dem Lösen bis zur Marke auf. Auch diese Lösung wird zur Erhöhung der Haltbarkeit mit Chloroform versetzt und im Eisschrank aufbewahrt.

3. Farbreaktionspuffer (p_H 11,2): 4,59 g Glycin, 3,58 g NaCl und 50 cm³ n-NaOH werden mit 400 cm³ Aqua dest. in einem 500 cm³-Meßkolben gelöst. Danach gibt man 20 g Natriumpyrophosphat ($Na_4P_2O_7 \cdot 10\,H_2O$) zu und löst durch gelindes Erwärmen. Nach dem Abkühlen wird das Lösungsgemisch bis zur Marke mit Aqua dest. aufgefüllt und bei Zimmertemperatur aufbewahrt.

Tabelle 8. *Reaktionsbedingungen und Aktivitäten der alkalischen und sauren Serumphosphatase* [BRUNS (3)]
(S = saure Phosphatase; A = alkalische Phosphatase)

Methode	Enzym	Substrat	pH	Puffersystem	Aktivator	Inkubationszeit (min)	Temperatur °C	Begriff der Phosphataseaktivität			
								Reaktionsprodukt	Serummenge	Zeit (min)	Physiologische Aktivität
KING-ARMSTRONG Originalvorschrift	S	Phenylphosphat	5	Citrat	—	30	37,5	1 mg Phenol	100 ml Serum	30	1—5
	A		9,3	Veronal	—	30	37,5	1 mg Phenol	100 ml Serum	30	5—13
KING-ARMSTRONG modifiziert nach GUTMAN u. GUTMAN	S	Phenylphosphat	4,9	Citrat	—	180	37	1 mg Phenol	100 ml Serum	60	0—5
KING-ARMSTRONG modifiziert nach BUCH u. BUCH	A	Phenylphosphat	10,3	Borat-Carbonat	Mg^{++}	15	37,5	1 mg Phenol	100 ml Serum	15	2,2—6,6
KING-ARMSTRONG modifiziert nach KIRBERGER u. MARTINI	S	Phenylphosphat	4,9	Citrat	—	60	37	1 mg Phenol	100 ml Plasma	60	1—3 GUTMAN-E.
	A		9,0	Veronal	—	15	37	1 mg Phenol	100 ml Plasma	15	5—10 KING-ARMSTRONG-E.
BODANSKY Originalvorschrift	S	β-Glycerophosphat	5,0	Acetat-Veronal	—	60	37,5	1 mg P	100 ml Serum	60	0,0—1,2
	A		10,8	Veronal	—	60	37,5	1 mg P	100 ml Serum	60	2,0—9,0
BODANSKY modifiziert nach LANGEMANN	S	β-Glycerophosphat	6,0	Acetat	—	240	38	1 mg P	100 ml Serum	24 Std	4,0—7,0
	A		8,7	Veronal	—	60	38	1 mg P	100 ml Serum	60	2,0—5,0
BODANSKY modifiziert nach KAY	A	β-Glycerophosphat	7,6	—	—	48 Std	38	1 mg P	1 ml Plasma	48 Std	0,1—0,21 (für Erwachsene)
BODANSKY modifiziert nach HÖVELS	S	β-Glycerophosphat	4,5	Acetat	—	180	37	1 mg P	100 ml Serum	180	0—2
	A		9,0	Veronal	Mg^{++}	60	37	1 mg P	100 ml Serum	60	1,5—8
HUGGINS u. TALALAY	S	Phenolphthaleinphosphat	5,4	Acetat	—	60	37	1 mg Phenolphthalein = 10 E	100 ml Serum	60	3—10
	A		9,7	Veronal	—	60	37		100 ml Serum	60	3—15
BESSEY, LOWRY u. BROCK	A	p-Nitrophenylphosphat	10,3 bis 10,4	Glycin-NaOH	Mg^{++}	30	38	1 Millimol p-Nitrophenol	1000 ml Serum	60	2,4—5,7 (Kinder)

Es empfiehlt sich die p_H-Werte der Lösungen mit einem Meßgerät zu kontrollieren.

Ausführung

Man erwärmt 5 cm³ der sauren bzw. alkalischen Puffer-Substratlösung in einem Wasserbad von 37⁰ und gibt nach 5 min 0,5 cm³ der Serumprobe zu, mischt mit einem Glasstab ohne Schaumbildung und beläßt das Gemisch für 1 oder 2 Std im Wasserbad. Nach Ablauf der Inkubationszeit gibt man 4,5 cm³ des Farbreaktionspuffers zu, mischt gründlich und mißt die Extinktion mit Filter S 55, Schichtdicke 10 mm gegen den Blindwert. Der Blindwert wird wie folgt angesetzt: Man gibt 5 cm³ der entsprechenden Puffersubstratlösung zu 4,5 cm³ Farbreaktionspuffer und setzt 0,5 cm³ Serum erst unmittelbar vor der Messung zu. An Hand einer Eichgeraden lassen sich die ermittelten Extinktionswerte in mg Phenolphthalein je Liter umwandeln. Dieser Wert (mg Phenolphthalein/Liter) wird mit dem Faktor 2 multipliziert und im doppelt logarithmischen System in Phosphataseeinheiten umgewandelt (Abb. 4). 1,0 mg Phenolphthalein, welches durch 100 cm³ Serum je Stunde freigesetzt wird, entspricht 10 H.E. (Huggins-Einheiten).

Bei 2stündiger Bebrütungsdauer wird der *Endwert* der Phosphataseaktivität durch 2 dividiert. Die physiologische Aktivität der alkalischen Phosphatase beträgt 9,5 (3—15) H.E., diejenige der sauren Phosphatase 5,9 (3—10) H.E.

Eine Eichgerade für Phenolphthalein kann mit dem käuflichen Indicator angelegt werden. Die Konzentrationsangabe „mg Phenolphthalein/Liter" bezieht sich auf die mit Farbreaktionspuffer alkalisierte Meßlösung.

Eine Multiplikation des ermittelten Phenolphthaleinwertes mit dem Faktor 2 ergibt sich aus folgender Beziehung:

$$2 = \frac{10 \text{ ml (Volumen der colorimetrierten Lösung)}}{1000 \text{ ml (Gesamtvolumen der zum Eichen verwendeten Lösung)}} \times \frac{100 \text{ (ml Serum)}}{0,5 \text{ ml (verwendetes Serum)}}.$$

2. Serumamylase

Im Serum findet sich physiologischerweise stets in geringer Menge Amylase. Es ist unwahrscheinlich, daß dem Serumferment eine biologische Bedeutung zukommt, wahrscheinlich gelangen stets kleine Fermentmengen aus dem Pankreas, wo das Ferment für den Stärkeabbau im Dünndarm synthetisiert wird, in die Blutbahn. Stark erhöhte Fermentaktivität im Serum beobachtet man bei akuter, nicht hämorrhagischer Pankreatitis für Stunden oder Tage. Bei chronischer Pankreatitis finden sich nur selten erhöhte Werte. Bisweilen zeigen Seren bei Pneumonie, Thyreotoxikose und Nephritis mit Acotämie erhöhte Amylasewirkung. Niedrige Werte findet man nach der akuten Erhöhung bei Pankreatitis, sowie bei Hepatitis und Lebercirrhose.

Aktivitätsmessung der Serumamylase nach YOUNG (s. auch TELLER)

Prinzip. Bei der enzymatischen Hydrolyse pflanzlicher Stärke durch Amylase entstehen reduzierende Zucker, in erster Linie Maltose. Die durch die Wirkung des Fermentes frei werdenden reduzierenden Zucker werden photometrisch bestimmt.

Reagentien

1. 1,5%ige Stärkelösung. Man löst 1,5 g Stärke (z. B. Amylum solubile, p. a.) in etwa 70 cm³ Aqua dest. und kocht kurz auf. Nach dem Abkühlen füllt man mit 0,066m-Phosphatpuffer, p_H 7,2, auf 100 cm³ auf. Der Phosphatpuffer

enthält 1,79 g $Na_2HPO_4 \cdot 12\,H_2O$ und 0,23 g KH_2PO_4 in 100 cm³ Lösung. Die
Stärkelösung wird im Eisschrank aufbewahrt. Sie ist nicht länger als 14 Tage
haltbar.

2. 5%ige Kupfersulfatlösung ($CuSO_4 \cdot 5\,H_2O$).

3. 7%ige Lösung von Natriumwolframat ($Na_2WO_4 \cdot 2\,H_2O$).

4. Sämtliche Reagentien, die für die Blutzuckerbestimmung nach NELSON
benötigt werden (s. quantitative Bestimmung des Blutzuckers, S. 250).

Ausführung

In 2 Teströhrchen gibt man je 0,5 cm³ Plasma oder Serum und 3 cm³ Aqua
dest. und erwärmt 5 min in einem Wasserbad von 40° C. Danach versetzt man
eines der Röhrchen mit 0,5 cm³ Stärkelösung, mischt mit einem Glasstab und
bebrütet 30 min bei 40° C. Die Fermentwirkung wird sodann durch Zusatz von
0,5 cm³ Kupfersulfatlösung (schütteln) und 0,5 cm³ Wolframatlösung (schütteln)
unterbrochen. Dem Blindansatz wird zuerst Kupfersulfatlösung, dann Stärkelösung und zum Schluß Wolframatlösung zugesetzt. Man zentrifugiert und bestimmt die durch die Fermentwirkung entstandenen reduzierenden Zucker nach
NELSON. Zu diesem Zweck überführt man je 1,0 cm³ des Zentrifugates in 25 cm³
fassende Kölbchen und verfährt weiter so, wie für die Blutfiltrate bei der Glucose-
bestimmung beschrieben wurde. Auch die photometrische Messung erfolgt in
gleicher Weise gegen den Blindwert.

Als Serumfermentaktivität werden die entstandenen reduzierenden Zucker
als mg Glucose je 100 cm³ Serum oder Plasma angegeben. Der physiologische
Aktivitätsbereich reicht von 40—160 (180) mg-% Glucose. Bei akuter nicht hämorrhagischer Pankreatitis beobachtet man Werte von 200—1000 mg-%.

Die Festlegung der Amylaseaktivität als „mg Glucose freigesetzt durch
100 cm³ Serum" ist willkürlich, da nicht Glucose, sondern Maltose und andere
Kohlenhydrate mit höherem Molekulargewicht in den Zentrifugaten die Zunahme
des Reduktionsvermögens bewirken. Das Reduktionsverhältnis Maltose/Glucose
beträgt rund 0,4.

VIII. Pyrrolfarbstoffe

1. Hämoglobin

Der rote Blutfarbstoff (Hämoglobin) hat im Organismus drei wichtige Aufgaben zu erfüllen: 1. Transport des Sauerstoffs von der Lunge zu den Geweben,
2. Mitwirkung beim Transport der Kohlensäure aus den Geweben zur Lunge, die
größtenteils durch die Alkalien des Serums gebunden wird, und 3. Beteiligung an
der Regulation der absoluten Reaktion des Blutes, da Oxyhämoglobin saurer ist
als reduziertes Hämoglobin. Dadurch ist es in der Lage, bei Abgabe von Sauerstoff
Kohlensäure aufzunehmen und auf dem venösen Wege zur Lunge zu trans-
portieren. Wahrscheinlich ist auch eine wesentliche Pufferwirkung auf Grund
der basischen Imidazolgruppe des Histidins.

Die erste Aufgabe, der Sauerstofftransport, ist am längsten bekannt. Infolge
seines zentral gelegenen Eisenatoms, welches durch seine Nebenvalenzen locker
an das Globin gebunden ist, kann es molekularen Sauerstoff binden; das so entstandene Oxyhämoglobin (Hämatoglobulin) enthält ebenfalls zweiwertiges Eisen
und wird als leicht dissoziierbare Molekülverbindung aufgefaßt.

Das Hämoglobin liegt im Blut in verschiedenen Formen vor, deren Bestimmung und Verhältnis zueinander oft von ausschlaggebender Bedeutung sind.
Diese Formen sind folgende: 1. Als Hämoglobin und Oxyhämoglobin. Die Menge
dieser beiden Komponenten ist während des Atmungsvorganges einem dauernden

Wechsel unterworfen, und der Gehalt an Oxyhämoglobin im arteriellen und venösen Blut ist ein Maß für die periphere Ausnützung des Blutes. 2. Als Kohlen-
dioxydhämoglobin, auf das oben schon hingewiesen worden ist, welches für den
Kohlendioxydtransport von den Geweben zu den Lungen von wesentlicher Bedeutung ist. 3. Als Methämoglobin (Hämiglobin), einer Verbindung mit drei-
wertigem Eisen, welche physiologisch immer in kleinen Mengen vorhanden ist,
die aber in den Erythrocyten wieder zu Hämoglobin auf Grund fermentativer
Reaktionen reduziert werden kann. 4. Als Kohlenoxydhämoglobin (Carboxy-
hämoglobin), welches fast immer im Blut angetroffen wird, besonders reichlich
aber bei Rauchern.

Bei der Untersuchung des Blutes wird es in vielen Fällen genügen, den Gesamt-
hämoglobingehalt zu bestimmen. In anderen Fällen ist die getrennte Bestimmung
der einzelnen Komponenten we-
sentlich und kann Aufschlüsse
über die Genese einer Krankheit geben.

Der Hämoglobingehalt des
Blutes von Männern und Frauen
unterscheidet sich nur unwesentlich. Dagegen enthält kindliches
Blut deutlich mehr Hämoglobin
als das von Erwachsenen. Eine
Übersicht über diese Werte gibt
die nebenstehende Tabelle 9.

Tabelle 9

	Mittel[1]	Mittel[2]	Grenzwerte	Hb in 100 g Erythro-cyten[2]
Männer . .	16,03		14,39—18,03	
Frauen . .	14,7		12—16	
Knaben . .	19,70		—	
Mädchen . .	19,28		—	
Neugeborene	19,48		15,20—23,71	
Mensch . .		14		28—32

Auch das Serum ist nicht ganz hämoglobinfrei, jedoch spielt die Hämoglobinmenge im Serum gegenüber der großen Hämoglobinmenge in den Erythrocyten
keine Rolle.

Das Serum enthält normalerweise 1—4 mg-% Hämoglobin. Bei bestimmten
pathologischen Zuständen kann es erhöht sein; bei Werten über 100 mg-% wird
die Nierenschwelle überschritten und es kommt zur Hämoglobinurie.

a) Bestimmung von Gesamthämoglobin, Oxyhämoglobin, Kohlenoxydhämo-globin und Methämoglobin in kleinen Blutproben durch Spektrophotometrie nach W. G. ZIJLSTRA

Bei Bestimmung des Gesamthämoglobins wird das gesamte Hämoglobin in
Cyanhämoglobin umgewandelt, wobei die Messung bei einer Wellenlänge genügt;
um die Methode genauer zu machen, kann man nach den Angaben von DRABKIN
bei mehreren Wellenlängen messen. Bei der Bestimmung der einzelnen Komponenten wird die Untersuchung so eingerichtet, daß immer nur 2 Hämoglobin-
komponenten vorhanden sind, und zwar entweder Oxyhämoglobin und reduziertes
Hämoglobin oder CO-Hämoglobin und Oxyhämoglobin oder Hämiglobin und
Oxyhämoglobin. Dadurch ist es möglich, jeweils nur bei 2 Extinktionen zu messen
und durch eine relativ einfache Formel die einzelnen Komponenten berechnen zu
können, wenn die eine Messung bei einem isobestischen Punkt erfolgt, d. h. bei
einem Punkt der Absorptionskurve, an der beide Komponenten dieselbe Extinktion
zeigen.

Die Extinktionskurven für die verschiedenen Komponenten sind in den Abb. 5
und 6 wiedergegeben.

---

[1] HORNEFFER, L.: Pflügers Arch. **220**, 703 (1928); EDLBACHER, S.: Handbuch der Biochemie,
Erg.-Werk Bd. 1/B, S. 769. 1933.
[2] D'ANS-LAX, S. 1742f.; ABDERHALDEN, E.: Z. physiol. Chem. **25**, 65 (1898).

Die allgemeine Formel, nach der bei Anwesenheit von 2 Komponenten aus der gemessenen Extinktion bei zwei verschiedenen Wellenlängen die eine Komponente berechnet wird, lautet:

$$S_x = a \cdot \frac{E_1}{E_2} - b.$$

Hierin bedeutet: S_x die Konzentration der gesuchten Komponente, E_1 die Extinktion bei Wellenlänge 1, E_2 die Extinktion bei Wellenlänge 2 (isobestisch),

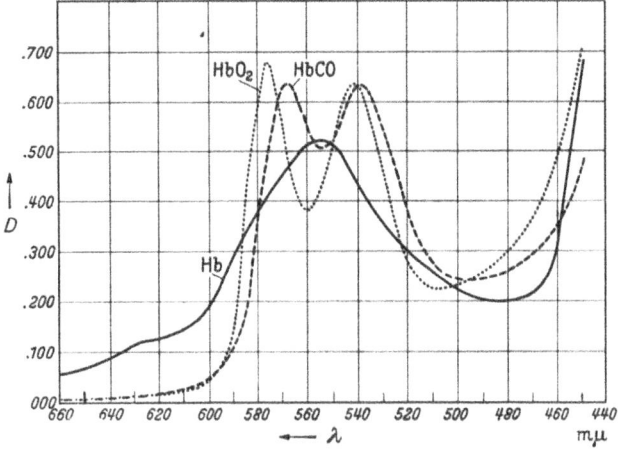

Abb. 5. Extinktion von Hämoglobin, Oxyhämoglobin und Kohlenoxydhämoglobin bei verschiedener Wellenlänge; $d = 1,000$ cm; $C = 0,043$ mM/Liter

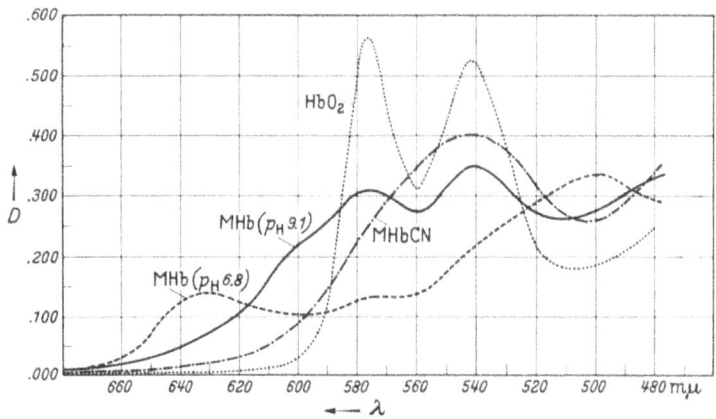

Abb. 6. Extinktion von Oxyhämoglobin, Methämoglobin (bei p_H 6,8 und 9,1) und Cyanmethämoglobin bei verschiedener Wellenlänge; $d = 1000$ cm; $C = 0,035$ mM/Liter (MHb = Hi)

a und b sind Konstanten, die für die betreffende Messung festgelegt werden müssen. Wie groß diese Konstanten sind und bei welchen Wellenlängen gemessen werden muß, geht aus den nachführenden Angaben hervor.

α) Bestimmung der Gesamthämoglobin-Konzentration

Reagentien

1. 10%ige $K_3[Fe(CN)_6]$-Lösung.
2. 0,1%ige NaCN-Lösung.

Ausführung

0,5 cm³ Blut werden mittels einer geeichten Pipette in einen 100 cm³-Meßkolben gefüllt, der schon 20 cm³ Wasser enthält. Dazu gibt man 2 Tropfen der Kalium-ferricyanidlösung und nach 5 min, wenn alles Hämoglobin in Methämoglobin umgewandelt ist, 2,5 cm³ Cyankaliumlösung. Man füllt alsdann zur Marke mit destilliertem Wasser auf, gibt nach dem Mischen in eine Glascuvette von 1 cm Schichtdicke und mißt die Extinktion bei 540, 545 und 551 mμ.

Die Konzentration in g/100 cm³ ist $= \dfrac{1{,}67 \cdot 200 \cdot E}{d \cdot y}$.

Hierin ist E die gemessene Extinktion, d die Schichtdicke in cm, 1,67 ein Umrechnungsfaktor aus mMol in g-%, 200 der Verdünnungsfaktor, y der milli-molare Extinktionskoeffizient, der für $\lambda\,540$ und $\lambda\,545 = 11{,}5$ und für $\lambda\,551 = 11{,}1$ beträgt. Die Messung bei ver-

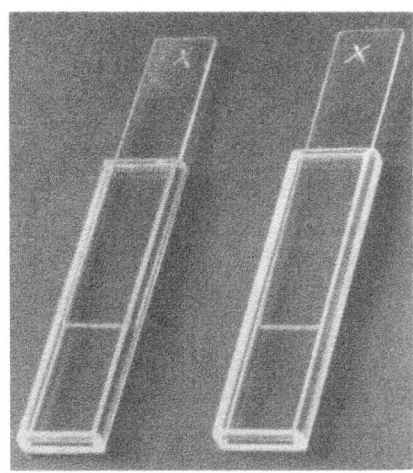
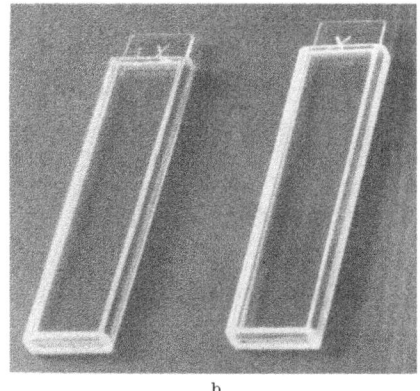

a   b

Abb. 7 a u. b. 0,100 cm-Cuvetten mit 0,087 cm planparallelen Glasplättchen für Extinktionsmessungen mit $d = 0{,}013$ cm

schiedenen Wellenlängen erfolgt zur Kontrolle, und falls die Werte nicht genau übereinstimmen, wird der Mittelwert dieser Werte genommen. Im allgemeinen bewegt sich die Genauigkeit der Methode um — 0,11 g/100 cm³ bei den ver-schiedenen Messungen.

β) Bestimmung der Oxyhämoglobin-Konzentration

Zu diesem Zweck darf in dem System nur Oxyhämoglobin und reduziertes Hämoglobin vorhanden sein. Gemessen wird bei 560 und 506 mμ (506 mμ ist in diesem Falle der isobestische Punkt) und bei einer Schichtdicke von 0,013 cm. Eine so geringe Schichtdicke ist nötig, um eine Dissoziation des Oxyhämoglobins bei der Verdünnung und Oxydation durch im Lösungsmittel gelösten Sauerstoff zu verhindern. Man erreicht solche Schichtdicken, indem man solche von 0,1 cm Schichtdicke, die im Handel zu haben sind, mit Glasplatten versieht, die 0,087 mm dick sind, so daß für die Blutlösung noch ein Raum von 0,013 cm zur Verfügung steht (s. Abb. 7).

Reagentien

1. 30%ige Saponinlösung.

Ausführung

Man gibt in eine 1 cm³-Spritze etwa 0,5 cm³ Wasser, einen Tropfen Saponinlösung und eine kleine Glasperle. Hierzu zieht man durch unmittelbare Punktion
0,5 cm³ Blut ohne Luftblase auf und schüttelt kräftig, bis Hämolyse eingetreten
ist. Mit einer langen Nadel wird nun eine 0,1 cm³-Cuvette von unten gefüllt und
darauf eine 0,087 cm-Glasplatte in die Cuvette eingeschoben (s. Abb. 7). Es folgt
Extinktionsmessung bei 560 und 506 mμ, und die Berechnung der Sauerstoffsättigung (S_{O_2}) erfolgt nach der Formel:

$$S_{O_2}\% = \frac{HbO_2}{\text{Gesamt-Hb}} \cdot 100 = \left(3{,}134 - 1{,}217 \cdot \frac{E_{560}}{E_{506}}\right) \cdot 100.$$

In dieser Formel bedeuten E_{560} bzw. E_{506} die gemessenen Extinktionen in der
vorliegenden Blutprobe. 3,134 und 1,217 sind Konstanten, die dadurch errechnet
werden, daß Blut in einem Tonometer mit Sauerstoff vollkommen gesättigt
und andererseits durch Zusatz von $Na_2S_2O_4$ (Natriumdithionit) vollkommen reduziert wird. Durch Wiederholungen dieser Messungen wird ein Mittelwert gewonnen,
der diesen Zahlen entspricht. Sie müssen aber für die verwendeten Cuvetten einmalig nachgeprüft werden, da sie von der Schichtdicke abhängig sind.

γ) Bestimmung der Kohlenoxydhämoglobin-Konzentration

Das Blut wird genauso behandelt, wie zur Bestimmung der Oxyhämoglobin-
Konzentration beschrieben ist. Nach Einfüllen in die Cuvetten und Einsetzen der
Glasplatte wird bei 562 und 540 mμ gemessen. Es ist dann die Kohlenoxydsätti-
gung in Prozent ausgedrückt

$$S_{O_2}\% = \frac{HbCO}{\text{Gesamt-Hb}} \cdot 100 = \left(3{,}185 \frac{E_{562}}{E_{540}} - 1{,}943\right) - 100.$$

E_{562} und E_{540} sind die in der vorliegenden Blutprobe gemessenen Extinktionen.
Die Konstanten 3,185 und 1,943 werden gewonnen, indem man einesteils Blut
vollständig mit Kohlenoxyd sättigt und andererseits vollkommen mit Sauerstoff
sättigt. Reines CO kann leicht durch Erhitzen von Schwefelsäure mit Ameisensäure erhalten werden. Die Konstanten 3,185 und 1,943 müssen für den verwendeten Apparat und die verwendeten Cuvetten einmalig nachgeprüft werden.
$\frac{E_{562}}{E_{540}}$ für HbO_2 und $HbCO$.

δ) Bestimmung der Methämoglobin-Konzentration

Reagentien

1. 0,1% Ammoniaklösung. Das käufliche 25%ige Ammoniak muß 250fach
verdünnt werden.

Ausführung

Etwa 0,5 cm³ der Probe werden 200fach mit einer 0,1%igen NH_3-Lösung
verdünnt, in eine 1 cm-Cuvette eingefüllt und die Extinktion bei 540 und 525 mμ
gemessen. Die relative Konzentration an Methämoglobin ergibt sich zu:

$$S_m(\%) = \frac{Hi}{\text{Gesamt-Hb}} \cdot 100 = \left(2{,}649 - 1{,}511 \frac{E_{540}}{E_{525}}\right) \cdot 100.$$

Für die Bestimmung der Konstanten wird das Hämoglobin im Blut zu 100%
in Methämoglobin bzw. O_2-Hb verwandelt, indem man mit Wasser verdünntes
Blut mit Kaliumferricyanidlösung versetzt oder indem man Blut, wie es oben
beschrieben ist, mit reinem Sauerstoff sättigt.

Bemerkung

Werden die in den Gleichungen angegebenen Konstanten in die Gleichungen statt des Ausdrucks $E_a : E_b$ eingesetzt, so muß sich in jedem Fall eine 100%ige bzw. 0%ige Konzentration ergeben, je nachdem, ob der Faktor für den einen oder für den anderen Wert eingesetzt wird.

Weitere Methoden zur Bestimmung des O_2-Hb s. bei REFSUM, MOLYNEUX und PASK, KLUNGSØYR und STØA.

ε) Titrimetrische Bestimmung von Hämoglobin nach K. BETKE und W. SAVELSBERG

Prinzip. Durch Zusatz einer genau 0,001n-Kaliumferricyanid-Lösung zu verdünnter Blutlösung wird das Hämoglobin stufenweise in Hämiglobin übergeführt, und aus der spektrophotometrisch gemessenen Extinktionszunahme kann der Äquivalenzpunkt des Kaliumferricyanids zu der Hämoglobinlösung genau festgelegt werden. Unter Annahme eines Molekulargewichtes von 68000 für das Hämoglobin ergibt sich — da ein Molekül Hämoglobin ein Molekül Sauerstoff verbraucht — ein Äquivalenzgewicht von 17000 g Hämoglobin für in Mol Kaliumferricyanid.

Da Kaliumferricyanid sehr genau eingewogen werden kann, ist hiermit eine genaue Bestimmung einer Hämoglobinlösung, wie sie für Standardlösungen benutzt wird, möglich.

Reagentien

1. 0,0667 m-Phosphatpuffer (m/15) nach SÖRENSEN (p_H 6,8).
2. 0,001n-Trikaliumhexacyanoferrat-Lösung (Kaliumferricyanid).

Ausführung

2 cm³ Blut werden mit 30 cm³ destilliertem Wasser hämolysiert und danach 15 cm³ Phosphatpuffer zugegeben, gemischt und die Lösung scharf zentrifugiert. In 6 Reagensgläser gibt man 0,5, 1,0, 1,5, 2,5 und 3,0 cm³ Ferricyanidlösung. Das Volumen wird mit Wasser auf 5 cm³ ergänzt und in jedes Reagensglas 5 cm³ der klaren Blutfarbstofflösung zugegeben. Man mischt und bestimmt nach 1 Std die Extinktion bei 610 mμ (von den Autoren wird das Stufenphotometer mit Filter 61 vorgeschlagen, doch würde sich im Spektrophotometer eine Wellenlänge von 630 mμ besser eignen, da dort das wirkliche Absorptionsmaximum liegt). Bei normalem Hämoglobingehalt liegen, wenn man die Menge der zugesetzten Kaliumferricyanidlösung zu der gemessenen Extinktion, wie es in der Abb. 8 dargestellt wird, in ein Koordinatensystem einträgt, die ersten 4 Punkte auf einer schräg ansteigenden Geraden, während die Verbindung der beiden letzten Punkte eine horizontale ist. Die Verbindung beider Geraden schneiden sich im Äquivalenzpunkt, und, wie aus der Abbildung ersichtlich ist, entspricht dies in diesem Falle 1,81 cm³ Ferricyanidlösung.

Berechnung

Da in jedem Reagensglas nach der Hämolyse und Zusatz von Phosphatpuffer 0,2128 cm³ Blut vorhanden waren, ergibt sich der Hämoglobingehalt x nach der Formel

$$x = \frac{m \cdot 17000 \cdot 100}{10^6 \cdot 0,2128} = m \cdot \frac{17}{2,128} = 1,81 \cdot \frac{17}{2,128} = 14,5 \, \text{g-\% Hb}.$$

Dieser Wert ist etwas zu hoch, da durch die reduzierenden Stoffe im Blut etwas Kaliumferricyanid reduziert wird. Dieser Wert wird auf folgende Weise ermittelt und in Abzug gebracht:

4 cm³ Blut werden mit 10 cm³ destilliertem Wasser hämolysiert und danach mit 10 cm³ 10%iger Trichloressigsäure enteiweißt und filtriert. Vom Filtrat nimmt man 2,0 cm³ entsprechend 0,333 cm³ Blut und gibt diese Menge in 4 Reagensgläser, so daß sich in jedem Reagensglas 2 cm³ des Filtrats befinden. In das erste Röhrchen titriert man nach Zusatz eines geeigneten Indicators mit n-Natronlauge bis zum p_H 5,2 und setzt den übrigen Röhrchen die so ermittelte Menge Natronlauge zu. Weiter gibt man 5 cm³ Phosphatpufferlösung in die 3 letztgenannten Reagensgläser, wodurch das p_H auf 6,8 eingestellt wird. Nachdem genau 2,00 cm³ 0,001n-Ferricyanidlösung einpipettiert wurden, bleiben die Ansätze 1 Std bei Zimmertemperatur stehen. Anschließend wird mit einer bekannten jodometrischen Methode (s. z. B. Blutzuckermethode) mit Thiosulfat die Ferricyanidmenge titriert. Gegen einen Leerversuch, welcher statt Blut Wasser, sonst aber alle Reagentien enthält, wird die Differenz bestimmt und so der Ferricyanidverbrauch durch die reduzierten Substanzen ermittelt.

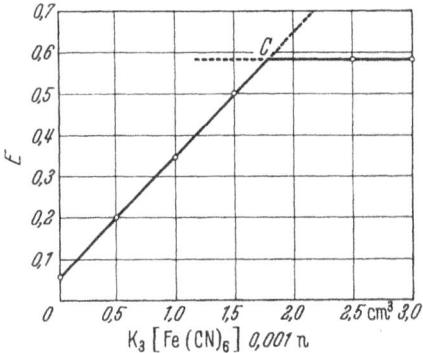

Abb. 8. Eichkurve zur titrimetrischen Hb-Bestimmung nach BETKE und SAVELSBERG

Die Titrationsdifferenz, ausgedrückt in n/1000 Lösung, muß noch mit dem Faktor $\frac{0,2118}{0,333}$ multipliziert werden, um den Wert der Blutmenge im Hauptversuch zu reduzieren. Betrug z. B., wie im oben angeführten Falle angenommen wurde, der Äquivalenzpunkt 1,810 cm³, der durch Reduktion des Wertes ermittelte reduzierte Ferricyanidverbrauch 0,148 cm³, so bleibt allein der durch den Hb bedingte Verbrauch von 1,662 übrig. Dies gilt nach der oben angegebenen Formel berechnet 13,3 g Hämoglobin, also etwas weniger, als in dem ersten nicht korrigierten Versuch ausgerechnet wurde.

Dieser Wert muß um auf reines Hämoglobin umgerechnet zu werden, noch um 0,5—1 % korrigiert werden, da soviel Methämoglobin immer im Blut vorhanden ist.

Mit vorstehender Methode kann eine Hb-Lösung standardisiert und somit können colorimetrische Methoden geeicht und nachgeprüft werden. Die spezifische Extinktion des Hämiglobincyanids wird von J. MEYER-WILMES und H. REMMER und H. REMMER zur Standardisierung benutzt. Weitere Beiträge zur Standardisierung s. F. W. SUNDERMAN, B. E. COPELAND, R. P. MACFATE, V. E. MARTENS, H. N. NAUMANN und G. F. STEVENSON; F. T. FLOOD, E. E. MANDEL, R. H. OWINGS und CH. F. FEDERSPIEL.

ζ) Spektrophotometrische Bestimmung des Gesamthämoglobins im Plasma nach K. B. McCALL

Prinzip. Das in Plasma gelöste Hämoglobin wird zuerst in Methämoglobin umgewandelt, die Extinktion bei einer bestimmten Wellenlänge gemessen, dann durch Zusatz von Cyanid in Cyanmethämoglobin, wodurch eine Extinktionszunahme erfolgt. Aus der Extinktionszunahme kann auf Grund des Beerschen Gesetzes die Hämoglobinmenge unmittelbar berechnet werden.

Reagentien

1. Phosphatpuffer. Man löst 2,67 g wasserfreies Na_2HPO_4 und 4,27 g KH_2PO_4 in 100 cm³ Wasser. Der Puffer ist 0,5m und soll das p_H 6,6 haben. Er wird zum Gebrauch auf das Doppelte verdünnt.

2. 20%ige Kaliumferricyanidlösung.

3. 10%ige NaCN-Lösung.

Ausführung

Zu 10 cm³ einer sehr verdünnten Hämoglobinlösung (10—100 mg-%) bekannten Gehaltes oder zu Serum gibt man genau 2 cm³ 0,25 m-Phosphatpuffer und 2 Tropfen Ferricyanidlösung. Nach 2 min wird die Extinktion bei einer Wellenlänge zwischen 540 und 550 mμ gemessen, indem gegen einen Leerwert aus Wasser und den Reagentien gemessen wird. Man setzt dann 1 Tropfen NaCN-Lösung zu, mischt gründlich und mißt die Extinktion wieder bei derselben Wellenlänge. Die Hämoglobinkonzentration errechnet sich dann nach der Gleichung

$$\text{Hb mg-\%} = \frac{D^{\text{CMHb}} - D^{\text{MHb}}}{d^{\text{CMHb}} - d^{\text{MHb}}} .$$

D ist jeweils die Extinktion, die bei der betreffenden Probe gemessen worden ist und d sind die Extinktionen für je 1 mg Hämoglobin. Daraus ergibt sich ohne weiteres die Hämoglobinkonzentration des Plasmas. CMHb = Gesamthämoglobin, MHb = Methämoglobin.

Um die Methode zu überprüfen, nimmt man eine verdünnte Hämoglobinlösung; versetzt damit je 5 cm³ Plasma und füllt auf 10 cm³ auf und behandelt wie oben.

Eine weitere Vorschrift zur Hb-Bestimmung im Plasma mit Hilfe von Benzidin s. M. C. Creditor oder W. H. Crosby, F. W. Furth und C. E. Thibeault. Hb läßt sich fluorometrisch als Protoporphyrin bestimmen; s. J. Brugsch oder E. Ju-Hwa-Chu und T. C. Chu.

Wenn bei der Besprechung des Hämoglobins bisher von den verschiedenen Formen des Hb die Rede war, waren damit die verschiedenen Reaktionsprodukte des normalen Hb gemeint. Dieses kommt jedoch in verschiedenen Typen vor. Bereits physiologisch finden sich 2 verschiedene fetale (Hb F und ein frühfetales noch nicht benanntes Hb) und 2 verschiedene Erwachsenen-Hb (Hb A und Hb A$_2$ bzw. Hb HE-1 C), die ihrerseits noch aus verschiedenen Unterfraktionen bestehen sollen. Außer diesen physiologischen Hb kommen eine Reihe pathologischer Typen vor, die sich physikalisch-chemisch von den normalen Hb und untereinander unterscheiden. Bisher sind 11 Typen bekannt (Hb S, C, D, E, G, H, I, J, K, L, M), aber zweifellos wird sich die Reihe noch erweitern. Es handelt sich um — teils bisher nur in wenigen Fällen beobachtete — genetisch fixierte Varianten, die zusammen mit gewissen erblichen Anämieformen auftreten. Die Unterschiede liegen im Globin, der Eiweißkomponente des Hb; das Häm ist immer unverändert, und die grundlegende biologische Funktion des Sauerstofftransportes ist nicht gestört. [Zusammenfassende Literatur s. Betke (1, 2), Chernoff, Goldberg (1), Huisman, Itano, H. Lehmann, Plötner und Betke].

Die verschiedenen Hb-Typen sind erst zum Teil genauer durch Alkalidenaturierung, Löslichkeit, Aminosäurenzusammensetzung, Adsorption und Chromatographie charakterisiert worden. Sie sind zunächst alle mittels Papier-Elektrophorese entdeckt und identifiziert worden.

b) Papierelektrophorese der Hämoglobine

Für die Klinik hat die Papierelektrophorese bei der Auffindung neuer und bei dem Nachweis bereits bekannter Hb-Typen die größte Bedeutung erlangt. Die Ausrüstung und Technik entspricht im allgemeinen der bei der Eiweißelektrophorese (s. S. 198). Bei Verwendung eines Barbituratpuffers von p$_\text{H}$ 8,6—9,0 und Ionenstärke $\mu = 0,025—0,1$ wandern alle Hb-Typen anodisch; außer Hb H und I wandern sie alle langsamer als das normale Erwachsenen-Hb A. In einem Puffer von p_H 8,6 ist die Wanderungsgeschwindigkeit einzelner Hb-Typen nicht genügend voneinander unterschieden (s. Abb. 9), so daß in Zweifelsfällen eine Elektrophorese in Puffern mit verändertem p_H anzuschließen ist [GOLDBERG (1), BATTLE und LEWIS, RUCKNAGEL u. Mitarb.] (s. Abb. 10).

Wichtig ist nach GOLDBERG (1), den Pufferstrom im Filtrierpapierstreifen einzuschränken. Das kann geschehen durch Zusatz einer die Viscosität des Puffers erhöhenden Lösung (z. B. Glycerin, Dextran), durch festes Aufpressen der Papierstreifenenden auf ihre Unterlage mittels eines Glasstabes, durch Verschmälerung der in die Puffergefäße hängenden Papierstreifenenden oder am

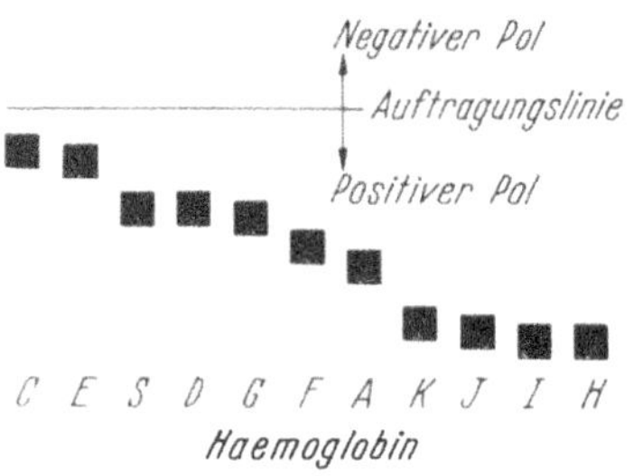

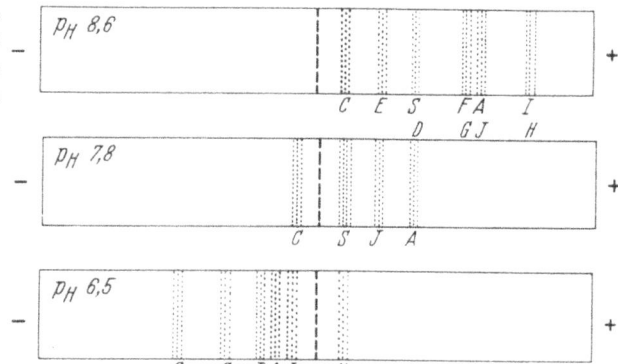

Abb. 9. Relative Lage verschiedener Hämoglobintypen bei der Papierelektrophorese in Puffer von p_H 8,6. (Nach LEHMANN)

Abb. 10. Relative Lage verschiedener Hämoglobintypen bei der Papierelektrophorese in Puffern von verschiedenem p_H. Hierdurch lassen sich bestimmte Hämoglobintypen voneinander trennen. * = Auftragungsstelle. [Nach GOLDBERG (1)].

besten durch festes Einpressen der gesamten Papierstreifen zwischen Glasplatten, in einer Spezialelektrophoreseapparatur, der E.C. Apparatus Comp. New York.

Papierelektrophorese der Hämoglobine nach C. A. J. GOLDBERG (1)

Geräte

Wie bei der Eiweißelektrophorese (s. S. 198). Filterpapier: Whatman 3 MM. Die Enden der Filterpapierstreifen werden schmal geschnitten (s. Abb. 11).

Reagentien

1. Barbiturat-Puffer von p_H 8,6 und Ionenstärke $\mu = 0,06$, mit Glycerinzusatz. Herstellung: 20,6 g Natriumdiäthylbarbitur. + 2,8 g Acid. diaethylbarbitur. + CO_2-freies Aqua dest. ad 2000 cm³. Dazu 100 cm³ Glycerin.

2. Phosphatpuffer von p_H 7,8 und Ionenstärke $\mu = 0,12$ mit Glycerinzusatz. Herstellung: 0,587 g Mononatriumphosphat ($NaH_2PO_4 \cdot H_2O$) + 6,50 g Dinatriumphosphat (Na_2HPO_4) (oder 16,38 g $Na_2HPO_4 \cdot 12 H_2O$) + CO_2-freies Aqua dest. ad 2000 cm³. Dazu 100 cm³ Glycerin.

3. Phosphatpuffer von p_H 6,5 und Ionenstärke $\mu = 0,1$. Herstellung: 6,22 g Monokaliumphosphat (KH_2PO_4) + 2,98 g Dinatriumphosphat (Na_2HPO_4) (oder 3,76 g $Na_2HPO_4 \cdot 12 H_2O$) + CO_2-freies Aqua dest. ad 2000 cm³ dazu 100 cm³ Glycerin.

4. 0,9%ige Natriumchloridlösung.

5. Färbe- und Entfärbelösungen wie bei der Papierelektrophorese (s. S. 199).

6. Vergleichslösungen von Hb A, S und/oder C.

Zubereitung der Hb-Lösungen

4 oder 5 cm³ Oxalatblut werden in einem graduierten Zentrifugierglas 10 min zentrifugiert, der Überstand abgegossen, zum Niederschlag 0,9%ige NaCl-Lösung hinzugegeben, vorsichtig aufgerührt und wieder 10 min zentrifugiert; diese Waschung der Erythrocyten mit NaCl-Lösung wird noch 3mal wiederholt. Zu einer kleinen Portion der gewaschenen Zellen werden 2 Vol. Aqua dest. gegeben, bis zur vollständigen Hämolyse vorsichtig gerührt und dann 10 min zentrifugiert. Die klare Hb-Lösung soll möglichst sofort zur Elektrophorese verwendet werden, mindestens aber, nach Aufbewahrung im Eisschrank, noch am selben Tag.

Die Hämolyse kann auch durch Einfrieren und Auftauen bewirkt werden; zu den gewaschenen Erythrocyten werden 2 Vol. Barbituratpuffer von p_H 8,6 gegeben, vorsichtig gerührt, eingefroren (mindestens 12 Std) und bei Zimmertemperatur oder im Eisschrank wieder aufgetaut (nicht in warmem Wasser!). Nach Zentrifugieren ist die Hb-Lösung gebrauchsfertig. Diese abgepufferte Hb-Lösung ist haltbarer

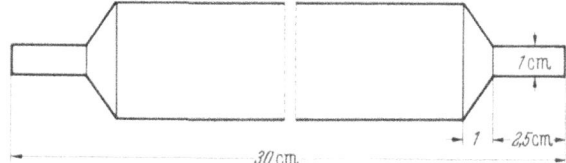

Abb. 11. Die bei der Papierelektrophorese von Hämoglobinen notwendige Einschränkung des Pufferflusses im Papierstreifen wird durch Zuschneiden der Papierstreifenenden in der obigen Weise erreicht. (Nach GOLDBERG)

als die wäßrige. Allerdings wird Hb H durch Einfrieren zerstört (RIGAS u. Mitarb.). Die eingefrorenen Hb-Proben können mehrere Monate aufbewahrt werden.

Ausführung

Die Filterpapierstreifen werden, wie in Abb. 11 gezeigt, zugeschnitten, mit Puffer getränkt, zwischen Filterpapier abgetrocknet, in die Elektrophoresekammer eingelegt und (bei Verwendung der Elphor-Apparatur) ein Strom von 115—120 V eingeschaltet. Nach 1 Std wird die Hb-Lösung auf den Streifen gebracht, durch Auflegen eines mit etwa 0,01 cm³ Hb-Lösung getränkten, 2 mm breiten Papierstreifens in der Mitte des Filterpapierstreifens. Laufzeit 15—20 Std bei 10—20° C. Nach Beendigung der Elektrophorese werden die Streifen herausgenommen und nach sorgfältigem Abtrocknen der der Brücke auf- und anliegenden Enden bei Zimmertemperatur trocknen gelassen.

Die Hb-Zonen sind auf dem Papierstreifen deutlich sichtbar. Durch Vergleich mit den Elektropherogrammen der bekannten Hb können sie identifiziert werden, durch Transparenzphotometrie bei 420 mμ können die prozentualen Anteile gleichzeitig vorkommender verschiedener Hb-Typen bestimmt werden.

Die Hb-Zonen können auch mit den in der Papierelektrophorese üblichen Eiweißfarbstoffen (s. S. 200) angefärbt werden.

Nach WENT (1) ist eine niedrige Ionenstärke ($\mu = 0,02$—0,04), Auftragung der Hb-Lösungen in möglichst schmalem Band und Vorbehandlung des Puffers durch Einschalten eines hohen Stromes durch einen Leerstreifen jeweils vor Einlegen des eigentlichen Versuchsstreifens besonders wichtig.

Weitere Literatur über die Papierelektrophorese von verschiedenen Hb-Typen, bei der verschiedene Puffer, Stromstärken, Laufzeiten usw. verwendet wurden, s. b. MOTULSKY, REYNAUD, PEROSA und BINI BARI, SPAETH, WENT (2), SMITH und CONLEY.

Die Hb-Elektrophorese kann statt in Papier auch in einem Stärkemedium ausgeführt werden [CABANNES und PORTIER, BENHAMOU u. Mitarb., LARSON und RANNEY, DE WAEL und PUNT, KUNKEL und WALLENIUS, KUNKEL u. Mitarb., FINE u. Mitarb., GOLDBERG (2)].

2. Porphyrine

Der größte Teil der Porphyrine, und zwar des Protoporphyrins befindet sich im Blute in den Erythrocyten, wenn auch geringe Mengen von Porphyrinen im Serum nachgewiesen sind (Hinsberg und Lang, Plötner und Betke, Stich). Die klinische Bedeutung der Blutporphyrine ist sehr gering und nur sehr wenig untersucht, die wesentlichsten klinischen Symptome erstrecken sich auf die Ausscheidung in Stuhl, Harn und in der Galle. A. Vanotti hat bei Bleivergiftungen am Tier eine starke Zunahme des Koproporphyringehaltes der Erythroblasten nachgewiesen und K. A. Seggel die Fluorescyten, d. h. die fluorescierenden Bestandteile des Blutes bei einer Bleivergiftung auf das 40fache erhöht gefunden. Es kommt dabei zu einer Behinderung des Eiseneinbaues in das Protoporphyrin. Auf Grund dieser Hämsynthesestörung entsteht sekundär die Bleianämie. Auch andere Schwermetalle, wie z. B. Quecksilber, Mangan, Gold, Zinn und auch Phosphor verursachen eine Porphyrinurie verschiedenen Ausmaßes, besonders wird aber eine Porphyrie durch Barbiturate, Chloroform, Tetrachloretan, aromatische Nitro- und Aminoverbindungen durch gewisse Sulfonamide, auch durch Salvarsan und wie bekannt auch durch Alkohol schon in verhältnismäßig kleinen Mengen, sowie auch durch Röntgen- und Sonnenbestrahlung hervorgerufen. Näheres hierüber s. Hinsberg und Lang, Plötner und Betke, Stich.

Während die bisher erwähnten Porphyrinurien auch noch die Gruppe der Erkrankungen der sog. Porphyrien enthält, bei denen es sich immer um eine Leberschädigung handelt, die aber auch bei Blutkrankheiten auftreten können, handelt es sich bei den Porphyrien um primär und konstitutionell bedingte Krankheitsbilder, die durch eine außerordentlich starke Porphyrinbildung im Organismus charakterisiert sind. Davon ist die kongenitale Porphyrie durch Hauterscheinungen und einen hohen Porphyringehalt im Knochenmark ausgezeichnet, der Harn enthält bis zu 600 mg Uroporphyrin I und Koproporphyrin I, aber kein Porphobilinogen (s. u.). Die intermittierend akute Form ist erblich, kommt bei Männern häufiger vor als bei Frauen, tritt gewöhnlich nach dem 15. Lebensjahr auf und ist verbunden mit Magenbeschwerden, sog. abdominale Form oder subakute neuritische Form, bei der vorwiegend Koproporphyrin III und sehr viel Porphobilinogen (s. u.) ausgeschieden wird. Bei der Porphyria cutanea tarda handelt es sich um eine erworbene Krankheit, bei der wieder kein Porphobilinogen, aber viel Uroporphyrin I und Uroporphyrin III, allerdings in wechselnden Mengen, ausgeschieden wird.

Die Bildung des Porphyrins erfolgt im wesentlichen im Knochenmark, wo auch die anderen Elemente des Blutes, das Globin und das übrige Eiweiß der Erythrocyten gebildet wird. Es entsteht im Organismus zuerst Porphobilinogen aus δ-Aminolävulinsäure, dieses tritt wahrscheinlich zu einem Tripyrrolderivat zusammen, welches sekundär gespalten wird und durch Zusammenschluß Dipyrrolderivate bildet, aus denen sich das Uroporphyrin mit 8 Carboxylgruppen bildet. Das Uroporphyrin wird decarboxyliert zum Koproporphyrin und dieses zum Protoporphyrin, welches nach Bindung von Eisen und Bindung an Globin das funktionstüchtige Hämoglobin darstellt. Es ist nur das Protoporphyrin IX zu Hämbildung befähigt, während andere Protoporphyrine, welche sich vom Uroporphyrin I bzw. Protoporphyrin I ableiten, zur Hämbildung nicht verwendet werden können.

In 100 cm³ Blut kommen 40 γ Protoporphyrin neben geringen Mengen Koproporphyrin vor (Hijmans van den Bergh und Grotepass, Watson; s. auch Hinsberg und Lang). Der Normalgehalt des Blutes scheint aber großen Schwankungen zu unterliegen; nach den Untersuchungen von WARD und MASON werden in der Literatur folgende Werte beschrieben:

Tabelle 10

Autoren	Anzahl der Untersuchungen	Freies Erythrocyten-Protoporphyrin (γ)			
		pro 100 cm³ Erythrocyten		pro 100 cm³ Blut	
		Bereich	Mittel-wert	Bereich	Mittel-wert
1	?			2—12	?
2	?			10—15	?
3	3	11—20	16	4—8	6
4	6			11—17	13
5	13			10—120	60
6	7	16—47	30	7—18	12
7	12	19,7—45,7	30		
8	66	13—140	35		
9	77	13—139	43		

[1] HIJMANS VAN DEN BERGH, A. A. u.W. GROTEPASS, Klin. Wschr. **1933**, 586. — [2] GROTEPASS, W. u. A. DEFALQUE, Hoppe-Seylers Z. physiol. Chem. **252**, 155 (1938). — [3] ANGELERI, S. u. E. VIGLIANI, G. Accad. Med. Torino **98**, 233 (1935). — [4] SCHUMM, O., Naunyn-Schmiedebergs Arch. exp. Path. Pharmak. **191**, 529 (1939). — [5] LAGEDER, K., Klin. Wschr. **1936**, 296. — [6] SEGGEL, K. A., Ergebn. inn. Med. Kinderheilkd. **58**, 582 (1940). — [7] WATSON, C. J., M. GRINSTEIN u. V. HAWKINSON, J. clin. Invest. **23**, 69 (1944). — [8] CARTWRIGHT, G. E., C. M. HUGULEY jr., H. ASHENBRUCKER, J. FAY u. M. M. WINTROBE, Blood **3**, 501 (1948). [9] WARD, E. u. H. L. MASON, J. clin. Invest. **29**, 905 (1950).

Die Werte steigen bei Stauungsikterus, bei chronischer Porphyrie und bei Cirrhose. Der Porphyringehalt ist in den Erythrocyten bei Frauen in der Regel höher als bei Männern. Bei Kindern findet man bereits in den ersten Lebenstagen erhebliche Porphyrinmengen, und zwar sollen nach den Angaben von YI-YUNG-HSIA und PAGE und nach S. SCHWARTZ und H. M. WIKOFF bei Kindern $1{,}1 \pm 0{,}57 \gamma$ je 100 cm³ Erythrocyten an Koproporphyrinen und $66 \pm 37 \gamma/100$ cm³ Erythrocyten für Protoporphyrin vorkommen. Ähnliche Mengen findet man auch im Nabelschnurblut und bei Neugeborenen, z. B. im Alter von 0—24 Std $1{,}9 \gamma$ Koproporphyrin pro 100 cm³ Erythrocyten und 71γ Protoporphyrin.

Über den Gehalt an Schweine-Erythrocyten s. CARTWRIGHT und WINTROBE. Porphobilinogen kommt auch im Plasma vor und der Nachweis gelingt mit 40 cm³ Plasma (s. FORMIJNE und N. J. POULIE). Kein Porphobilinogen wurde in der Galle, der Duodenalflüssigkeit und im Magensaft gefunden. Eine quantitative Bestimmung des Porphobilinogens im Plasma oder im Blut ist noch nicht beschrieben worden.

Die Harnausscheidung beträgt im Mittel 0—100 γ unter normalen Bedingungen, kann aber auch etwas über 100 γ hinaus gehen, ohne daß es sich um pathologische Werte handelt. Klinisch interessant sind nur Porphyrinausscheidungen bei Bleitoxikationen, die in der Nähe von 1000 γ liegen oder bei Anämien und Lebererkrankungen, die oben erwähnt sind. Im Stuhl werden pro Tag 150 bis 400 γ ausgeschieden.

a) Bestimmung von Koproporphyrinen und Protoporphyrinen in den Erythrocyten nach SCHWARTZ und WIKOFF

Prinzip. Die Erythrocyten werden durch Äthylacetat extrahiert und dem Äthylacetat die Porphyrine durch fraktionierte Extraktion mit HCl entzogen und fluorometrisch bestimmt.

Reagentien

1. Äthylacetat, reinst.
2. Chloroform, reinst.
3. Äthylacetat:Eisessig 4:1.
4. 3n-HCl.
5. 0,1n-HCl.
6. Natriumacetat, gesättigte wäßrige Lösung.

Ausführung

Die zentrifugierten Blutzellen werden mit ungefähr dem 10fachen Volumen Äthylacetat-Eisessig geschüttelt, die Suspension gründlich umgerührt, mit einem Pistill zerquetscht und schließlich durch ein Glasfilter abgesaugt. Die Extraktion des festen Erythrocytenkuchens wird noch 4—5mal wiederholt, bis das Filtrat farblos ist. Die vereinigten Extrakte werden in einem Scheidetrichter mit 0,2 Vol. 3%iger Natriumacetatlösung gewaschen. Es ist darauf zu achten, daß die Waschwässer immer kongosauer bleiben, weil sonst Verluste an Koproporphyrin auftreten. Man muß mehr Natriumacetat nehmen, wenn die Lösung sehr sauer ist. Aus dem zurückbleibenden Äthylacetat-Eisessig werden die Porphyrine durch Schütteln mit 5—10 cm³-Portionen 3n-HCl ausgezogen, bis die letzten Extrakte keine Fluorescenz mehr zeigen. Die Salzsäurelösung wird dann gegen Kongorot mit gesättigter Natriumacetatlösung neutralisiert und 3mal mit je 50—75 cm³ Äthylacetat extrahiert. Die vereinigten Äthylacetatextrakte werden mit Wasser gewaschen und dann mit kleinen Portionen von 3—5 cm³ 0,1n-HCl erschöpfend extrahiert, um das Koproporphyrin zu entfernen. Das Protoporphyrin bleibt unter diesen Bedingungen im Äthylacetat und kann diesem anschließend durch erschöpfende Extraktion mit 3n-HCl entzogen werden.

Die HCl-Lösungen werden getrennt und 2mal mit je 5 cm³ Chloroform ausgeschüttelt, um Spuren von chloroformlöslichem Porphyrin zu entfernen. Dieses Waschchloroform wird zu dem Äthylacetat gegeben, bevor dieses mit 3n-HCl ausgeschüttelt wird. Nachdem aus der Koproporphyrinfraktion alle chloroformlöslichen Porphyrine entfernt sind, setzt man $^1/_{15}$ Vol. 3n-HCl zu, um die Normalität der Salzsäure auf ungefähr 0,3n zu bringen und um die trübe Lösung zu klären. Die Porphyrinkonzentration wird dann fluorometrisch mit einer Spezialapparatur bestimmt, welche von SCHWARTZ, ZIEVE und WATSON beschrieben worden ist.

Nur wenn die Reticulocyten stark erhöht sind, muß man mindestens 5 cm³ Erythrocyten für jede Blutanalyse nehmen. Auch in diesem Fall ist ein sehr empfindliches Fluorometer nötig. Wenn das Koproporphyrin mit 0,1n-HCl ausgeschüttelt wird, reichert sich letzteres leicht an der Grenzfläche an. Dieses kann vermieden werden, wenn der Scheidetrichter rotierend bewegt wird. Hämatin absorbiert ebenfalls bei 400 mμ, also bei einer Wellenlänge, in welcher Protoporphyrin ebenfalls stark absorbiert, und es ist deshalb wichtig, eine genaue Trennung der Äthylacetat-Lösung durchzuführen. Hämatin bleibt bei dem Extraktionsverfahren in der Äthylacetatfraktion.

Eine Trennung der Isomeren I und III kann nach der Methode von SCHWARTZ, HAWKINSON, COHEN und WATSON durchgeführt werden.

b) Chromatographische Trennung und Bestimmung der Porphyrine nach KEHL und STICH bzw. nach KEHL und GÜNTHER (1)

Prinzip. Die Extraktion wird nach der vorstehenden Vorschrift von SCHWARTZ und WIKOFF durchgeführt, die Lösungen nach der Messung eingedampft, in verdünnter Ammoniaklösung aufgenommen und auf Filtrierpapierbögen chromatographiert.

Reagentien

1. Eisessig.
2. Äther.
3. 5%ige HCl, die titrimetrisch kontrolliert sein muß, desgleichen 25%ige HCl.
4. 10%ige Bleiacetatlösung.
5. 2n-NH$_4$OH-Lösung.
6. 7n-HCl.
7. 2,6-Lutidin-Wasser 90:10.
8. 2,6-Lutidin-Wasser 50:50.

Ausführung

Die nach der vorstehenden Vorschrift von SCHWARTZ und WIKOFF gewonnenen Äthylacetatextrakte werden unter Stickstoff eingedampft und schließlich im Vacuumexsiccator über Ätznatron vollkommen getrocknet. Den Rückstand löst man in 2n-NH$_4$OH und chromatographiert auf folgende Weise: Ein Filtrierpapierbogen 2043b Schleicher und Schüll 30 × 40 cm groß wird mit den Porphyrinlösungen im Abstand von 3 cm vom unteren und 5 cm vom seitlichen Rande beschickt, so daß die Tropfen selbst nicht weniger als 2 cm voneinander entfernt sind. Man chromatographiert aufsteigend. Der Filtrierpapierbogen wird zu einem Zylinder zusammengerollt, so daß die Enden durch Laschenbildung miteinander vernäht werden können, ohne sich zu überschneiden. Den Zylinder stellt man in eine Petrischale mit Lutidin-Wasser 1:1, gibt in den äußeren Teil des Glaszylinders 25%iges Ammoniak, bedeckt mit einer Glasschale und chromatographiert 12—16 Std, unter Vermeidung von direkter Sonnenbestrahlung und einseitiger Erwärmung oder Abkühlung. Die Raumtemperatur soll 19—25°, möglichst konstant, sein. Um Testsubstanzen mitanalysieren zu können, werden die Ester durch 7n-HCl in 24—36 Std bei Raumtemperatur verseift, dann über Ätznatron im Exsiccator eingedampft, der Rückstand in Ammoniak, wie oben beschrieben, gelöst, die Absorptionsbanden bestimmt und die Flecken ebenfalls auf den Papierbogen aufgetragen.

Ist die Chromatographie zu Ende, so wird der Bogen herausgenommen und bei 105° einige Minuten getrocknet. Nachdem die Porphyrinflecken im ultravioletten Licht mit einem Bleistift markiert sind, werden 9—10 cm lange Streifen spitz ausgeschnitten, diese Streifen werden auf eine Photoplatte gelegt, wobei der danebenliegende Streifen durch Auftragen von Vakuumfett abgetrennt wird. Es wird eine zweite Glasplatte aufgepreßt und aus einer Petrischale das Elutionsgemisch (10%iges 2,4-Lutidin und 90% Wasser) aufsteigen gelassen. Der überragende Teil des Papierstreifens taucht dabei in die Lösung. Nach 1 Std ist bereits das Porphyrin in die Spitze des Papierstreifens getrieben, er wird abgeschnitten und mittels 2n-NaOH eluiert und die Gesamtmenge des Eluats auf 3 cm^3 mit Ammoniak aufgefüllt und die Absorptionsintensität bei den Soretbanden gemessen. Es ist zu bemerken, worauf die Autoren hinweisen, daß nach den Untersuchungen von DECKER Uro- und Koproporphyrine mit einer Ausbeute von 75—85%, andere mit geringerer Ausbeute, wiedergefunden werden können.

Über chromatographische Möglichkeiten vgl. auch R. KEHL und B. GÜNTHER (2) und R. KEHL. Die Eisenkomplexe der Porphyrine lassen sich nach T. C. CHU und E. JU-HWA-CHU chromatographieren. Zur Elektrophorese s. T. K. WITH (2).

3. Gallenfarbstoffe

Der Abbau des Hämoglobins erfolgt über einen ganz anderen Weg als die Synthese, und das erste Abbauprodukt ist Verdoglobin, welches im Blut in kleinen Mengen erfaßt werden kann, aber keine physiologische oder klinische Bedeutung besitzt. Das zweite Abbauprodukt daraus ist Biliverdin, woraus durch weitere Reduktion Bilirubin entsteht. Das Bilirubin unterliegt nun einem enterohepatischen Kreislauf und erscheint normal im Blut nur in sehr geringer Konzentration, während die Hauptmenge durch die Nieren und die Faeces ausgeschieden wird, falls es sich um pathologische Vermehrungen handelt. Normalerweise wird das Bilirubin einmal durch die Körperzellen zu Urobilinogen reduziert und dieses im weiteren Stoffwechsel weiter verändert, so daß die Urobilinogenkonzentration im Blut sehr gering ist, andererseits wird das Bilirubin im Darm durch die Bakterien zu Stercobilinogen reduziert, welches normalerweise vom Darm aus wieder resorbiert wird und über den großen Kreislauf zu den Nieren gelangt, wo es ausgeschieden wird. Die Hauptmenge an Stercobilinogen und Urobilinogen erscheint aber im Stuhl. Die sekundären Veränderungen, welche Urobilinogen und Stercobilinogen in Harn oder Stuhl unter Bildung von Urobilin und Stercobilin erleiden, sollen hier außer Betracht bleiben. Als weitere Stoffwechselprodukte des Hämoglobinabbaus kommen noch Propentdyopent und Bilifuscin vor, deren Konzentration im Blut aber sehr gering ist und für die Bestimmungsmethoden im Blut noch nicht ausgearbeitet sind, so daß sie hier nicht besprochen werden. Das folgende Kapitel befaßt sich ausschließlich mit der Bestimmung des Bilirubins und hier ist eingehend zu besprechen die Bestimmung des direkten und des indirekten Bilirubins.

Die Normalwerte des Bilirubins im Serum schwanken zwischen 0,0 und 1,1 mg-%, wenn nach der Methode von Jendrassik und Gróf, d. h. ohne Bilirubinverlust, gearbeitet wird. Die anderen Normalwerte gehen aus der folgenden Tabelle hervor.

Tabelle 11

	Serum (mg-%)	Harn pro Tag	Galle	Faeces
Bilirubin	$0,0$—$0,5$—$1,1$ [3]	0 mg[1]	12—40 mg/Tag[6]	nur bei Kindern
Urobilinogen	$0,5$ [3]	0—3,5 mg[5]		20—220 mg/100g[2]
		path. bis 35 mg		vorhanden
		vorhanden		
Urobilin	$0,2$ [4]			
	path. bis 35 mg-%			
Stercobilinogen		3—25 mg[1]		
Stercobilin		10—130 mg[1]		
Melanogen		0[1]		
	Bilirubin:			
	Pferd 1,9—3,1			
	Hund, Kaninchen,			
	Hase, Meer-			
	schweinchen			
	Ratte negativ			

Bei Lebererkrankungen kann das Bilirubin in Blut und Serum auf sehr hohe Werte ansteigen, wie aus der oben stehenden Tabelle ersichtlich ist. Dabei verschiebt sich auch gleichzeitig der Gehalt an direktem und indirektem Bilirubin, wie nachstehende Tabelle zeigt (Vogt).

[1] Documenta Geigy, Wiss. Tab. 1955, S. 277.
[2] Documenta Geigy, Wiss. Tab. 1955, S. 273.
[3] Documenta Geigy, Wiss. Tab. 1955, S. 305/306.
[4] Vgl. R. Lemberg u. J. W. Legge, Hematin compounds and bile pigments, S. 553. New York 1949.
[5] Vgl. Hoppe-Seyler-Thierfelder, 10. Aufl., Bd. 5, S. 162. Berlin-Göttingen-Heidelberg 1953.
[6] Vgl. R. Lemberg und J. W. Legge, Hematin compounds and bile pigments, S. 549. New York 1949.

Tabelle 12

	Bilirubin im Serum	Bilirubin im Harn	Urobilinkörper im Stuhl	Urobilinkörper im Harn
Normal	0,3—0,5 mg-%	fehlt	vorhanden	vorhanden (Ugb. Probe: Hitze)
Hämolytischer Ikterus	vermehrt nur indirekt	fehlt	vermehrt	vermehrt (Ugb. Probe: Kälte)
Hepatocellulärer Ikterus		vorhanden	vermindert bis fehlend	vermehrt, vermindert oder fehlend
Mechanischer Ikterus (kompletter Verschluß)	vermehrt indirekt und direkt	vorhanden stärker vermehrt	fehlend	fehlend

Über weitere pathologische Werte s. THANNHAUSERS Lehrbuch des Stoffwechsels und der Stoffwechselkrankheiten, II. Aufl., S. 800ff., 1957.

Nachdem man früher nur sehr wenig über die Ursache der direkten und indirekten Diazoreaktion von Bilirubin Bescheid wußte, ist heute erwiesen, daß das direkte Bilirubin der Glucuronsäureester des Bilirubins ist, der dadurch wasserlöslich ist und in wäßriger Lösung unmittelbar mit Diazoreagens reagieren kann [BILLING (1, 2), BILLING und LATHE, COLE und LATHE, COLE u. Mitarb., SCHMID]. Das indirekte Bilirubin besteht aus freiem Bilirubin, ist in Wasser nur schwer löslich bzw. nur kolloidal gelöst und reagiert erst, wenn entweder Alkohol zugesetzt wird oder ein Lösungsvermittler wie z. B. Harnstoff, Coffein oder Natriumbenzoicum (s. nachfolgende Bestimmung und QUIGLEY).

Das direkte und indirekte Bilirubin kann auch papierchromatographisch voneinander getrennt werden, worüber zahlreiche Arbeiten vorliegen, s. z. B. G. GRIES, P. GEDIGK und J. GEORGI, COLE und LATHE, COLE u. Mitarb., die eine Wanderungsgeschwindigkeit des indirekten Bilirubins zwischen p_H 6 und 8 mit einem R_f-Wert von 0,1 finden, während das direkte in der Regel einen R_f-Wert von 0,55—0,5 hat. Auch bei beträchtlichen Schweifbildungen kann eine Trennung vom direkten und indirekten Bilirubin erfolgen. Bemerkenswert ist, worauf M. POLONOVSKI und R. BOURRILLON hinweisen, daß nur das Bilirubin, welches die Galle passiert hat (das direkte Bilirubin) in der Lage ist, das Nierenfilter zu passieren. Wie wir gesehen haben, wird bei dem Durchgang durch die Leber das Bilirubin mit Glucuronsäure gekuppelt und wird dadurch wasserlöslich und ausscheidungsfähig.

Zur Bestimmung des Bilirubins wird fast ausschließlich die Kupplung mit Diazobenzolsulfonsäure verwendet, wobei ein roter Farbstoff entsteht, der sich gut colorimetrieren läßt. Die natürliche, auch ziemlich intensive Farbe des Bilirubins im Serum läßt sich nicht mit der gleichen Sicherheit bestimmen, weil andere Serum-Farbstoffe ungefähr die gleiche Absorption zeigen, und deshalb eine Abtrennung nicht möglich ist. Nur das direkte Bilirubin läßt sich zum Teil mit Äther aus dem Serum ausschütteln und kann dann in dem Ätherextrakt direkt bestimmt werden, doch ist die Ausschüttelung nicht quantitativ.

Ein wesentlicher Unterschied der verschiedenen Methoden ist die, daß mit oder ohne Eiweißfällung gearbeitet wird. Bei Fällung von Eiweiß wird ein Teil des Bilirubins, zum Teil auch der fertig gebildete Diazofarbstoff, mitgefällt und entzieht sich der Bestimmung. Wir finden die Werte mit alten Methoden wie z. B. von HIJMANS VAN DEN BERGH niedriger als die nach neueren Methoden nach JENDRASSIK und CLEGHORN, und es wird im folgenden nur auf solche Bestimmungen zurückgegriffen, bei denen eine quantitative Extraktion und Bestimmung des Bilirubins gewährleistet ist.

a) Gesamtbilirubinbestimmung nach JENDRASSIK und GRÓF in der Fassung von WITH (1)

Prinzip. Durch Zusatz von Coffein wird auch das indirekte Bilirubin direkt bestimmbar; die so erhaltenen Werte entsprechen dem Gesamtbilirubin.

Reagentien

1. Coffeinlösung (20 g Coffein + 30 g Natriumbenzoat + 50 g Natrium-acetat + H_2O werden ad 400 cm³ mit Wasser gelöst).

2. Diazomischung, 10 cm³ Diazolösung 1 (5 g Sulfanilsäure + 15 g konz. HCl mit Wasser auf 1000 cm³ aufgefüllt) und 0,25 cm³ (6 Tropfen) Diazo II (0,5%ige Natriumnitritlösung in Wasser) werden frisch vor dem Gebrauch gemischt.

3. Alkalische Fehlingsche Lösung II (10 g NaOH + 35 g Kaliumnatrium-tartrat in 100 cm³ Wasser).

Die Coffeinlösung wird unverdünnt gebraucht, die Fehlingsche Lösung ist notwendig und dient als stark alkalische Pufferlösung.

Ausführung

1 cm³ Serum oder Plasma wird mit 2 cm³ Coffeinlösung gut gemischt und dazu 0,5 cm³ Diazomischung gegeben, sorgfältig gemischt und nach 10 min 1,5 cm³ Fehlingsche Lösung zugesetzt. Das Volumen beträgt jetzt 5 cm³.

Die Farbe der Reaktion ist in schwachen Konzentrationen grünlich, in stärkeren blau. Die grünliche Farbe der schwachen Reaktion rührt nicht nur vom Bilirubin, sondern zum Teil auch von diazotiertem Coffein her. Man liest im Stufenphotometer mit Filter S 61 oder in einem Spektrophotometer bei einer Wellenlänge von 610 mμ ab. Bei ganz klarem Serum kann man mit Wasser in der Vergleichscuvette messen. Ist das Serum nicht klar, so wird folgender Leerwert angesetzt: 1 cm³ Serum, 2 cm³ Coffeinlösung, 0,5 cm³ H_2O und 1,5 cm³ Fehlingsche Lösung. Durch diese Lösung werden die Trübungen des Serums kompensiert. Bei hämolytischem Serum ist die Benutzung der sog. Vergleichs-lösung notwendig. Man mißt am besten bei 1 cm Schichtdicke, aber bei großen Konzentrationen können 0,5 cm und bei kleinen Konzentrationen 2 cm vorteil-hafter sein. Das Lambert-Beersche Gesetz gilt für das Azobilirubin.

Berechnung

Die Extinktion E, die gemessen wird, steht im folgenden Verhältnis zu der Konzentration mg-% Bilirubin = c.

$$c = 5{,}32 \cdot (E{-}K) \text{ oder } c = 5{,}35 \cdot (E{-}K{-}0{,}025)\,.$$

K ist eine Korrektur für die grünliche Farbe der Diazoreaktion des Coffeins, sie muß für jede Lieferung von neuen Reagentien geprüft werden, indem Wasser statt Serum genommen wird. Da die Farbe nur sehr schwach ist, mißt man diese Korrekturlösung mit 5 cm Schichtdicke und dividiert die so gemessene Extinktion durch 5, um die Korrektur für 1 cm Schichtdicke zu erhalten. Der Autor findet Korrekturen zwischen 0,006 und 0,018, JENDRASSIK und GROF geben 0,005 an.

Die erste der oben angeführten Formeln gilt für Messungen mit einer Vergleichs-lösung, während die zweite für Messungen mit Wasser in der Vergleichscuvette gilt. Die darin enthaltene Konstante von 0,025 ist eine Durchschnittszahl für die Absorption der nicht vom Bilirubin verursachten Serumfarbstoffe. In Wirk-lichkeit kann der Faktor von 0,013—0,049 schwanken. Bei stärker ikterischen Seren ist es vorzuziehen, 5—20mal mit physiologischer Kochsalzlösung zu ver-dünnen; da die Serumeigenfarbe dabei sehr stark herabgesetzt wird, kann man mit Wasser als Vergleichslösung messen. Die Verdünnung ist bei der endgültigen

Konzentrationsbestimmung in Rechnung zu setzen. Der Fehler ist bei Doppelanalysen in 50% der Fälle kleiner als 0,03 mg-% und in 80% der Fehler kleiner als 0,05 mg-%.

Über eine braune Diazoreaktion durch Indolderivate s. L. Jendrassik und M. Rébay-Szabó.

Eine Ultramikromethode s. R. E. Stoner und H. F. Weisberg.

b) Quantitative Bestimmung des direkten Bilirubins nach Jendrassik und Cleghorn, beschrieben von With

Reagentien s. oben.

Ausführung

Zu 1 cm³ Serum gibt man 3,5 cm³ destilliertes Wasser und 0,5 cm³ Diazomischung und mischt gut durch. Als Kontrollösung verwendet man 1 cm³ Serum mit 4 cm³ destilliertem Wasser. Die beiden Lösungen werden in die Tröge des Stufenphotometers eingefüllt und möglichst schnell hintereinander mit Filter S 53 und Filter S 43 gemessen, was einer Wellenlänge von 530 und 430 mμ entspricht. Die letztere Messung kann auch negative Werte ergeben, d. h. man muß dann die ursprünglich feststehende Trommel auf der Seite der Kontrolllösung bei Gebrauch des Stufenphotometers, um Gleichheit der Gesichtsfelder zu erhalten, drehen. Aus den gemessenen Extinktionen ergibt sich die Konzentration an Bilirubin nach der Formel

$$c = 5,62 \cdot E \text{ (Filter S 53)} - 1,12 \cdot E \text{ (Filter S 43)}.$$

Die Extinktionen werden bei 1 cm Schichtdicke gemessen oder für diese Schichtdicke umgerechnet. Wird die Gesamtmenge an Bilirubin gleichzeitig nach der Methode, die oben beschrieben ist, bestimmt, so kann der Anteil an direktem Bilirubin in Prozenten angegeben werden. Es ist störend für das Auge, daß zuerst mit dem lichtstarken Filter S 53, dann mit dem lichtschwachen Filter S 43 gemessen werden muß. Diese Schwierigkeit fällt bei Benutzung von Elektrocolorimetern weg, jedoch ist es notwendig, die Faktoren, die in der Gleichung enthalten sind, für das betreffende Instrument zu berichtigen und auch die Wellenlänge festzulegen.

Bilirubin im Liquor bei Ikterus s. Amatuzio u. Mitarb.

c) Quantitative chromatographische Trennung des direkten und indirekten Bilirubins nach Billing (2)

Prinzip. Das Bilirubin wird an Kieselgur, welches mit Silikon beladen ist, adsorbiert, und daraus mit einem Butanolgemisch eluiert, wobei sich 3 verschiedene Fraktionen ergeben.

Reagentien

1. Kieselgur.

2. Silikon M 441 (Dichlor-dimethylsilan).

3. Butanolmischung, 50 cm³ Butanol, 45 cm³ Wasser und 5 cm³ Phosphatpuffer 0,05 m, p$_H$ 6 (es bilden sich 2 Schichten).

4. Diazotierte Sulfanilsäure p$_H$ 4,1. 10 cm³ einer 0,1%igen Sulfanilsäure in 0,25n-HCl werden mit 0,3 cm³ 0,5%igem NaNO$_2$, 20 cm³ 1,43%igem Dinatriumphosphat und 90 cm³ Alkohol gemischt.

5. Gesättigte Ammoniumsulfatlösung.

6. Reines Äthanol.

Ausführung

Das Kieselgur wird nach der Vorschrift von G. A. Howard und A. J. P. Martin hergestellt. Dazu nimmt man Hyflosuper-Cel, welches bei 107° getrocknet und abgekühlt ist und läßt es im Exsiccator über Silikon stehen, oder man läßt einen trockenen Luftstrom, der ein Gefäß mit Silikon passiert hat, durch das vorbehandelte Kieselgur streichen, indem man gleichzeitig stark rührt. Das so behandelte Material muß, auf Wasser geworfen, schwimmen, ein Zeichen, daß die Silikonbeladung genügend ist. Zur Chromatographie wird eine Apparatur der Abb. 12 verwendet.

Drei Glasstücke von 3,5—4 cm Länge werden in den Mantel einer 5 cm³-Spritze eingesetzt, so daß er die einzelnen Stücke zusammenhält. Das unterste Stück ist von unten mit Baumwolle und durchbohrtem Stopfen verschlossen und die Öffnung mit einem Poly-äthylenschlauch versehen. Man füllt in das Rohr 1,5 g silikonbehandeltes Kieselgur und 0,75 cm³ der oberen Phase des Butanolgemisches. Dann weiter 10 cm³ der wäßrigen unteren Phase, die als mobile Phase benutzt wird, bis ein gleichmäßiger Brei entstanden ist. Die Mischung wird schnell in die Säule gegossen. Nach dem Absitzen wird die überstehende Flüssigkeit abgesaugt, die Säule enthält dann ungefähr 5 cm³ mobile Phase mit einer Gesamtlänge von 8,5 cm.

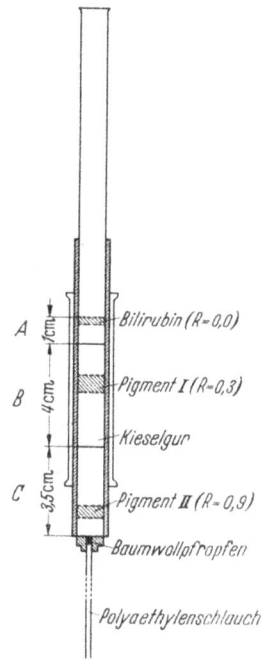

Abb. 12. Glasapparatur zur chromatographischen Trennung des Bilirubins nach Billing

1 cm³ Serum wird mit 0,18 cm³ gesättigter Ammoniumsulfatlösung und 2,5 Äthanol gemischt. Nach einer halben Stunde im Dunkeln wird der Niederschlag durch Zentrifugieren entfernt und ein Teil der überstehenden Flüssigkeit, der etwa 50—100 γ Bilirubin enthalten soll, im Vakuum bei Zimmertemperatur eingedampft. Enthält das Serum große Mengen Bilirubin, welche in der mobilen Phase nicht löslich sind, wird ein kleiner Teil mit Silikon behandeltem Kieselgur kurz vor dem Ende der Eintrocknung mit 1 cm³ Äthanol zu dem Rückstand gegeben, dann vollkommen eingedampft, wobei das Bilirubin adsorbiert wird, und dieser verbleibende Kieselgurrückstand wird quantitativ auf die Säule aufgebracht. Man spült mit ungefähr 0,5 cm³ der wäßrigen Phase nach, muß aber sorgfältig für quantitative Übertragung sorgen.

Die Entwicklung auf der Säule erfolgt mit 4,5 cm³ wäßriger Lösung des Butanolsystems, während die Säule vor Sonnenlicht und Zugluft geschützt ist. Der Durchlauf wird so reguliert, daß 1 cm³ in 3 min durchläuft. Dadurch werden die einzelnen Bilirubinpigmente voneinander getrennt, wie es in der Abbildung zu sehen ist, und zwar scheidet sich das indirekte Bilirubin in dem obersten Teil des Rohres, das Pigment I im mittleren und das Pigment II im unteren Teil unmittelbar vor dem Ausfluß ab. Ist die Trennung erreicht, können die drei Pigmente auf folgende Weise getrennt werden. Durch einen Stempel wird die Säule herausgedrückt und die 3 Abschnitte, in welchen sich die 3 Pigmentfraktionen befinden, mit je 5—10 cm³ diazotierter Sulfanilsäure (Lösung 4) geschüttelt. Nachdem das Kieselgur abzentrifugiert ist, wird der Rückstand nochmal mit 5 cm³ Äthanol extrahiert, die Lösungen für jedes Pigment gesammelt und nach 30 min im Beckman-Spektrophotometer bei 525 mμ gemessen. Aus der Extinktion kann man auf Grund einer Eichkurve den Bilirubingehalt berechnen, oder man nimmt nach KING und COXON einen Methylrot-Standard, der auf Bilirubin umgerechnet werden kann.

Pigment I und Pigment II entsprechen dem direkt reagierenden Bilirubin und die oberste Schicht dem indirekt reagierenden Bilirubin. Die Fehlergrenze liegt für die 3 Pigmente bei 5% und für das gesamte direkt reagierende Pigment bei 2%.

Die Methode ist nur schwer anwendbar auf Seren, deren Bilirubingehalt kleiner als 5 mg-% ist, weil durch Vergrößerung der Serummenge eine Störung durch die Lipide des Serums eintritt.

IX. Lipide

Unter den im Blutplasma gelösten Stoffen stellen die Lipide nach den Proteinen mengenmäßig die bedeutendste Gruppe dar. Unter dem Sammelbegriff „Lipide" werden chemisch und physikalisch zum Teil sehr verschiedenartige, auch in ihrem Stoffwechsel voneinander unabhängige Substanzen zusammengefaßt: Die eigentlichen Fette oder Triglyceride und zahlreiche fettähnliche Stoffe, die Lipoide. Zu den im Blutplasma vorkommenden Lipoiden gehören die Phospholipoide oder Phosphatide (d. h. Lecithine, Cephaline, Plasmalogene [= Acetalphosphatide] und Sphingomyeline), die Carotinoide (z. B. Vitamin A), die Sterine und die Steroide (d. h. Cholesterine, Gallensäuren, Steroidhormone und D-Vitamine), außerdem kleine Mengen freier Fettsäuren, meist kombiniert mit Phospholipoiden, Cholesterinen, Carotinoiden und Vitaminen. Über die mengenmäßige Verteilung s. Tabelle 13.

Es finden sich also fast alle Arten von Lipiden, die im menschlichen Organismus vorkommen, auch im Blut, das ja nicht nur den Haupttransportweg für die mit der Nahrung aufgenommenen Fette und Lipoide darstellt, sondern auch dem Austausch jeglicher Fettsubstanzen und Fettstoffwechselprodukte von einem Organ zum andern dient.

Tabelle 13. *Die Lipide des Blutserums*

Lipide, gesamt		400—900 mg-%
I. Fette	(Glycerinester höherer Fettsäuren)	220 mg-%
II. Lipoide	(fettähnliche Stoffe)	
	Phospholipoide (Phosphatide)	200 mg-%
	a) Lecithine	150 mg-%
	b) Sphingomyeline	35 mg-%
	c) Cephaline	10 mg-%
	d) Acetalphosphatide (Plasmalogene)	5 mg-%
	Carotinoide	0,1 mg-%
	Steroide	
	a) Cholesterin, gesamt	180 mg-%
	Cholesterin, frei	60 mg-%
	Cholesterin, verestert	120 mg-%
	b) Gallensäuren	2 mg-%
	c) Steroidhormone	0,5 mg-%
	d) D-Vitamine	0,003 mg-%
III. Freie Fettsäuren		5 mg-%

Die Zahlen stellen Mittelwerte dar; sie besitzen aber eine große Schwankung nach oben und unten.

Obwohl beinahe alle diese Stoffe wasserunlöslich sind, und mit Wasser bestenfalls zu trüben Emulsionen vereinigt werden können, ist das Nüchternserum doch vollkommen klar. Diese feinste Dispersion der Lipide kommt durch eine Bindung an Eiweiß zustande. Aber auch die nach fettreichen Mahlzeiten oder bei gewissen krankhaften Zuständen auftretenden, mikroskopisch sichtbaren Fetttröpfchen, die sog. Chylomikronen, sind von einem Eiweißmantel umgeben, der etwa 5% ihrer Gesamtmasse ausmacht. Im übrigen ist die Art der Protein-Lipid-Bindung in den verschiedenen Lipoproteiden noch ungeklärt.

Bis vor wenigen Jahren standen für die Untersuchung der im Blutserum vorhandenen Fette und Lipoide nur solche Methoden zur Verfügung, die diese Stoffe einzeln oder in Gruppen aus dem Serum isolieren, indem sie sie möglichst vollständig aus ihren Bindungen lösen und dann mit chemischen Methoden bestimmen. Die im folgenden beschriebenen Bestimmungen der Gesamtlipide (s. unten) des Cholesterins in seinen verschiedenen Formen (s. S. 247) und der Steroidhormone (s. S. 275) basieren auf diesem Prinzip.

Die Entwicklung neuer schonender Verfahren (der Cohnschen Alkoholfraktionierung, der Ultrazentrifugierung und der Elektrophorese) erlaubte es, die Fetteiweißverbindungen als Ganzes zu untersuchen und damit viele neue Einblicke in die Physiologie des Fett- und Eiweißstoffwechsels zu gewinnen. Einer breiteren Anwendung der genannten Verfahren stand aber, wie schon im Abschnitt über Eiweiße erwähnt, zunächst der große Aufwand an apparativer Einrichtung und Arbeitszeit entgegen. Lediglich für die Elektrophorese war nach der Entwicklung von Methoden, die sich des Papiers und anderer Trägermedien bedienten, die Möglichkeit zu allgemeiner Anwendung gegeben.

1. Gesamtlipide

a) Gravimetrische Bestimmung der Gesamtlipide nach STREET

Die Bestimmung beruht auf der Wägung der ätherlöslichen Anteile des Serums nach vollständiger Extraktion, die nach BLOOR durch gleichzeitige Eiweißfällung mit einer Alkohol-Äthermischung (3:1) erreicht wird.

Geräte

1. Vacuumexsiccator.
2. 200 cm³-Rundkolben.
3. Papierfilter, die sorgfältig mit Äther zu extrahieren sind.

Reagentien

1. 95%iger Alkohol, über NaOH redestilliert.
2. Äther, über $NaHSO_3$ redestilliert zur Zerstörung der Peroxyde.
3. Alkohol-Äthermischung (3:1).
4. Petroläther, Kp. 30—60°. Der käufliche Petroläther wird 2 Tage mit konzentrierter Schwefelsäure unter gelegentlichem Schütteln stehen gelassen und dann redestilliert.
5. Schwefelsäure-Wasser (1:3).
6. Gesättigte KOH-Lösung.

Ausführung

5 cm³ Serum werden in einem Kolben langsam zu 75 cm³ Alkohol-Äther gegeben, kurz aufgekocht, abgekühlt, filtriert, der Niederschlag 3mal mit Alkohol-Äther nachgewaschen und nach Zusatz von 0,75 cm³ KOH die vereinigten Filtrate bei gelindem Vakuum und 78—82° C eingedampft. Verluste durch Verspritzen, besonders gegen Ende der Verdampfung sind zu vermeiden; am besten reguliert man das Vakuum durch Einschalten eines Dreiwegehahnes. Zum Rückstand werden 3 cm³ Schwefelsäure gegeben, die Wände des Kolbens vollkommen benetzt, im Wasserbad erhitzt, abgekühlt und dann 4mal mit Petroläther ausgeschüttelt. Die erste Extraktion erfolgt in der Kälte, die drei nächsten unter schwachem Erwärmen. Der Petroläther wird abpipettiert, in einem 50 cm³-

Zentrifugenglas mit Stopfen zentrifugiert, quantitativ in einen vorgewogenen Erlenmeyer-Kolben abgegossen, das Zentrifugenglas mit Petroläther nachgewaschen, der Petroläther bei schwachem Vakuum bei 60° C verjagt, die letzten Reste durch Einblasen von Luft während 30 sec entfernt und schließlich bis zur Gewichtskonstanz (2—3 Std) im Vakuum-Exsiccator getrocknet. Die Gewichtsdifferenz gegenüber dem Gewicht des leeren Zentrifugenglases entspricht den Lipiden. Im Rückstand kann Cholesterin bestimmt werden.

b) Mikromethode zur Bestimmung der Gesamtlipide mittels Sudanschwarz-Färbung auf Filterpapier nach Swahn (1), (2)

Bei diesem Verfahren wird die aus der Histologie bekannte Anfärbbarkeit der Lipide mit Sudanschwarz benutzt. Serum wird auf Filterpapier aufgetragen, angefärbt, der überschüssige Farbstoff entfernt, das gefärbte Lipid eluiert und colorimetriert.

Geräte

1. Elektrophotometer mit 1 cm-Cuvetten.
2. Schalen zum Färben und Entfärben.
3. 0,02 cm³-Mikropipetten.
4. Filterpapierstreifen (wie zur Eiweißelektrophorese üblich (s. S. 199).

Reagentien

1. Gesättigte Sudanschwarzlösung. Herstellung: Ungefähr 0,1 g Sudanschwarz B werden in 100 cm³ 60%igem Äthanol unter beständigem Rühren bis zum Sieden erhitzt (die Alkoholkonzentration sinkt dabei auf 50—55%). Nach dem Abkühlen wird durch ein feines Filter filtriert.
2. 50%iges Äthanol.
3. 20%ige Essigsäure in absolutem Alkohol.
4. 1%ige Trioleinlösung in absolutem Alkohol.

Ausführung

Auf einem Filterpapierstreifen werden durch Bleistift 2 cm breite Streifen quer abgeteilt und mit je 0,02 cm³ (bei hohem Lipidgehalt nur 0,01 cm³) Serum mit Mikropipette aufgetragen. Ein Feld bleibt frei und dient als Leerwert, ein zweites Feld wird mit 0,02 cm³ Trioleinlösung beschickt. Nach Lufttrocknung wird der Streifen, auf dem mehrere Gesamtlipidbestimmungen zugleich angesetzt werden können, für 3 Std in das Farbbad gelegt, dann 3mal in je 100 cm³ 50%igem Alkohol je 15 min gewaschen unter gelegentlichem Bewegen der Bäder. Nach Trocknung werden die Streifen zerschnitten und die einzelnen Abschnitte in je 4 cm³ Essigsäure 30—60 min eluiert. In den Eluaten wird bei 590 mμ die Extinktion bestimmt.

Berechnung

$$\frac{\text{Lipidgehalt in mg der Trioleinlösung}}{\text{Extinktionswert des Trioleinfleckens}} \text{ mal Extinktionswert des Serumfleckens}.$$

2. Cholesterin

Das Cholesterin im Blut ist zwischen den Erythrocyten und dem Serum verteilt, in den Erythrocyten kommt aber fast ausschließlich freies Cholesterin vor, im Serum freies Cholesterin und verestertes Cholesterin; als an das Cholesterin gebundene Fettsäuren meistens Ölsäure, Stearinsäure, Palmitinsäure. Die neue klinische Bestimmung erfolgt immer im Serum oder Plasma und man findet normal 120—200 mg-%, davon unter normalen Bedingungen ziemlich konstant

60—75% = 80—140 mg-% verestert. Mit steigendem Alter nimmt der Cholesteringehalt bis 250—300 mg-% zu. Es gibt eine Reihe von Erkrankungen, bei
denen das Cholesterin erniedrigt ist, so z. B. bei schweren Infektionskrankheiten,
beim Basedow, bei der akuten Nephritis, bei der Collitis ulcerosa, bei Fettresorp-
tionsstörungen, schweren Anämien, Parenchymschäden der Leber. Erhöht ist
das Cholesterin bei allen Formen der Lipämie, Myxödem und beim Addison, bei
Schwangerschaft, bei essentieller Hypertonie, bei basophilen Hypophysenvorder-
lappenadenomen, chronischem Alkoholismus, Lipidnephrose, Verschlußikterus
und allen mit Ikterus einhergehenden Lebererkrankungen. Eine Verminderung
der Cholesterinester wird als sicheres Zeichen einer Leberinsuffizienz gewertet.
Dementsprechend wird auch ein genügender Gehalt der Galle an Cholesterin als
eine gute Leberzellfunktion bewertet. In der freien Lebergalle sollen 20—70 mg-%
vorhanden sein, in der Blasengalle, wobei die Lebergalle eingedickt wird, kommen
Werte bis zu 900 mg-% vor. Pro Tag werden 0,5—1,6 g Cholesterin in den Darm
ausgeschieden.

Bestimmung des Cholesterins im Serum nach ZAK, DICKENMAN, WHITE, BURNETT und CHERNEY

Die Liebermann-Burchard-Reaktion, die früher fast ausschließlich unter Verwendung von Essigsäure-Anhydrid und Schwefelsäure zur Bestimmung von
Cholesterin verwendet wurde, gibt keine sehr stabile Farbreaktion und wird
deshalb besser durch die Reaktion nach ZAK mit Eisenchlorid in Eisessig ersetzt,
wobei sich sowohl freies als auch Gesamtcholesterin bestimmen läßt. Die Werte
sind für klinische Zwecke durchaus genau genug. Das Prinzip der Methode ist,
daß das Serum mit Eisessig und Ferrichlorid gemischt wird, wobei eine Farbe
entsteht, die dem Cholesteringehalt proportional ist und photometrisch gemessen
werden kann.

Reagentien

1. Digitonin-Lösung: 1 g Digitonin in 50 cm³ Äthanol + 20 cm³ Wasser unter
leichtem Erwärmen gelöst und dann mit Wasser auf 100 cm³ aufgefüllt.

2. Eisen-Stamm-Lösung: 2,5 g $FeCl_3 \cdot 6 H_2O$ werden in 25 cm³ Eisessig gelöst
und im gefrorenen Zustand aufbewahrt, wobei kein Niederschlag entstehen darf.

3. Das Farbreagens wird hergestellt, indem 1 cm³ der Eisen-Stamm-Lösung
mit konz. Schwefelsäure auf 100 cm³ unter ständigem Schütteln aufgefüllt wird,
auch hierbei darf kein Niederschlag entstehen.

4. Cholesterin-Standard-Lösung: 100 mg reines umkristallisiertes Cholesterin
gelöst in 100 cm³ Eisessig.

5. Alkohol-Aceton 1:1 zur Enteiweißung.

Ausführung

Zu 10 cm³ Alkohol-Aceton-Mischung, die sich in einem 25 cm³-Meßkölbchen
befinden, fügt man tropfenweise unter Schütteln 1,0 cm³ Serum, erhitzt im Wasserbad unter Schütteln zum Kochen, kühlt ab, füllt auf 25 cm³ auf und filtriert
durch ein 7 cm-Rundfilter Nr. 589 unter Bedeckung des Trichters mit einem
Uhrglas.

Gesamt-Cholesterin: vom Filtrat verdampft man genau 2,5 cm³ in einem
Zentrifugenglas im Wasserbad zur Trockne, gibt 3,0 cm³ Eisessig zu, erwärmt
kurz bis zur vollständigen Lösung des Niederschlages, versetzt mit 2,0 cm³ Farbreagens, mischt gründlich, kühlt ab und mißt in einem Photometer.

Freies Cholesterin: ebenfalls 2,5 cm³ des Filtrates verdampft man im Zentrifugenglas im Wasserbad bis auf etwa 0,5—1 cm³, fällt das freie Cholesterin mit

1 cm³ Digitonin-Lösung, zentrifugiert nach 10 min bei 3500 Touren 10 min lang, dekantiert vorsichtig und läßt auf einem sauberen Rundfilter abtropfen. Der Niederschlag wird in 4 cm³ Aceton suspendiert, die Probe wieder 10 min zentrifugiert, dekantiert und das Glas 10 min im Exsiccator an der Wasserstrahlpumpe getrocknet. Der Niederschlag wird, wie eben beschrieben, in Eisessig gelöst (3,0 cm³), mit 2,0 cm³ Farbreagens gemischt, abgekühlt und photometriert gegen denselben Leerwert, der aus 3,0 cm³ Eisessig und 2,0 cm³ Farbreagens besteht. Das Mitansetzen einer Eichkurve von verschiedenem bekannten Cholesteringehalt ist ratsam.

Die Differenz zwischen beiden Bestimmungen ergibt die Cholesterin-Ester.

Bei einem Gehalt von 100 mg-% Cholesterin ergeben sich an den verschiedenen Photometern folgende Extinktionen:

Elko II, 1 cm Schicht S 57: E = 0,390,

Coleman, kleine Röhrchen, 560 mμ, E = 0,370,

Eppendorf, 1 cm Schicht, Hg 546 mμ, E = 0,416,

Bausch und Lomb, 560 mμ, E = 0,493, runde Originalröhrchen.

3. Lipoproteide

Zur Lipoproteidelektrophorese sind grundsätzlich dieselben Verfahren geeignet wie zur Eiweißelektrophorese, jedoch treten hier zusätzlich eine Reihe von Problemen auf, die bisher noch nicht alle zufriedenstellend gelöst werden konnten. Sie liegen in der bereits erwähnten außerordentlichen Verschiedenartigkeit der unter dem Namen „Lipide" zusammengefaßten Stoffe, in der Labilität eines Teiles der Protein-Lipid-Komplexe, in der Adsorptionsfähigkeit mancher Trägermedien für die Lipoproteide und in der Größe eines Teiles der Lipoproteidmoleküle.

In Anlehnung an die von SWAHN veröffentlichte Methode [SWAHN (1), (2), GEINITZ und SCHILD] wird die Lipoproteidelektrophorese folgendermaßen ausgeführt:

Elektrophorese der Lipoproteide nach SWAHN

Geräte und Papiersorten wie bei der Eiweißelektrophorese (s. S. 199).

Reagentien

1. Veronalacetatpuffer wie bei der Eiweißelektrophorese.
2. Gesättigte Sudanschwarz B-Lösung in 55%igem Äthanol. Herstellung: 0,1 g Sudanschwarz werden in 100 cm³ 60%igem Äthanol unter Rühren bis zum Sieden erhitzt und nach dem Abkühlen durch ein feines Filter filtriert.
3. Etwa 10%iges Äthanol.

Ausführung

Das Serum muß unbedingt nüchtern entnommen werden. Zweckmäßigerweise geht der Elektrophorese eine Bestimmung des Gesamtlipidgehaltes voraus. Von normalem Serum werden 0,03 cm³ aufgetragen, von Seren wesentlich höheren Lipidgehaltes entsprechend weniger. Im übrigen wird wie bei der Eiweißelektrophorese verfahren. Wegen der Schleppenbildung auf dem Papier durch großmolekulare β-Lipoproteide, die mit der Dauer der Laufzeit zunimmt, ist eine verkürzte Laufzeit von genau 6 Std vorzuziehen (GEINITZ, GEINITZ und SCHILD).

Die Anfärbung geschieht durch Einlegen in die Sudanschwarzlösung für 3 Std, die Entfärbung durch 10 min langes Einlegen in 10%iges Äthanol und 3—4 stündiges Spülen in fließendem Wasser. Die noch feuchten Streifen werden in

Glycerin eingelegt, im Vakuum-Exsiccator mehrmals evakuiert und nach erreichter gleichmäßiger Transparenz wie bei der Eiweiß-Elektrophorese ausgewertet.

Bei Färbung und Entfärbung — vor allem wenn letztere ebenfalls in 50—60% Äthanol vorgenommen wird —, kommt es zu gewissen Lipidverlusten, da die Fettfarbstofflösungsmittel gleichzeitig auch Fettlösungsmittel sind. Man muß sich bei der beschriebenen Methodik darüber im klaren sein, daß man nicht die tatsächlich im Serum vorhandenen, sondern nur die unter diesen Versuchsbedingungen unlöslichen Lipoproteide mißt, und daß man keine absoluten Verhältnisse, sondern nur der Wirklichkeit angenäherte Werte erhält.

Um trotzdem zu quantitativen Resultaten zu kommen, empfiehlt es sich, nach der Elektrophorese auf den trockenen Streifen als Standard je 0,01 cm³ einer Lösung aus 300 mg-% Triolein und 100 mg-% Tristearin aufzutragen (WUNDERLY und WIEME). Als besonders geeigneter Standard ist Polyäthylenimin empfohlen worden, das sich gleich gut mit Fett- und Eiweißfarbstoffen anfärbt [WUNDERLY (3)].

Um den ganzen Färbe- und Entfärbungsvorgang am Papierstreifen auszuschalten, können die Lipide auch bereits vor der Elektrophorese im Serum angefärbt werden, indem zu 1 cm³ Serum sehr langsam 0,1 cm³ 95%iges Äthanol, das mit Sudanschwarz B gesättigt ist, zugegeben wird; nach gutem Durchmischen und 30 min Stehenlassen wird der Alkoholüberschuß durch geringen Unterdruck und einen darüber geleiteten Luftstrom entfernt und das tiefblau gefärbte Serum zur Papierelektrophorese verwendet [WUNDERLY (3)].

In Trägermedien aus einem Gemisch von Puffer mit Stärke, Agar-Agar oder ähnlichem kommt es praktisch zu keiner Adsorption der Lipoproteide [McDONALD und BERMES (1), (2), KUNKEL und SLATER (2), ACKERMANN u. Mitarb., CARLSON, DIETRICH, URIEL und SCHEIDEGGER, PARONETTO u. Mitarb., SCHETTLER u. Mitarb.]. Wenn nach Elektrophorese in einem solchen Medium nicht angefärbt und transparent photometrisch ausgewertet wird, sondern segmentweise eluiert und mittels chemischer Methoden der Lipidgehalt bestimmt wird, kommt man zu wesentlich zuverlässigeren Werten; man hat außerdem den Vorteil, im Eluat nicht nur das Gesamtlipid, sondern auch die Cholesterine, Phospholipoide und eventuell noch andere Lipoide bestimmen zu können. — Da diese Verfahren jedoch wesentlich umständlicher sind als die einfache Papierelektrophorese, haben sie bisher kaum Eingang in die klinisch-chemischen Laboratorien gefunden.

X. Kohlenhydrate und Ketonkörper

Der überwiegende Anteil an Kohlenhydraten im Blut kommt auf die Glucose, daneben sind ganz geringe Mengen von Fructose vorhanden und Galaktose nur in der Stillperiode bei Frauen und nach Galaktosebelastungen. Es wird also im allgemeinen genügen, die Glucose mit einer entsprechenden Methode zu bestimmen. Es besteht aber auch die Möglichkeit, die Kohlenhydrate chromatographisch voneinander zu trennen; eine diesbezügliche Methode haben WALLENFELS, BERNT und LIMBERG mit einer Mischung von Butanol-Eisessig-Wasser angegeben. F. G. FISCHER und DÖRFEL verwenden als Verteilungsflüssigkeit Eisessig-Pyridin-Wasser und färben die Flecken der Zucker mit Triphenyltetrazoliumchlorid an. STOLL und RÜEGGER stellen erst die p-Nitrophenylhydrazone der Zucker dar und chromatographieren sie je nach den zu erwartenden Zuckergemischen mit verschiedenen Lösungsmitteln und erreichen dadurch eine vollkommene Trennung; die Flecken werden mit Phosphatpuffer eluiert und können unmittelbar colorimetrisch bestimmt werden. Eine Zusammenstellung der neueren Literatur über die Kohlenhydrate s. HINSBERG-LANG III. Aufl., S. 332ff.

1. Glucose

Die Bestimmung der Glucose im Blut bzw. im Serum mit Hilfe von Oxydationsmitteln ist nie ganz spezifisch, genügt aber im allgemeinen vollkommen den Anforderungen, die in der Praxis an sie gestellt werden. Die Methode von H. C. HAGEDORN und B. N. JENSEN (1), (2), die als Standardmethode viele Jahre hindurch die Literatur vollkommen beherrscht hat, wird heute weniger angewendet als colorimetrische Methoden, die zu einer solchen Vollkommenheit gelangt sind, daß sie ebenso zuverlässig arbeiten, jedoch einen geringeren Arbeitsaufwand erfordern. Für die Bestimmung der Glucose arbeitet man am besten nach der Vorschrift von NELSON.

a) Photometrische Blutzuckerbestimmung nach M. SOMOGYI, modifiziert von N. NELSON

Prinzip. Das durch Reduktion aus einer alkalischen Kupfertartratlösung gebildete Kuprooxyd wird mit Arsenmolybdänsäure oxydiert, diese zu Molybdänblau reduziert und dieses colorimetrisch gemessen.

Reagentien

Es müssen sehr reine Reagentien verwendet werden.

1. Alkalische Tartratlösung. Man löst 25 g wasserfreies Natriumcarbonat, 25 g Rochelle-Salz (Seignette-Salz), 20 g Natriumbicarbonat und 200 g Natriumsulfat wasserfrei in etwa 800 cm³ Wasser, verdünnt auf 1 Liter und filtriert, wenn nötig. Die Lösung muß bei über 20⁰ aufbewahrt werden, weil sonst Kristallisation eintritt.

2. Kupferlösung. 15%ige Lösung von $CuSO_4 \cdot 5 H_2O$, welche 1 oder 2 Tropfen konzentrierte Schwefelsäure auf 100 cm³ enthält. Zur Farbentwicklung werden 25 Teile von Reagens 1 und 1 Teil von Reagens 2 verwendet.

3. Arsenmolybdänsäure. Man löst 25 g Ammoniummolybdat in 450 cm³ destilliertem Wasser, gibt 21 cm³ konzentrierte Schwefelsäure und 3 g $Na_2HAsO_4 \cdot 7 H_2O$ gelöst in 25 cm³ Wasser zu. Nach dem Mischen setzt man für 24—48 Std in einen Wärmeschrank von 37⁰. Wird das Reagens schnell benötigt, kann es unter Umrühren 25 min auf 55⁰ erhitzt werden. Überhitzen ist auf jeden Fall zu vermeiden, weil sonst Zersetzung unter Bildung eines hellgelben Niederschlages entsteht. Das Reagens soll in brauner Flasche aufgehoben werden.

4. 5%iges Zinksulfat $\cdot 6 H_2O$.

5. Ungefähr 0,3n-Bariumhydroxyd. Die Zink- und Bariumlösungen müssen so aufeinander eingestellt sein, daß 5 cm³ Zinklösung 4,7—4,8 cm³ Bariumlösung bis zum Umschlag von Phenolphthalein verbrauchen. Die Zinklösung wird 20—25fach mit Wasser verdünnt und die Bariumhydroxydlösung tropfenweise unter konstantem Rühren aus einer Bürette nach Zusatz von Phenolphthalein zugegeben und die verbrauchte Menge abgelesen.

Ausführung

0,1 cm³ Blut aus der Fingerbeere werden in 1,5 cm³ Wasser unter Auswaschen der Pipette eingeblasen. Danach setzt man je 0,2 cm³ Bariumhydroxyd- und Zinksulfatlösung zu, zentrifugiert nach einiger Zeit und filtriert. 1 cm³ Filtrat wird in ein kleines Glas mit Marke bei 25 cm³ pipettiert, 1 cm³ Kupferreagens (Mischung aus 1 und 2) hinzugegeben, wobei die Abmessung mit einer Bürette erfolgen soll. Ein Standardwert mit bekannter Glucosemenge und ein Leerwert mit 1 cm³ Wasser werden in gleicher Weise angesetzt. Die Lösungen werden

20 min in einem kochenden Wasserbad gekocht, dann in kaltem Wasser gekühlt
und 1 cm³ Arsenmolybdänreagens zu jeder Probe zugesetzt. Die Farbe entwickelt sich schnell und ist vollständig, wenn die Kohlensäure entwichen ist. Man
füllt zur Marke auf und colorimetriert bei 500 oder 520 mμ. Die Ablesung erfolgt
gegen einen Leerwert, der mit Wasser statt Blut angesetzt wird, und dessen
Durchlässigkeit im Colorimeter auf 100% bzw. die Extinktion auf 0 eingestellt
wird. Von Blut werden immer Doppelproben angesetzt; eine Eichkurve wird
entweder mit reinen Glucoselösungen oder durch Zusatz von Glucose zu Serum
angelegt.

b) Bestimmung des Blutzuckers und des Zuckers im Liquor cerebrospinalis mit dem Anthronreagens nach Roe (2), (3)

Reagentien

1. Anthronreagens. Es wird eine 0,05%ige Anthronlösung, die 1% reinsten
Thioharnstoff in 66%iger Schwefelsäure enthält, gebraucht. Man gibt in einen
Kolben 340 cm³ destilliertes Was-
ser und 660 cm³ konzentrierte
Schwefelsäure von spezifischem
Gewicht 1,84 und erhält so eine

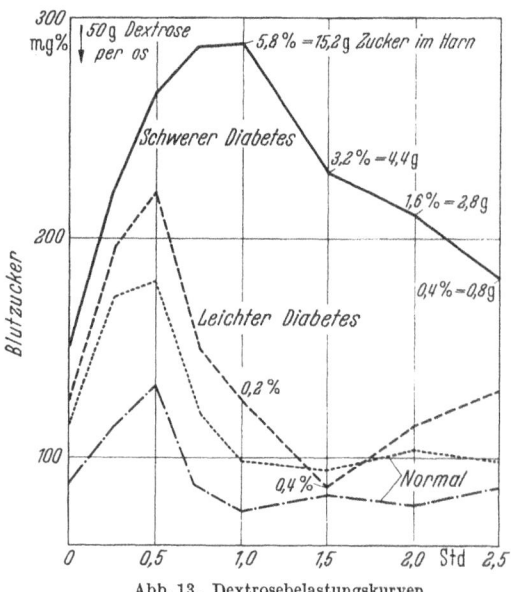

Abb. 13. Dextrosebelastungskurven

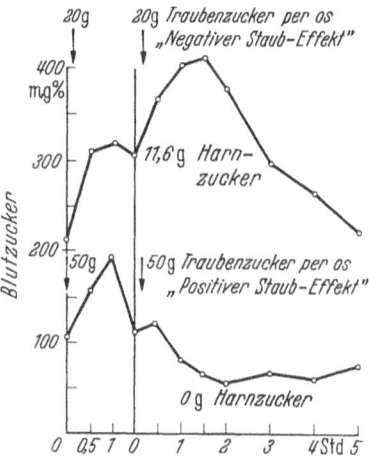

Abb. 14. Dextrose-Doppelbelastung nach Staub

66%ige Schwefelsäure, von der man sich einen Vorrat von einigen Litern her-
stellt. Weiter wiegt man 500 mg rekristallisiertes Anthron und 10 g reinsten
Thioharnstoff ab und gibt dazu 1 Liter der 66%igen Schwefelsäure. Die Mischung wird bei 80—90⁰ unter gelegentlichem Schütteln gelöst. Man muß aber
eine Überhitzung vermeiden. Die maximale Farbentwicklung erhält man, wenn
die Lösung alle 2 Wochen erneuert wird.

2. Standardglucoselösung. Man stellt sich eine im Vakuum bei 60—70⁰
getrocknete Glucose her und löst davon 100 mg in 100 cm³ gesättigter Benzoesäure. Aus dieser Lösung stellt man sich durch 10fache Verdünnung eine Gebrauchslösung ad hoc her.

3. Reagentien zur Eiweißfällung. 5%ige Trichloressigsäure oder 10%iges
Natriumwolframat und 0,66n-Schwefelsäure nach Folin-Wu. Man kann auch,
wie in der vorstehenden Methode beschrieben ist, mit Zinksulfat und Barium-
hydroxyd enteiweißen.

Ausführung

Das Blut wird unter Eiweißfällung mit Trichloressigsäure, Wolframat oder Ba(OH)$_2$-Zinksulfat 1:10 verdünnt. 1 cm³ des klaren Blutfiltrates pipettiert man in einen Photometertrog, in einen zweiten Trog 1 cm³ der Glucoselösung mit 0,1 mg Glucose und in einen dritten Trog 1 cm³ destilliertes Wasser. Alle Tröge werden dann mit 10 cm³ Anthronreagens versetzt, durchgemischt und mit Gummi-stopfen, die durch ein langes Glas-rohr armiert sind, verschlossen. Es soll dies vermeiden, daß wäh-rend des nachfolgenden Erhitzens Wasser zu den Proben gelangen kann. Man kühlt erst alle Proben gleichmäßig in fließendem Was-ser und setzt sie dann 15 min gleichzeitig in ein kochendes Wasserbad. Es ist vorzuziehen, ein Metallgestell für alle Proben zu nehmen und Sorge zu tragen, daß möglichst wenig Licht auf die Proben fällt. Nach 15 min nimmt man das Gestell aus dem Wasser, läßt im kalten Wasserbad abkühlen, und wenn die Proben ungefähr Raumtemperatur er-reicht haben, nimmt man sie aus dem kalten Wasserbad heraus, trocknet sie außen mit einem Lappen und läßt sie bei Raum-temperatur 20—30 min stehen. Danach wird die Extinktion bei 620 mμ gemessen. Die Berechnung erfolgt in üblicher Weise unter Benutzung der Extinktion des Standardwertes oder einer Eich-kurve, nach welcher für 200 mg-% Glucose etwa 0,7 E gefunden wird.

Die Reduktionsmethoden ge-ben im Durchschnitt Werte, die 10—20% höher liegen, als dem wirklichen Glucosegehalt ent-spricht. Das beruht darauf, daß

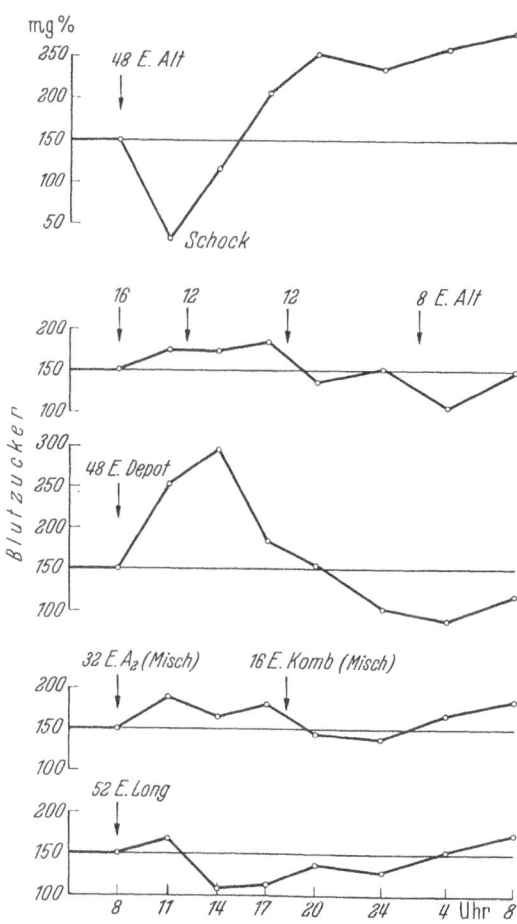

Abb. 15. Wirkung verschiedener Applikationsformen der gleichen Insulindosis aus THANNHAUSERS Lehrbuch des Stoff-wechsels und der Stoffwechselkrankheiten, Stuttgart 1957

noch andere oxydierbare Substanzen in Blut bzw. Serum vorkommen, die einen kleinen Glucosegehalt vortäuschen. Im allgemeinen wird dieser Wert nicht ins Gewicht fallen, da die Normalwerte bereits auf diesen erhöhten Gehalt abge-stellt sind. Will man den wirklichen Glucosegehalt bestimmen, so muß man eine fermentative Methode benutzen. Hierzu ist eine Vorschrift von PFLEIDERER und GREIN gegeben worden. Sie verwenden Hexokinase, Phosphoenolbrenz-traubensäure und Milchsäuredehydrase und messen den Abfall der Extinktion bei 340 mμ, aus welcher sich bei graphischer Interpolation der wahre Glucose-gehalt bestimmen läßt. Eine ähnliche Methode geben auch FROESCH und RENOLD, die zur Bestimmung von Glucose, und zwar von β-Glucose Notatin verwenden, wobei Gluconsäure gebildet wird. Die Methoden müssen im Original bzw. in Spezialwerken nachgelesen werden.

Die Bestimmung der Glucose ist nicht nur wesentlich bei nüchternen Patienten, um die absolute Höhe der Glucose im Blut kennenzulernen, sondern sie ist gleicherweise von Bedeutung bei Dextrosebelastung, und zwar ergeben sich bei Diabetes sehr charakteristische Kurvenverläufe nach peroraler Verabfolgung von 50 g Dextrose, wie es in der Abb. 13 dargestellt ist. Eine Pankreasinsuffizienz kann auch mit der Dextrosedoppelbelastung nach STAUB festgestellt werden, indem im Abstand von $1^1/_2$ Std 2mal 20 g Traubenzucker per os gegeben werden. Die damit zu erhaltenden Kurven sind im Prinzip in der Abb. 14 enthalten.

Aus der Abb. 15 ist die Wirkungsweise der verschiedenen Insulinarten ersichtlich.

2. Fructose

Fructose ist leichter oxydierbar als Glucose und reagiert daher mit Anthron bereits in der Kälte, Glucose aber erst beim Erhitzen. Auf Grund dieser leichten Oxydierbarkeit ist Glucose neben Fructose bestimmbar (BONTING) (s. S. 255). Von den vielen Methoden, die zur Bestimmung von Fructose vorgeschlagen sind, hat sich von den colorimetrischen Methoden am besten die von J. H. ROE (1) bewährt. Es lassen sich noch $1—5\,\gamma$ präformierte Fructose nachweisen. Da nach WALLEN-FELS der Normalgehalt an Fructose vor der Nahrungsaufnahme 0,5—5 mg beträgt, ist also eine Bestimmung der Fructose ohne weiteres möglich. Im Nabel-schnurblut ist die Fructose wesentlich vermehrt, ganz besonders im Samenplasma, wo Werte bis zu 1000 mg-% gefunden werden.

Bestimmung der Fructose nach ROE (1)

Reagentien

1. 0,1%ige alkoholische Resorcinlösung. Man löst 0,5 g reinstes Resorcin in 500 cm³ 95%igem Äthylalkohol. Die Lösung ist 2 Monate haltbar. Besser ist es, der Resorcinlösung Thioharnstoff zuzusetzen, wie von J. H. ROE, J. H. EPSTEIN und N. P. GOLDSTEIN angegeben wird: 0,1 g Resorcin und 0,25 g Thioharnstoff in 100 cm³ Eisessig.

2. 30%ige Salzsäure. Man erhält sie, indem man 5 Teile HCl ($d = 1,19$) mit 1 Teil destilliertem Wasser vermischt.

3. Eine Standard-Fructoselösung mit 0,1—0,025 mg/cm³. Die Lösungen sind in gesättigter Benzoesäure haltbar, vgl. S. 252.

4. 10%iges Zinksulfat $7\,H_2O \cdot$ Lösung.

5. 0,5n-NaOH. Die beiden letzten Lösungen müssen so eingestellt sein, daß 10 cm³ der Lösung 4 mit Wasser auf 50—75 cm³ verdünnt 10,8—11,2 cm³ NaOH verbrauchen, bis ein roter Farbton unter Zusatz von Phenolphthalein bestehenbleibt.

6. Säuregewaschene und aktivierte Tierkohle. Man gibt 100 g Tierkohle auf ein Filter und gießt 500 cm³ 10%ige Essigsäure darüber. Dann wäscht man mit 1000 cm³ Wasser nach, gibt die Tierkohle in einen Tiegel, erhitzt zuerst bei mäßiger Temperatur, bis das Wasser verdampft ist, dann langsam 10 min auf Rotglut. Die so vorbereitete Tierkohle ist zur Klärung von Harn ausgezeichnet.

Ausführung

Ein Teil Blut mit 7 Teilen Wasser wird nach vollständiger Hämolyse mit 1 Teil Zinksulfatlösung und 1 Teil 0,5n-NaOH versetzt. Vom Filtrat nimmt man

2 cm³, gibt 1 cm³ Resorcinlösung und 7 cm³ 30%ige HCl zu, mischt durch kräftiges Schütteln und erwärmt 10 min im Wasserbad auf 80⁰, kühlt ab und mißt die Extinktion bei 520 mμ. Ein Leerwert mit Wasser wird ebenso behandelt und die Ablesung auf einer Standardkurve, die mit bekannten Fructosemengen angelegt wurde, vorgenommen.

Der Fehler beträgt 4%, wenn ein 5facher Glucoseüberschuß vorhanden ist. Die Methode ist auch für Harn brauchbar.

3. Inulin

Inulin wird häufig zu Clearanceversuchen verwendet. Es ist dabei zu beachten, daß nur ein besonders gereinigtes, stabiles Inulin verwendet wird, d. h. ein Inulin, welches durch Hydrolyse mit Natronlauge nicht weiter verändert werden kann. Es treten sonst bei der Bestimmung erhebliche Verluste auf, und zwar verschieden stark in Blut und Harn, die bis zu 33% betragen können, so daß die Werte für eine Clearancebestimmung keine Bedeutung mehr haben. Um Inulin zu reinigen, werden zuerst 100 cm³ des handelsmäßigen Präparates in 10%iger Lösung mit 5 cm³ konzentrierter NaOH 30 min im Wasserbad gekocht. Es entsteht dabei eine braune Farbe, wenn mit HCl auf p_H 7 neutralisiert wird. Das stabile Inulin kann aus der Lösung durch wiederholte Fällung mit 95%igem Alkohol (5faches Volumen) gereinigt werden. Ist die Ausfällung 7—10mal hintereinander erfolgt, so ist das Präparat rein und zur Bestimmung geeignet. Bei der Reaktion mit Resorcin reagiert Glucose zwar mit, aber die Reaktion von Inulin ist fast 15mal stärker als mit Glucose, deshalb spielt die Glucosemenge bei Inulinbelastungen keine Rolle. Am einfachsten scheinen die Verfahren zu sein, die Anthron verwenden, weil unter den Bedingungen, unter welchen Fructose bzw. Inulin mit Anthron reagiert, die Glucose keine Farbentwicklung zeigt.

a) Bestimmung des Inulins nach HUBBARD und LOOMIS

Reagentien

1. 0,1%iges Resorcin in 95%igem Alkohol.
2. 30%ige Salzsäure.
3. Inulin-Stammlösung zur Anlage einer Eichkurve.
4. Zinksulfat-Natronlauge zur Enteiweißung s. S. 254.

Ausführung

1 cm³ Plasma wird mit 8 cm³ Zinksulfat und 1 cm³ Natronlauge gemischt, nach 30 min filtriert und das Filtrat soweit verdünnt, daß die Inulinkonzentration zwischen 0,5 und 4 mg-% liegt. Die Werte müssen eventuell in einem Vorversuch ermittelt werden. Von dieser Verdünnung nimmt man 1 cm³ mit 1 cm³ Resorcin und 3 cm³ Salzsäure, erwärmt 8 min auf 80⁰, kühlt ab, füllt mit Alkohol auf ein passendes Volumen auf und colorimetriert bei 460 mμ.

Zur Bestimmung im Harn muß dieser etwa 100fach verdünnt werden, ein Leerwert mit Harnverdünnung und Alkohol statt Resorcinlösung ist notwendig.

b) Direkte Inulinbestimmung in Gegenwart von Glucose mit Anthronreagens nach M. B. HANDELSMAN und J. DRABKIN

Prinzip. Das Prinzip ist oben schon kurz gestreift worden. Es reagiert unter der angegebenen Bedingung nur Fructose mit dem Anthron, und ist die gleiche Menge Glucose wie Fructose oder Inulin vorhanden, so macht der Glucosefehler höchstens 5% des Inulinwertes aus.

Reagentien

1. 95%ige Schwefelsäure.

2. 0,4%iges Anthronreagens in 95%iger Schwefelsäure.

3. 10%iges Natriumwolframat.

4. 0,66n-Schwefelsäure nach SOMOGYI.

Ausführung

Zur Untersuchung von Serum oder Blut wird dieses in üblicher Weise mit Natriumwolframat und Schwefelsäure enteiweißt. Dann wird das eiweißfreie Filtrat ebenso wie die konzentrierte Schwefelsäure und das Anthronreagens in Eiswasser abgekühlt. Nachdem die Proben 15 min abgekühlt sind, läßt man 2 cm³ Schwefelsäure in den Colorimetertrog laufen und gibt 2 cm³ Blutfiltrat dazu. Danach setzt man wieder in Eis und läßt die Temperatur auf fast 0° abkühlen. Nun wird 2 cm³ kaltes Anthronreagens zugesetzt, unter diesen Bedingungen tritt keine Erwärmung mehr ein. Man nimmt jetzt die Proben aus dem Eis heraus, läßt sie langsam auf Zimmertemperatur kommen. Wenn Glucoselösungen in gleicher Weise angesetzt und als Kontrolle verwendet werden, bleiben sie vollkommen farblos. Bei Inulinlösungen sieht man bei Zimmertemperatur bereits einen leichten Farbton. Man setzt jetzt 10 min in ein Wasserbad von 60°, wobei fast die maximale Farbentwicklung für Inulin erreicht wird. Man nimmt sie dann wieder aus dem Wasserbad heraus und läßt auf Zimmertemperatur abkühlen und mißt die Extinktion bei 620 mμ.

Von den Autoren wird auch eine indirekte Methode beschrieben, die aber weniger empfehlenswert erscheint, weil hierbei eine Hydrolyse mit NaOH im kochenden Wasserbad vorgeschrieben ist.

4. Galaktose

Galaktose kommt normalerweise im Blut nicht vor, es sei denn bei der Lactation, sie wird aber oft zu Belastungsversuchen bei der Leberfunktionsprüfung verwendet. Meistens wird hierbei nur die Galactosemenge, die nach peroraler Belastung im Harn erscheint, gemessen. Es ist aber auch möglich, die Galaktosebelastungskurve im Blut durchzuführen. Die Methoden zur Bestimmung der Galaktose im Blut sind nicht sehr zahlreich, und am besten ist es, die vorhandene Glucose durch Notatin (Glucoseoxydase) zu zerstören und dann die Galaktose nach der Vorschrift von N. TYGSTRUP, K. WINKLER, E. LUND und H. C. ENGELL zu bestimmen.

Bestimmung von Galaktose im Plasma nach TYGSTRUP, WINKLER, LUND und ENGELL

Prinzip. Nach Oxydation der Glucose durch die spezifische Oxydase Notatin zu Gluconsäure kann die Galaktose mit einem Reduktionsmittel ohne weiteres bestimmt werden.

Reagentien

1. Notatin, käufliches Präparat, dargestellt aus Penicillium notatum.

2. 0,2m-KH_2PO_4.

3. Ferrisulfat $Fe_2(SO_4)_3$, reinst. 17%ige Lösung, filtriert. Die Stammlösung wird zum Gebrauch 1:7 verdünnt.

4. Feingepulvertes Bariumcarbonat.

5. Natriumsulfat, bei Raumtemperatur gesättigte Lösung.

6. Reduktionsreagentien. I. 4 g $CuSO_4 \cdot 5H_2O$ + 36 g Na_2SO_4, wasserfrei, werden mit Wasser auf 200 cm³ gelöst. II. 24 g Na_2CO_3, wasserfrei, 144 g Na_2SO_4 wasserfrei, 16 g wasserfreies $NaHCO_3$ und 12 g K-Na-Tartrat werden mit Wasser auf 800 cm³ gelöst. Die Lösungen I und II werden vor Gebrauch im Verhältnis 1:4 gemischt.

7. Farbreagens. Ammoniummolybdat, 25 g, 21 cm³ konzentrierte Schwefelsäure und 3 g Natriumarseniat werden mit Wasser auf 475 cm³ gelöst.

8. Reinste trockene Galaktose zur Herstellung von Eichkurven, die mit redest. Wasser angesetzt sein müssen.

Ausführung

2 cm³ Heparinplasma und 2 cm³ Phosphatlösung, die $^1/_2$ mg Notatin enthalten soll, werden in einen 100 cm³-Kjeldahl-Kolben pipettiert und verschlossen in einem Wasserbad bei 38° C $1^1/_2$ Std langsam geschüttelt. Dann wird das Eiweiß mit 16 cm³ Ferrisulfatlösung und 3 g Bariumcarbonat niedergeschlagen. Die Mischung wird heftig geschüttelt und wenn sie trotz heftigen Schüttelns sauer bleibt, mit mehr Bariumcarbonat versetzt. In saurer Lösung ist die Eiweißfällung nicht' vollständig. Die Lösung wird durch ein Filter Nr. 597 Schleicher und Schüll in ein Zentrifugenglas filtriert und dem Filtrat 0,2 cm³ gesättigte Natriumsulfatlösung zugesetzt. Es wird gemischt, einige Minuten zentrifugiert und 2 cm³ von dem klaren Filtrat mit 2 cm³ des Reduktionsgemisches (Nr. 6) versetzt. Die Versuchsgläser werden mit einem Stopfen, der einen Hahn trägt, versehen, und 30 min im Wasserbad heftig gekocht und wenn sie wieder abgekühlt sind, mit 2 cm³ Farbreagens versetzt. Jedes Glas wird heftig geschüttelt, bis das Schäumen durch die Gasentwicklung aufgehört hat. Der Inhalt wird in vorbereitete Gläser von 30mal 100 mm übergeführt, das Glas mit 20 cm³ Wasser nachgewaschen und die Proben nach $1^1/_2$ Std colorimetriert. Die Messung erfolgt bei 585 mμ, obschon das Absorptionsmaximum bei 750 mμ liegt, weil nach Angabe der Autoren bei 750 mμ eine weit größere Verdünnung stattfinden müßte. Das p_H-Optimum für das Enzym Notatin liegt bei p_H 5,6, die optimale Temperatur ist 38—40°. Im allgemeinen bleibt bei Versuchen nur eine Restreduktion von Glucose in der Größenordnung von 5 mg-% übrig. Bei ein und demselben Serum bleiben in 10 verschiedenen Ansätzen nicht mehr als 3 mg-% Glucose übrig. Deshalb kann die Genauigkeit der Methode auf ungefähr 2 mg-% Galaktose angegeben werden.

5. Ketonkörper

Die Ketonkörper sowohl im Blut als auch im Harn bestehen immer aus 3 Komponenten: Aceton, Acetessigsäure und β-Oxybuttersäure. Aus letzterer werden sie intermediär gebildet. Das Aceton kommt im Blut nur in ganz geringen Mengen vor, und es genügt deshalb die Bestimmung von Acetessigsäure plus Aceton, um einen Überblick über eine Ketosis oder Acidosis zu bekommen, die bei Diabetes und im Koma-Zustand auftritt.

Die einfachste Methode ist eine colorimetrische, die auf der Bildung eines Kondensates von Aceton und Salicylaldehyd beruht, welches als Kaliumsalz eine tiefrote Farbe besitzt. Eine angenäherte Bestimmung ist leicht möglich, doch ist immer zu empfehlen, das Blut bzw. das Blutfiltrat zu destillieren und im Destillat die Bestimmung anzustellen. Es wird von F. BAHNER besonders darauf hingewiesen, daß zu einer einwandfreien Bestimmung unter Ausschluß von Sauerstoff gearbeitet werden muß, was von M. BÖHM und H. ZIMMERMANN ausdrücklich bestätigt wird. Wir bringen im folgenden nur eine einzelne Methode zur colorimetrischen Bestimmung des Acetons mit Salicylaldehyd nach der alten Methode von URBACH.

Bestimmung des Acetons mit Salicylaldehyd nach URBACH

Reagentien

1. Salicylaldehyd, 10 Gew.-% in 95%igem Alkohol.
2. 11,33n-KOH gegen HCl titriert (63,6 g KOH in 100 cm³).
3. Leerwertlösung, bestehend aus 10 cm³ Salicylaldehyd, 20 cm³ KOH und 120 cm³ Wasser. Die Lösung wird bei Verwendung des Stufenphotometers auf die Leerseite gestellt, bei Verwendung eines Spektrophotometers dazu benutzt, um die Durchlässigkeit auf 100% einzustellen.

Ausführung

2 cm³ Blut werden mit 34 cm³ Wasser hämolysiert, mit 2 cm³ Wolframat und 2 cm³ Schwefelsäure in bekannter Weise enteiweißt und auf 60 cm³ aufgefüllt. 30 cm³ Filtrat werden mit Schwefelsäure destilliert und das Destillat, welches 1 cm³ Blut entspricht, mit 20 cm³ KOH und 10 cm³ Salicylaldehydlösung genau 20 min in ein Wasserbad von 50⁰ gesetzt (bei längerem Erhitzen nimmt die Farbe ab). Man kühlt dann unter einem Wasserstrahl ab, füllt auf ein bekanntes Volumen auf, mischt gut durch und colorimetriert im Stufenphotometer mit Filter S 50 oder S 53 oder mißt bei einer Wellenlänge zwischen 500 und 530 mμ.

Eine Eichkurve wird mit reiner Acetonlösung hergestellt, einschließlich der Destillation, und in diesen Lösungen bei Verwendung eines Spektrophotometers die Wellenlänge ermittelt, die für die Messung der Extinktion gebraucht wird.

Die Lösung wird nach der Untersuchung von URBACH durch keinen Alkohol in großen Mengen gestört. Am meisten stören Isobutylalkohol und Isoamylalkohol, die bis zu dem 460fachen Überschuß in bezug auf Aceton höchstens einen Fehler von 8% verursachen. Acetaldehyd bis zur 5fachen Menge verursacht nur einen Fehler von 5%.

Die Acetessigsäure ist nicht die einzige Ketosäure, welche im Blut vorkommt, daneben ist noch nachgewiesen Brenztraubensäure, Oxalessigsäure und α-Ketoglutarsäure. Wieweit diese Säuren bei einer Ketosis eine Rolle spielen, ist nicht geklärt. Die Normalwerte dieser Ketosäuren in Blut und Harn sind folgende:

Tabelle 14.

Autoren	Blut (mg-%)			Harn (mg/Tag)		
	Brenz-trauben-säure	Oxal-essig-säure	α-Keto-glutar-säure	Brenz-trauben-säure	Oxal-essig-säure	α-Keto-glutar-säure
1	0,28		0,21	3,24		20,50
2	0,76—0,86		0,15—0,17	16,9		14,0
3	0,45—1,20					
4	0,44	0,28	0,16			

[1] CAVALLINI D., N. FRONTALI u. G. TOSCHI: Nature (Lond.) **164**, 792 (1949).
[2] KULONEN E., E. CARPÉN u. T. RUOKOLAINEN: Scand. J. clin. Lab. Invest. 4, 189 (1952).
[3] LASCH F., Klin. Wschr. **1953**, 941.
[4] HAWARY M. F. S. EL u. R. H. S. THOMPSON: Biochem. J. **53**, 340 (1953).

Falls es notwendig ist, die einzelnen Ketosäuren aus Stoffwechselgründen getrennt zu bestimmen, gelingt dies nach FROHMAN, ORTEN und SMITH an einer Kieselgel-Säule, aus welcher sich die einzelnen Ketosäuren aus Amylalkohol in Chloroform sukzessive eluieren lassen. Die Autoren haben auf diese Weise 10 verschiedene Säuren voneinander trennen und bestimmen können. Eine ähnliche Methode beschreiben auch BUSCH, HURLBERT und POTTER, indem sie die gesamten Säuren des sog. Citronensäurecyclus an einer Dowex-1-Säule adsorbiert und kontinuierlich mit steigenden Konzentrationen von Ameisensäure eluiert haben. Von ihnen ist diese Methode nicht nur auf Blut, sondern auch auf eine Reihe von Organen ausgedehnt worden. Die Ausbeuten schwanken zwischen 82 und 111%. Eine papierchromatographische Trennung der Oxy- und Ketosäuren ist nach LADD und NOSSAL mit alkalischen Lösungsmitteln möglich, und zwar mit 8 Teilen Äthylalkohol, 1 Teil Wasser und 7,5 Teilen n-NH$_4$OH. Die Autoren geben die R_f-Werte von ihren Säuren an, mit deren Hilfe zu beurteilen ist, wieweit eine getrennte Bestimmung möglich ist.

6. Glucuronsäure

Die Bedeutung der Glucuronsäure im Organismus ist sehr umfassend. Sie ist Bestandteil mehrerer, wichtige Funktion ausübender saurer Mucopolysaccharide, z. B. des Heparins, der Hyaluronsäure und der Chondroitinschwefelsäure. Nicht nur zahlreiche körperfremde Stoffe — Medikamente, Gifte u. a. — sondern auch ein großer Teil der natürlichen Umbauprodukte der Steroide, besonders der Sexualhormone, werden erst durch Paarung mit Glucuronsäure ausscheidungsfähig, d. h. sie sind nur als Glucuronide nieren- oder gallengängig. Nach Ausscheidung durch die Nieren üben die Glucuronide eine stabilisierende Wirkung auf den Harn aus, sie wirken also als Schutzkolloide und sind so einer der zahlreichen Faktoren, die bei der Harnsteinbildung eine Rolle spielen können (Erfolge einer Steinprophylaxe mit Glucuronsäurelakton, Hyaluronidase, Salicylsäurederivaten oder Terpenen dürften auf einer Vermehrung der Glucuronide im Harn beruhen).

Eine für Glucuronsäure spezifische Reaktion gibt es bisher nicht. Die älteren, auf dem Reduktionsvermögen oder der Abspaltung von Kohlendioxyd beruhenden Methoden sind fast ganz zugunsten colorimetrischer Verfahren aufgegeben worden. Vorbedingung bei der Anwendung einer der — unspezifischen — Farbreaktionen (mit Anthron, Thioglykolsäure, Orcin, Naphthoresorcin o. a.) ist die Ausschaltung interferierender Substanzen. Am besten durchgearbeitet sind die auf der Naphthoresorcinprobe nach TOLLENS beruhenden Methoden, die erstmals von MAUGHAN, EVELYN und BROWNE zu einem brauchbaren quantitativen Verfahren ausgearbeitet wurden und in zahlreichen Modifikationen existieren. Die Carbazolmethode nach DISCHE (1), (2) ist spezifischer als die Naphthoresorcinmethoden, soll aber für gepaarte Glucuronsäuren und für Polyuronide weniger geeignet sein (ARTZ und OSMAN).

Im allgemeinen wird die *gesamte* Glucuronsäure bestimmt: Die Glucuronide werden hydrolysiert und die freigesetzte Glucuronsäure zusammen mit der bereits vorher in freier Form vorliegenden Säure bestimmt.

Allerdings werden je nach den Bedingungen der Hydrolyse nicht alle Glucuronide erfaßt (HANSON u. Mitarb., HEYNS und KELCH, MAUGHAN u. Mitarb., MOZOLOWSKI, FLORKIN u. Mitarb.). Während z. B. Pregnandiol-, Mentol-, Borneol-, Benzoyl- und andere Glucuronide bei den üblichen Hydrolysebedingungen quantitativ erfaßt werden, sind andere erst bei verschärften Hydrolysebedingungen oder auch gar nicht quantitativ bestimmbar.

Während häufig die Naphthoresorcinreaktion noch — wie ursprünglich angegeben — unter Verwendung von Salzsäure durchgeführt und der entstehende Farbkomplex mit Äther ausgeschüttelt wird, wird nach NEUBERG u. Mitarb. die Salzsäure besser durch Schwefelsäure ersetzt (NEUBERG und KOBEL, GRAUER und NEUBERG) und der Farbkomplex mittels Äthylacetat, Toluol, Benzol oder Xylol extrahiert (NEUBERG und KOBEL, GRAUER und NEUBERG, NEUBERG und SANEYOSHI); auch Amylalkohol (SCHEFF, HANSON u. Mitarb.) und Butylacetat (DE FRATES und BOYD, MIETTINEN u. Mitarb.) können verwendet werden.

17*

Bestimmung der gesamten Glucuronsäure im Blutserum in Anlehnung an Maughan u. Mitarb. und Neuberg u. Mitarb. (s. a. Spray).

Reagentien

1. 10%iges Natriumwolframat.
2. 0,66n-Schwefelsäure.
3. 0,5%ige Naphthoresorcinlösung.

Herstellung: 500 mg Naphthoresorcin werden in 100 cm³ Aqua dest. gelöst, für 24 Std bei 37⁰ C aufbewahrt, abgekühlt und filtriert. Die Lösung ist täglich neu herzustellen.

4. Äthylacetat.
5. Glucuronsäurelakton als Standardlösung.

Ausführung

2 cm³ Serum werden mit 6 cm³ Aqua dest. gemischt, je 1 cm³ Natriumwolframat und Schwefelsäure hinzugegeben, gut gemischt, 10 min stehengelassen und dann filtriert. Zu 2 cm³ des Filtrates werden 2 cm³ Schwefelsäure und 2 cm³ Naphthoresorcinreagens gegeben, gut gemischt, genau 30 min im siedenden Wasserbad erhitzt, 10 min im Eiswasser gekühlt, 6 cm³ Äthylacetat hinzugegeben und 1 min kräftig geschüttelt. Die Äthylacetatphase, in die der Farbstoff quantitativ übergegangen ist, wird bei 570 mμ colorimetriert. Ein Reagensleerwert mit Aqua dest. und Standardlösung aus reinstem Glucuronsäurelacton werden ebenso behandelt. Durch Multiplizieren mit dem Faktor 1,102 kann auf Glucuronsäure umgerechnet werden.

Die Standardlösungen sind notwendig, da die Extinktionen sehr vom Alter der Naphthoresorcinlösung, von der Temperatur des Wasserbades und der Säurekonzentration abhängen.

Während für den Harn die Bestimmung der gesamten Glucuronsäure auf jeden Fall genügt, da dort nur gebundene Glucuronsäure vorkommt, kann im Blut u. U. die Bestimmung der Glucuronide getrennt von der freien Säure von Wert sein. Ein brauchbares Verfahren ist von Fishman und Green angegeben worden, das darauf beruht, daß die freie Glucuronsäure durch Hypojodit zu Zuckersäure — die mit Naphthoresorcin nicht reagiert — oxydiert werden kann, so daß anschließend die gebundene Glucuronsäure allein bestimmt werden kann; durch Abziehen dieses Wertes von dem ohne Oxydation erhaltenen Werte der gesamten Glucuronsäure erhält man den Wert für die freie Säure.

D. Fremdstoffe

I. Antibiotica

Die Bestimmung von Antibiotica im Blut ist zur Verfolgung der therapeutischen Maßnahmen und zur Kontrolle, ob die Menge der Antibiotica im Blut zu einem therapeutischen Erfolg ausreicht, durchaus notwendig. Mitunter, wenn eine kombinierte Therapie getrieben wird, ist es sogar wichtig, mehrere Antibiotica gleichzeitig bestimmen zu können. Über den Wirkungsmechanismus der Antibiotica, der zum Teil ihre spezifische Stellung erklärt, müssen Spezialwerke eingesehen werden. Eine Übersicht darüber gibt ein Referat im Med. Periskop Ingelheim 3, 5 (1953).

Die meisten Methoden, die zu diesem Zweck ausgearbeitet worden sind, betreffen die Bestimmung von Antibiotica in der Nährlösung bei ihrer Herstellung oder im Harn bei ihrer Ausscheidung. Der Bestimmung im Blut setzen sich besondere Schwierigkeiten entgegen, weil die Konzentrationen außerordentlich gering sind, weshalb nur sehr empfindliche Methoden zur Anwendung gelangen können. Es ist deshalb notwendig, aus der Unzahl von Bestimmungsmethoden nur einige wenige herauszusuchen, die für eine Bestimmung im Blute ausgearbeitet sind.

Eine weitere Notwendigkeit besteht oft darin, Antibiotica überhaupt nachweisen zu können. Dies gelingt zum Teil auf Grund spezifischer chemischer Reaktionen, die in der Konstitution der Antibiotica begründet sind, zum Teil durch Chromatographie, deren Anwendung auf diesem Gebiet schon sehr Gutes geleistet hat. Siehe hierüber z. B. FISCHBACH und LEVINE, BAKER, DOBSON und MARTIN, GLISTER und GRAINGER, STIFFEY und WILLIAMS. Auch von SOKOLSKI, ULLMANN, KOFFLER und TETRAULT ist die Chromatographie von basischen Butylalkohol-Extrakten beschrieben worden. WILLIAMS, GREEN und RAPPOPORT beschreiben die Papierchromatographie von Predigiosin und GREGORY, VINING und WAKSMAN die Klassifizierung von Actinomycinen, MISTRETTA die Papierchromatographie von Polymyxinen und schließlich stellte KUTZIM eine Untersuchung an über die elektrophoretische Wanderungsgeschwindigkeit der Bluteiweißkörper und der Antibiotica, wobei er findet, daß die Antibiotica unabhängig von den Bluteiweißkörpern wandern. Eine Elektrophorese in Agarplatten zur Trennung von Vitamin B, Antivitamin und Antibiotica haben auch G. MARTIN und N. K. KING und H. M. DOERY ausgearbeitet.

Bezüglich der Bestimmungsmethoden ist noch zu sagen, daß eine Reihe von sehr unspezifischen Methoden beschrieben worden sind, die sich wohl zur Untersuchung von Präparaten der Industrie eignen, zum Teil auch zur Untersuchung von Nährböden, die mit den betreffenden Pilzen beimpft sind; hierzu gehört z. B. die Messung der UV-Absorption oder die jodometrische, oxydimetrische Titration usw. (BOXER und JELINEK, BOXER, JELINEK und LEGHORN). Im allgemeinen wird man aber für die Untersuchung des Blutes mit sehr kleinen Konzentrationen auf mehr oder weniger spezifische colorimetrische, fluorometrische oder biologische Teste zurückgreifen müssen.

1. Penicillin

Die chemische Konstitution der Penicilline geht aus der Formel hervor:

An Stelle des Restes R können verschiedene Säuren stehen, und zwar:

Penicillin I (Penicillin F) vgl. 2-Pentenyl-penicillin.
R = —CH$_2$—CH=CH—CH$_2$—CH$_3$.
n-Amylpenicillin (Dihydropenicillin F) vgl. n-Pentansäure.
R = —CH$_2$—(CH$_2$)$_3$—CH$_3$.
n-Heptylpenicillin (Penicillin K) vgl. n-Heptansäure.
R = —CH$_2$—(CH$_2$)$_5$—CH$_3$.
Benzylpenicillin (Penicillin G) oder Penicillin II. R = CH$_2$ · C$_6$H$_5$.
p-Oxypenicillin (Penicillin C) oder Penicillin III vgl. p-Oxybenzylsäure.
R = —CH$_2$—C$_6$H$_4$—OH.

Je nach der Art des Säurerestes ist die Wirkungsweise etwas verschieden und es läßt sich auf Grund der Säureamidbildung eine colorimetrische Bestimmung nach Art der Hydroxamsäurebildung finden, die aber nur für Mengen von 200 bis 1000 γ/cm³ ausgearbeitet ist (BOXER und EVERETT, SCUDI).

Eine sehr empfindliche Methode, die auf der Fluorescenz von 2-Methoxy-6-chlor-9-β-aminoäthylaminoacridin beruht, ist von J. V. SCUDI und V. C. JELINEK ausgearbeitet worden. Sie ist wohl die empfindlichste Methode und für Blut als einzige chemische Methode direkt anwendbar.

Mikrobestimmung von Penicillin im Blut von J. V. SCUDI und V. C. JELINEK

Prinzip. Durch Kondensation mit 2-Methoxy-6-chlor-9-(β-aminoäthyl)-aminoacridin entsteht ein fluorescierendes Kondensationsprodukt, welches unter geeigneten Bedingungen gemessen werden kann. Die Konstitution des Reagenses ist folgende:

$$HN-CH_2-CH_2-NH_2$$

Das Reagens besitzt in wäßriger Lösung typische Absorptionsbanden, die stark vom p_H abhängig sind. Die Verfasser geben folgende Werte an:

Tabelle 15. *Extinktionsbanden von Aminoacridin in Wasser*

	Maximum I	Maximum II	Maximum III
p_H 1,4	345 mμ	421 mμ	443 mμ
Mol. Extinktion mal 10³	5,35	9,00	8,10
p_H 8,1	344 mμ	421 mμ	443 mμ
Mol. Extinktion mal 10³	3,65	7,00	5,60
p_H 9,8	343 mμ	360 mμ	417 mμ
Mol. Extinktion mal 10³	2,82	3,32	6,30

Reagentien

1. 2-Methoxy-6-chlor-9-(β-aminoäthyl)-aminoacridin, F = 142—143⁰ (falls nicht käuflich Darstellung s. Original).

Acridinreagens 200 mg-% in Benzol.

2. Chloroform.

3. Glycinpuffer nach SØRENSEN p_H 2,0.

4. Phosphatpuffer nach SØRENSEN p_H 7,0.

5. Wasserfreies Natriumsulfat.

6. 0,4n- und 0,1n-HCl.

7. 10%iges Natriumwolframat.

8. 0,66n-Schwefelsäure.

9. 0,5n-NaOH.

10. Reines Aceton.

11. Benzol mit 0,1% Eisessig.

12. Butanol-Benzol 1:2.

Ausführung

Alle Vorgänge, bei denen Penicillin beteiligt ist, müssen zwischen 0 und 5⁰ durchgeführt werden, da sonst Penicillin zersetzt wird, besonders, wenn die Lösung sauer ist.

Die Methode gliedert sich in 2 Teile: 1. Herstellung einer Eichkurve mit bekannten Mengen Penicillin und 2. Extraktion des Penicillins aus Blut bzw. Serum.

8 cm³ wäßrige Penicillinlösungen, die 0,0625—0,625 γ Penicillin pro cm³ enthalten, werden mit 12 cm³ Chloroform und 2 cm³ Sørensen-Puffer p_H 2,0 30 sec geschüttelt. Nach der Trennung der Phasen, was 30—60 sec dauert, wird die Chloroformschicht über 1—2 g wasserfreies Natriumsulfat gegeben und getrocknet. Sie kann dann unmittelbar zur Extraktion verwendet werden.

Ist die Penicillinkonzentration geringer, wie es meistens bei Serum vorkommt, so nimmt man Lösungen, welche 0,00625—0,025 γ Penicillin pro cm³ enthalten und extrahiert sie 2mal mit Chloroform. Die vereinigten Chloroformextrakte werden 30 sec bei 0—5⁰ mit 8 cm³ Sørensen-Phosphatpuffer p_H 7,0 geschüttelt und daraufhin die Chloroformschicht weggegossen. Man gibt 12 cm³ frisches Chloroform zu und 2 cm³ 0,4n-HCl und schüttelt wieder. Auf diese Weise wird das Penicillin wieder in den Chloroformextrakt zurückgetrieben.

Vom Blut nimmt man beispielsweise 2 cm³ und 14 cm³ Wasser, 2 cm³ 10%iges Natriumwolframat und 2 cm³ 0,66n-Schwefelsäure, schüttelt gut durch und zentrifugiert nach einigem Stehen. Von dem Filtrat nimmt man 8 cm³ und bringt das p_H auf 2,0 durch Zusatz von 2 cm³ 0,1n-HCl. Da ein kleiner Teil des Penicillins, wenn der Blutgehalt 1—2 γ/cm³ beträgt, an dem Eiweißniederschlag adsorbiert wird, beträgt die Ausbeute nur 77 ± 9% und die nach Entfernung des Eiweißes im Filtrat erhaltenen Werte sind deshalb durch 0,77 zu dividieren. Die Extraktion des Penicillins aus dem Blutfiltrat erfolgt wie oben beschrieben, bei größeren Mengen durch einfache Extraktion mit 12 cm³ Chloroform, bei kleinen Mengen von Penicillin durch zweifache Extraktion mit Chloroform und wie es für die wäßrigen Lösungen beschrieben ist.

Um das Penicillin zu bestimmen, mischt man 5 cm³ Acridinreagens, 2 cm³ Aceton, 10 cm³ des Chloroform-Penicillin-Extraktes und 5 cm³ Benzol-Eisessig gut durch, läßt 1 Std ± 5 min unter Lichtabschluß bei Raumtemperatur stehen und schüttelt dann heftig 10 sec in einem kleinen Scheidetrichter mit 10 cm³ 0,5n-NaOH. Das Chloroform wird weggegossen, die alkalische Lösung schüttelt man 5 sec 2mal mit je 5 cm³ Chloroform. Das Chloroform wird verworfen. Dann säuert man die alkalische Lösung mit 1 cm³ Eisessig an und extrahiert das Kondensationsprodukt aus der Reaktionsmischung durch 15 cm³ Butanol-Benzol. Man muß 30 sec schütteln. Die wäßrige Schicht wird verworfen, die organische Lösung 30 sec mit 10 cm³ 5%iger wäßriger Essigsäure geschüttelt. Die wäßrige Schicht wird daraufhin verworfen und 50 cm³ Chloroform und 15 cm³ 0,5n-NaOH zugegeben. Das Kondensationsprodukt geht wieder in die wäßrige Phase über, wenn man 30 sec schüttelt. Die untere organische Phase wird verworfen, zu der wäßrigen Lösung 1 cm³ konzentrierte HCl zugegeben und die Fluorescenz gemessen, indem man ein Corningglas-Filter Nr. 5113 2 mm dick vor die Probe und ein Corningglas-Filter Nr. 3385 2 mm dick hinter die Probe und vor die Photozelle setzt. Die Berechnung der Werte erfolgt auf einer Eichkurve, die mit wäßrigen Lösungen ähnlichen Gehaltes angestellt worden ist.

```
HN    NH₂    HN    NH₂
   C            C
      OH      H
   H    C    H
HN            NH
HO            O
   H
      H    OH

            CH
         HC
   H
      C—C—OH
   O
O            C—H
            CH₃

            O
            C—H
   H
H₃C—N—C—H
   H—C—OH
 HO—C—H
O            C—H
          CH₂OH
```

2. Streptomycin

Das Streptomycin kommt in 2 Formen vor, und zwar als Streptomycin A, eine komplizierte chemische Verbindung, die aus 3 Teilen besteht: 1. aus m-Methylglucosamin, 2. aus Streptose, einem Kohlenhydrat, welches bemerkenswerterweise 2 Carbonylgruppen enthält, von denen die eine glucosidisch mit dem 3. Teil, dem Streptidin verbunden ist, das als Charakteristikum 2 Guanidinreste enthält. Die Formel ist nebenstehend.

Die zweite Form, in welcher das Streptomycin vorkommt, ist das Streptomycin B, auch Mannosidostreptomycin genannt und ist das D-Mannosid des Streptomycins. Eine dritte und vierte Form Oxystreptomycin und Dihydrostreptomycin kommen noch vor, von denen das Dihydrostreptomycin deshalb bemerkenswert ist, weil die zweite Carbonylgruppe der Streptose zu einer Carbinolgruppe reduziert ist und infolgedessen bei der Oxydation mit Jodat unmittelbar Formaldehyd entsteht, was beim Streptomycin nicht der Fall ist. Auf diese Weise kann Dihydrostreptomycin von Streptomycin besonders in Präparaten voneinander unterschieden und der Gehalt an Streptomycin bei Dihydrostreptomycinpräparaten festgestellt werden.

Die Bestimmung des Streptomycins in Nährlösungen und Präparaten erfolgt meistens mit Hilfe von biologischen Testen, die aber zur Untersuchung von Blut nicht empfindlich genug sind. Ein mikrobiologischer Test zur gleichzeitigen Bestimmung von Streptomycin und Penicillin ist von VIETINGHOFF-SCHEEL und HAGENDORFF angegeben worden.

a) Gleichzeitige Bestimmung der Penicillin- und Streptomycin-Konzentration im Plasma mit dem Wasserblau-Test nach v. VIETINGHOFF-SCHEEL und HAGENDORFF

Bei der Kombinationsbehandlung mit Penicillin und Streptomycin, die aus therapeutischen Gründen oft angezeigt ist, ist es vielfach nötig, den Gehalt an beiden Medikamenten gleichzeitig zu bestimmen. Dies ist mit dem Wasserblau-Test möglich, wenn 2 Keime verwendet werden, von denen der eine gegen Penicillin, der andere gegen Streptomycin empfindlich ist. Zur Bestimmung des Penicillins wird ein hämolysierender Streptokokkenstamm verwendet, der streptomycinunempfindlich ist, und zur Bestimmung von Streptomycin wird ein Friedländer-Stamm benutzt.

Reagentien

1. Hissches Serumwasser, 20% Serum und 79% destilliertes Wasser werden mit 1% Glucose versetzt. Zu 10 cm³ dieser Nährlösung gibt man 0,25 cm³ einer 2%igen Lösung von Wasserblau-Hollborn (6 B extra P) oder Wasserblau-Hoechst (RAUCH).

Die Lösung wird im Wasserbad 2—3 min aufgekocht, wobei Entfärbung bis zu einem serumfarbigen Nährmedium auftritt. Nach dem Abkühlen werden zu 10 cm³ dieser sterilen Lösung in getrennten Röhrchen 0,1 cm³ einer 16 bis

24 Std alten Traubenzucker-Bouillon-, Streptokokken- oder Friedländer-Kultur zugegeben.

Die einmal mit einem penicillinempfindlichen, das andere Mal mit einem streptomycinempfindlichen Keim beimpfte Lösung wird gleichzeitig zur Verdünnung des zu untersuchenden Materials verwendet. Es werden 2 Bestimmungen getrennt voneinander durchgeführt, wodurch für jede mindestens 0,025 cm³ Serum benötigt werden, also insgesamt für die beiden Bestimmungen 0,05 cm³ Serum. Technisch einfacher ist die Bestimmung, wenn größere Mengen von Serum zur Verfügung stehen, wobei für beide Bestimmungen größere Gläschen mit rundem Boden und 0,4 cm³ Serum verwendet werden.

Durch Inaktivierung des Serums geht regelmäßig eine geringe Menge verloren, und man muß deshalb entweder 0,1 oder 0,5 cm³ Serum zur Verfügung haben. Das Blut wird steril entnommen und in Capillaren (Wrightsche Kapseln) aufgenommen, zugeschmolzen und durch Zentrifugieren das Serum gewonnen. Man entnimmt 0,05 cm³ Serum in zwei weitere zugeschmolzene Capillaren und inaktiviert bei 56⁰, da im Serum unbehandelter Patienten thermolabile Stoffe vorkommen können, die einen Hemmtiter gegen die Testkeime vortäuschen können. Penicillin und Streptomycin werden durch 20—30 min bei 56⁰ nicht zerstört.

Auf zwei paraffinierte Objektträger gibt man je 11 Tropfen von je 0,025 cm³ der beimpften Nährflüssigkeit, und zwar auf den einen den mit Streptokokken, auf den andern die mit Friedländer-Stamm beimpfte Nährlösung. Von dem zu untersuchenden Serum gibt man 0,025 cm³ in den ersten Tropfen, mischt gut durch und nimmt hiervon 0,025 cm³ in den zweiten usw. bis zum 10. Tropfen. Der 11. Tropfen wird nicht gemischt und dient als Kontrolle. Es ergibt sich so eine Verdünnungsreihe des Serums von 1:2 bis 1:1024. Die durchgemischten Tropfen werden in feine Capillaren aufgezogen, an beiden Enden zugeschmolzen, in Plastilin-Streifen nebeneinander aufgestellt und 16—24 Std bei 37⁰ bebrütet.

Wachstum der Testkeime erfolgt da, wo die Konzentration von Penicillin bzw. Streptomycin zu gering ist, um die Keimvermehrung zu hemmen. Das Wachstum macht sich im Wasserblau-Test als deutliche Umfärbung ins Blaue sichtbar. Der Verdünnungstiter der letzten unbewachsenen, also nicht umgefärbten Capillare, wird durch den Empfindlichkeits- oder Umrechnungsfaktor des Testkeimes geteilt, um die Menge an Einheiten von Penicillin oder Streptomycin zu errechnen. Den Umrechnungsfaktor bestimmt man im Röhrchenverdünnungstest, in dem mit den entsprechenden Testkeimen beimpften Wasserblau-Test-Medium und standardisiertem Penicillin und Streptomycin durchgeführt wird. Es empfiehlt sich, den Umrechnungsfaktor bei der Bestimmung von Blut-Konzentrationen täglich mitzubestimmen und Empfindlichkeitsänderungen der Testkeime bei der Berechnung des Gehaltes mit zu berücksichtigen.

Über Penicillin-Nachweis in Körperflüssigkeiten s. auch ORTEL.

Einen anderen Test, der zur Bestimmung von Aureomycin, Chloramphenicol, Penicillin, Streptomycin und Terramycin im capillaren Blut oder anderen Körperflüssigkeiten verwendet werden kann, s. WHITLOCK jr., HUNT jr. und TASHMAN.

b) Chemische Bestimmung des Streptomycins von G. E. BOXER und V. C. JELINEK

Während die Autoren BOXER, JELINEK und LEGHORN ihre Bestimmungen auf den Nachweis von Maltol nach Alkalibehandlung des in Harn und Nährböden vorhandenen Streptomycins gründeten, haben sie in einer weiteren Arbeit gefunden, daß sich eine fluorometrische Bestimmung sehr leicht mit Hilfe von 9-Hydrazinoacridin durchführen läßt, weil das Hydrazon stark fluoresciert und sich in seinen Lösungseigenschaften sehr stark von den anderen gleichzeitig gebildeten Hydrazonen der Kohlenhydrate und der Ketosäuren unterscheidet. Da nämlich das Streptomycin außer der Carbonylgruppe, welche sich mit der Hydrazin-Gruppe zu dem Hydrazon verbindet, noch stark basische Guanidingruppen enthält, kann es aus saurer Lösung nicht ausgeschüttelt werden, während die gleichzeitig gebildeten Hydrazone der Kohlenhydrate und Ketosäuren bei saurer Reaktion mit einer Mischung von Benzylalkohol-Tetrachlorkohlenstoff extrahiert werden können. Es ist nur notwendig, die Extraktion sehr sorgfältig zu machen, damit keine Rest-Fluorescenzen weder von fremden Hydrazonen noch von dem Überschuß des Reagenses zurückbleiben.

Reagentien

1. Benzylalkohol.
2. Benzylalkohol: Tetrachlorkohlenstoff 10:1 (der Tetrachlorkohlenstoff wird zugesetzt, damit das spezifische Gewicht des Benzylalkohols schwerer wird und sich daher die Schichten bei der Ausschüttelung leichter trennen).

3. 9-Hydrazinoacridin: das Reagens, wenn es nicht käuflich

zu erwerben ist, wird hergestellt aus 9-Chloracridin und Hydrazinhydrat, welche miteinander in alkoholischer Lösung mehrere Stunden erhitzt werden. Die Vorschrift ist vorhanden bei ALBERT und RITCHIE.

4. 10%ige $ZnSO_4$-Lösung.
5. 0,5n-NaOH.
6. n-HCl.

Das Hydrazinreagens selbst besteht aus 5 mg 9-Hydrazinoacridin-HCl, welches in 1 cm³ von gleichen Teilen Wasser, Methanol und Butanol gelöst wird. Das Reagens hält sich eine Woche im Eisschrank. Es ist also 500 mg-% Hydrazinoacridin in dem Lösungsmittelgemisch enthalten.

7. Konz. HCl.
8. 3n-HCl.

Ausführung

Bestimmung von Streptomycin in wäßriger Lösung zur Herstellung von einer Eichkurve. Man nimmt je 14 cm³ wäßrige Lösung, die 0,7—21 γ Streptomycin enthalten sollen, setzt dazu 1 cm³ 3n-HCl und 3 cm³ Hydrazinacridin-Reagens, läßt 16 Std (über Nacht) bei 37 ± 1° stehen und extrahiert dann mit einer Mischung von Benzylalkohol-Tetrachlorkohlenstoff 10:1. Das erstemal extrahiert man mit 20 cm³ dieser Mischung und setzt 2 cm³ konz. HCl zu. Die HCl muß gesondert zugegeben werden und darf nicht mit dem Reagens aufgehoben werden. Die organische Phase, welche unten ist, wird abgelassen und ein zweites Mal nur mit Benzylalkohol-Tetrachlorkohlenstoff extrahiert. Die organische Phase wird wieder verworfen und das dritte Mal gibt man noch 2 cm³ konz. HCl zu und 20 cm³ reinen Benzylalkohol. Für jede Extraktion wird 15 sec heftig geschüttelt und im diffusen Licht, am besten in einem abgeschirmten Abzug, gearbeitet, um Zersetzungen zu vermeiden. Da die organische Lösung, die abgelassen wird, sich immer in dem unteren Teil des Gefäßes ansammelt, benötigt man für die ganze Ausführung nur einen Scheidetrichter. Man kann 4 Proben gleichzeitig ansetzen, muß aber dafür sorgen, daß Stopfen, Hals des Schütteltrichters usw. jeweils mit dem Lösungsmittel gut abgespült werden.

Nach der Extraktion wird die obere wäßrige Phase zentrifugiert und in eine Cuvette von etwa 15 cm³ Inhalt eingefüllt und die fluorometrische Messung durchgeführt, indem man einen Corningglas-Filter Nr. 5113 2 mm dick vor die Probe und einen Corningglas-Filter Nr. 3385 1,5 mm dick hinter die Probe, vor die Photozelle, setzt. Auf diese Weise bekommt man Eichkurven für Streptomycinmengen von 1—20 γ, die unmittelbar für die Blutuntersuchungen verwendet werden können.

Man kann an Stelle der Corningglas-Filter bei den verschiedenen Colorimetern oder Photometern auch andere Fluorescenzkombinationen verwenden, die aber entsprechend den Vorschriften von BOXER und JELINEK ausprobiert werden müssen.

Zur Untersuchung von Plasma wird 1 cm³ Plasma mit 17 cm³ Wasser verdünnt, dann 1 cm³ 10%iges Zinksulfat und 1 cm³ 0,5n-NaOH zugesetzt. Es wird gut gemischt und nach kurzer Zeit filtriert. Von dem klaren Filtrat nimmt man 14 cm³ oder, falls die Streptomycin-Konzentration sehr hoch ist, weniger und füllt dann auf 14 cm³ auf und behandelt wie oben, d. h. das Filtrat wird mit 1 cm³ n-HCl und 3 cm³ Hydrazin-Reagens über Nacht bei 37° stehengelassen und dann extrahiert. Ein kleiner Teil des Streptomycins geht bei dieser Vorschrift immer verloren, da es bei der Enteiweißung an das Eiweiß adsorbiert wird. Die mittlere Ausbeute beträgt 92 ± 4%, und zwar schwankt sie von 89,5—96,5%, so daß mit einem mittleren Fehler von —8% gerechnet werden kann, der bei Ablesung aus der Eichkurve berücksichtigt werden muß.

Liquor wird in genau derselben Weise bearbeitet wie Plasma.

Mannosidostreptomycin und Dihydromannosidostreptomycin können auf Grund ihres Mannose-Gehaltes getrennt bestimmt werden. LEVINE, SELZER und WRIGHT schlagen vor, eine Methanolyse, d. h. Spaltung des Streptomycin, in Methanol-Lösung durchzuführen, wobei Methyl-Mannosid entsteht, welches von den anderen basischen und sauren Produkten (ionisierten Produkten) durch einen Ionenaustauscher, und zwar Amberlit MB 3 getrennt werden kann. Im Filtrat wollen die Autoren die Mannose, es muß aber mindestens 1 mg vorhanden sein, mit 2,4-Dinitrophenylhydrazon bestimmen. Ein Leerwert ist vor Spaltung mit Methanol erforderlich, um andere Kohlenhydrate auszuschalten, oder man kann auch die Mannose mit einer anderen Mikromethode bestimmen, wodurch die Bestimmung wesentlich empfindlicher wird.

Von EMERY und WALKER wird z. B. hierfür die Reaktion mit Anthron vorgeschlagen.

Eine polarographische Mikro-Titration von Streptomycin und Dihydrostreptomycin unter Verwendung eines Diazofarbstoffes s. CONN und NORMAN.

Die quantitative Bestimmung von Dihydrostreptomycin allein durch Perjodat-Oxydation unter Bildung von Formaldehyd, welcher getrennt bestimmt wird nach Destillation, s. GARLOCK jr. und GROVE.

3. Aureomycin

Das Aureomycin gehört zu den Tetracyclinen und hat folgende Konstitution:

Das Molekül enthält also organisch gebunden nicht ionisiertes Chlor, aromatische Hydroxylgruppen, eine Säureamidgruppe und eine basische Dimethylaminogruppe. Diese Eigenschaften sind für das chemische Verhalten des Aureomycins charakteristisch und wesentlich.

Eine fluorometrische Bestimmung des Aureomycins ist schon von KELSEY und GOLDMAN angegeben und später von SEED und WILSON verbessert worden. Diese Verfasser verwenden die gelbe Fluorescenz des Aureomycins, indem sie annehmen, daß es nur sehr wenig biologische Substanzen gibt, die gelb fluorescieren und deshalb die Fluorescenz für Aureomycin charakteristisch ist. Die Absorption erfolgt an Silicagel und die Fluorescenz wird im Eluat gemessen.

Eine andere Methode gibt A. SALTZMAN, welcher an Decalso adsorbiert und in dem alkalischen Eluat die blaue Fluorescenz mißt. Seine Vorschrift ist folgende:

Bestimmung des Aureomycin nach SALTZMAN

Reagentien

1. Decalso von Pfalz und Bauer in New York (50—80 mesh) gewaschen mit 3 Portionen von 3%iger Essigsäure und dann mit destilliertem Wasser, bis das Waschwasser neutral reagiert. Es wird dann im Dampfbad getrocknet.

2. 100%iges Äthanol.

3. Elutionslösung, 5%ige wäßrige Natriumcarbonat-Lösung.

4. Aureomycin-hydrochlorid zum parenteralen Gebrauch. Es wird eine Standardlösung hergestellt, welche 10γ der Substanz im cm³ enthält.

Ausführung

Als Ionenaustauscherröhren werden solche von 15 cm Länge und 9 mm lichter Weite, unten spitz zugehend und mit einem Baumwoll-Stopfen verschlossen, verwendet.

Alle Lösungen und auch das Untersuchungsmaterial, welches verwendet werden soll, muß in tiefgefrorenem Zustand aufbewahrt werden, weil sich sonst blau-fluorescierende Nebenprodukte bilden, die einen Aureomycingehalt vortäuschen. Das Blut wird frisch entnommen und darf nicht hämolysiert sein. Beim Stehen bei Raumtemperatur oder im Eisschrank läßt man gerinnen und gewinnt das Serum sobald als möglich. Die Absorptionssäule wird 7 cm hoch mit Decalso gefüllt und eine gleichmäßige Verteilung durch leichtes Schütteln oder Klopfen erzielt. Man nimmt 1 cm³ Serum oder 0,1 cm³ Urin, die man mit 5 cm³ Wasser verdünnt, gibt sie auf die Säule und läßt sie ohne Saugen einziehen. Man gibt noch 2 cm³ Wasser dazu, um ein vollkommenes Eindringen der Probe auf die Decalso-Säule zu gewährleisten. In gleicher Weise wird auch eine entsprechende Menge einer wäßrigen Standard-Lösung mit verschiedenem Gehalt behandelt oder Serum von Personen, die kein Aureomycin erhalten haben und denen entsprechende Mengen Aureomycin ($0,5$—50γ) pro cm³ zugesetzt werden. Die Säulen werden dann bei 25° mit 15 cm³, dann mit 5 cm³ Wasser gewaschen, ohne daß gesaugt wird. Erst wenn man 35 cm³ reinen Äthanol zugibt, saugt man wenig und setzt das Saugen fort, bis die letzten Spuren von Feuchtigkeit aus dem Absorptionsrohr verschwunden sind.

Die Elution erfolgt durch 5 Portionen von je 3 cm³ Soda-Lösung bei 60°. Wenn die Capillare, in welche das Chromatographierohr ausläuft, fein ist, ist es am besten zu Beginn etwas zu saugen, nachher aber läßt man die Flüssigkeit langsam durchfiltrieren. Die ersten 0,5 cm³ des alkalischen Filtrates werden weggegossen, die anderen Eluate aufgefangen und man erhält im ganzen 13,6 ml Eluat. Man läßt auf Zimmertemperatur abkühlen und mißt die Temperatur innerhalb der nächsten 2 Std.

Es wird empfohlen, für jede Blutanalyse einen entsprechenden Serumleerwert und Serumzusätze mitlaufen zu lassen, um die Genauigkeit zu erhöhen.

Die fluorometrische Messung erfolgt bei einem erregenden Licht von 370 mμ und bei einer sekundären Fluorescenz von 460 mμ. Die Verfasser verwenden ein Lumethron, doch kann jedes andere Fluorometer dazu verwendet werden. Der Verfasser rechnet im Mittel mit einer Ausbeute von 80%. Bei Zusatzversuchen von 0,5—50 γ/cm³ Serum werden Ausbeuten, die fast theoretisch sind und zwischen 90 und 105% schwanken, erzielt.

Der Leerwert des Serums entspricht ungefähr 0,2 γ/cm³.

Eine schnelle Methode, um Aureomycin im Blut biologisch zu bestimmen, ist von SCHNEIERSON angegeben worden. Er verwendet den Proteus vulgaris OX-19 als Standard-Organismus in einem speziellen Harnstoff-Phenolrot-Nährmedium. Das Prinzip der Methode gründet sich darauf, daß Aureomycin auf das Bacterium antibiotisch wirkt und in seiner Entwicklung hemmt. Von einer eingehenden Beschreibung der Methode wird hier abgesehen, es sei nur auf die Original-Literatur verwiesen.

4. Sulfonamide und p-Aminosalicylsäure

Seit Einführung der Sulfonamide, Sulfone und p-Aminosalicylsäure-(PAS) in die Therapie ergibt sich immer öfter das Bedürfnis, die Menge dieser Medikamente nicht nur in den Ausscheidungsflüssigkeiten, sondern auch im Blut nachweisen zu müssen. Einen solchen qualitativen Analysengang, um Sulfonamide in fester Form zu bestimmen, stammt von HOFFMANN und WILKENS.

Eine chromatographische Trennung der verschiedenen Sulfonamide ist von REEDER ausgearbeitet worden. Diese Methoden sind aber nicht geeignet, um die Mengen im Blut bestimmen zu können, sondern eigentlich mehr dafür, bei vorliegenden Gemischen entscheiden zu können, welche Sulfonamide darin vorhanden sind.

Über die Bestimmung der Sulfonamide sind sehr viel Arbeiten erschienen, die sich zum größten Teil auf die Umsetzung mit p-Dimethylaminobenzaldehyd und zum Teil auf Diazotierungs-Reaktionen beziehen. Sofern es sich nur um das Vorliegen *eines* Medikamentes, beispielsweise der p-Aminosalicylsäure oder von einem Sulfonamid handelt, ist eine Bestimmung nach der einen oder anderen Methode nicht schwierig. Handelt es sich aber darum, beispielsweise Sulfonamide neben p-Aminosalicylsäure zu bestimmen, so ist es empfehlenswert zwei verschiedene Methoden anzuwenden, von denen die eine sowohl auf Sulfonamide wie auf p-Aminosalicylsäure anspricht und die andere nur auf p-Aminosalicylsäure. Ein solches Verfahren ist von SHORT ausgearbeitet worden. Eine große Übersicht über die Methoden, die zur Bestimmung von p-Aminosalicylsäure ausgearbeitet worden sind, wird von DESBORDES, BORY und GUYOTJEANNIN gegeben, die auch die Methode von SHORT empfehlen.

Die Sulfonamide enthalten alle folgende molekulare Struktur:

$$H_2N \text{—} \langle \text{benzene ring} \rangle \text{—} SO_2NH_2 \, ,$$

auf Grund der NH$_2$-Gruppe können sie diazotiert werden bzw. sie können sich mit einem fertigen Diazoniumsalz kuppeln und geben dann einen Farbstoff. Das gleiche gilt für die PAS und so wird von vielen Stoffen gemeinsam eine Reaktion gegeben. Auch die Kondensationen mit p-Dimethylaminobenzaldehyd unter Bildung einer Schiffschen Base wird von beiden gleichzeitig gegeben. Wie SHORT aber gefunden hat, reagieren die Sulfonamide nicht mit p-Nitranilin bzw. mit dessen Diazoniumsalz, so daß es möglich ist, durch p-Nitranilin als Diazoniumsalz die vorhandene PAS allein zu bestimmen. Die Vorschrift von SHORT ist folgende.

a) Bestimmung von PAS und Sulfonamiden gemeinsam mit Dimethylaminobenzaldehyd nach SHORT

Reagentien

1. 12%ige wäßrige Trichloressigsäure.

2. p-Dimethylaminobenzaldehyd-Lösung. Man löst 2 g in 100 cm³ Eisessig und gibt 100 cm³ 4m-Natriumacetat-Lösung dazu. 0,5 cm³ dieses Reagenses sollen mit 3 cm³ Wasser und 1,5 cm³ Trichloressigsäure ein p_H von 2—2,2 haben. Es muß wenn nötig die Lösung durch Zusatz von Eisessig oder Natriumacetat-Lösung korrigiert werden.

3. Standard-PAS-Lösung. PAS ist in Lösung nur stabil als Natriumsalz. Die Säure wird durch zweimaliges Umkristallisieren aus Äthanol gereinigt und über Phosphorpentoxyd vollkommen getrocknet. Man wiegt 100,0 mg genau ab, löst in wenig warmem Wasser und gibt 4 Tropfen 20%ige Na_2CO_3-Lösung zu, und füllt das Volumen mit Wasser auf 100 cm³ auf. Dieser Standard enthält 1 mg PAS/cm³ und wird zur Anlage einer Eichkurve entsprechend verdünnt.

Ausführung

0,1 cm³ Blut werden mit 5,9 cm³ destilliertem Wasser und 3 cm³ Trichloressigsäure gemischt. Dann wird durch ein Whatman-Filter Nr. 5 filtriert und zu 4,5 cm³ Filtrat 0,5 cm³ p-Dimethylaminobenzaldehyd-Lösung zugegeben. Das Maximum der Absorption liegt bei 454 mμ und wird in einem entsprechenden Colorimeter gemessen. Praktischerweise erfolgt die Messung nach 10 min; die Farbe ist fast 3 Std beständig.

Nach dieser Vorschrift ist die Verdünnung des Blutes 1:100 in der Endlösung; wenn die PAS-Konzentrationen unter 2 mg-% liegen, verdünnt man besser nur 1:50 und liegen sie über 20 mg-%, so wird stärker verdünnt. Es ist aber darauf zu achten, daß die Trichloressigsäure-Konzentration im Filtrat immer die gleiche bleibt. Zur Anlage von Eichkurven wird die Standard-Lösung so verdünnt, daß man 0—0,2 mg/cm³ hat, die auf genau dieselbe Weise behandelt werden.

LEHMANN gibt an, daß die Farbentwicklung am besten ist in alkoholischer Lösung und daß sich auch p-Dimethylaminobenzaldehyd in Alkohol besser löst als in Schwefelsäure. Alkoholisches Reagens soll besser sein als ein Reagens in Eisessig, außerdem enteiweißt der Verfasser mit p-Toluolsulfonsäure unter Zusatz von NaH_2PO_4, so daß ein End-p_H von 1,96 entsteht, wodurch eine optimale Farbentwicklung garantiert ist. Nach seinen Angaben ist die Ausbeute bei Zusatzversuchen an Blut 91—95% (bei Urin 97%), der Fehler liegt bei ± 2% Streuung.

b) Bestimmung von PAS in Gegenwart von Sulfonamiden mit p-Nitranilin nach SHORT

Reagentien

1. 12%ige wäßrige Trichloressigsäure.
2. 2n-NaOH.
3. 0,3%ige wäßrige Natriumnitrit-Lösung.
4. 1,5%ige wäßrige Ammoniumsulfamat-Lösung.
5. 0,05%ige Lösung von p-Nitranilin in 0,1n-HCl.

Ausführung

Man gibt, um diazotiertes Nitranilin darzustellen, 10 cm³ Nitranilin-Lösung und 1 cm³ Natriumnitrit zusammen, läßt nach gutem Mischen 3 min stehen und gibt dann 0,3 cm³ Ammoniumsulfamat dazu, um das überschüssige Nitrit zu zerstören. Man läßt das Reagens mindestens 5 min nach der Zugabe von Sulfamat stehen, es bleibt 3 Std gebrauchsfertig. 0,4 cm³ Blut werden mit 3,6 cm³ destilliertem Wasser und 3 cm³ Trichloressigsäure gemischt. Nachdem die Eiweißkörper niedergeschlagen sind, wird durch ein Whatman-Papier Nr. 5 filtriert und zu 3,5 cm³ Filtrat 0,5 cm³ diazotiertes p-Nitranilin dazugegeben. Man läßt 3 min stehen, gibt dann 1 cm³ NaOH-Lösung zu, die tiefrote Farbe kann nach 15 min bei 524 mμ gemessen werden.

Die Blutverdünnung ist 1:25, bei Konzentrationen über 15 mg-% wird eine größere Verdünnung genommen, bei kleinen Konzentrationen kann eventuell weniger verdünnt werden. Man legt mit Standardproben von PAS ähnlichen Konzentrationen, wie sie im Blut vorkommen, eine Eichkurve an und entnimmt aus dieser den Wert für Blut, wobei die Verdünnung berücksichtigt werden muß. Die Sulfonamide errechnen sich aus der Differenz.

Die gesamten diazotierbaren Substanzen, also PAS + Sulfonamide können auch durch Kondensation mit Naphthyläthylendiamin nach der Methode von BRATTON und MARSHALL jr. bestimmt werden, die PAS allein mit p-Nitranilin, und aus der Differenz können die Sulfonamide berechnet werden. Die Bestimmung der Sulfonamide mit Naphthyläthylendiamin kann auch nach TING, COON und CONWAY erfolgen. Es wird an dem Beispiel von Procain (Novocain) und PAS gezeigt, wie die verschiedenen Diazoverbindungen voneinander zu trennen sind. Es ergibt sich aus diesem Beispiel gleichzeitig, daß zur Bestimmung von p-Aminosalicylsäure oder von Sulfonamiden gleichzeitig kein Novocain verwendet werden darf, da es auf Grund seiner Konstitution dieselben Reaktionen gibt wie Procain.

c) Bestimmung von PAS und Sulfonamiden nach TING, COON und CONWAY

Reagentien

1. 15%ige wäßrige Trichloressigsäure.
2. 0,1%ige Natriumnitrit-Lösung.
3. 0,5%ige Ammoniumsulfamat-Lösung.
4. 0,1%ige Naphthyläthylendiamin-HCl-Lösung.
5. Chloroform.
6. 12n-NaOH.

Ausführung

Man pipettiert 0,2 cm³ Oxalatblut in 3 cm³ Wasser und gibt nach 3 min 1 cm³ 15%ige Trichloressigsäure zu. Nach dem Zentrifugieren entnimmt man 3 cm³ Zentrifugat, gibt 0,2 cm³ 0,1%ige Natriumnitrit-Lösung und nach 3 min 0,2 cm³ 0,5%ige Ammoniumsulfamat-Lösung zu. Nach weiteren 2 min werden 0,2 cm³ einer Naphthylmethylendiamin-HCl-Lösung zugefügt, und nach 10 min schüttelt man mit 3 cm³ Chloroform aus. Nach ¹/₂ min setzt man 0,8 cm³ NaOH zu und schüttelt nochmals 2 min heftig. Der Diazofarbstoff von PAS bleibt in der wäßrigen Phase, der Diazofarbstoff von Procain bzw. Sulfonamiden löst sich im Chloroform. Die Menge von Diazofarbstoff des PAS wird bei 500 mμ, jene der Sulfonamide bei 485 mμ gegen Wasser bzw. Chloroform als Leerwert gemessen.

Fällt die gemessene Extinktion unter 0,05, so setzt man dem Blutfiltrat gemessene Mengen der betreffenden Substanz zu, hierdurch steigt die Empfindlichkeit auf 2,5 γ.

II. Röntgen-Kontrastmittel

Als Röntgen-Kontrastmittel zur intravenösen oder intraarteriellen Injektion werden ausschließlich jodhaltige Präparate verwendet. Eines davon ist Abrodil (monojodmethansulfosaures Natrium) und Perabrodil, welches das Diäthylaminsalz der Dijod-n-acetyl-4-pyrrolidon ist.

Auch die anderen verwendeten Substanzen, wie z. B. das Biligrafin sind Glykamin- bzw. Natriumsalze von jodierten Benzoesäuren folgender Konstitution:

Abrodil: J—CH₂—SO₃Na .

Perabrodil:

Biligrafin: Methyl-Glykaminsalz

Methyl-Glykamin:

Urographin: Na-Salz und Methyl-Glykaminsalz

Die Präparate liegen in Form von Ampullen mit hochkonzentrierten Lösungen vor und die Jodmenge, welche injiziert wird, ist so groß, daß die endogenen Jodmengen, die im Blut vorkommen, keine Rolle spielen. Zum Beispiel wird von Biligrafin 20 cm³ einer 30%igen Lösung injiziert, welche 6% Wirkstoff enthält, und da das Salz 50% Jod enthält, entspricht dies einer Menge von 3 g Jod, so daß eine verhältnismäßig rohe Jodbestimmung bereits über den Gehalt des Kontrastmittels im Blut Auskunft gibt. Dementsprechend sind die Methoden ausgearbeitet worden, und zwar von CLERC, der eine einfache Veraschung beschreibt und anschließende Oxydation mit Brom und Jodtitration. Die Methode ist für Biligrafin beschrieben, ist aber ebenso anwendbar auf Urografin oder auf Perabrodil oder Abrodil. Da in alkalischem Medium bei definierter Temperatur verascht wird, besteht keine Befürchtung des Jodverlustes.

Für die Bestimmung des Biligrafins ist eine besondere Methode angegeben worden von OTT und OTT. Bei der Methode wird das Jod aus dem Biligrafin durch Kochen mit Schwefelsäure abgespalten, in Schwefelkohlenstoff aufgefangen und die violette Farbe des Jods in Schwefelkohlenstoff bestimmt. Auch diese Methode ist wegen der großen Jodmengen, welche vorliegen, vorteilhaft, weil nur sehr wenig Blut gebraucht wird und die violette Farbe des Jods im Schwefelkohlenstoff sehr intensiv ist. Aus Perabrodil soll mit H_2SO_4 kein Jod abgespalten werden.

a) Bestimmung von Biligrafin usw. durch Oxydation nach E. CLERC

Das im Nickeltiegel mit Pottasche, Soda und Salpeter veraschte Material wird anschließend mit Brom zu Jodat oxydiert und nach Zusatz von Jodid mit Thiosulfat titriert.

α) Veraschung

Reagentien

1. Oxydationsgemisch: 10 g KNO_3, 12 g wasserfreies Soda und 18 g Pottasche.
2. Kaliumhydroxyd in Plätzchenform zur Analyse.
3. Verdünnungslösung zum Auffüllen der Aschelösung: 10 g KNO_3, 12 g wasserfreies Soda, 18 g Pottasche und etwa 30 g KOH werden mit Wasser auf 2 Liter aufgelöst.
4. 50%ige H_3PO_4.
5. 33%ige NaOH.
6. $Na_2HPO_4 \cdot 2H_2O$ in Substanz.
7. Methylorange als Indicator.

Ausführung

In einem Nickeltiegel werden 1—10 cm³ Untersuchungsmaterial bzw. 1—3 cm³ Blut mit 3 g Oxydationsgemisch und 1,6 g KOH bei 150° getrocknet. Auf die getrocknete Masse gibt man weiter 500 mg Oxydationsgemisch und der bedeckte Tiegel wird auf 200° im Ofen erhitzt, dann auf 400° hochgeheizt und 10 min bei dieser Temperatur belassen. Dann erhitzt man auf 560° und hält wieder 10 min auf dieser Temperatur, so daß die gesamte Veraschungszeit etwa 1 Std beträgt. Das Veraschen in einem elektrisch geheizten Ofen ist besser, da das Erhitzen mit freier Flamme zu Verlusten führt.

Der Tiegelinhalt wird mit 15 cm³ Wasser aufgenommen, unter Erwärmen gelöst, in ein 150 cm³ fassendes Becherglas quantitativ übergespült und mit Phosphorsäure unter Zusatz von Methylorange genau neutralisiert, dann mit Wasser auf 100 cm³ aufgefüllt.

β) Oxydation mit Brom

Reagentien

8. Eisessig.
9. Brom in einer Tropfflasche.
10. Ameisensäure, konzentriert.
11. Kaliumjodid, z. A.
12. 8n-Schwefelsäure.
13. 0,1n- bis 0,002n-Thiosulfatlösung, die je nach der vorhandenen Jodmenge gebraucht wird.
14. Stärkelösung als Indicator.

Ausführung

Bei unbekanntem Jodgehalt ist es zweckmäßig, 2 cm³ der oben hergestellten Veraschungslösung in einer Vortitration auf den Jodgehalt zu prüfen. Zu diesem Zweck füllt man 2 cm³ der Veraschungslösung mit der Verdünnungslösung auf 50 cm³ auf, säuert dann mit Phosphorsäure unter Verwendung von Methylorange als Indicator an und fügt 500 mg Natriumphosphatlösung (Reagens 6) hinzu, ferner 1 cm³ Eisessig und 20 Tropfen Brom. Man schüttelt rasch und kräftig durch, die Lösung muß tief rotbraun gefärbt sein und darüber müssen rotbraune Dämpfe stehen. Es muß außerdem überschüssiges Brom vorhanden sein. Der Kolben bleibt 5 min stehen, dann werden 1,5 cm³ Ameisensäure hinzugefügt und so lange geschüttelt, bis die Lösung völlig farblos ist und sich keine Bromreste mehr erkennen lassen. Durch Zugabe von 1 cm³ 8n-Schwefelsäure und einigen Körnchen Kaliumjodid wird aus dem durch Bromoxydation entstandenen Jodat Jod frei gemacht, welches nun mit Thiosulfat und Stärke als Indicator titriert wird. Ist viel Jod ausgeschieden, nimmt man 0,1n-Thiosulfat, ist wenig Jod ausgeschieden, nimmt man 0,01n- oder 0,002n-Thiosulfat. Auf Grund dieser Vortitration werden zwei weitere Proben zu je 20 cm³ bzw. 40 cm³, je nach Jodgehalt, mit der Verdünnungslösung auf 50 cm³ aufgefüllt und wie oben weiter verarbeitet. Sollte die Titration in den Bereich der 0,1n-Thiosulfatlösung fallen, dann muß die Oxydation in stärkerer Verdünnung ausgeführt werden, d. h. man füllt in diesem Falle auf 200 cm³ mit der Verdünnungslösung in einem 500 cm³ fassenden Kolben auf.

Die Oxydation mit Brom muß für jede Probe, also auch für Parallelproben, gesondert durchgeführt werden, damit sie rasch und vollständig verläuft.

b) Bestimmung von Biligrafin nach P. OTT und W. OTT

Reagentien

1. Konzentrierte Schwefelsäure, spezifisches Gewicht 1,84.
2. Reinster Schwefelkohlenstoff.
3. 30%iges H_2O_2.

Ausführung

In einen Glaskolben von rund 100 cm³ Inhalt, der durch ein Glasrohr mit einer Vorlage verbunden ist, die 10 cm³ Schwefelkohlenstoff und 5 cm³ H_2O_2 enthält, und ihrerseits mit einem Rückflußkühler verbunden ist, wird 1 cm³ Blut mit 30 cm³ Schwefelsäure durch einen Bunsenbrenner erhitzt, bis das Blut-Schwefelsäuregemisch kocht. Nach 10—15 min beginnt die Entwicklung von Joddämpfen, die vom Schwefelkohlenstoff aufgenommen werden. Die geringen gasförmigen Reduktionsprodukte werden durch das H_2O_2 in der Vorlage oxydiert. Nach 2stündigem Kochen läßt man in den Kolben mit Blut und Schwefelsäure langsam 10—20 cm³ H_2O_2 zufließen unter ständigem Weitererwärmen, bis der Inhalt des Kolbens farblos ist. Dies dauert meistens nur wenige Minuten. Nach dem Abkühlen wird die Vorlage mit dem Schwefelkohlenstoff vom H_2O_2 getrennt, die Schwefelkohlenstoffmenge gemessen und in einem Spektrophotometer die violette Farbe der Jodlösung in Schwefelkohlenstoff gemessen. Das Absorptionsmaximum liegt bei 515 mμ.

Die Methode erlaubt noch Konzentrationen von 1/1000% zu bestimmen, ist daher für diese Zwecke sehr empfindlich und man kann auch mit geringeren Blutmengen auskommen, falls der Jodgehalt sehr hoch ist.

E. Hormone

I. Steroide

Während auf dem Gebiet der Steroidanalysen im Harn in den letzten 15 bis 20 Jahren große Fortschritte zu verzeichnen waren, lagen bis vor kurzem noch relativ wenig Ergebnisse über die Blutsteroide vor. Die Schwierigkeiten bestanden zunächst darin, daß nur geringe Mengen von Steroiden im Blut vorhanden sind und nur verhältnismäßig kleine Blutvolumina für eine Untersuchung zur Verfügung stehen. Erst in letzter Zeit wurden geeignete Methoden geschaffen, die es erlauben, auch im Blut normale und pathologische Steroidmengen quantitativ zu bestimmen. Es ist dies von besonderem Interesse, da durch eine quantitative Bestimmung der Steroide im Blut auf den Funktionszustand der endokrinen Drüsen Rückschlüsse gezogen werden können.

Die Problematik der Steroidbestimmung im allgemeinen und die der Blutsteroide im besonderen liegt in der Schwierigkeit, die verschiedenen Stoffwechselprodukte einzeln zu isolieren und eindeutig zu charakterisieren. Ebenso ist es nicht einfach, bestimmte Verbindungen, die bei pathologischen Veränderungen auftreten, mit ausreichender Genauigkeit zu erfassen.

Im vorgegebenen Rahmen wird nur eine Auswahl von geeigneten Methoden getroffen. Es werden dazu neuere Untersuchungsverfahren, die noch einer Erprobung unterzogen werden müssen, kurz diskutiert bzw. zitiert.

1. Allgemeines zur Bestimmung der Blutsteroide

Blut und Harn können im nativen Zustand für eine chemische Bestimmung von Steroidhormonen nicht direkt verwendet werden. Diese Körperflüssigkeiten enthalten zu viele Stoffe, die die chemischen Reaktionen stören und die Untersuchungsergebnisse fälschen. Für die chemische Bestimmung ist es demnach erforderlich, die Proben zunächst einer besonderen Aufarbeitung zu unterziehen, um die Steroide anzureichern und störende Begleitstoffe abzutrennen.

Die meisten Steroidmetaboliten sind auf Grund ihrer relativ geringen Wasserlöslichkeit nicht ohne weiteres harnpflichtig. Steroidhormone mit Oxy-Gruppen werden jedoch im Körper durch Veresterung mit Schwefelsäure oder durch β-glykosidische Verknüpfung mit Glucuronsäure wasserlöslicher. Steroide ohne Oxy-Gruppen bilden möglicherweise wasserlösliche Konjugate durch Kondensation mit Polypeptiden, und die Ketosteroide werden vermutlich in Form von Steroid-Protein-Konjugaten im Blut transportiert (LIEBERMAN und DOBRINER).

Im Harn werden selten freie Steroide vorgefunden. Sie werden größtenteils als Glucuronide oder Schwefelsäure-Ester ausgeschieden. Verschiedene Untersuchungen lassen auf das Vorhandensein von noch unbekannten Formen der Konjugatbildung schließen (LIEBERMAN u. Mitarb., GALLAGHER u. Mitarb.). Im Blut sind sowohl freie als auch konjugierte Steroide nachzuweisen.

Zur Isolierung und Bestimmung der Steroide in Körperflüssigkeiten (Blut und Harn) müssen die Konjugate zunächst hydrolytisch gespalten werden. Dies geschieht wohl am häufigsten durch die *Säurehydrolyse*, wobei durch Kochen unter Säurezusatz eine Freisetzung der Steroide erreicht wird. Hierbei können aber aus manchen empfindlichen Steroiden (z. B. Cortine, Corticoide, Dehydroisoandrosteron usw.) verschiedene Kunstprodukte entstehen. [Eine Übersicht über die bis jetzt bekannten Artefaktbildungen findet sich im: HOPPE-SEYLER-THIERFELDER, Handbuch der physiologisch und pathologisch-chemischen Analyse, Bd. III/2. Berlin-Göttingen-Heidelberg 1955 und bei SCHUBERT (1)].

Diese Artefakte können durch eine *enzymatische Hydrolyse* weitgehend vermieden werden. Dabei werden die Glucuronide mit Hilfe der β-Glucuronidase (z. B. Schering) und die Schwefelsäureester mit Hilfe einer geeigneten Sulfatase (z. B. Schering) hydrolytisch gespalten. Im allgemeinen wird die β-Glucuronidase aus Ochsenleber bzw. Ochsenmilz (S. L. COHEN) oder aus Colikulturen (BUEHLER u. Mitarb.) gewonnen. β-Glucuronidase und Sulfatase sind auch in reichlichem

Maße im Magensaft der Weinbergschnecke vorhanden (HENRY und THEVENET, JARRIGE und HENRY).

Die Isolierung der C_{21}- (Cortine und Corticoide, Progesteron), C_{19}- (Androgene und deren Metaboliten) und C_{18}- (Oestrogene) Steroide aus Blut oder Plasma kann mit Hilfe verschiedener Extraktions- und Fraktionierungsverfahren durchgeführt werden.

a) Extraktion von Steroiden aus Blut mit organischen Lösungsmitteln

Bei der Extraktion von Steroiden haben sich von den zahlreichen organischen mit Wasser nicht mischbaren Lösungsmitteln Äthylacetat, Äther, Chloroform und eine Mischung von Äther-Chloroform (4:1) besonders bewährt. Die freien Steroide können dabei unmittelbar aus dem Blut extrahiert werden, während bei den konjugierten Steroiden zunächst eine entsprechende Hydrolyse vorangehen muß. Letztere sind auch mit Butanol ohne vorangehende Hydrolyse aus dem Blut extrahierbar (REDDY u. Mitarb.).

Zur Entfernung von störenden Begleitstoffen folgt der Extraktion eine Reinigungsprozedur. Eine befriedigende Reinigung wird durch eine chromatographische Fraktionierung an Florisil-, Magnesiumsilicat-Celit- oder an Aluminiumoxydsäulen erreicht. Ebenso können die Extrakte auch nach Ausschütteln mit alkalischen Lösungen (z. B. 10n-Na_2CO_3-Lösung) [BUSH (4)] und anschließendem Neutralwaschen (neutraler Extrakt) durch einen Girard-T-Umsatz (TAMM u. Mitarb.) von störenden Substanzen befreit werden. Um noch einen weiteren Reinigungsgrad zu erreichen, ist eine Verteilung zwischen Hexan, 70%igem Äthanol und 50%igem Äthanol-Chloroform vor oder im Anschluß an die chromatographische Reinigung zu empfehlen.

b) Die Gewinnung von Steroiden aus Blut durch Dialyse

Bei diesem Verfahren wird in einem Cellophanschlauch ein bestimmtes Blutvolumen mit dem doppelten Volumen einer 50%igen wäßrigen Methanol-Lösung versetzt und bei 20^0 C gegen 40%iges Methanol dialysiert. Dabei gehen die Steroide in die äußere Methanollösung über und werden anschließend mit Chloroform extrahiert. Um eine bessere Ausbeute zu erhalten, wird eine Dialyse gegen 60%iges Methanol und eine gleichzeitige kontinuierliche Extraktion mit Methylenchlorid vorgeschlagen (LOMBARDO u. Mitarb.).

Die so gewonnenen Steroidextrakte können oftmals ohne weitere Reinigung einer papierchromatographischen Trennung oder einer der gebräuchlichen Bestimmungsmethoden unterzogen werden.

c) Die Anreicherung von Steroiden aus wäßrigen Blutdialysaten (z. B. künstliche Niere) nach SAVARD und Nebennierenrinden-Perfusaten mittels Aktivkohle (Darko 60-g und Darko 2—4) nach LEVY u. Mitarb. (1), (2)

Der Vorteil dieser Methode beruht darauf, daß aus verhältnismäßig großen Flüssigkeitsvolumina kleinere Steroidkonzentrationen nahezu quantitativ gewonnen werden können. Durch eine einmalige Absorption mit 0,1 Gewichtsprozent aktivierter Kohle (z. B. bei 30 Liter Flüssigkeit = 30 g Kohle) sind Steroidkonzentrationen von 1—5 mg zu 89—105% wiedergefunden worden (SAVARD). Dabei muß jedoch auf die Möglichkeit einer Artefaktbildung aus einigen Steroiden [LEVY u. Mitarb. (1), (2), A. S. MEYER] hingewiesen werden.

Die Reinisolierung und Einzelbestimmung der zahlreichen in Harn und Blut enthaltenen Steroide ist sehr schwierig, zeitraubend und an bestimmte Glas-apparaturen gebunden. Für die klinische Diagnostik haben sich jedoch in vielen Fällen Gruppenbestimmungen von chemisch ähnlichen Steroiden als ausreichend erwiesen. Für bestimmte Stoffwechseluntersuchungen und zur Beurteilung unklarer endokriner Dysfunktionen ist eine weitere Aufgliederung der einzelnen Gruppen mit Hilfe von chromatographischen Verfahren erforderlich. Zur Trennung von Steroidgemischen stehen eine Reihe von chromatographischen Verfahren zur Verfügung. Sowohl die Adsorptions-Chromatographie als auch die Verteilungs- und Papier-Chromatographie sind hierbei erfolgreich angewandt worden. Einzelheiten über Theorie und Ausführung siehe OERTEL u. Mitarb. (4).

2. 17-Ketosteroide

Die 17-Ketosteroide in dem gereinigten neutralen Extrakt werden fast aus-schließlich mit der von ZIMMERMANN beschriebenen Farbreaktion bestimmt (ZIMMERMANN). Dabei bilden die 17-Ketosteroide mit m-Dinitrobenzol im alka-lischen Milieu ein violett-rot gefärbtes Kondensationsprodukt, das photometrisch gemessen werden kann.

a) Bestimmung der 17-Ketosteroide im Plasma nach L. I. GARDNER

Reagentien

1. Äther, über Dinitrophenylhydrazin destilliert und mit einer 1%igen $FeSO_4$-Lösung gewaschen.

2. Absolutes Äthanol, über 2,4-Dinitrophenylhydrazin redestilliert.

3. Chloroform über K_2CO_3 destilliert und im Eisschrank aufgehoben.

4. Hexan, redestilliert.

5. 10%ige HCl.

6. 10%ige NaOH.

7. 70%iges Äthanol.

8. Florisil ($MgO \cdot SiO_2$) mit Chloroform gewaschen. Das Adsorbens muß bei 650° aktiviert werden.

9. m-Dinitrobenzollösung, 1%ig in absolutem Alkohol (m-Dinitrobenzol der Firma Merck braucht nicht mehr gereinigt zu werden).

10. KOH-Lösung. 2 g KOH in 10 ml absolutem Äthanol 5 min schütteln, zentrifugieren; die Lösung muß täglich frisch hergestellt werden.

Ausführung

6—10 cm³ Heparin- oder Oxalatplasma werden mit 25 cm³ 10%iger HCl versetzt, 12 min lang unter gelegentlichem Schütteln gekocht (Hydrolyse), abgekühlt und 4mal mit je 25 cm³ Äther extrahiert. Zur Extraktion wird das Plasma mit dem Äther mechanisch verrührt und anschließend zentrifugiert. Die vereinigten Ätherextrakte (100 cm³) werden dann 3mal mit je 25 cm³ 10%iger NaOH und 3mal mit je 50 cm³ Wasser gewaschen, bis das Waschwasser neutral ist. Der so behandelte Ätherextrakt wird nun auf dem Dampfbad zur Trockne gebracht und der Trockenrückstand in 20 cm³ 70%igem Äthanol aufgenommen. Diese äthanolische Lösung schüttelt man 3mal mit je 15 cm³ Hexan aus und verwirft die Hexanextrakte. Nach Zusatz von 10 cm³ Wasser zu der alkoholischen Lösung extrahiert man diese 3mal mit je 15 cm³ Chloroform, verwirft die äthano-lische Lösung und engt die vereinigten Chloroformextrakte auf etwa 12 cm³ ein.

Chromatographie: Zur chromatographischen Reinigung stellt man sich in einem Glasrohr von 10mal 450 mm eine Säule aus 3 g Florisil her, wäscht diese mit 30 cm³ Chloroform und gibt dann den Chloroformextrakt (12 cm³) auf die Florisilsäule. Die Elution erfolgt mit 35 cm³ Chloroform, und das etwa 47 cm³ betragende Eluat wird auf dem Dampfbad zur Trockne gebracht.

Quantitative Bestimmung: Die in dem gereinigten Extrakt enthaltenen 17-Ketosteroide bestimmt man mit einer Mikromodifikation der Zimmermann-Reaktion. Hierzu wird der Trockenrückstand des Extraktes in 0,02 cm³ absolutem Äthanol aufgenommen, mit 0,02 cm³ m-Dinitrobenzollösung und 0,02 cm³ KOH versetzt. Die Proben werden dann 60 min lang in ein 30° C warmes Wasserbad gestellt und vor direkter Belichtung geschützt. Anschließend füllt man mit absolutem Äthanol auf genau 0,5 cm³ auf und mißt die Extinktion in einer Mikrocuvette bei 460, 520 und 580 mμ in einem Beckman-Spektrophotometer. Die Herstellung der Versuchs-, Leerwerts- und Standardlösungen geht aus dem folgenden Schema hervor.

Tabelle 16

	Absoluter Äthylalkohol cm³	Alkohol KOH cm³	Reag. 9 cm³	Standard cm³	Zugesetzt absolut. Äthylalkohol cm³
Plasmaextrakte und Reagentienwert.	0,02	0,02	0,02	—	0,44
Leerwert für Standard	0,2	0,2	0,2	—	4,4
Standard 2 γ	0,16	0,2	0,2	0,04	4,4
Standard 5 γ	0,04	0,2	0,2	0,16	4,4

Die Messung der Versuchslösung (Plasmaextrakt) erfolgt gegen den Leerwert und die Extinktion wird nach der Formel:

$$E \text{ der 17-KS} = E_{520} - \frac{E_{460} + E_{580}}{2} \text{ korrigiert.}$$

Der Gehalt an 17-Ketosteroiden wird an einer mit Dehydroisoandrosteron aufgestellten Eichkurve abgelesen; die Eichkurve verläuft zwischen 1 und 5 γ linear.

Normalwerte: Erwachsene Männer: 40—130 γ pro/100 cm³ Plasma.
Erwachsene Frauen: 25—100 γ pro/100 cm³ Plasma.

Anmerkung: Mit dieser Methode erhält man für die klinische Diagnostik gut verwertbare Resultate. Es wird dabei festgestellt, daß die gefundenen 17-Ketosteroidwerte in Harn und Plasma in gleichem Maße ansteigen bzw. abfallen. Sowohl bei normalen Kindern und Erwachsenen als auch bei Patienten mit kongenitaler Nebennierenrinden-Hyperplasie stehen die Harn- und Blutwerte in einer gewissen Korrelation zueinander (GARDNER). Weitere Angaben über physiologische und pathologische Abweichungen siehe J. TAMM.

b) Fraktionierung und Bestimmung der 17-Ketosteroide im menschlichen Plasma nach MIGEON und PLAGER (2)

Prinzip. Das Plasma wird mit Äthanol enteiweißt und extrahiert. Den zur Trockne eingedampften Alkoholextrakt löst man dann in Wasser, hydrolysiert mit Schwefelsäure bei Zimmertemperatur und extrahiert gleichzeitig mit Äther. Anschließend erfolgt eine chromatographische Reinigung an einer Florisilsäule und eine papierchromatographische Trennung der 17-Ketosteroide, die dann in üblicher Weise nach ZIMMERMANN bestimmt werden.

Reagentien

1. Reinste Schwefelsäure.
2. Reinster Äther.
3. 10%ige Natriumbicarbonatlösung.
4. Florisil: Nach EIK-NES, NELSON und SAMUELS vorbehandelt: Hierzu läßt man das Adsorbens 12—15 Std lang mit 95%igem Äthanol stehen, rührt in den ersten 6—8 Std stündlich um, saugt das Äthanol ab und wäscht schließlich mit 2000 cm³ absolutem Alkohol. Nach möglichst vollständigem Absaugen des Äthanols trocknet man bei 120° C und aktiviert 4 Std lang bei 600° C. Das vorbehandelte Florisil wird in einer Schliffstopfenflasche im Exsiccator aufbewahrt.
5. Glaswolle mit redestilliertem Chloroform 3mal gewaschen und bei Raumtemperatur getrocknet.
6. Chloroform, unmittelbar vor Gebrauch redestilliert über K_2CO_3.
7. Methanol, 2mal destilliert.
8. n-NaOH.
9. Absoluter Äthylalkohol über K_2CO_3 redestilliert.
10. Reagens nach ZIMMERMANN: 1%ige Lösung von m-Dinitrobenzol in absolutem Alkohol.
11. 2,5n-KOH in absolutem Äthylalkohol.

Notwendige Spezialausrüstung

1. Extraktionsapparatur zur kontinuierlichen Extraktion mit magnetischem Rührer.
2. Chromatographieeinrichtung nach BUSH (2).
3. Ein Raum mit konstanter Temperatur von 35° C zur Papierchromatographie.
4. Beckman-Spektrophotometer mit Mikrozusatzgerät.

Ausführung

20 cm³ Plasma werden mit 100 cm³ Äthylalkohol gut verrührt, zentrifugiert und der Äthanolextrakt abgegossen. Das ausgefällte Eiweiß extrahiert man noch mit 50 cm³ Äthanol und dampft die gesammelten Extrakte zur Trockne ein. Den Trockenrückstand nimmt man dann in 25 cm³ Wasser auf, bringt das p_H mit Schwefelsäure auf 0,8—1,0 und extrahiert diese Lösung 24—48 Std lang kontinuierlich mit Äther. Anschließend dampft man den Ätherextrakt auf ungefähr 150 cm³ ein, wäscht ihn 2mal mit je 10 cm³ 10%iger $NaHCO_3$-Lösung und 2mal mit je 20 cm³ Wasser. Den Ätherextrakt teilt man dann in zwei gleich große Teile und dampft diese zur Trockne ein.

Chromatographie: Zur chromatographischen Reinigung werden 2 Florisilsäulen nach NELSON und SAMUELS hergestellt. Jeder Extrakt wird in 20 cm³ Chloroform gelöst, in die Säulen eingefüllt und mit 35 cm³ 2% Methanol in Chloroform eluiert. Um die Vollständigkeit der Elution zu prüfen, können die Säulen noch mit 25% Methanol in Chloroform eluiert werden. Das 1. Eluat (2% Methanol in Chloroform) der beiden Säulen wird vereinigt zur Trockne eingedampft, der Rückstand in Toluol oder Chloroform aufgenommen und 2mal mit je 0,2 Vol. n-NaOH und 3mal mit je 0,3 Vol. Wasser gewaschen. Den so behandelten Extrakt dampft man ein und nimmt den Rückstand in kleinen Mengen Methanol-Chloroform 1:1 auf. Diese Lösung wird dann quantitativ auf einen Streifen Whatman-Papier Nr. 2 aufgetragen; auf zwei weiteren Streifen rechts und links davon läßt man als Vergleichssubstanz Dehydroisoandrosteron und Androsteron mitlaufen. Die Streifen hängt man dann in einen Chromatographiekasten ein, sättigt über Nacht und entwickelt mit Leichtpetroleum-

80%iges Methanol 85:15 4 Std lang. Nach dem Trocknen der Papierstreifen werden die Vergleichsstreifen mit dem Zimmermann-Reagens besprüht und die den Vergleichssubstanzen entsprechenden Zonen auf dem Chromatogramm ausgeschnitten und eluiert.

Quantitative Bestimmung: Nachdem die Eluate zur Trockne gebracht und in 0,2 cm³ absolutem Methanol gelöst sind, werden 0,2 cm³ 2,5n-KOH in absolutem Äthanol und 0,2 cm³ 1%ige Dinitrobenzollösung zugegeben. Nachdem die Proben 90 min lang bei 25⁰ im Dunkeln gestanden haben, gibt man 0,6 cm³ destilliertes Wasser und 0,6 cm³ destilliertes Chloroform zu, schüttelt und zentrifugiert 2 min lang; der mit Chloroform ausgeschüttelte Farbkomplex wird dann in einer Mikrocuvette gegen einen Leerwert bei 440, 520 und 600 mμ gemessen. Die Korrektur der Extinktionen und die Berechnung der 17-Ketosteroidkonzentrationen wird in gleicher Weise wie bei der Methode nach GARDNER (S. 277) durchgeführt.

Normalwerte: Erwachsene: 40,5 γ (29—69 γ) Dehydroisoandrosteron/100 cm³ Plasma und 18,0 γ (9—39 γ) Androsteron/100 cm³ Plasma.

Es ergaben sich keine signifikanten Unterschiede der 17-Ketosteroidwerte im Blut bei Männern und Frauen. Bei Frauen ändert sich jedoch der Blut-17-Ketosteroid-Spiegel in Abhängigkeit vom Menstrualcyclus. Dabei wurden 18,2—81 γ Dehydroisoandrosteron und 2,9—37 γ Androsteron/100 cm³ Plasma gefunden [MIGEON und PLAGER (1), MIGEON], Kinder vor der Pubertät hatten niedrige Plasmaspiegel [MIGEON und PLAGER (2); weitere Angaben s. TAMM].

Anmerkung: Nach den Angaben der Autoren erfolgte nach Zugabe von β-Glucuronidase zum nativen Plasma eine nur geringe Freisetzung von 17-Ketosteroiden. BUSH (3) gibt dazu die Erklärung, daß möglicherweise im Serum Substanzen enthalten sind, die die β-Glucuronidase stärker hemmen als im Harn. Kürzlich wurde aber von TAMM u. Mitarb. festgestellt, daß nach Äthanolfällung der Plasmaproteine im äthanolischen Extrakt beträchtliche Mengen von neutralen 17-Ketosteroiden durch β-Glucuronidase-Hydrolyse in Freiheit gesetzt werden können. Danach wurden 23,3% der gesamten 17-Ketosteroide/100 cm³ Plasma in freier Form gefunden, 41% konnten nach β-Glucuronidasehydrolyse und 35,4% nach Säurehydrolyse bestimmt werden.

3. Corticosteroide

Die Corticoide sind auf Grund ihrer charakteristischen Seitenketten mit Hilfe von chemischen Reaktionen quantitativ bestimmbar. Die Tabelle 17 gibt eine Übersicht über den Anwendungsbereich der einzelnen chemischen Bestimmungsmethoden.

Ausführliche Angaben hierüber können bei REUBER und SCHMIDT-THOMÉ, OERTEL u. Mitarb. (3) im HOPPE-SEYLER-THIERFELDER nachgeschlagen werden.

Die ersten Versuche zur Bestimmung der Plasmacorticoide im peripheren Blut ergaben zunächst wenig befriedigende Resultate. Als erste versuchten CORCORAN und PAGE aus einem Plasmaextrakt die Formaldehyd-abspaltenden Corticoide (Tabelle 17) zu bestimmen. Sie erhielten dabei zu hohe Werte, die wahrscheinlich aus unspezifischen Substanzen im Extrakt gleichzeitig gebildet wurden (z. B. Formaldehydbildung von Phospholipiden). Selbst durch wiederholte Acetonfällungen konnten Spuren von Verunreinigungen nicht ganz entfernt werden. Ebenso unbefriedigende Ergebnisse erhielten WICK u. Mitarb., die die Reduktion von Phosphormolybdänsäure (HEARD u. Mitarb.) (Tabelle 17) zur Bestimmung der reduzierenden Corticoide (20,21-Ketole und 17-Oxy-20,21-Ketole) heranzogen.

1950 wurde von PORTER und SILBER festgestellt, daß Corticoide mit einer 17-Oxy-20,21-Ketolseitenkette im schwefelsauren Milieu Phenylhydrazone bilden (Tabelle 17). Aus dieser chemischen Farbreaktion wurde eine Reihe von brauch-

Tabelle 17. *Bestimmungsverfahren*

Reaktive Gruppe	Reduktions-verfahren Phosphor-molybdän-säure oder Tetra-zoliumblau	Phenyl-hydrazon-Bildung Porter-Silber-Reaktion	17-Ketogene Steroide Wismutat-oxydation	Form-aldehyd-abspaltende Steroide Perjodat-oxydation
20,21-Ketole CH$_2$OH C=O D	+	—	—	+
17-Oxy-20,21-Ketole CH$_2$OH C=O OH D	+	+	+	+
20,21-Diole CH$_2$OH CHOH D	—	—	—	+
17,20,21-Triole CH$_2$OH CHOH OH D	—	—	+	+
17,20-Ketole CH$_3$ C=O -OH D	—	—	Nach Re-duktion mit NaBH$_4$ zum 17,20-Diol +	—
17,20-Diole CH$_3$ CHOH -OH D	—	—	+	Acet-aldehyd ab-spaltend

baren Bestimmungsmethoden für Corticoide im Blut entwickelt. Die Porter-Silber-Reaktion erfaßt die Steroide mit einer 17-Oxy-20,21-Ketolseitenkette [Cortisol (F), Cortison (E), 11-Desoxycortisol (S) und ihre entsprechenden reduzierten Di- und Tetrahydroxyderivate].

Da die Corticoide im Blut vorwiegend aus Cortisol bestehen [Silber und Bush (1)], dürfte die Porter-Silber-Reaktion zur quantitativen Bestimmung der Corticoide im peripheren Blut im allgemeinen am geeignetsten sein.

Es muß jedoch darauf hingewiesen werden, daß Substanzen, wie Chinin und Paraldehyde, die Reaktion mit Phenylhydrazin stören [Silber und Bush (1)]. So können auch durch die hohe Schwefelsäure-Konzentration (62 Vol.-%) im Phenylhydrazin-Reagens mit anderen organischen Substanzen, die sich im Plasmaextrakt befinden, störende Farbstoffe entstehen [Bongiovanni und Eberlein (1)]. Mit entsprechenden Reinigungsverfahren und bestimmten Korrekturfaktoren bei der photometrischen Messung können diese weitgehend ausgeschaltet werden (Nelson und Samuels). Wird an Stelle der Schwefelsäure Salzsäure verwendet, so ergeben sich weniger hohe Nullwerte (Rivoire u. Mitarb.). Gleichzeitig wird aber die Empfindlichkeit so erheblich reduziert, daß die kleine Menge an Corticoiden in 10 cm³ Plasma nicht mehr bestimmt werden kann [Bongiovanni und Éberlein (1)].

Die bekannteste und wohl auch gebräuchlichste Methode ist die von Nelson und Samuels. Die Corticoide werden dabei mit Äther-Chloroform extrahiert und der Extrakt nach Verteilung zwischen Hexan- 70% Äthanol an einer Florisil- bzw. Magnesiumsilicat-Celit-Säule chromatograpgisch fraktioniert. Mit der entsprechenden Eluat-Fraktion wird dann die Porter-Silber-Reaktion durchgeführt. Eine Reihe von Modifikationen dieser Methode sind beschrieben worden [Eik-Nes u. Mitarb., Bayliss und Steinbeck (1), Weichselbaum und Margraf].

Bei der von Silber und Porter vorgeschlagenen Bestimmung extrahiert man die Corticoide mit Chloroform, wäscht den Extrakt mit Alkali und schüttelt mit einem kleinen Volumen Phenylhydrazin-Reagens die Corticoide aus. Nach Abtrennung des Reagenses wird die Farbbildung der Vorschrift entsprechend entwickelt und gemessen. Dieses Verfahren stellt eine große Vereinfachung gegenüber der Nelson-Samuels-Methode dar und wurde von verschiedenen Autoren als brauchbar befunden (Wallace u. Mitarb., Muller u. Mitarb., Voigt). Nur Bongiovanni und Eberlein (1) äußerten sich bis jetzt gegenteilig. Auf dem Prinzip von Silber und Porter beruhend, erschien kürzlich eine bessere und empfindlichere Mikromethode von Silber und Bush (2).

Eine weitere Möglichkeit, Corticoide im Blut quantitativ zu bestimmen, besteht in der Fähigkeit der Δ^4-3-Ketogruppe, mit 2,4-Dinitrophenylhydrazin entsprechende Hydrazone zu bilden. Die Methode von Gornall und MacDonald beruht auf diesem Prinzip. Dabei kann unter Umständen Progesteron, welches auch eine Δ^4-3-Ketogruppe besitzt, mit erfaßt werden. Die Ergebnisse können weiterhin bei der von den Autoren vorgeschlagenen Reinigung durch zusätzliche Begleitstoffe mit reaktionsfähigen Carbonylgruppen beeinflußt werden. Diese Bestimmungsmethode kann aber erfolgreicher im Anschluß an die von Nelson-Samuels beschriebene chromatographische Fraktionierung durchgeführt werden (D. H. Nelson).

Reichstein und Shoppee beobachteten bei Cortisol, Corticosteron und Δ^4-Pregnen-11β, 17α, 20β, 21-tetrol-3-on eine deutliche Fluorescenz in konzentrierter Schwefelsäure. In Anlehnung an dieses Prinzip entwickelten Sweat (1), sweat und Farrel ein neues Verfahren zur Bestimmung kleinster Corticoid-Mengen im Blut. Der Vorteil dieses Verfahrens liegt darin, daß Corticosteron, das mit Phenylhydrazin nicht reagiert, neben Cortisol erfaßt werden kann. Da Verunreinigungen im Plasmaextrakt die fluorometrische Bestimmung stören können, erfordert dieses Verfahren einen hohen Reinigungsgrad [Bongiovanni und Eberlein (1)].

MORRIS und WILLIAMS (1), (2), (3) berichten über eine säulenchromatographische Fraktionierung (Gradientenelution) der im Blut befindlichen Corticosteroide, wobei sie die einzelnen Corticosteroide als Girard-Hydrazone polarographisch bestimmten. Mit dieser Methode waren sie in der Lage, Cortisol, Corticosteron, Cortison und 11-Dehydrocorticosteron zu trennen und quantitativ zu bestimmen. Ihre gefundenen Werte liegen jedoch höher als die Werte nach NELSON und SAMUELS.

Kürzlich wurde von CHEN u. Mitarb. eine Methode beschrieben, wobei die reduzierenden Corticoide im Blut mittels Tetrazoliumblau (Tabelle 17, Spalte 1 b) bestimmt wurden.

Die Corticoide mit 17-Oxy, 20,21-Ketol- und 20,21-Ketolseitenketten sind besonders empfindlich gegen Säuren und Alkali [TOMPSETT und SMITH, SCHUBERT (2)]. Deshalb ist für die Bestimmung der Corticoide die Art der Hydrolyse für die Spaltung der Konjugate von besonderer Bedeutung. BONGIOVANNI fand, daß nach β-Glucuronidasehydrolyse noch zusätzlich Porter-Silber-Chromogene in Freiheit gesetzt werden können und daß im peripheren Blut die freien Corticoide zu den an Glucuronsäure gebundenen Corticoiden im Verhältnis etwa wie 1:1 stehen (BONGIOVANNI, BONGIOVANNI und EBERLEIN, BONGIOVANNI u. Mitarb.). In diesem Zusammenhang macht BONGIOVANNI darauf aufmerksam, daß mit der Methode nach NELSON und SAMUELS nur die freien Corticoide erfaßt werden. Im Gegensatz zu den Befunden von BONGIOVANNI konnten KLEIN u. Mitarb. nach Säurehydrolyse nur geringe Mengen Porter-Silber-Chromogene finden. Wahrscheinlich ist dies auf die weniger schonende Hydrolyse zurückzuführen.

Für die klinische Diagnose einer gestörten Nebennierenrindenfunktion ist die Bestimmung der Plasmacorticoide von besonderer Bedeutung. TAMM schreibt hierzu folgendes: „Jede Einzelbestimmung der Corticoide im peripheren Blut spiegelt die im betreffenden Augenblick vorhandene Resultierende aus Sekretions- und Eliminationsrate wider. Durch die Bestimmung der Blutcorticoide kann man sich einen Einblick in die aktuelle Sekretionsdynamik der Nebennierenrinden verschaffen, was durch die über größere Zeiträume gemittelte Steroidausscheidung im Harn nur sehr unvollkommen möglich ist."

Bei einer Nebennierenrinden-Insuffizienz variieren die Werte der Plasmacorticoide von nicht meßbaren Werten bis in den Normalbereich hinein. Ein endgültiges Urteil kann jedoch oftmals erst durch eine ACTH-Belastung gefällt werden (TAMM). Bei Cushing-Syndrom und Morbus Cushing wurden variierende Corticoidblutspiegel mit normalen bis beträchtlich erhöhten Werten gefunden. Höchste Werte beobachtet man bei Nebennierenrinden-Carcinom mit Cushing-Syndrom [PERKOFF u. Mitarb. (1), (2), SWEAT (2), SWEAT u. Mitarb.; QUERIDO u. Mitarb.]. Nach ACTH-Belastung steigen bei Nebennierenhyperplasien die Corticoidspiegel weiter an, während sie beim Nebennierenrinden-Carcinom unverändert bleiben (CHRISTY u. Mitarb). Weitere Befunde über pathologische und physiologische Abweichungen s. TAMM.

Die Tabelle 18 gibt einen Überblick über die bis jetzt gefundenen Normalwerte von Corticoiden im peripheren Blut bzw. Plasma. Danach liegen 95% aller Werte im Bereich von 3—26 γ/100 cm^3 Plasma (TAMM).

a) Chromatographische Bestimmung der 17-Oxycorticosteroide im Blut nach NELSON und SAMUELS

Reagentien

1. Chloroform, unmittelbar vor Gebrauch über K_2CO_3 destilliert.
2. Äther, vor Gebrauch mit Ferrosulfat gewaschen und redestilliert.
3. Hexan, redestilliert.

Tabelle 18. Normalwerte der im peripheren Blut gefundenen freien Nebennierenrinden-Steroide. (Von J. TAMM übernommen)

Autoren	Methode	Zahl der Fälle	Cortisol	Corticosteron	Cortison	11-Dehydro-corticosteron
NELSON und SAMUELS	eigene	50	4—10			
BLISS, SANDBERG, NELSON und ELK-NES	NELSON und SAMUELS	91 Männer 29 Frauen 29 Personen von 64—95 Jahren	12 (2—34) 15 (2—31) 12 (3—24)			
BAYLISS und STEINBECK (2)	NELSON und SAMUELS modifiziert	?	9,5			
BONDY und ALTROCK	eigene	30	7,8 (3—13,7)			
KASSENAAR u. Mitarb.	eigene	21 Männer 16 Frauen	6,8 (5—9,5) 6,2 (4,7—10,2)			
ELY, KELLEY und RAILE	NELSON und SAMUELS	26 Kinder 9 Monate bis 17 Jahre	10,0 (0—26,8)			
KLEIN, FORTUNATO und PAPADATOS	NELSON und SAMUELS	14 Neugeborene	0,9			
SILBER und PORTER	eigene	?	13,2 (6—25)			
MORRIS und WILLIAMS (1)	eigene (polarographisch)	13	8,7 (5—12,5)	8,0 (4—10,5)	4,1 (2,5—5)	3,8 (2—7,5)
MORRIS und WILLIAMS (3)	(UV-Absorption) (Formazanbildung)	6	11,5 (8,3—15,8) 11,3 (9—14,8)	10,8 (7,8—13,7) 12,8 (9,9—15,8)	2,6 (1,3—4,4) 2,8 (2—4,3)	4,7 (2,2—5,8) 4,5 (1,9—7,5)
BUSH und SANDBERG	eigene (Papierchromatogr.)	2 Einzelfälle Sammelblut von 4 Fällen Blutkonserve (1 Monat alt)	~ 9,5 ~ 10,0 ~ 10,0	< 2 < 1 < 1		
WEICHSELBAUM und MARGRAF	eigene, Porter-Silber-Chromogene (Mader-Buck-Chromog. minus Porter-Silber)	42 29	9,5	8,9 17-Desoxy-steroide		
SWEAT (2), SWEAT u. Mitarb.	eigene (Fluorescenz)	21	10,8	4,3		
STARLINGER und TAMM	SWEAT modifiziert	10	9,6 (5,7—17,8)	1,6 (0—5,5)		

4. Magnesium-Silicat-Celit-Mischung: Magnesium-Silicat und Celit werden im Verhältnis von 1:1 gemischt, mit Äthanol gewaschen und getrocknet, dann bei 600° C 4 Std aktiviert.

5. Methanol, über 2,4-Dinitrophenylhydrazin redestilliert.

6. Verdünnte Schwefelsäure: 190 cm³ Wasser und 310 cm³ konzentrierte Schwefelsäure.

7. Phenylhydrazin — HCl, 4mal aus Äthanol umkristallisiert.

8. Phenylhydrazin-Schwefelsäure-Reagens. Man löst 16 mg von Reagens 7 in 10 cm³ verdünnter Schwefelsäure (6), diese Lösung muß täglich frisch bereitet werden.

Ausführung

30 cm³ Blut werden in einem Zentrifugenglas von 250 cm³ Fassungsvermögen durch Zusatz der gleichen Menge Wasser hämolysiert und 4mal mit Äther-Chloroform 4:1 extrahiert. Die Ätherschicht trennt man jeweils durch Zentrifugieren ab, vereinigt die Extrakte und dampft sie zur Trockne ein. Den Rückstand nimmt man dann in 20 cm³ 70%igem Äthanol auf, schüttelt 3mal mit je 15 cm³ Hexan und verwirft anschließend die Hexanextrakte. Der Alkoholextrakt wird zur Trockne gebracht und der Rückstand in 5 cm³ Chloroform zur Chromatographie gelöst.

Verwendet man Plasma, dann wird dieses 3mal mit dem 1,5fachen Volumen Chloroform erschöpfend extrahiert, die Extrakte vereinigt, zur Trockne eingedampft und der Rückstand direkt in 5 cm³ Chloroform zur Chromatographie aufgenommen.

Chromatographie: 1,5 g Magnesiumsilicat-Celit werden mit 5 cm³ Chloroform gemischt in ein Glasrohr von 11 mm Durchmesser eingefüllt und mit einem Glasstab festgestampft. Dann gibt man weiter Chloroform zu, bis die Säule sich gut abgesetzt hat und bedeckt das obere Ende der Magnesium-Silicat-Celit-Säule mit gereinigter Glaswolle. Nachdem man den in 5 cm³ Chloroform gelösten Extrakt auf die Säule gegeben hat, eluiert man zunächst mit 25 cm³ 2% Äthanol in Chloroform und danach nochmals mit 25 cm³ 15% Äthanol in Chloroform. Die letzte Elutionslösung wird aufgefangen, in je 2mal 12 cm³ Portionen geteilt und zur Trockne eingedampft. Die Chromatographie kann auch an einer Florisilsäule durchgeführt werden (s. NELSON und SAMUELS).

Zur quantitativen Bestimmung der 17-Oxycorticoide nimmt man die Trockenrückstände in je 0,2 cm³ Methanol auf, gibt 0,3 cm³ Phenylhydrazin-Schwefelsäure-Reagens hinzu, mischt und erwärmt 1 Std lang bei 60° C. Anschließend werden die Proben unter Leitungswasser abgekühlt und in 0,5 cm Mikrocuvetten eingefüllt. Die Extinktionen werden im Beckman-Spektrophotometer bei 370, 450 und 410 mμ gegen ein Lösungsmittel gemessen, das unter den gleichen Bedingungen wie die Proben durch eine Magnesiumsilicat-Celit-Säule gelaufen ist. Für die Berechnung der 17-Oxycorticoide verwendet man den sog. Absorptionsfaktor nach folgender Gleichung:

$$E_{410\,m\mu} - \frac{E_{370\,m\mu} + E_{450\,m\mu}}{2}.$$

Wird dieser Faktor in ein Koordinatensystem aufgetragen, so ist die Extinktion bis zu 10 γ proportional.

Normalwerte: Erwachsene: 4—10 γ/100 cm³ Plasma.

b) Bestimmung von Corticoid-Konjugaten in menschlichem Blut nach Bongiovanni

Ausführung

Serum wird mit einer ausreichenden Menge Acetatpuffer (p_H 4,5) versetzt und auf p_H 4,5 eingestellt. Dann gibt man 1000 E β-Glucuronidase pro cm³ Serum hinzu und bebrütet 24 Std lang bei 37⁰ C. Nach der Inkubation wird dann während 48—72 Std gegen 20 Vol. Wasser dialysiert und das Dialysat mit Chloroform extrahiert. Die in dem Chloroformextrakt enthaltenen 17-Oxycorticoide werden nun nach Nelson und Samuels (s. S. 283) chromatographiert und quantitativ bestimmt.

Anmerkung: Es wird auf eine Bestimmung der freien 17-Oxy- und 17-Desoxy-corticosteroide und ihre Glucuronsäurekonjugate von Weichselbaum und Margraf hingewiesen.

c) Mikrobestimmung der 17-Oxy-20,21-Ketole nach Silber und Porter

Reagentien

1. Chloroform.

2. 0,1 n-NaOH.

3. Schwefelsäure (310 cm³ konzentrierte Schwefelsäure + 190 cm³ Wasser).

4. Phenylhydrazinreagens: 65 mg Phenylhydrazin-HCl in 100 cm³ Schwefel-säure + 50 cm³ Äthanol.

5. Schwefelsäure-Reagens: 100 cm³ verdünnte Schwefelsäure (3) + 50 cm³ Äthanol.

6. Hydrocortison-Standard: 20 mg in 5 cm³ Äthanol gelöst und mit Wasser auf 1 Liter aufgefüllt.

Ausführung

Zu 10 cm³ Plasma werden 5 γ Hydrocortison in wäßriger Lösung hinzu-gegeben. Gleichzeitig wird eine Standardprobe hergestellt, indem man 10 cm³ Plasma 3mal mit Chloroform ausschüttelt und zu dem so vorbehandelten Plasma bekannte Mengen von Hydrocortison zugibt. Die Plasma- und Standard-Proben extrahiert man dann 15 sec lang mit 25 cm³ oder 50 cm³ Chloroform, zentrifugiert und wäscht den Chloroformextrakt mit 2 cm³ 0,1 n-NaOH. Nun wird zentrifugiert und 20 cm³ des abgetrennten Chloroformextraktes mit 1 cm³ Phenylhydrazin-reagens 15 sec lang ausgeschüttelt. Zu weiteren 20 cm³ Chloroformextrakt gibt man an Stelle des Phenylhydrazin-Reagenses 1 cm³ Schwefelsäure-Reagens (Leerwert). Die obere Schicht pipettiert man in ein Reagensglas, läßt über Nacht stehen oder erwärmt 30 min lang auf 60⁰ C und mißt die Extinktion der Farb-lösung in einer Mikrocuvette bei 410 mμ gegen den Leerwert. Die der Extinktion entsprechenden Konzentrationen an 17-Oxycorticoiden entnimmt man einer Eichkurve, die mit Hilfe der Standard-Lösung durch verschiedene Verdünnungen hergestellt worden ist.

Normalwerte. 13,3 γ 17-Oxycorticoide/100 cm³ Plasma mit einer Standard-abweichung von $\pm$ 6,2 γ/100 cm³.

Anmerkung: Silber und Bush beschrieben kürzlich eine Modifikation der Silber-Porter-Methode, auf die hingewiesen wird. Weiterhin haben Riondel und Mitarb. eine Mikromodifikation der Silber-Porter-Methode ausgearbeitet. Reddy u. Mitarb. fällten die Plasmaproteine mit Zinksulfat und NaOH und extrahierten bei p_H 1,0 die freien und konjugierten Steroide mit Butanol. Die Bestimmung der 17-Oxycorticoide erfolgt dann nach Porter und Silber.

d) Bestimmung von C_{21}-Steroid-Hormonen mit 2,4-Dinitrophenylhydrazin nach GORNALL und MacDONALD

Reagentien

1. Methanol.

2. Methanolische Salzsäure (1 Vol. konzentrierte Salzsäure ($d = 1,19$) $+ 3$ Vol. Methanol).

3. 2,4-Dinitrophenylhydrazin-Reagens (1 mg/cm³ methanolische Salzsäure).

4. NaOH, $4,0 \pm 0,05$ n.

Ausführung

Ein aliquoter Teil eines gereinigten Plasmaextraktes (z. B. nach NELSON und SAMUELS, S. 283), enthaltend 1—20 γ C_{21}-Ketosteroide, wird zur Trockene eingedampft und der Rückstand in 0,5 cm³ Methanol gelöst. Zu 0,5 cm³ Methanol (Leerwert) und zu der in 0,5 cm³ Methanol aufgenommenen Steroidlösung gibt man je 0,5 cm³ des 2,4-Dinitrophenylhydrazin-Reagenses, mischt und stellt die Proben 90 min lang 2 cm tief in ein Wasserbad von 59° C, dabei müssen sie vor direkter Belichtung geschützt werden. Anschließend kühlt man für 1—2 min ab, gibt unter Schütteln 0,5 Vol. 4n-NaOH hinzu und verdünnt mit 5 cm³ Methanol. Nachdem die Proben 20—30 min lang bei Zimmertemperatur gestanden haben, mißt man die Extinktion der Farblösung bei 475 mμ gegen den Leerwert und entnimmt die C_{21}-Steroidkonzentration einer mit 1—20 γ Cortison je 0,5 cm³ Methanol aufgestellten Eichkurve.

Da der Umsatz der Ketogruppen mit 2,4-Dinitrophenylhydrazin sehr von der Reaktionszeit und Temperatur abhängig ist, müssen die Versuchsbedingungen genau eingehalten werden. So reagiert unter den angegebenen Bedingungen nur die $\varDelta^4$-3-Ketogruppe, sowie die 20-Ketogruppe in 17-Oxy-20,21-Ketolen, während die 20,21-Ketole und 17,20-Ketole und andere Ketosteroide nur in geringem Maße reagieren. Wird aber nur 5 min lang auf 20° C erwärmt, dann reagieren im wesentlichen nur die $\varDelta^4$-3-Ketogruppen.

4. Progesteron

Der Progesterongehalt in Blut und Serum des Menschen wird von vielen Autoren mit sehr verschiedenen Werten, je nach Art der Bestimmungsmethode angegeben. Anfangs zog man aus dem Pregnandiolgehalt des Harnes Rückschlüsse auf die Progesteronkonzentration des Blutes. Dabei erhielt man jedoch ungenaue Werte, da man inzwischen festgestellt hatte, daß Pregnandiol nicht nur aus Progesteron, sondern auch aus anderen Steroiden gebildet werden kann (z. B. aus Desoxycorticosteron). Es blieb also nur die Wahl, mit Hilfe von direkten Messungen den Progesterongehalt im Blut exakt zu bestimmen [EDGAR (2)].

Zum ersten Male wurde von HASKINS jr. mit Hilfe eines biologischen Testes eine Progesteronwirksamkeit im peripheren Blut einer Graviden beobachtet. Im Anschluß daran konnte von mehreren Autoren ebenfalls mit biologischen Testen eine Progesteronaktivität unter verschiedenen Bedingungen im Blut nachgewiesen werden [HINSBERG und KONRAD, FORBES (1), (2), (3), BUCHHOLZ u. Mitarb., HOFFMANN (2), HOFFMANN und v. LÀM, KLEIN und OBER, OBER u. Mitarb., SCHULTZ]. Die Resultate zeigen jedoch erhebliche Schwankungen, so daß mit diesen biologischen Testbestimmungen keine befriedigende Lösung des Progesteronproblems erreicht werden konnte [ZANDER (1)].

Den Progesterongehalt mit Hilfe von chemischen Reaktionen zu bestimmen, ist erst in letzter Zeit gelungen. Es ergeben sich allerdings oft niedrige Werte, wie z. B. mit dem biologischen Hooker-Forbes-Test [HOOKER, HOOKER und FORBES (1), (2)]. Es bestand deshalb mit Recht die Annahme, daß im Organismus noch andere Substanzen mit progesteronähnlicher Wirksamkeit vorhanden sind, was neuerdings experimentell bestätigt werden konnte. So hat man in der Placenta Verbindungen nachgewiesen, die vom Progesteron abstammen und ebenfalls gestagenwirksam sind. Von ZANDER (2), ZANDER u. Mitarb. wurde Δ^4-Pregnen-3-on-20-α-ol und Δ^4-Pregnen-3-on-20-β-ol aus der Placenta isoliert, wobei die β-Form doppelt so wirksam ist wie Progesteron im Hooker-Forbes-Test.

Zur Bestimmung von Progesteron stehen heute folgende biologische und chemische Methoden zur Verfügung.

Biologische Methoden (EMMENS). Nach der Methode von CORNER und ALLEN, modifiziert durch CLAUBERG, wird die Wirkung des subcutan injizierten Progesterons auf die Uterusschleimhaut kastrierter Kaninchen gemessen. Die Uterusschleimhaut reagiert bei diesem Test jedoch erst bei verhältnismäßig großen Progesterongaben (CORNER und ALLEN 1,25 mg; CLAUBERG 0,75 mg), so daß diese Bestimmungsmethoden für routinemäßigen klinischen Gebrauch nicht in Frage kamen.

Eine größere Empfindlichkeit auf Progesteron zeigt der Hooker-Forbes-Test [HOOKER, HOOKER und FORBES (1), (2)], es können damit noch 0,0002 γ Progesteron nachgewiesen werden. Bei diesem Test wird die Progesteronwirkung auf die Stroma-Kerne des Endometriums ausgewertet, nachdem Progesteron in den Uterus kastrierter Mäuse injiziert worden war. Der Nachteil dieser Methode liegt jedoch in ihrer geringen Spezifität für Progesteron, da die quantitative Bestimmung durch Oestrogene und andere Gestagene [ZANDER (2), ZANDER u. Mitarb.], welche in dem zu testierenden Extrakt vorhanden sind, gestört werden kann. Deshalb spricht man bei dem Hooker-Forbes-Test besser von Progesteron-Äquivalentwerten.

Chemische Bestimmungsmethoden. Bei der Methode von HASKINS jr. und von DICZFALUSY (1) wird das extrahierte Progesteron durch Verteilung zwischen zwei verschiedenen Lösungsmitteln angereichert und gereinigt. Es erfolgt dann die Messung der durch die Δ^4-3-Ketogruppe bedingten UV-Absorption, die jedoch für Progesteron nicht spezifisch ist.

Tabelle 19. *Prinzip der chemischen Bestimmung des Progesterons.*
[Nach ZANDER (3)]

Ausgangsmaterial
Blut, Gewebe
$\downarrow$
Extraktion des Progesterons und *Reinigung* durch Verteilung in verschiedenen Lösungsmitteln
$\downarrow$
Papierchromatographische Isolierung des Progesterons
(gleichzeitige Charakterisierung durch den R_f-Wert)
$\downarrow$
Nach *Kontaktphotographie* des Papierchromatogramms im ultravioletten Licht
Feststellung der Lage des Progesterons und *Isolierung* aus dem Papier
$\downarrow$
Quantitative Bestimmung durch Messung des *Absorptionsmaximums bei 241 mμ*
(gleichzeitig Charakterisierung als α,β-ungesättigtes Keton)
$\downarrow$
Ergänzende Identifizierung
a) durch Farb- und Fluorescenzreaktionen
b) durch UV-Absorptionsspektrum in Schwefelsäure
c) durch Darstellung von Derivaten, z. B. Progesterondithiosemicarbazon
d) durch Infrarotspektrophotometrie

BUTT u. Mitarb. (1), (2), (3) konnten durch Extraktion und Verteilung zwischen verschiedenen Lösungsmitteln und anschließender Verteilungschromatographie einen spezifischen Progesteronnachweis entwickeln. Das Progesteron wird dabei als Girard-Hydrazon polarographisch quantitativ bestimmt.

Nach PEARLMAN und CERCEO können Δ^4-ungesättigte Ketosteroide durch Messung der UV-Absorption ihrer Thiosemicarbazone bestimmt werden, danach sind noch 100 γ Progesteron erfaßbar.

Weitere spezifische, empfindliche und zuverlässige Methoden zur Bestimmung von Progesteron wurden von EDGAR (1), (2), ZANDER und SIMMER beschrieben. Sie beruhen auf papierchromatographischem Nachweis von Progesteron; es können damit noch 0,1—0,05 γ Progesteron/cm^3 Blut bei einem Ausgangsvolumen von 50 cm^3 Blut nachgewiesen werden. Bei der Methode von ZANDER und SIMMER wird zur quanttiativen Bestimmung des isolierten Progesterons die UV-Absorptionsmessung herangezogen. Auf die sehr umfangreiche Beschreibung des chemischen Aufarbeitungsganges kann in diesem Rahmen nicht eingegangen werden, und es wird auf die Originalarbeit hingewiesen (s. Tabelle 19).

Tabelle 20. *Bisherige Ergebnisse über den Progesterongehalt im peripheren venösen Blut des Menschen.* [Auszugsweise von ZANDER (1) übernommen]

Autor	Methode	Physiologischer Status	Plasma oder Serum γ je 1 cm³	Vollblut γ je 1 cm³
BLOCH	Corner-Allen-Test	Grav. mens. IV—VI		<2,0
HASKINS jr. (1)	McGinty-Test	Gravidität	<0,1; in 1 Fall 0,13	
HOFFMANN (1, 2), HOFFMANN und v. LÀM	McGinty-Test	Grav. mens. I—X		0,004—0,0085
FORBES (2)	Hooker-Forbes-Test	Grav. mens. V—X	<0,25—2,5	
SCHULTZ	Hooker-Forbes-Test	Grav. mens. II—IV	<0,25—1,5 Extremwerte bis 7,0	
KLEIN und OBER	Hooker-Forbes-Test	Grav. mens. II—IV	<0,16—3,9 Extremwert 15,9	
KLEIN und OBER	Hooker-Forbes-Test	Grav. mens. VII—X	<0,16—2,6	
BUTT u. Mitarb. (3)	Chemische Bestimmung	Gravidität		<0,1 0,4 bei Hepatitis
HASKINS jr. (2)	Chemische Bestimmung	Gravidität		<0,1
ZANDER (1)	Chemische Bestimmung	Grav. mens. VI—X	0,039—0,268 (Mittelwert 0,142)	
ZANDER (1)	Chemische Bestimmung	Grav. mens. II—V		<0,05
HOFFMANN und v. LÀM	McGinty-Test	Cyclus 18.—24. Tag		0,003—0,004
FORBES (1)	Hooker-Forbes-Test	Cyclus	<0,25—5,25	
BUCHHOLZ u. Mitarb.	Hooker-Forbes-Test	Cyclus	<0,08—4,0	
OBER u. Mitarb.	Hooker-Forbes-Test	Cyclus	<0,16—11,95	
HINSBERG und KONRAD	Hooker-Forbes-Test	Cyclus	<0,33—8,0	
ZANDER (1)	Chemische Bestimmung	Cyclus		<0,05

Auf die Eigenschaft des Progesterons, mit 2,4-Dinitrophenylhydrazin gelbgefärbte bis-Dinitrophenylhydrazone zu bilden, wurde von VAN REY hingewiesen; sie wurde von HINSBERG, PELZER und SEUKEN zum Ausbau einer empfindlichen Bestimmungsmethode benutzt. Mit dem Verfahren von HINSBERG u. Mitarb. können bei 3—15 cm³ Plasma noch 0,03 γ Progesteron/cm³ Plasma quantitativ bestimmt werden. Die Methode ist spezifisch für Progesteron. Das aus Citratblut erhaltene Plasma wird mit Äther erschöpfend extrahiert und der eingedampfte Ätherextrakt an einer Säule aus 5 g Aluminiumoxyd adsorbiert. Das zur Trockne gebrachte Eluat wird dann mit 2,4-Dinitrophenylhydrazin umgesetzt und das gebildete Progesteron-bis-Dinitrophenylhydrazon nach einer chromatographischen Reinigung an Aluminiumoxyd bei 380 mμ gemessen.

Die Bestimmung des Progesterons hat im Augenblick vorwiegend wissenschaftliches Interesse und erlangte für die Klinik noch keine wesentliche Bedeutung [ZANDER (3)].

Im Cyclus normal menstruierender Frauen konnte Progesteron nur in 3 von 16 Fällen nachgewiesen werden, dabei lag die Konzentration unter 0,05 γ/cm³ Blut. Während der Schwangerschaft kann es immer im Blut nachgewiesen werden, wobei in der ersten Schwangerschaftshälfte die Konzentration geringer ist als in der zweiten Schwangerschaftshälfte. Durchschnittlich beträgt die Progesteronkonzentration in der zweiten Hälfte der Schwangerschaft 0,142 γ/cm³ Plasma [ZANDER (1)].

Die Tabelle 20 zeigt bisherige Ergebnisse über den Progesterongehalt im peripheren venösen Blut des Menschen [ZANDER (1)]. (Weiteres über physiologische und pathologische Abweichungen s. folgende Literaturstellen: LABHART, HINSBERG und LANG, SOFFER, PINCUS, PEARLMAN.)

5. Oestrogene

Zur Bestimmung der Oestrogene (17-β-Oestradiol, Oestron und Oestriol) werden biologische, physikalische und chemische Methoden angewandt.

Biologische Methoden (Butenandt und Schramm, Pincus, Seitz und Amreich, Dorfman). Der Allen-Doisy-Test beruht auf der Brunst-Reaktion kastrierter weiblicher Nagetiere (Butenandt und Ziegener). Dabei treten nach parenteralen Oestrogengaben im Vaginalsekret dieser Tiere charakteristische kernlose Schollen auf. Die größte Empfindlichkeit erreichte Mühlbock durch intravaginale Oestrogenverabreichungen, und er erhielt als mittlere wirksame Dosis (ED 50) für Oestron etwa 0,00025 γ, für Oestradiol 0,0005 γ und für Oestriol 0,00075 γ. Bei anderen Methoden wird die Oestrogenwirksamkeit durch die Zunahme des Uterusgewichtes bei infantilen Nagern sowie die vorzeitige Eröffnung des Introitus vaginae beurteilt (Butenandt und Ziegener). Die biologischen Methoden sind meistens langwierig, umständlich und erfassen nur die Summe der Oestrogenaktivitäten. Da die biologischen Teste weiterhin durch unspezifische Begleitstoffe beeinflußt werden können, ergeben sich mit diesen Methoden nur ungenaue Vorstellungen über das tatsächliche Verhalten der Oestrogene. Für eine einwandfreie Bestimmung müssen deshalb die Oestrogene vor dem Test chemisch angereichert, weitgehend gereinigt und getrennt werden.

Physikalische Methoden (Diczfalusy (2). Man unterscheidet folgende Bestimmungsmethoden: 1. gravimetrische, 2. polarographische Methoden und 3. Absorptionsmessungen im Ultravioletten und Infraroten Spektralbereich. Die meisten der genannten Methoden kommen fast ausschließlich für kristallisierte Substanzen in Frage. Mit der polarographischen Methode können nur die ketonischen Oestrogene bestimmt werden [Diczfalusy (2)].

Chemische Methoden [Diczfalusy (2)]. Mit chemischen Bestimmungsmethoden können die Oestrogene in Harn und Blut in ihrer Gesamtheit als phenolische Steroide erfaßt werden. Dabei werden sie meist *colorimetrisch* oder *fluorometrisch* quantitativ bestimmt. Diese Methoden haben allerdings den Nachteil, daß sie alle nicht sehr spezifisch sind. Es ist deshalb eine weitgehende Reinigung und Charakterisierung der Oestrogene vor der quantitativen Bestimmung erforderlich (Hinsberg und Lang).

Für den *colorimetrischen Test* steht die Kober-Reaktion [Kober (1), (2)], bzw. eine ihrer Modifikationen zur Verfügung [S. L. Cohen und Marrian, Stimmel (1), (2), H. Cohen und Bates]. Dabei werden die Oestrogene mit einer Schwefelsäure, die stärker als 60% ist, versetzt und 2—20 min lang erhitzt. Es können reduzierende Substanzen wie β-Naphthol, Phenol, vorzugsweise jedoch 2% Hydrochinon [Brown (1)] gleichzeitig zugesetzt werden. Die Extinktion des gebildeten Farbstoffes wird nach Verdünnen mit Wasser oder verdünnter Schwefelsäure (auf eine Konzentration von 35—50% Schwefelsäuregehalt) und nach etwa 5 min langem Erhitzen auf 100° C bei 520 mμ gemessen. Stevenson und Marrian erfassen die auftretenden Störfarben nach Zerstörung der spezifischen Oestrogenfärbung durch längeres Erhitzen mittels einer zweiten Messung be 520 mμ.

Oestrogene bilden beim Erhitzen mit konzentrierter Schwefelsäure *grün fluorescierende* Substanzen. Über ihre Messung wird ausführlich von Bates berichtet. Die fluorometrischen Bestimmungen zeigen sehr empfindliche Reaktionen, und es können noch 0,05—0,2 γ gemessen werden (Stevenson und Marrian).

Fluorometrische Methode zur Bestimmung der Oestrogene nach Diczfalusy (3)

Reagentien

1. 88%ige Schwefelsäure v/v.
2. 95%iges Äthanol.

Ausführung

Die Oestrogene, die z. B. in einem alkoholischen Extrakt enthalten sind, werden zur Trockne gebracht und in 0,5 cm³ 95%igem Alkohol wieder gelöst. Dazu gibt man 8 cm³ Schwefelsäure (Reagenz 1), mischt gut mit einem Glasstab und erhitzt genau 10 min lang auf 98° C. Nach Abkühlung in einem Eisbad wartet man 10 min lang und mißt die Fluorescenz in einem Coleman-Fluorometer Modell 12 B. Hierzu wird ein Interferenz-Filter mit Durchlässigkeit bei 525 mμ und ein Lampenfilter mit einer Durchlässigkeit bei 436 mμ vorgeschaltet. Wenn größere Empfindlichkeiten gewünscht werden und die isolierten Substanzen weitgehend gereinigt sind, wird ein Glasfilter vorgeschaltet und bei 436 mμ und 360 mμ gemessen. Die zweite Ablesung wird dann von der ersten abgezogen und die Oestrogenmenge von einer Eichkurve abgelesen.

Für eine *differenzierte Bestimmung* der einzelnen Oestrogene ist eine Fraktionierung der gereinigten phenolischen Fraktionen erforderlich. Hierzu stehen eine Reihe von gut ausgearbeiteten Verfahren zur Verfügung. Sie beruhen teils auf einer papierchromatographischen

(HEFTMAN, BUSH, MITCHELL, HEUSGHEM, AXELROD) oder säulenchromatographischen Auftrennung (Adsorptionschromatographie [STIMMEL (1), COHEN und MARRIAN, NÜC u. Mitarb., BRAUNSBERG u. Mitarb.]; Verteilungschromatographie [BAULD, STERN und SWYER, BITMAN und SYKES], teils auf einer Girard-T-Trennung (PINCUS und PEARLMAN) in eine ketonische bzw. nichtketonische Fraktion oder auf einer Verteilung in verschiedenen Lösungsmitteln (G. V. SMITH und O. W. SMITH, MATHER, PINCUS, FRIEDGOOD u. Mitarb., FINKELSTEIN). Schließlich ist noch das Gegenstromverteilungs-Verfahren zur Trennung der Oestrogene erfolgreich angewandt worden [ENGEL, ENGEL u. Mitarb. (1), (2), (3)]. Die meisten der genannten Methoden sind zur Fraktionierung und Reinigung von Harn-Oestrogenen und einige [wie BUSH (1), MITCHELL, ENGEL und RYAN] zur Bestimmung der Oestrogene in Gewebsextrakten ausgearbeitet worden. Zur differenzierten Bestimmung der Harn-Oestrogene ist zur Zeit die Methode von BROWN (2) am meisten zu empfehlen. Dabei werden die Verunreinigungen der Harnextrakte durch Verteilung zwischen verschiedenen Lösungsmitteln, Methylierung der Oestrogene und nachfolgende Chromatographie an Aluminiumoxyd-Säulen weitgehendst entfernt; es ist dies unbedingt erforderlich, da diese Begleitstoffe sehr hohe Oestrogenwerte vortäuschen können (BREUER u. Mitarb). Anschließend werden die Oestrogene mit einer modifizierten Kober-Reaktion bestimmt [BROWN (1)].

Da die Oestrogene im peripheren Blut bei nichtgraviden Frauen oder bei Männern in so verschwindend kleinen Konzentrationen vorhanden sind, ist ihre Bestimmung schwierig [SOFFER (1)]. Sie wird zusätzlich erschwert durch die Tatsache, daß annähernd $2/_3$ der Blut-Oestrogene als Proteinkomplex und nur $1/_3$ in freier Form im Plasma vorliegt (SOFFER, SZEGO und ROBERTS).

Erst in jüngster Zeit sind chemische Bestimmungsmethoden entwickelt worden, die verhältnismäßig sichere Aussagen darüber zulassen, daß die Oestrogene nicht nur in freier und proteingebundener Form, sondern auch als Glucuronide bzw. als Schwefelsäureester im Organismus vorkommen [ZANDER (2)]. Auf Grund dieser Beobachtungen müssen bei der Aufarbeitung von Blutproben für eine Oestrogenbestimmung besondere Hydrolysen-, Extraktions- und Reinigungsverfahren durchgeführt werden.

Die Glucuronide sind gegenüber Mineralsäuren wesentlich beständiger als die Schwefelsäureester [BUEHLER u. Mitarb. (2)]. Zur vollständigen Spaltung des Schwefelsäureesters genügt bereits eine kontinuierliche Extraktion bei einem p_H von 0,7 (Salzsäure) (KATZMAN u. Mitarb.), während die Glucuronide erst durch 30 min langes Kochen mit 15 Vol.-% konzentrierter Salzsäure hydrolysiert werden. Wie bei den anderen Steroidkonjugaten (z. B. 17-Ketosteroide, Corticoide) können bei der Säurehydrolyse Verluste auftreten [DICZFALUSY (4)]. Aber auch bei den Oestrogenkonjugaten kann mit Hilfe einer enzymatischen Hydrolyse eine vollständige und schonendere Spaltung gegenüber der Säurehydrolyse durchgeführt werden. Die enzymatische Hydrolyse erfordert jedoch mehr Zeit. Die Oestrogenglucuronide werden dabei durch β-Glucuronidase gespalten, während die Schwefelsäureester durch Phenolsulfatase quantitativ hydrolysiert werden [OERTEL u. Mitarb. (1)].

Durch Fällung der Plasmaproteine mit 80- und 95%igem Alkohol (auch mit Butanol) können die freien und konjugierten Oestrogene extrahiert werden (BISCHOFF u. Mitarb.), dagegen werden die proteingebundenen Oestrogene erst durch eine alkalische Hydrolyse freigesetzt [DICZFALUSY (4)]. In dem gegebenen Rahmen muß auf eine ausführliche Beschreibung solcher Verfahren verzichtet werden. Es wird daher nur der methodische Weg einer Bestimmung von freien, konjugierten- und proteingebundenen Oestrogenen nach DICZFALUSY (4) und ZANDER (4) aufgezeigt (Tabelle 20).

Auf eine kürzlich erschienene papierchromatographische Bestimmung der Blutoestrogene von PUCK wird hingewiesen.

Für die Oestrogenbildung ergibt sich aus den biologischen Testen sowie aus den verschiedenen chemischen Methoden immer wieder das folgende Bild: es können 2 Oestrogengipfel im Harn und im Blut verzeichnet werden, wobei der eine mit der Zeit der Ovulation zusammenfällt und der andere in der zweiten Cyclushälfte kurz nach der höchsten Corpus luteum-Funktion auftritt (OBER). Bereits aus älteren Untersuchungen ist bekannt, daß die Oestrogenwerte in Placenta, Blut und Harn im Verlaufe der Schwangerschaft ansteigen, während sie nach Beendigung der Schwangerschaft wieder stark abfallen. Genaue quantitative Angaben über das Verhalten der einzelnen Oestrogene im Blut können jedoch

Tabelle 21. *Prinzip der chemischen Oestrogenbestimmung.*
[Auszugsweise von E. DICZFALUSY (4) und J. ZANDER (4) entnommen]

Ausgangsmaterial
Blut, Gewebe
↓
Extraktion mit 80 und 95% Äthanol und Butanol
↓   ↓

Extrakte eingedampft und in Wasser   C.
aufgenommen   *Niederschlag (Plasma-*
↓   *proteine).* Alkalische Hydro-
Extraktion mit Äther   lyse, Extraktion mit Äther.
                              Weitere Aufarbeitung wie A
↓   ↓   *Proteingebundene*
B.   A.   *Oestrogene*

Wäßrige Phase.   *Ätherextrakt* (Freie Oestrogene).
Säurehydrolyse.   *Reinigung* des Extraktes mit $NaHCO_3$-
Extraktion mit Äther.   Lösung und Wasser. Anschließend
Weitere Aufarbeitung wie A.   *Isolierung der phenolischen*
Konjugierte Oestrogene   *Steroide*

a) durch Verteilung in verschiedenen
   Lösungsmitteln
b) durch Bildung von Derivaten
   (z. B. Methylierung der phenolischen Fraktion)
↓
Fraktionierung
a) durch Verteilung in verschiedenen Lösungsmitteln
b) durch Bildung von Derivaten (z. B. Hydrazone)
c) durch Gegenstromverteilung
d) durch Säulenchromatographie
e) durch Papierchromatographie
↙   ↓   ↘
Oestron   17-β-Oestradiol   Oestriol
↘   ↓   ↙
Quantitative Bestimmung
a) Colorimetrisch (Kober- und andere Farb-Reaktionen)
b) Fluorometrisch (Fluorescenz mit Schwefelsäure oder Phosphorsäure)
c) UV-Spektrophotometrisch (Bestimmung der Absorptionsmaxima)

infolge ihrer unterschiedlichen biologischen Aktivität bzw. durch die zum Teil noch unzulänglichen chemischen Methoden bis heute noch nicht gemacht werden [ZANDER (2)].

Aus diesem Grund ist die klinische Bedeutung der Oestrogenbestimmung in Blut und Harn noch verhältnismäßig gering. Durch Weiterentwicklung der bisherigen Methoden ist jedoch eine größere Bedeutung in Zukunft zu erwarten [ZANDER (4)].

II. Noradrenalin und Adrenalin

Noradrenalin und Adrenalin sind die Hormone des Nebennierenmarks und werden aus Tyrosin bzw. Phenylalanin gebildet. Als Intermediärprodukt entsteht noch das sog. Oxytyramin. Die Konstellation der Substanzen geht aus folgenden Formelbildern hervor (S. 293).

Noradrenalin und Adrenalin unterscheiden sich nur durch eine Methylgruppe am Stickstoffatom. Für die Bestimmung ist es wichtig, daß Adrenalin und auch Noradrenalin leicht oxydabel sind und unter Einfluß von Kondensationsmitteln Substanzen bilden, die entweder stark gefärbt sind, wie z. B. das Adrenochrom oder die stark fluorescieren, wie das Adrenoglutin. Außerdem kann das Adrenoglutin oder Adrenochrom mit Äthylendiamin ein Kondensationsprodukt bilden, dessen Fluorescenzintensität besonders groß ist und dessen Konstitution angenommen wird, wie es im Formelbild V dargestellt ist. Die Hauptmenge der im Blut vorkommenden Katecholamine ist Noradrenalin. Sie entsprechen ungefähr 1—2 γ in 100 cm³ und hiervon sind nur wenige Prozent Adrenalin. WEIL-MALHERBE und BONE geben als Mittelwert 1—1,5 γ Adrenalin pro Liter Plasma und 5,2 γ Noradrenalin pro Liter Vollblut an. Rote Blutzellen enthalten mehr Adrenalin und weniger Noradrenalin als Plasma. Es besteht ein signifikanter Unterschied zwischen den Geschlechtern. Im Harn werden in 24 Std bis zu 45 γ Noradrenalin-Äquivalente ausgeschieden, wovon ungefähr 15% Adrenalin sind. Bei Nebennierentumoren können diese Mengen sehr stark ansteigen und

I Noradrenalin
$C_8H_{11}O_3N$

II Adrenalin
$C_9H_{13}O_3N$

III Adrenochrom

IV Adrenolutin

V Kondensationsprodukt aus Adrenochrom u. Äthylendiamin

das Verhältnis kann sich wesentlich ändern, wie auch in den Nebennierenmarktumoren das Verhältnis von Noradrenalin zu Adrenalin nicht den normalen Verhältnissen im Nebennierenmark entspricht. Bei der Bestimmung von Adrenalin und Noradrenalin im Blut können nur sehr empfindliche Methoden verwendet werden, weil die Substanzmengen sehr klein sind, und am besten bewährt hat sich die biologische Methode entweder am Blutdruck der Katze, die mit Cocain sensibilisiert ist (v. EULER und LUFT) oder am überlebenden Rattenuterus (GADDUM), womit man ungefähr $^1/_{1000}$ Adrenalin oder das 100—300fache an Noradrenalin nachweisen kann. Es ist empfehlenswert, die Katecholamine durch Adsorption an Aluminiumhydroxyd zu reinigen und anzureichern (SHAW, v. EULER, WEST).

Bei colorimetrischen Methoden ist besonders zur Untersuchung der Katecholamine im Harn und in Geweben oft diejenige von U. S. v. EULER und HAMBERG angewendet worden, die auch durch Oxydation bei verschiedenem p_H gestattet, zwischen Adrenalin und Noradrenalin zu unterscheiden. Die Empfindlichkeit ist nicht sehr groß und bewegt sich in der Größenordnung von 10 γ, wird also im allgemeinen für die Untersuchung von Blut nicht ausreichen. Die Kondensation mit einem Azofarbstoff (SINODINOS und VUILLAUME) ergibt zwar eine Empfindlichkeit von 0,1 γ pro cm³, ist aber aus naheliegenden Gründen sehr unspezifisch.

Die fluorometrischen Methoden sind am empfindlichsten und erreichen nach A. de T. Valk jr. und H. L. Price eine Empfindlichkeit von 0,001—0,1 γ für jedes Eluat, wenn die Katecholamine zuerst an aktiviertes Aluminiumhydroxyd adsorbiert werden. Ähnliche Empfindlichkeiten und Vorschriften geben auch H. Weil-Malherbe und A. D. Bone und A. Lund an. Diese Vorschriften dürften die Methoden der Wahl für die Untersuchung von Blut sein, da eine biologische Auswertung nur in speziell eingerichteten Laboratorien möglich ist. Die Frage, ob gebundenes Adrenalin im Blut vorkommt, ist von S. Annersten, A. Grönwall und E. Kölw untersucht worden; sehr wahrscheinlich ist aber kein eiweißgebundenes Katecholamin vorhanden.

Auf Grund von Diffusionsversuchen wird auch von E. F. v. Hueber eine einfache Methode zur quantitativen Adrenalinbestimmung in 10 cm³ Blut beschrieben.

Bestimmung des Adrenalins und Noradrenalins im Blut nach Weil-Malherbe und Bone

Reagentien

1. Natriumfluorid-Natriumthiosulfat-Mischung. 2 g NaF und 3 g $Na_2S_2O_3$ werden in Glas-destilliertem Wasser gelöst und auf 100 cm³ aufgefüllt. Man sterilisiert im Autoklaven und füllt in sterile Ampullen von 6 cm³ ab.

2. 0,5n-Na_2CO_3.

3. Natriumacetatpuffer p_H 8,4. Eine 0,2m-Lösung von Natriumacetat wird über eine Säule von Zeo-Karb 215 gegeben und mit Sodalösung auf p_H 8,4 mit Hilfe einer Glaselektrode eingestellt. Das Zeo-Karb wird mehrmals mit 2n-HCl, Wasser und 4%iger NaCl-Lösung gewaschen, bis das p_H in der Waschflüssigkeit über 6 liegt. Der Überschuß an NaCl wird mit Glas-destilliertem Wasser entfernt.

4. 100 g Al_2O_3 (das Präparat von British Drug Houses Ltd. „zur chromatographischen Adsorption") wird 20 min mit kochender 2n-HCl gerührt, filtriert und mit 500 cm³ heißer 2n-HCl gewaschen. Dann wird öfter mit Wasser dekantiert und bei 300° 3 Std getrocknet.

5. 0,2n-Essigsäure.

6. 2m-Äthylendiaminhydrochlorid. Aus frisch destilliertem Äthylendiamin wird durch Zugabe der berechneten Menge 6n-HCl das Salz bereitet. Die Kristalle werden abgesaugt, über H_2SO_4 getrocknet und eingewogen.

7. Äthylendiaminfreie Base, frisch destilliert.

8. Isobutanol, rein.

Ausführung

5 cm³ Reagens 1 und 15 cm³ Blut werden in einer Spritze gemischt und das Gesamtvolumen (v_1) gemessen. Das Plasma wird durch Zentrifugieren abgetrennt (v_2) und mit dem gleichen Volumen Acetatpuffer gemischt. Das p_H wird unter Kontrolle mit Sodalösung auf 8,4 eingestellt.

Die Adsorptionssäulen werden aus einem passenden Glasrohr, das unten mit einem Baumwollpfropfen verschlossen ist, hergestellt und auf einer Saugflasche montiert. Man füllt 0,7 g Al_2O_3 mit 5 cm³ Acetatpuffer ein, entfernt die Luftblasen mit einem feinen Glasstab und filtriert durch leichtes Saugen, so daß 20—30 Tropfen/min mit durchlaufen. Dann gibt man die Plasma-Acetatpuffermischung auf die Säule, anschließend 5 cm³ Glas-destilliertes Wasser. Die Filtrate werden verworfen. Die Elution des adsorbierten Adrenalins erfolgt mit 5 cm³ 0,2n-Essigsäure, gefolgt von 5 cm³ Wasser. Zum Eluat gibt man 0,5 cm³ 2m-Äthylendiaminlösung und 0,7 cm³ Äthylendiamin, erwärmt 20 min auf 50°, läßt auf Raumtemperatur abkühlen und sättigt mit NaCl. Dann extrahiert man

4 min auf einer Schüttelmaschine mit 6 cm³ Isobutanol und zerstört die Emulsion durch Zentrifugieren. Diese Operationen führt man am besten in einem Zentrifugenglas mit Glasstopfen aus, um Umfüllen zu vermeiden.

Ein Standardwert mit 0,2 γ Adrenalin in 10 cm³ und ein Leerwert werden ebenfalls angesetzt und gemessen.

Die Berechnung erfolgt nach einer Eichkurve, die für das betreffende Fluorometer angelegt werden muß. Werden in der Probe a γ Adrenalin gefunden, so berechnet man den Gehalt in γ pro Liter Plasma nach der Formel:

$$\frac{a \cdot v_1 \cdot 1000}{v_2(v_1-5)} = \gamma/\text{Liter}.$$

Nach ABELIN und GOLDSTEIN fluoresziert das Kondensationsprodukt des Adrenalins am stärksten bei 580 mµ und das des Noradrenalins bei 450 mµ, zudem ist die Fluorescenz des Adrenalins bei 580 mµ 3—4mal stärker als die des Noradrenalins. Als primäres erregendes Licht wird eine Wellenlänge von 435 mµ vorgeschlagen.

Adrenochrom fluoresciert so stark wie Adrenalin, ebenfalls Brenzcatechin; andere Amine (Epinin und Isoprenalin) haben nur 50% der Fluorescenzintensität wie Adrenalin. Tyramin fluoresciert so gut wie nicht. Eine Trennung von Adrenalin und Noradrenalin in kleinen Mengen erfolgt durch Papierchromatographie an Whatmanpapier 1, das zuvor mit 0,5n-HCl gewaschen worden war. Der nach obiger Vorschrift hergestellte Extrakt wird konzentriert, das Isobutanol dabei vollständig entfernt und der Rückstand in 0,5 cm³ Aceton:HCl 100:1 gelöst und auf die Startlinie aufgetragen. Die Chromatographie erfolgt aufsteigend mit frisch über Al_2O_3 destilliertem Phenol:Wasser 3:1 im Dampf von 5n-HCl, gesättigt mit Phenol. Die Autoren finden bei 23° für Noradrenalin einen R_f-Wert von 0,21—0,34, für Adrenalin einen R_f-Wert von 0,47—0,61.

Die fluorometrische Messung erfolgt nach Elution der Flecken mit HCl, Entfernen des Phenols mit peroxydfreiem Äther, Kondensation mit Äthylendiamin und Fluorometrie bei der für das Produkt optimalen Wellenlänge.

F. Blutgruppen

Für die praktischen Bedürfnisse der Medizin ist die Kenntnis der Blutgruppen bzw. ihrer Bestimmungsmethoden, besonders bei Bluttransfusionen, wichtig. Die unendliche Zahl von Einzelarbeiten ist hierbei von untergeordneter Bedeutung, das wesentlichste kann in der einschlägigen zusammenfassenden Literatur nachgelesen werden [BESSIS, DAHR, MOLLISON u. Mitarb., MOURANT, NACHTSHEIM und KLEIN, POTTER, RACE und SANGER, SCHMIDT, WALLENSTEIN, WIENER (1, 2), WILLENEGGER und BOTTEL].

Eine praktische Bedeutung erlangte die Kenntnis der Blutgruppen des Menschen, als durch die Erfindung der *Pravaz*-Spritze ausgangs des vergangenen Jahrhunderts erstmalig die Blutübertragung von Mensch zu Mensch möglich wurde. Bereits im Mittelalter war die günstige Wirkung von Bluttransfusionen vermutet worden, jedoch wurden im Einzelfalle mangels technischer Ausrüstungen Transfusionen vom Tier zum Mensch vorgenommen, die wohl in allen Fällen einen ungünstigen Ausgang zeigten. Auch die ersten im vergangenen Jahrhundert durchgeführten Bluttransfusionen vom Menschen zum Menschen hatten nicht immer ein günstiges Ergebnis, was SHATTOCK als ein besonderes, nur bei Kranken auftretendes Phänomen ansah.

LANDSTEINER kommt das Verdienst zu, in den verschiedenen Störungen bei Bluttransfusionen ein physiologisches Phänomen erkannt zu haben, und so kam es zur Entdeckung der 4 klassischen Blutgruppen, die im Laufe der Zeit mit Aβ, Bα, AB — —, 0$\alpha\beta$ bezeichnet wurden. Diese Blutgruppen zeichneten sich durch das Vorhandensein einer besonderen agglutinablen Substanz am Blutkörperchen (A, B, AB) bzw. deren Fehlen (0) aus. Zusätzlich waren im Blutserum Antikörper vorhanden, die gegen die Blutkörperchen der Träger anderer Blutgruppen gerichtet waren. Hierdurch kam es bei der Übertragung gruppenfremden Blutes innerhalb des Kreislaufs zur Hämolyse und damit zu schweren Transfusionsreaktionen. Im Serum finden sich nur Antikörper, die die eigenen Blutkörperchen nicht agglutinieren. Sie werden bezeichnet α oder Anti-A und β oder Anti-B.

Tabelle 22. *Blutkörperchenantigene und -antikörper des menschlichen Blutes.* (Nach MÜLLER-SEIFERT, 66. Aufl., S. 209. 1949)

| Gruppe | Erythrocyten | | Das Serum enthält Agglutinine | Formel |
	enthalten die agglutinable Substanz	werden agglutiniert durch Serum der Gruppe		
0	0	—	AB $= \alpha\beta$	0, α, β
A	A	0, B	B $= \beta$	A, β
B	B	0, A	A $= \alpha$	B, α
AB	AB	0, A, B	—	AB, 0

Wie sich aus nebenstehender Tabelle ergibt, besitzen die roten Blutkörperchen der Gruppe 0 keine Agglutinogene und werden daher auch von keinem Serum hämolysiert. Aus diesem Grunde nannte man Personen der Gruppe 0 Universalblutspender. Dementgegen besitzen die Träger der Gruppe AB in ihrem Serum keine Antikörper und wurden als Universalempfänger angesprochen. Vor einer derartigen Bezeichnung muß deshalb gewarnt werden, weil der Spender von 0-Blut in seinem Serum selbst Antikörper besitzt, die mit den Erythrocyten des Empfängers eine hämolytische Reaktion verursachen können. Das gleiche gilt in ähnlicher Weise bei dem Universalempfänger der Gruppe AB. Aus diesem Grunde muß gefordert werden, daß bei Bluttransfusionen nur gruppengleiches Blut übertragen wird.

Durch weitere Untersuchungen konnte festgestellt werden, daß die Gruppe A nicht als einheitliche Blutgruppe anzusehen ist, sondern daß qualitative und quantitative Unterschiede vorhanden sind, die mit A_1 und A_2 bezeichnet werden; außerdem sind nicht nur innerhalb der Gruppe A, sondern auch innerhalb der Gruppe B weitere Untergruppen gefunden worden, die jedoch lediglich wissenschaftliches Interesse beanspruchen. Auch die Untergruppen der Gruppe A verlangen bei der Bluttransfusion Beachtung, so daß die Forderung nach der Übertragung gruppengleichen Blutes auch hinsichtlich der Untergruppen gilt.

Schon relativ kurze Zeit nach der Entdeckung der Blutgruppen wurden von HIRSZFELD, späterhin von BERNSTEIN, Vererbungstheorien aufgestellt, auf Grund deren es möglich ist, die Blutgruppen in der Anthropologie und insbesondere in der menschlichen Vererbungslehre anzuwenden. Es ist daher zur Zeit eine der wichtigsten Verwendungen, Vaterschaftsausschlüsse im gerichtlichen Verfahren durch die Bestimmung der Blutgruppen zu versuchen. Hierfür kommen zusätzlich die ebenfalls von LANDSTEINER entdeckten Blutfaktoren M, N und P in Frage, die für die Durchführung von Bluttransfusionen insofern keine Rolle spielen, als nur in ganz seltenen Fällen gegen M und N gerichtete Antikörper im menschlichen Serum festgestellt wurden, so daß eine Unverträglichkeit bezüglich der Faktoren M, N und P wohl kaum jemals einen Transfusionszwischenfall verursachen könnte. Daher werden die Faktoren also lediglich für forensische Zwecke benutzt.

Die Bestimmung der Blutgruppen geschieht mit käuflichen Testseren der Gruppen A, B und 0. Im Einzelfalle wird ein Tropfen der Testseren auf einen Objektträger aufgetragen und mit einer Aufschwemmung der zu untersuchenden roten Blutkörperchen in physiologischer

Kochsalzlösung vermischt. Es kommt dann binnen kurzer Zeit zu einer Zusammenballung (Agglutination) der Erythrocyten. Bei der Agglutination in sämtlichen Testseren liegt die Gruppe AB vor, bei der Agglutination im A- und 0-Serum die Gruppe B, bei der Agglutination im B- und 0-Serum die Gruppe A vor. Fehlt eine Agglutination vollständig, handelt es sich bei der zu untersuchenden Blutprobe um die Gruppe 0. Da gelegentlich durch die verschiedensten Faktoren Agglutinationen gehemmt sein können oder nur unvollständig ausfallen, muß eine Untersuchung zur Bestimmung der Blutgruppe in jedem Falle auch eine Untersuchung des Blutserums mit umfassen. Zweifelsohne wird hierdurch der Zeitaufwand für eine Blutgruppenuntersuchung vergrößert. Doch liegt eine sichere Bestimmung der klassischen Blutgruppe nur dann vor, wenn auch die Serumeigenschaften, d. h. die im Serum vorhandenen Isoagglutinine gesichert sind. Man führt daher die Untersuchung so fort, daß man das Serum absetzen läßt und dieses ebenfalls auf einen Objektträger auftropft. Dem nun unbekannten Serum werden Blutkörperchenaufschwemmungen der Blutgruppe A und B zugesetzt. Bei der Zusammenballung von A- und B-Blutkörperchen liegt die Blutgruppe 0 vor, bei Zusammenballung der B-Blutkörperchen die Gruppe A, der A-Blutkörperchen die Gruppe B, beim Fehlen einer Zusammenballung handelt es sich um die Gruppe AB.

Der Rhesus-Faktor — Rh-Faktor

Trotz Bestimmung der Blutgruppen traten doch hin und wieder Transfusionsreaktionen auf. Die Nachuntersuchung solcher Fälle führte im Jahre 1940 zur Entdeckung des Rh-Systems durch LANDSTEINER und LEVINE. Diese neue Blutkörpercheneigenschaft war offensichtlich unabhängig von den klassischen Blutgruppen und den Faktoren M, N und P. Der Name Rh ist eine Abkürzung der Bezeichnung Rhesus, da ursprünglich der Antikörper durch die Verabreichung von Rhesusaffenblutkörperchen an Kaninchen hergestellt wurde. Die ursprüngliche Einteilung der Menschen in Rh-positive und Rh-negative ist inzwischen überholt, und es sind im ganzen mit den jetzt bekannten 7 Anti-

Tabelle 23. *Genotypen-Teste für vier Anti-Rh-Seren*

Reaktion des Blutes mit				Häufigster Genotyp bei jeder Reaktionsgruppe	kurzes Symbol	Berechneter prozentualer Anteil jeder Gruppe in England
Anti-C	Anti-c	Anti-D	Anti-E			
+	+	+	—	CDe/cde	$R_1 r$	34,9
+	—	+	—	CDe/CDe	$R_1 R_1$	18,5
—	+	—	—	cde/cde	r r	15,1
—	+	+	+	cDE/cDE	$R_2 R_2$	14,1
+	+	+	+	CDe/cDE	$R_1 R_2$	13,4
—	+	+	—	cDe/cde	$R_0 r$	2,1
—	+	—	+	cdE/cde	r''r	0,9
+	+	—	—	Cde/cde	r'r	0,8
+	—	+	+	CDe/CDE	$R_1 R_z$	0,2
+	+	—	+	cdE/Cde	r''r'	sehr klein
+	—	—	—	Cde/Cde	r'r'	sehr klein

seren zur Zeit etwa 120 verschiedene Rh-Untertypen bekannt geworden. Regelmäßig sind 6 Antigene zur Ausbildung des Rhesustyps vorhanden. Es handelt sich hierbei um Antigene, die durch FISHER die Bezeichnung Cc, Dd, Ee gefunden haben. Diese besitzen jeweils den entsprechenden Antikörper. Zusätzlich sind jedoch auch irreguläre Antigene bekannt geworden, die mit C^w, C^u, c^v, D^u, E^u bezeichnet wurden, von denen teilweise wieder entsprechende auch irreguläre Antikörper aufgefunden wurden. Hieraus ergibt sich eine unübersehbare Anzahl von Rh-Untertypen, deren regelmäßige in der Tabelle aufgeführt sind. Für jede Gen-Kombination wurde zusätzlich ein Gesamtsymbol R_1, R_2, r usw. eingeführt (s. Tabelle 23).

Auch die Rh-Gruppen wurden auf ihre Vererbung untersucht und dienen heute zur Vaterschaftsbestimmung. Wesentliche Bedeutung besitzen sie jedoch für die Bluttransfusion. Normalerweise sind im menschlichen Serum Antikörper gegen Rh-Antigene nicht vorhanden. Doch können unter besonderen Voraussetzungen Antikörper gegen ein Rh-Antigen gebildet werden, das in der Antigenkombination seines Trägers nicht vorkommt. Schon durch geringe Einspritzungen Rh-gruppenfremden Blutes kann eine Immunisierung erfolgen. Nach den Untersuchungen von LEVINE kann bereits eine Immunisierung durch 0,03 cm³ Rh-gruppenfremden Blutes zustande kommen, so daß bei Fremdblutübertragungen auf die genaue Zusammensetzung der Rh-Gruppe geachtet werden muß. Des weiteren kommen Immunisierungen zustande durch Rh-gruppenfremde Schwangerschaften. Anscheinend kommt es unter der ersten Rh-gruppenfremden Schwangerschaft zu einer Immunisierung der Mutter, die hierdurch einen Antikörper gegen die Erythrocyten des von ihr erwartenden Kindes bildet. Es kommt im weiteren Verlauf zu einer Störung im kindlichen Organismus und zu der sog. Neugeborenenerythroblastose. Das erste Kind kommt meist gesund zur Welt. Die folgenden Kinder sind entweder schwer krank, oder es kommt überhaupt nicht mehr zur Austragung der Schwangerschaft. Bei vorabgegebener Rh-gruppenfremder Bluttransfusion kann es nach Immunisierung der Mutter bereits bei der ersten Schwangerschaft zur Totgeburt kommen. Über die einzelnen hämolytischen Fetosen gibt das Schema Auskunft.

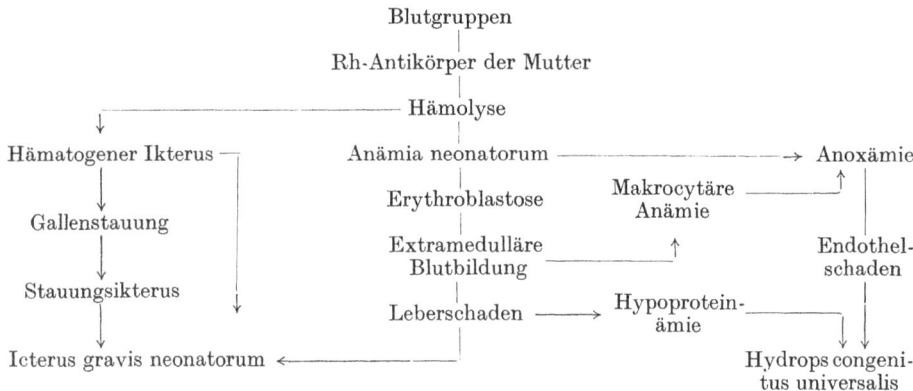

Man unterscheidet bei den Rh-Antikörpern zwei verschiedene Arten: Die sog. agglutinierenden und conglutinierenden Antikörper. Während die ersteren in Kochsalzlösung agglutinieren, bedürfen die Conglutinine zu ihrer Darstellung eines Eiweiß- bzw. Serummilieus. Diese Antikörper können nur durch besondere Untersuchungen in Speziallaboratorien festgestellt werden.

Außer den bisher genannten Blutgruppen wurden im Verlaufe der letzten Jahre andere Blutfaktoren festgestellt, beispielsweise der Lewis-Faktor, das Faktorensystem KELL und CELLANO sowie die Faktoren LUTHERAN, JOBBINS, DUFFY, KIDD, BECKER und eine Reihe anderer. Sämtliche Faktoren haben dem Rh-System gemeinsam, daß sie in gruppenunverträglichen Schwangerschaften, d. h. also bei Müttern oder nach zahlreichen Transfusionen, die vom gleichen Spender zum gleichen Empfänger gingen, gefunden wurden. Es handelt sich hierbei um relativ schwache Antigene, die nur in seltenen Fällen zu einer Immunisierung führen können. Doch muß man im Einzelfalle damit rechnen, daß sie Ursache einer Transfusionsreaktion sein können.

In solchen Fällen ist es notwendig, durch die direkte Kreuzprobe, d. h. der Mischung von Spenderserum mit Empfängerblutkörperchen und Empfängerserum mit Spenderblutkörperchen die Verträglichkeit in jedem Falle von Transfusionen vorher sicherzustellen (DAHR). Vor der biologischen Vorprobe nach

OEHLECKER muß gewarnt werden. Bekanntlich hatte OEHLECKER vorgeschlagen, vor Beginn der eigentlichen Transfusion eine geringere Menge zu transfundieren und die Reaktion abzuwarten. Hierbei kann es bereits zu einer Immunisierung des Empfängers kommen.

Auch bei Tieren wurden Blutgruppen gefunden, die jedoch teilweise recht verwickelte Verhältnisse zeigen. Bei den meisten Haustieren, beispielsweise bei Rindern, Schweinen, wurden 4 Gruppen, jedoch außerdem Untergruppen und defekte Gruppen gefunden, beim Pferd konnte man 6 verschiedene Gruppen unterscheiden. Demgegenüber waren bei Hunden, Katzen, Ziegen, Kaninchen, Meerschweinchen, Mäusen, Ratten, Vögeln und Fischen Gruppeneinteilungen auf Grund von Isoreaktionen nicht möglich. Andererseits kommen aber auch bei Tieren Schwangerschaftsunverträglichkeiten und hämolytische Fetosen vor, wie dies insbesondere von NACHTSHEIM bei Kaninchen und WALLENSTEIN bei Pferden nachgewiesen wurde.

Die Träger der agglutinablen Substanz wurden teilweise identifiziert. Die einzelnen Substanzen sind jedoch chemisch nicht unterscheidbar. Für die Substanzen von A, B, 0, M und N dürfte es sich möglicherweise um Polysaccharide handeln. Für den Rh-Faktor gilt, daß die Trägersubstanz chemisch dem Lecithin nahezustehen scheint.

Nach den zahlreichen Entdeckungen neuer Antigene in menschlichen Blutkörperchen dürfte sich die Individualität des Einzelblutes als viel weitgehender erweisen als die zur Zeit bekannte Gruppeneinteilung. PHILIPP LEWIN hat hierzu bereits im Jahre 1948 Stellung genommen, und er kommt zu dem Ergebnis: ,,Remarcable thing in human and animal blood, in general is that no two individualise of any particular species have identical blood properties."

Literatur

ABELIN, I., u. M. GOLDSTEIN: Biochem. Z. **327**, 72 (1955). — ACKERMANN, P. G., G. TORO and W. B. KOUNTZ: J. Lab. clin. Med. **44**, 517 (1954). — ADAIR, G. S., and A. B. KEYS: J. Physiol. (Lond.) **81**, 162 (1934). — AEBI, H., u. I. ABELIN: Helv. physiol. pharmacol. Acta **6** C 47 (1948). — ALBANESE, A. A., and M. LEIN: J. Lab. clin. Med. **33**, 246 (1948). — ALBERT, A., and B. RITCHIE: Organic synthesis, vol. 22, p. 6. New York 1942. — AMATUZIO, D. S., L. J. WEBER and S. NESBITT: J. Lab. clin. Med. **41**, 615 (1953). — ANNERSTEN, S., A. GRÖNWALL u. E. KÖLW: Scand. J. clin. Invest. **1**, 60 (1949). — ANTWEILER, H. J.: Z. angew. Chem. **59**, 33 (1947) (1). — Die quantitative Elektrophorese in der Medizin, 2. Aufl. Berlin-Göttingen-Heidelberg 1957 (2). — ARCHIBALD, R. M.: J. biol. Chem. **157**, 507 (1945). — ARTZ, N. E., and E. M. OSMAN: Biochemistry of Glucuronic acid. New York 1950. — AXELROD, L. R.: Recent Progr. Hormone Res. **9**, 69 (1954).

BAHNER, F.: Biochem. Z. **323**, 318 (1952/53). — BAKER, P. B., F. DOBSON and A. J. P. MARTIN: Analyst **75**, 651 (1950). — BAKER, R.: J. Urol. (Baltimore) **69**, 426 (1953) (1). — BAKER, R., and D. GOVAN: Cancer Res. **13**, 141 (1953) (2). — BAKER, R., D. GOVAN, J. HUFFER and J. CASON: J. clin. Endocr. **13**, 383 (1953). — BAROLLIER, J., E. WATZKE u. K. H. HÖLZER: Naturwiss. **43**, 398 (1956). — BATES, R. W.: Recent Progr. Hormone Res. **9**, 95 (1954). — BATTLE, J. D., and L. LEWIS: J. Lab. clin. Med. **44**, 765 (1954). — BAUDOUIN, A., J. LEWIN et P. HILLION: C. R. Soc. Biol. (Paris) **148**, 1033 (1954). — BAULD, W. S.: II. Internat. Congr. Biochem. Abstr. 120 (1952). Declume, Paris. — BAUR, H.: Z. Vitamin-, Hormon- u. Fermentforsch. **2**, 507—595 (1948/49). — BAYLISS, R. I. S., and A. W. STEINBECK: Biochem. J. **54**, 523 (1953) (1). — Brit. med. J. **1954** I, 486 (2). — BENHAMOU, E., J. PUGLIESE, P. G. GRIGUER et P. AMOUCH: Presse méd. **62** (II), 1513 (1954). — BERENBLUM, J., and E. CHAIN: Biochem. J. **32**, 286, 295 (1938). — BERGMANN, F., and S. H. DIKSTEIN: J. biol. Chem. **211**, 149 (1954). — BERGSTERMANN, H.: Ergebn. inn. Med. Kinderheilk. **7**, 1 (1956). — BERKEŠ, J., u. V. KARAS: Biochem. Z. **324**, 499 (1953). — BERMES jr., E. W., and H. J. McDONALD: Biochim. biophys. Acta **20**, 416 (1956). — BERNFELD, P., and J. S. NISSELBAUM: J. biol. Chem. **220**, 851 (1956). — BESSIS, M.: La maladie hémolytique du nouveau-né. Paris 1947. — BERNSTEIN: Z. indukt. Abstammungs- u. Vererb.-Lehre **37**, 237 (1925); **54**, 400 (1930). — BESSEY, O. A., O. H.

Lowry and M. J. Brock; J. biol. Chem. **164**, 321 (1946) — Betke, K.: Der menschliche rote Blutfarbstoff bei Fetus und reifem Organismus. Berlin-Göttingen-Heidelberg 1954. (1). — Klin. Wschr. **1956**, 113 (2). — Betke, K., u. W. Savelsberg: Biochem. Z. **320**, 431 (1949/50). — Bien, E. J., and W. Troll: Proc. Soc. exp. Biol. Med. (N.Y.) **73**, 370 (1950). — Billing, B. H.: Biochem. J. **56**, XXX (1954). — J. clin. Path. 8, 126 (1955). — Billing, B. H., and G. H. Lathe: Biochem. J. **63**, 6 P (1956). — Birch, D. A., and R. P. Jepson: Brit. J. Surg. **43**, 467 (1956). — Bischoff, F., R. E. Katherman and V. Favati; Bischoff, F., R. E. Katherman and S. Y. Yee; Bischoff, F., S. Y. Yee, J. J. Moran and R. E. Katherman: Zit bei E. Diczfalusy, Acta Endocr. (Kbh.) Suppl. **12**, 123 (1953). — Bitman, J., and J. F. Sykes: Science **117**, 356 (1953). — Björnesjö, K. B.: Scand. J. clin. Lab. Invest. **7**, 153 (1956). — Blass, J., O. Lecomte et J. Polonovski: Bull. Soc. Chim. biol. (Paris) **36**, 627 (1954). — Bliss, E. L., A. A. Sandberg, D. H. Nelson and K. Eik-Nes: J. clin. Invest. **32**, 818 (1953). — Bloch, P. W.: Endocrinology **20**, 307 (1936). — Block, R. J., E. L. Durrum and G. Zweig: A manual of paper chromatography and paper electrophoresis. New York 1955. — Bockemüller, W., u. R. Rebling: Chem.-Ing.-Tech. **24**, 617 (1952). — Bodansky, A.: J. biol. Chem. **101**, 93 (1933); **120**, 167 (1937). — Bodansky, M., and O. Bodansky: Biochemistry of disease, p. 287. New York: Macmillan & Co. 1952. — Böhler, K.: Schweiz. med. Wschr. **1956**, 68. — Böhm, M., u. H. Zimmermann: Hoppe-Seylers Z. physiol. Chem. **308**, 132 (1957). — Bolt, W., u. A. Bolte: Münch. med. Wschr. **1956**, 1061, 1087. — Bondy, P. K., and J. R. Altrock: J. clin. Invest. **32**, 703 (1953). — Bongiovanni, A. M.: J. clin. Endocr. **14**, 341 (1954. — Bongiovanni, A. M., and W. R. Eberlein: J. clin. Endocr. **15**, 1524 (1955) (1). — Proc. Soc. exp. Biol. (N.Y.) **89**, 281 (1955) (2). — Bongiovanni, A. M., W. R. Eberlein M. M. Grumbach, J. J. van Wyk and G. Clayton: Proc. Soc. exp. Biol. (N.Y.) **87**, 282 (1954) (3). — Bonting, S. L.: Arch. Biochem. **52**, 272 (1954). — Bonting, S. L., and H. Bloemendal: J. Lab. clin. Med. **41**, 968 (1953). — Boxer, G. E., and P. M. Everett: Analyt. Chem. **21**, 670 (1949). — Boxer, G. E., and V. C. Jelinek: J. biol. Chem. **170**, 491 (1947). — Boxer, G. E., V. C. Jelinek and P. M. Leghorn: J. biol. Chem. **169**, 153 (1947). — Bradstreet, R. B.: Chem. Rev. **27**, 331 (1940) (1). — Analyt. Chem. **26**, 185 (1954) (2). — Bratton, A. G., and E. K. Marshall jr.: J. biol. Chem. **128**, 537 (1939). — Brattsten, I., u. I. Nilsson: Ark. Kemi **3**, 337 (1951). — Braunsberg, H., M. I. Stern u. G. I. M. Swyer: II. Internat. Congr. Biochem. Abstr. **121** (1952). Declume Paris. — Breh, F., and O. H. Gaebler: J. biol. Chem. **87**, 81 (1930). — Breuer, H., W. Nocke, G. Geissler u. F. L. Mitchell: Klin. Wschr. **1957**, 672. — Brodie, B. B., J. Axelrod and J. Reichenthal: J. biol. Chem. **194**, 215 (1952). — Brown, E., J. Hopper jr. and R. Wennesland: Ann. Rev. Physiol. **19**, 231 (1957). — Brown, J. B.: J. Endocr. **8**, 196 (1952) (1). — Biochem. J. **60**, 185 (1955) (2). Brugsch, J.: Z. ges. inn. Med. **2**, 191, 454 (1947). — Bruns, F. H.: Biochem. Z. **325**, 156 (1954) (1). — Klin. Wschr. **1954**, 656 (2). — Clin. chim. Acta **2**, 257 (1957) (3). — Buch, I. u. H. Buch: Acta med. scand. **101**, 211 (1939). — Buchholz, R., L. Dibbelt u. W. Schild: Geburtsh. u. Frauenheilk. **14**, 620 (1954). — Büchner, M., u. H. Braun: Klin. Wschr. **1957**, 943. — Buehler, H. J., P. A. Katzman and E. A. Doisy: Fed. Proc. **8**, 189 (1949) (1). — Buehler, H. J., P. A. Katzman, P. P. Doisy and E. A. Doisy: Proc. Soc. exp. Biol. (N.Y.) **72**, 297 (1949) (2). — Busch, H., R. B. Hurlbert and V. R. Potter: J. biol. Chem. **196**, 717 (1952). — Bush, I. E.: Nature (Lond.) **166**, 445 (1950) (1). — Biochem. J. **50**, 370 (1951) (2). — Recent. Progr. Hormone Res. **9**, 246, (3) 381 (4) (1954). Diskussion. Bush, I. E., and A. A. Sandberg: J. biol. Chem. **205**, 783 (1953). — Bussard, A.: C. R. Acad. Sci. (Paris) **239**, 1702 (1954). — Bussard, A., and D. Perrin: J. Lab. clin. Med. **46**, 689 (1955). — Butenandt, A., u. G. Schramm: In Flaschenträger-Lehnartz, Physiologische Chemie, ein Lehr- und Handbuch, B. I, S. 427. Berlin-Göttingen-Heidelberg 1951. — Butenandt, A., u. E. v. Ziegener: Hoppe-Seylers Z. physiol. Chem. **188**, 1 (1930). — Butt, W. R., and A. C. Crooke: J. Endocr. **7**, XXVIII (1951). — Butt, W. R., P. Morris and C. J. O. R. Morris: I. Internat. Congr. Biochem., Cambridge 1949, p. 405. — Butt, W. R., P. Morris, C. J. O. R. Morris and D. C. Williams: Biochem. J. **49**, 434 (1951).

Cabannes, R., et A. Portier: Pédiatrie **10**, 5 (1955). — Caithaml, W.: Münch. med. Wschr. **1957**, 543. — Carlson, L. A.: Acta chem. scand. **8**, 510 (1954). — Cartwright, G. E., and M. M. Wintrobe: J. biol. Chem. **176**, 571 (1948). — Ceriotti, G.: Clin. chim. Acta **2**, 351 (1957). — Chen, C., S. N. Voegtli and S. Freeman: J. biol. Chem. **217**, 709 (1955). — Chernoff, A. I.: New Engl. J. Med. **253**, 322, 365, 416 (1955). — Christensen, P. J., J. W. Date, F. Schønheyder u. K. Volqvartz: Scand. J. clin. Lab. Invest. **9**, 54 (1957). — Christy, N. P., E. Z. Wallace and J. W. Jailer: J. clin. Invest. **34**, 899 (1955). — Chu, T. C., and E. Ju-Hwa-Chu: J. biol. Chem. **212**, 1 (1955). — A Ciba Foundation Symposion. „Paper Electrophoresis". London 1956. — Clauberg, C.: Klin. Wschr. **1930**, 2004; **1931**, 1949. — Clerc, E.: Ärztl. Wschr. **10**, 1156 (1955). — Cohen, H., and R. W. Bates: J. clin. Endocr. **7**, 701 (1947). — Cohen, S. L.: J. biol. Chem. **192**, 147 (1951). — Cohen, S. L., and G. F. Marrian: Biochem. J. **28**, 1603 (1934). — Cohn, E. J., F. R. N. Gurd, D. M. Surgenor, B. A. Barnas, R. K. Brown, G. Derouaux, J. M. Gillespie, F. W. Kahnt,

W. J. Lever, C. H. Liu, D. Mittelmann, R. F. Mouton, K. Schmid and E. Roma: J. Amer. chem. Soc. 72, 465 (1950) (3). — Cohn, E. J., W. L. Hughes and J. H. Weave: Amer. J. chem. Soc. 69, 1753 (1947) (2). — Cohn, E. J., J. A. Luetscher jr., J. L. Oncley, S. H. Armstrong jr. and B. D. Davis: J. Amer. chem. Soc. 62, 3396 (1949) (1). — Cole, P. G., and G. H. Lathe: J. clin. Path. 6, 99 (1953). — Cole, P. G., G. H. Lathe and B. H. Billing: Biochem. J. 57, 514 (1954). — Conn, J. B., and S. L. Norman: J. clin. Invest. 28, 837 (1949). — Conway, E. J.: Biochem. J. 27, 430 (1933) (1); 36, 655 (1942) (2). — Conway, E. J., and E. O. Malley: Biochem. J. 36, 655 (1942). — Corcoran, A. C., and I. H. Page: J. Lab. clin. Med. 33, 1326 (1948). — Corner, G. W., and W. M. Allen: Amer. J. Physiol. 88, 326 (1929). — Creditor, M. C.: J. Lab. clin. Med. 41, 307 (1953). — Cremer, H. D., u. A. Tiselius: Biochem. Z. 320, 273 (1950). — Crone, C., u. U. V. Lassen: Scand. J. clin. Lab. Invest. 8, 51 (1956). — Crooke, A. C., and C. J. O. Morris: J. Physiol. (Lond.) 101, 217 (1942) (1); 102, 441 (1944) (2). — Crosby, W. H., F. W. Furth and C. E. Thibeault: Blood 11, 380 (1956). — Cullen, G. E., and D. van Slyke: J. biol. Chem. 41, 587 (1920). — Cumings, J. N.: Biochem. J. 33, 642 (1939).

Dahr, P.: Die Technik der Blutgruppen- und Blutfaktorenbestimmung. Stuttgart 1949. — Schweiz. med. Wschr. 79, 613, 646 (1949). — Daniel, O., and J. J. van Zyl: Lancet 1952 I, 998. — Davis, S.: J. biol. Chem. 216, 643 (1955). — Decker, P.: Naturwiss. 12, 287 (1951). — Desbordes, J., J. Bory et Ch. Guyotjeannin: Bull. Soc. Chim. biol. (Paris) 33, 179 (1951). — Dicastro, C.: Experientia (Basel) 10, 27 (1954). — Diczfalusy, E.: Acta endocr. (Kph.) 10, 373 (1952) (1); Suppl. 12, 89 (2), 107 (3), 129 (4) (1953). — Dietrich, F.: Hoppe-Seylers Z. physiol. Chem. 302, 227 (1955). — Dirr, K., u. E. Dietz: Münch. med. Wschr. 1954, 1308. — Z. ges. inn. Med. 9, 977 (1954). — Dische: Z. Biochem. Z. 189, 77 (1927) (1). — J. biol. Chem. 167, 189 (1947) (2). — Dittmer, A.: Papierelektrophorese. München 1956. — Dorfman, R. I.: Physiol. Rev. 34, 138 (1954). — Drabkin, D. L.: Physiol. Rev. 31, 345 (1951). — Drevon, B., et R. Donikian: Bull. Soc. Chim. biol. (Paris) 37, 1321 (1955). — Ducci, H. C.: J. Lab. clin. Med. 32, 1267 (1949). — Dungern, v., u. Hirszfeld: Z. Immun.-Forsch. 6, 284 (1910); 8, 526 (1911). — Durrum, E. L.: J. Amer. chem. Soc. 72, 2943 (1950) (1). — J. Colloid Sci. 6, 274 (1951) (2). — J. Amer. chem. Soc. 73, 4875 (1951) (3). — Dustin, J. P.: Bull. Soc. Chim. biol. (Paris) 32, 696 (1950).

Edgar, D. G.: Nature, Lond. 170, 543 (1952) (1). — Biochem. J. 54, 50 (1953) (2). — Eik-Nes, K., D. H. Nelson and L. T. Samuels: J. clin. Endocr. 13, 1280 (1953). — Elliott, W. E.: J. biol. Chem. 197, 641 (1952). — Ely, R. S., V. C. Kelley and R. R. Raile: J. Pediat. 42, 38 (1953). — Emery, W. B., and A. D. Walker: Analyst 74, 455 (1949). — Emmens, C. W.: Hormone Assay, p. 419. New York 1950. — Emmrich, R.: Das Bluteiweißbild, 2. Aufl. Stuttgart 1957. — Emmrich, R., u. H. Scheffler: Z. Alternsforsch. 6, 156 (1952). — Engel, L. L.: Recent Progr. Hormone Res. 5, 335 (1950). — Engel, L. L., u. K. J. Ryan: II. Internat. Congr. Biochem. Abstr. 469 (1952). Declume, Paris (3). — Engel, L. L., W. R. Slaunwhite, P. Carter and I. T. Nathanson: J. biol. Chem. 185, 255 (1950) (1). — Engel, L. L., W. R. Slaunwhite, P. Carter, P. C. Olmsted and I. T. Nathanson: Ciba Found. Coll. Endocr. 2, 104 (1952) (2). — Enselme, J., et J. C. Dreyfus: Séméiologie électrophoretique des protéines du plasma sanguin. Lyon 1955. — Esser, H., u. F. Heinzler: Klin. Wschr. 1952, 991. — Euler, U. S. v.: Ergebn. Physiol. 46, 261 (1950). — Euler, U. S. v., u. U. Hamberg: Acta physiol. pharmacol. scand. 19, 74 (1949). — Euler, U. S. v., u. R. Luft: Acta endocr. (Kbh.) 3, 323 (1949).

Fearon, W. R.: Biochem. J. 33, 902 (1939). — Fine, J., and A. M. Seligman: J. clin. Invest. 22, 285 (1943). — Fine, J. M., J. Uriel et J. Faure: Bull. Soc. Chim. biol. (Paris) 38, 649 (1956). — Finkelstein, M.: Nature (Lond.) 168, 530 (1951). — Fischbach, H., and J. Levine: Antibiot. and Chemother. 3, 1159 (1953). — Fischer, F. G., u. H. Dörfel: Hoppe-Seylers Z. physiol. Chem. 297, 164 (1954). — Fisher, R. A.: Ann. Eugen. (Lond.) 13, 150 (1946). — Fishman, W. H., and S. Green: J. biol. Chem. 215, 527 (1955). — Flaschka, H., u. A. Holasek: Hoppe-Seylers Z. physiol. Chem. 288, 244 (1951). — Flood, F. T., E. E. Mandel, R. H. Owings and Ch. F. Federspiel: J. Lab. clin. Med. 43, 897 (1954). — Florkin, M., R. Crismer, G. Duchateau u. R. Houet: Enzymologia 10, 220 (1942). — Forbes, T. R.: Amer. J. Obstet. Gynec. 60, 180 (1950) (1). — Endocrinology 49, 218 (1951) (2); 52, 236 (1953) (3). — Formijne, P., u. N. J. Poulie: Proc. kon. med. Akad. Wet., Ser. C 58, 59 (1955). — Frank, H., u. P. H. Koecher: Dtsch. Arch. klin. Med. 197, 181 (1950). — Frates, J. S. de, and M. J. Boyd: Fed. Proc. 12, 194 (1953). — Freislederer, W., u. H. Vohl: Klin. Wschr. 1956, 335. — Friedgood, H. B., J. B. Garst and A. J. Hagen-Smit: J. biol. Chem. 174, 523 (1948). — Friedrich, A.: Mikrochem. 13, 91 (1933). — Froesch, E. R., and A. E. Renold: J. Amer. Diab. Ass. 5, 1 (1956). — Frohman, Ch. E., J. M. Orten and A. H. Smith: J. biol. Chem. 193, 277 (1951).

Gaddum, J. H.: Meth. med. Res. 3, 116 (1950). — Gaffney, G. W., K. Schreier, N. Diferrante and K. I. Altman: J. biol. Chem. 206, 695 (1954). — Gallagher, T. F., H. L. Bradlow, D. K. Fukushima, C. Beer, T. H. Kritchewsky, M. Atoken, M. L. Eidi-

NOFF, L. HELLMAN and K. DOBRINER: Recent Progr. Hormone Res. **9**, 411 (1954). — GANGULI, N. C.: Clin. chim. Acta **1**, 413 (1956). — GARDNER, L. I.: J. clin. Endocr. **13**, 941 (1953). — GARLOCK jr., E. A., and D. C. GROVE: J. clin. Invest. **28**, 843 (1949). — GEINITZ, W.: Fette u. Seifen **57**, 1000 (1955). — GEINITZ, W., u. W. SCHILD: Ärztl. Forsch. **9** (I), 470 (1955). — GELLI, G., A. MULARGIA e P. VANNINI: Chir. torac. **8**, 387 (1955). — GIBSON, II., J. G., and W. A. EVANS jr.: J. clin. Invest. **16**, 317 (1937). — GIRI, K. V.: Naturwiss. **43**, 36, 232, 448 (1956). — GJØRUP, S., H. POULSEN u. E. PRAETORIUS: Scand. J. clin. Lab. Invest. **7**, 201 (1955). — GLEISS, J., u. K. HINSBERG: Z. ges. inn. Med. **4**, 679 (1949) (2). — Z. exp. Med. **116**, 599 (1951) (1). — GLISTER, G. A., and A. GRAINGER: Analyst **75**, 310 (1950). — GOA, J.: Scand. J. clin. Lab. Invest. **5**, 218 (1953) (1); Suppl. **7**, 22 (1955) (2). — GOLDBERG, C. A. J.: Clin. Chem. **3**, 1 (1957) (1). — Internat. Congr. Clin. Chem., Stockholm 1957 (2). — GORDON, A. H., B. KEIL and K. ŠEBESTA: Nature (Lond.) **164**, 489 (1949) (1). — GORDON, A. H., B. KEIL, K. ŠEBESTA, O. KNESSEL u. F. SORN: Coll. českoslov. chem. Comun. **15**, 1 (1950) (2). — GORNALL, A. G., C. J. BARDAWILL and M. M. DAVID: J. biol. Chem. **177**, 751 (1949). — GORNALL, A. G., and M. P. MACDONALD: J. biol. Chem. **201**, 279 (1953). — GRABAR, P., and C. A. WILLIAMS: Biochim. biophys. Acta **10**, 193 (1953). — GRASSMANN, W., u. K. HANNIG: Naturwiss. **37**, 397, 496 (1950) (1). — Angew. Chem. **62**, 170 (1950) (2). — Hoppe-Seylers Z. physiol. Chem. **290**, 1 (1952) (3); **292**, 32 (1953) (4). — Klin. Wschr. **1954**, 838 (5). — GRAUER, A., u. C. NEUBERG: Analyt. chim. Acta **8**, 422 (1953). — GREGORY, F. J., L. C. VINING and S. A. WAKSMAN: Antibiotics **5**, 409 (1955). — GRIES, G., P. GEDIGK u. J. GEORGI: Hoppe-Seylers Z. physiol. Chem. **298**, 132 (1954). — GRUNDMANN, G., u. R. FISCHER: Chirurg **24**, 543 (1953). — GRUNERT, R. R., u. P. H. PHILLIPS: Arch. Biochem. **30**, 217 (1951). — GUBLER, C, J., M. E. LAHEY, H. ASHENBRUCKER, G. E. CARTWRIGHT and M. M. WINTROBE: J. biol. Chem. **196**, 209 (1952). — GUTMAN, A. B.: Advanc. Protein Chem. **4**, 155 (1948). — GUTMAN, A. B., and E. B. GUTMAN: Proc. Soc. exp. Biol. (N.Y.) **38**, 470 (1938) (1); **41**, 277 (1939) (3). — J. clin. Invest. **17**, 473 (1938) (2). — J. Amer. med. Ass. **120**, 1112 (1942) (4).

HAGEDORN, H. C., u. B. N. JENSEN: Biochem. Z. **135**, 46 (1923); **137**, 92 (1923). — HAHN, L., u. G. HEVESY: Acta physiol. scand. **1**, 3 (1940). Siehe auch P. F. HAHN, W. M. BALFOUR, J. F. ROSS, W. F. BALE and G. H. WHIPPLE: Science **93**, 87 (1941). — HALVORSON, H. O., and M. O. SCHULTZE: J. biol. Chem. **186**, 471 (1950). — HANDELSMAN, M. B., and J. DRABKIN: Proc. Soc. exp. Biol. (N.Y.) **86**, 356 (1954). — HANGER, F. M.: Trans. Amer. Physicians **53**, 148 (1938). — J. clin. Invest. **18**, 261 (1939). — HANSON, S. W. F., G. T. MILLS and R. T. WILLIAMS: Biochem. J. **38**, 274 (1944). — HARBOE, N.: Scand. J. clin. Lab. Invest. **8**, 71 (1956). — HARTENBACH, W.: Dtsch. med. Wschr. **1956**, 476. — HASKINS jr., A. L.: J. clin. Endocr. **1**, 65 (1941) (1). — HASKINS jr., A. L.: Proc. Soc. exp. Biol. (N.Y.) **73**, 440 (1950) (2). — HAUGAARD, G., and T. D. KROONEN: J. Amer. chem. Soc. **70**, 2135 (1948). — HEARD, R. D. H., H. SOBEL and E. H. VENNING: J. biol. Chem. **165**, 687 (1946). — HEEPE, F.: Z. Kinderheilk. **72**, 129 (1952) (1). — Die unspezifischen Bluteiweißreaktionen. Darmstadt 1953 (2). — HEEPE, F., A. OPPERMANN u. R. SCHRÖDER: Klin. Wschr. **1951**, 578. — HEFTMAN, E.: Science **111**, 571 (1950). — HEILMEYER, L., W. KEIDERLING u. G. STÜWE: Kupfer und Eisen als körpereigene Wirkstoffe. Jena 1941. — HENRY, R., et V. THEVENET: C. R. Soc. chim. Biol. (Paris) **34**, 886 (1952). — HERRMANN, R.: Z. ges. exp. Med. **126**, 371 (1955) (1). — Monographie „Flammenphotometrie". Berlin-Göttingen-Heidelberg 1956 (2). — HEUSGHEM, C.: Nature (Lond.) **171**, 42 (1953). — HEYNS, K., u. C. KELCH: Z. analyt. Chem. **139**, 339 (1953). — HIJMANS VAN DEN BERGH, A. A., u. W. GROTEPASS: Klin. Wschr. **1933**, 586. — HILLER, A., J. PLAZIN and D. VAN SLYKE: J. biol. Chem. **176**, 1401 (1948). — HILLER, A., and D. VAN SLYKE: J. biol. Chem. **53**, 253 (1922). — HINSBERG, K.: Blut. In HOPPE-SEYLER-THIERFELDERS Handbuch der physiologisch- und pathologisch-chemischen Analyse, 10. Aufl., Bd. 5, S. 1. Berlin-Göttingen-Heidelberg 1953 (1). — Das Blut. In FLASCHENTRÄGER-LEHNARTZ' Physiologische Chemie, Bd. II/1a, S. 259. Berlin-Göttingen-Heidelberg 1954 (2). — HINSBERG, K., u. E. KONRAD: Z. ges. exp. Med. **124**, 153 (1954). — HINSBERG, K., u. K. LANG: Medizinische Chemie für den klinischen und theoretischen Gebrauch, 3. Aufl. München-Berlin-Wien 1957. — HINSBERG, K., H. PELZER u. A. SEUKEN: Biochem. Z. **328**, 117 (1956). — HIRSCH, A., und C. CATTANEO: Arch. Biochem. **61**, 27 (1956) (1). — Hoppe-Seylers Z. physiol. Chem. **304**, 54 (1956) (2). — HOCK, E., and E. N. TESSIER: J. Urol. (Baltimore) **62**, 488 (1949). — HÖVELS, O.: Z. Kinderheilk. **66**, 237 (1949). — HOFF, F.: Klinische Physiologie und Pathologie, 5. Aufl. Stuttgart 1957. — HOFFMANN, F.: Zbl. Gynäk. **65**, 2014 (1941) (1); **66**, 292 (1942) (2). — HOFFMANN, F., u. L. v. LÀM: Zbl. Gynäk. **70**, 12, 1177 (1948). — HOFFMANN, W., u. G. WILKENS: Pharmazie **4**, 454 (1949). — HOLASEK, A., u. H. FLASCHKA: Hoppe-Seylers Z. physiol. Chem. **290**, 57 (1952). — HOLMBERG, C. G.: Biochem. J. **33**, 1901 (1939). — HOOKER, C. W.: Anat. Rec. **99**, 333 (1945). — HOOKER, C. W., and T. R. FORBES: Endocrinology **41**, 158 (1948) (1); **45**, 71 (1949) (2). — HOWARD, G. A., and A. J. P. MARTIN: Biochem. J. **46**, 532 (1950). — HUBBARD, R. S., and T. A. LOOMIS: J. biol. Chem. **145**, 641 (1942). — HÜBENER, H. J., H. MAURER u. T. WALTHER: Klin. Wschr. **1953**, 1095. — HUEBER, E. F. v.: Klin. Wschr. **1940**, 664. — HUERGA, J. DE LA, and H. POPPER: J. Lab. clin. Med. **34**, 877 (1949). — HUGGINS, C., and P. J. CLARK: J. exp. Med. **72**, 747 (1940). — HUGGINS, C., and C. V. HODGES: Cancer Res. **1**, 293 (1941). — HUGGINS, C., W. W. SCOTT and C. V. HODGES: J. Urol. (Baltimore) **46**, 997 (1941). — HUGGINS, C., and P. TALALAY: J. biol. Chem. **159**, 399 (1945). — HUISMAN, T. H. J.: Clin. Chem. **3**, 371 (1957).

ITANO, H. A.: A.M.A. Arch. intern. Med. **96**, 287 (1955).

JAHNKE, K., u. W. SCHOLTAN: Z. ges. exp. Med. **122**, 39 (1953). — Dtsch. med. Wschr. **1954**, 673. — JARRIGE, P., et R. HENRY: C. R. Soc. chim. Biol. (Paris) **34**, 872 (1952). — JENDRASSIK, L., and R. A. CLEGHORN: Biochem. J. **289**, 1, 438 (1936). — JENDRASSIK, L., u. P. GRÓF: Biochem. Z. **296**, 71 (1938); **297**, 81 (1938). — JENDRASSIK, L., u. M. RÉBAY-SZABÓ: Biochem. Z. **294**, 293 (1937). — JENNER, H. D., and H. D. KAY: Brit. J. exp. Path. **13**, 22 (1932). — JEZLER, A.: Z. klin. Med. **111**, 48 (1929). — JÖRGENSEN, S., u. H. E. POULSEN: Acta pharmacol. (Kbh.) **11**, 223 (1955). — JOHNSON, E. A.: Biochem. J. **51**, 133 (1952). — JOSEPHSON, B., u. H. ANDURÉN: Acta pediat. (Uppsala) **38**, 335 (1949). — JU-HWA CHU, E., and T. C. CHU: J. Chem. Ed. **30**, 178 (1953).

KABAT, E. A., and M. MAYER: Experimental Immunochemistry. Springfield 1948. — KALCKAR, H. M.: J. biol. Chem. **167**, 429 (1947). — KANZAKI, I., J. Biochem. (Tokyo) **16**, 117 (1932). — KASSENAAR, A., A. MOLENAR u. J. NIJLAND: Acta endocr. (Kph.) **18**, 60 (1955). KATZMAN, P. A., R. F. STRAW, H. J. BUEHLER and E. A. DOISY: Recent Progr. Hormone Res. **9**, 45 (1954). — KAY, H. D.: J. biol. Chem. **89**, 235 (1930). — KEHL, R.: Verh. dtsch. Ges. inn. Med. 60. Kongr., S. 517, 1954. — KEHL, R., u. B. GÜNTHER: Naturwiss. **41**, 118 (1954) (2). — Hoppe-Seylers Z. physiol. Chem. **297**, 254 (1954) (1). — KEHL, R., u. W. STICH: Hoppe-Seylers Z. physiol. Chem. **289**, 6 (1952). — KEITH, N. M., L. G. ROWNTREE and J. T. GERAGHTY: Arch. intern. Med. **16**, 547 (1915). — KELER, M., Z. PUCAR u. M. PELEK: Internat. Congr. Clin. Chem., Stockholm, 1957. — KELSEY, H. A., and L. GOLDMAN: J. clin. Invest. **28**, 1048 (1949). — KEPP, R. K., G. OEHLERT u. H. KOCH: Z. Geburth. Frauenheilk. **16**, 212 (1956). — KEYS, A. B.: J. biol. Chem. **114**, 449 (1936). — KEYSER, J. W., and J. VAUGHN: Biochem. J. **44**, XXII (1949). — KICKHÖFEN, B., u. O. WESTPHAL: Z. Naturforsch. **7b**, 659 (1952). — KIMBEL, K. H.: Hoppe-Seylers Z. physiol. Chem. **293**, 273 (1953) (1); **295**, 132 (1953) (2). — KING, E. J., and A. R. ARMSTRONG: Canad. J. med. Ass. **31**, 376 (1934); **32**, 379 (1935). — KING, E. J., and R. V. COXON: J. clin. Path. **3**, 248 (1950). — KING, N. K., and H. M. DOERY: Nature (Lond.) **171**, 878 (1953). — KINGSBURY, F. B., CH. P. CLARK, G. WILLIAMS and A. L. POST: J. Lab. clin. Med. **11**, 981 (1926). — KINGSBURY, F. B. u. Mitarb.: Zit. nach H. HIRSCH, Ärztl. Forsch. **7** (I), 450 (1953). — KINGSLEY, G. R.: J. Lab. clin. Med. **27**, 480 (1942). — KINGSLEY, G. R., and G. GETCHEL: J. biol. Chem. **225**, 545 (1957). — KINGSLEY, G. R., and R. R. SCHAFFERT: J. biol. Chem. **206**, 807 (1954). — KIRBERGER, E., u. G. A. MARTINI: Dtsch. Arch. klin. Med. **197**, 268 (1950). — KIRK, P. L.: Analyt. Chem. **22**, 355 (1950). — KLEIN, J., u. K. G. OBER: Klin. Wschr. **1954**, 464. — KLEIN, R., J. FORTUNATO and C. PAPADATOS: J. clin. Invest. **33**, 35 (1954). — KLEIN, R., C. PAPADATOS, J. FORTUNATO and C. BYERS: J. clin. Endocr. **15**, 215 (1955). — KLIMA, R., u. F. BODART: Blutkörperchensenkung, Koagulationsband und Blutbild, 4. Aufl. Wien 1947. — KLUNGSØYR, L., u. K. FR. STØA: Scand. J. clin. Lab. Invest. **6**, 270 (1954). — KOBER, S.: Biochem. Z. **239**, 209 (1931) (1). — Biochem. J. **32**, 357 (1938) (2). — KÖIW, E., u. A. GRÖNWALL: Scand. J. clin. Lab. Invest. **4**, 3 (1952). — KRAMER, B., and F. F. TISDALL: J. biol. Chem. **46**, 339 (1921); **48**, 4 (1921). — KRAUS, K., and G. SMITH: J. Amer. chêm. Soc. **72**, 4329 (1950). — KUNKEL, H. G., R. CEPPELLINI, U. MÜLLER-EBERHARD and J. WOLF: J. clin. Invest. **36**, 1615 (1957). — KUNKEL, H. G., and R. J. SLATER: J. clin. Invest. **31**, 677 (1952) (2). — Proc. Soc. exp. biol. (N.Y.) **80**, 42 (1952) (1). — KUNKEL, H. G., and G. WALLENIUS: Science **122**, 288 (1955). — KUSCHINSKY, G., u. H. LANGECKER: Biochem. Z. **318**, 164 (1948). — KUTZIM, H.: Klin. Wschr. **1952**, 852.

LABHART, A.: Klinik der Inneren Sekretion. Berlin-Göttingen-Heidelberg 1957. Siehe Sachverzeichnis S. 1093. — LABHART, H., W. LOTMAR u. P. SCHMIDT: Helv. chim. Acta **34**, 2449 (1951) (2). — LABHART, H., u. H. STAUB: Helv. chim. Acta **30**, 1954 (1947) (1). — LADD, J. N., and P. M. NOSSAL: Aust. J. exp. Biol. med. Sci. **32**, 523 (1954). — LANDSTEINER, K.: Zbl. Bakt., I. Abt., Orig. **27**, 357 (1900). — LANDSTEINER, K., u. P. LEVINE: Proc. Soc. exp. Biol. (N.Y.) **24**, 941 (1927). — J. exp. Med. **47**, 757 (1928). — LANDSTEINER, K., u. A. S. WIENER: Proc. Soc. exp. Biol. (N.Y.) **43**, 223 (1940). — LANG, K.: Biochem. Z. **290**, 289 (1937) (s. auch in HINSBERG-LANG: Medizinische Chemie, 3. Aufl. München-Berlin-Wien 1957). — LANGEMANN, H.: Schweiz. med. Wschr. **79**, 138 (1949). — LARIZZA, P.: Ergebn. inn. Med. Kinderheilk. **59**, 59 (1940). — LARSON, D., and H. RANNEY: J. clin. Invest. **32**, 1070 (1953). — LAURELL, C.-B., u. N. SKOOG: Scand. J. clin. Lab. Invest. **8**, 21 (1956). — LEDERER, M.: Introduction to paper electrophoresis and related methods. Amsterdam 1955. — LEHMANN, H.: Acta genet. (Basel) **6**, 413 (1956/57) (2). — St. Bart's Hosp. J. **60**, 237 (1956) (1). — LEHMANN, J.: Scand. clin. Lab. Invest. **3**, 306 (1951); **4**, 142 (1952). — LEONE, E.: Biochem. J. **54**, 393 (1953). — LEVINE, J., G. SELZER and W. W.

WRIGHT: Analyt. Chem. **25**, 671 (1953). — LEVINE, P.: Arch. Path. (Chicago) **37**, 83 (1944). — LEVINE, P., and R. E. STETSON: J. Amer. med. Ass. **113**, 126 (1939). — LEVINE, R.M., and J. R. CUMMINGS: J. biol. Chem. **221**, 735 (1956). — LEVY, H., R. W. JEANLOZ, C. W. MARSHALL, R. P. JACOBSEN, O. HECHTER, V. SCHENKER and G. PINCUS: J. biol. Chem. **203**, 433 (1953) (1). — LEVY, H., and S. KUSHINSKY: Recent Progr. Hormone Res. **9**, 357 (1954) (2). — LIEBERMAN, S., P. BRAZEAU and L. B. HARITON: J. Amer. chem. Soc. **70**, 3094 (1948). — LIEBERMAN, S., and K. DOBRINER: Recent Progr. Hormone Res. **2**, 3 (1948). Zit. bei R. REUBER u. J. SCHMIDT-THOMÉ, Die C_{21}, C_{19} und C_{18}-Steroide, S. 1457, in HOPPE-SEYLER-THIERFELDERS Handbuch der physiologisch- und pathologisch-chemischen Analyse, Bd. III/2. Berlin-Göttingen-Heidelberg 1955. LINHARDT, K., u. K. WALTER: Hoppe-Seylers Z. physiol. Chem. **289**, 245 (1952). — LØKEN, F.: Scand. J. clin. Lab. Invest. **6**, 325 (1954). — LOMBARDO, M. E., P. H. MANN, T. A. VISCELLI and P. B. HUDSON: J. biol. Chem. **212**, 345 (1955). — LONDON, M., R. McHUGH and P. B. HUDSON: Cancer Res. **14**, 718 (1954). — LOTMAR, W.: Helv. chim. Acta **32**, 1847 (1949). LOUS, P., u. O. SYLVEST: Scand. J. clin. Lab. Invest. **6**, 40 (1954). — LUCK, J. M., A. C. GRIFFIN, G. BOER and M. WILSON: J. biol. Chem. **206**, 767 (1954). — LUND, A.: Acta pharmacol. (Kbh.) **5**, 75, 121, 231 (1949); **6**, 137 (1950). — LUNDQUIST, F.: Acta physiol. scand. **14**, 263 (1947). — LUSTIG, B., u. A. LANGER: Biochem. Z. **242**, 320 (1931).

MACHEBOEUF, M., J.-M. DUBERT et P. REBEYROTTE: Bull. Soc. Chim. biol. (Paris) **35**, 346 (1953) (2). — MACHEBOEUF, M., P. REBEYROTTE, J.-M. DUBERT et M. BRUNERIE: Bull. Soc. Chim. biol. (Paris) **35**, 334 (1953) (1). — La microélektrophorèse. Paris 1954 (3). — MacLAGAN, N. F.: Brit. J. exp. Path. **25**, 234 (1944) (1). — Clin. Chem. **3**, 548 (1957) (2). — MAHLER, H. R., R. HÜBSCHER and H. BAUM: J. biol. Chem. **216**, 625 (1955). — MAJOR, H.: Ergebn. Chir. Orthop. **37**, 401 (1952). — MALCHIODI, C., e N. ZINICOLA: Minerva chir. (Torino) **11**, 11 (1956). MANCKE, R., u. J. SOMMER: Münch. med. Wschr. **1936**, 1707. — MANN, F. D., A. M. SNELL and H. R. BUTT: Gastroenterology **9**, 651 (1947). — MARTIN, G.: Pharmazie **10**, 602 (1955). — MATHER, A.: J. biol. Chem. **144**, 617 (1942). — MAUGHAN, G. B., K. A. EVELYN and J. S. L. BROWNE: J. biol. Chem. **126**, 567 (1938). — McCALL, K. B.: Analyt. Chem. **28**, 189 (1956). — McDONALD, H. J., and E. W. BERMES jr.: Biochim. biophys. Acta **17**, 290 (1955) (1). — Clin. Chem. **2**, 257 (1956) (2). — McDONALD, H. J., E. W. BERMES jr. and H. G. SHEPHERD: Chromatogr. Methods **2**, 1 (1957). — McDONALD, H. J., R. J. LAPPE, E. P. MARBACH, R. H. SPITZER and M. C. URBIN: Ionography. Electrophoresis in stabilized media. Chicago 1955. — McFARLANE, A. S.: Biochem. J. **29**, 660, 1175 (1935). — MEADE, T. H.: Biochem. J. **59**, 534 (1955). — MEHL, J. W.: J. biol. Chem. **157**, 173 (1945). — MEHL, J. W., and F. GOLDEN: J. clin. Invest. **29**, 1214 (1950). — MEULEMANS, I. O.: Mschr. Kindergeneesk. **23**, 488 (1955). — MEUSER, M., u. G. TERSHAKOWEC: Krebsarzt **5**, 281 (1950). — MEYER, A. S.: J. biol. Chem. **203**, 469 (1953). — MEYER, K.: Advanc. Protein Chem. **2**, 249 (1945). — MEYER-WILMES, J., u. H. REMMER: Naunyn Schmiedeberg's Arch. exp. Path. Pharmak. **229**, 441 (1956). — MICHL, H.: Mh. Chem. **82**, 489 (1951); **83**, 737 (1952). — MIETTINEN, T., V. RYHÄNEN u. H. SALOMAA: Ann. exp. fenn. **35**, 173 (1957). — MIGEON, C. J.: Ciba Found. Coll. Endocrinol. **8**, 141 (1955). — MIGEON, C. J., and J. E. PLAGER: Recent Progr. Hormone Res. **9**, 235 (1954) (1). — J. clin. Endocr. **15**, 702 (1955) (2). — MILLER, L., and J. A. HOUGHTON: J. biol. Chem **159**, 373 (1945). — MISTRETTA, A. G.: Antibiotics **6**, 196 (1956). — MITCHELL, F. L.: Nature (Lond.) **170**, 621 (1952). — MOLLISON, P. L., A. E. MOURANT and R. R. RACE: The Rh-Factor and his clinical effect. London 1948. Med. Res. Council. Mem. 19. — MOLYNEUX, L., and E. A. PASK: Brit. Heart J. **17**, 169 (1955). — MONTENOVESI, P.: Presse méd. **63**, 1497 (1955). — MOORE, S., and W. H. STEIN: J. biol. Chem. **211**, 893, 907 (1954). — MORRIS, C. J. O. R., and D. C. WILLIAMS: Ciba Found. Coll. Endocrinol. **7**, 261 (1953) (2); **8**, 157 (1955) (3). — Biochem. J. **54**, 470 (1953) (1). — MORRISON, P. R.: J. Amer. chem. Soc. **69**, 2723 (1947). — MOTULSKY, A. G.: Blood **9**, 897 (1954). — MOURANT, A. E.: The distribution of the human blood groups. Oxford 1954. — MOZOLOWSKI, W.: Biochem. J. **34**, 823 (1940). — MÜHLBOCK, O.: Zit. bei J. ZANDER, Die Schwangerschaft (endocrinologische Untersuchungsmethoden). In A. LABHART, Klinik der inneren Sekretion, S. 1026. Berlin-Göttingen-Heidelberg 1957. — MULLER, A. F., J. CRABBÉ, A. RIONDEL u. M. C. SANZ: Schweiz. med. Wschr. **1955**, 968. — MULLER, A. F., and W. BAUER: J. Lab. clin. Med. **41**, 497 (1953). — MURAYAMA, M.: J. Lab. clin. Med. **39**, 795 (1952). — MUTH, H. W.: Dtsch. med. Wschr. **1955**, 599.

NACHTSHEIM, H., u. H. KLEIN: Abh. Akad. Wiss., Naturw. Kl. 1947, H. 5. — NELSON, D. H.: Recent Progr. Hormone Res. **9**, 377 (1954). Diskussion. — NELSON, D. H., and L. T. SAMUELS: J. clin. Endocr. **12**, 519 (1952). — NELSON, N.: J. biol. Chem. **153**, 375 (1944). — NEUBERG, C., u. M. KOBEL: Biochem. Z. **243**, 435 (1931). — NEUBERG, C., u. S. SANEYOSHI: Biochem. Z. **36**, 56 (1911). — NICHOLS, R. E., and LAFAYETTE: J. Lab. clin. Med. **27**, 1317 (1942). — NÖLLER, H. G.: Klin. Wschr. **1954**, 988. — NÜC, J. F., D. M. MARON, J. B. GARST and H. B. FRIEDGOOD: Proc. Soc. exp. Biol. (N. Y.) **77**, 466 (1951). — NYLANDER, G.: Scand. J. clin. Lab. Invest. **7**, 254 (1955).

OBER, K. G.: Ovar. In A. LABHART, Klinik der inneren Sekretion, S. 512. Berlin-Göttingen-Heidelberg 1957. — OBER, K. G., J. KLEIN u. M. WEBER: Arch. Gynäk. **184**, 543 (1954). —

OERTEL, G., J. SCHMIDT-THOMÉ u. R. REUBER: In HOPPE-SEYLER THIERFELDERS Handbuch der physiologisch- und pathologisch-chemischen Analyse, Bd. III/2, S. 1591 (2), 1603 (3) u. 1610 (4). Berlin-Göttingen-Heidelberg 1955. — Isolierung, Nachweis und Bestimmung der Steroide. In HOPPE-SEYLER THIERFELDERS Handbuch der physiologisch- und pathologisch-chemischen Analyse, Bd. III/2, S. 1584 (1). Berlin-Göttingen-Heidelberg 1955. — ORSKOV, S. L., u. E. RATJEN: Acta physiol. scand. 13, 238 (1947). — ÖRTEL, S.: Röntgen- u. Lab.-Prax. 5, 47 (1952). — OTT, P., u. W. OTT: Fortschr. Röntgenstr. 84, 447 (1956). — OWEN, J. A., u. C. GOT: Clin. chim. Acta 2, 588 (1957). — OWEN, J. A., B. IGGO, F. J. SCANDERETT and C. P. STEWART: Biochem. J. 58, 426 (1954). — OZAKI, T.: Tôhoku J. exp. Med. 61, 83 (1954).

PARONETTO, F., CH.-I. WANG and D. ADLERSBERG: Science 124, 1148 (1956). — PEARLMAN, W. H.: Chemistry and metabolism of progesteron. In G. PINCUS and K. V. THIMANN, The Hormones I, p. 408. New York 1948. — PEARLMAN, W. H., and E. CERCEO: J. Biochem. 203, 127 (1953). — PEDERSEN, K. O.: Ultrazentrifugal studies on serum. Uppsala 1945. — PEETERS, H., u. P. VUYLSTEKE: Ärztl. Lab. 2, 183 (1956). — PERKOFF, G. T., B. v. JAGER and F. H. TYLER: J. clin. Endocr. 15, 362 (1955) (2). — PERKOFF, G. T., A. A. SANDBERG, D. H. NELSON and F. H. TYLER: Arch. intern. Med. 93, 1 (1954) (1). — PEROSA, L., u. L. BINI BARI: Experientia (Basel) 10, 469 (1954). — PETERSON, R. E.: Analyt. Chem. 25, 1337 (1953). — PEZOLD, F. A., u. H. THOMAS: Z. ges. exp. Med. 129, 412 (1957). — PFLEIDERER, G., u. L. GREIN: Biochem. Z. 328, 499 (1957). — PILSUM, J. F. VAN, R. P. MARTIN, E. KITO and J. HESS: J. biol. Chem. 222, 225 (1956). — PINCUS, G.: J. clin. Endocr. 5, 291 (1945) (1). — Assay of ovarien hormones. In G. PINCUS and K. V. THIMANN, The hormones I, p. 333. New York 1948 (2). — PINCUS, G., and W. H. PEARLMAN: Endocrinology 29, 413 (1941). — PLÖTNER, K., u. K. BETKE: Pathologie des Hämoglobins und verwandter Stoffe. In F. BÜCHNER, E. LETTERER u. F. ROULET, Handbuch der allgemeinen Pathologie, Bd. 4/II, S. 245. Berlin-Göttingen-Heidelberg 1957. — POLIS, B. D. and J. G. REINHOLD: J. biol. Chem. 156, 231 (1944). POLONOVSKI, M., et R. BOURRILLON: Bull. Soc. Chim. biol. (Paris) 34, 985 (1952). — PORTER, C. C., and R. H. SILBER: J. biol. Chem. 185, 201 (1955). — PORTMANN, P., E. SCHÖNENBERGER u. W. SCHULER: Helv. physiol. pharmacol. Acta 14, C 38 (1956). — POTTER, E. L.: Rh, its relation to congenital hemolytic disease and to intragroup transfusion reactions. Chicago 1947. — PRAETORIUS, E., u. H. POULSEN: Scand. J. clin. Lab. Invest. 5, 273 (1953). — PROBST, V., G. SCHUMACHER u. E. MÜLLER: Medizinische 1958, 38. — PUČAR, Z., M. KELER u. M. PETEK: Hoppe-Seylers Z. physiol. Chem. 309, 43 (1958). — PUCK, A.: Klin. Wschr. 1957, 808.

QUERIDO, A., A. KASSENAAR and A. CATS: Ciba Found. Coll. Endorinol. 8, 309 (1955). — QUIGLEY, J. J.: Analyt. Chem. 24, 1859 (1952).

RACE, R. R., and R. SANGER: Blood Groups in Man. Oxford 1950. — RALSTON, M.: J. clin. Path. 8, 160 (1955). — RAUCH, G.: Münch. med. Wschr. 1951, 1131. — RAUSCH, L., u. E. J. KIRNBERGER: Ärztl. Forsch. 7, 459 (1953). — RAVDIN, J. S., J. M. WALKER and J. E. RHOADS: Ann. Rev. Physiol. 15, 165 (1953). — REDDY, W. J., N. A. HAYDAR, J. C. LAIDLAW, A. E. RENOLD and G. W. THORN: J. clin. Endocr. 16, 380 (1956). — REEDER, P. L. DE: Analyt. chim. Acta 8, 325 (1953). — REFSUM, H. E.: Scand. J. clin. Lab. Invest. 9, 190 (1957). — REHN, J.: Langenbecks Arch. klin. Chir. 265, 676 (1950). — REICHSTEIN, T., and C. W. SHOPPEE: Vitam. and Horm. 1, 345 (1943). — REMMER, H.: Naunyn-Schmiedeberg's Arch. exp. Path. Pharmak. 229, 450 (1956). — RESSLER, N., and S. D. JACOBSON: Science 122, 1088 (1955) (1). — Clin. chim. Acta 2, 372 (1957) (2). — RESSLER, N., u. B. ZAK: Clin. chim. Acta 1, 392 (1956). — REUBER, R., u. J. SCHMIDT-THOMÉ: HOPPE-SEYLER THIERFELDERS Handbuch der physiologisch- und pathologisch-chemischen Analyse, Bd. III/2, S. 1475. Berlin-Göttingen-Heidelberg 1955. — REY, W. VAN: Unveröffentlichte Arbeiten am Max-Planck-Institut für Biochemie. Zit. nach J. ZANDER u. H. SIMMER. — REYNAUD, J.: C. R. Soc. Biol. (Paris) 147, 838 (1953). — RIGAS, D. A., R. D. KOLER and E. E. OSGOOD: J. Lab. clin. Med. 47, 51 (1956). — RIONDEL, A. M., M. C. SANZ u. A. F. MULLER: Acta endocr. (Kbh.) 26, 57 (1957). — RIVA, G.: Das Serumeiweißbild. Bern u. Stuttgart 1957. — RIVOIRE, R., J. RIVOIRE and J. POUJOL: J. biol. Chem. 213, 11 (1955). — RODECK, H., u. E. LINDGEN: Hoppe-Seylers Z. physiol. Chem. 288, 40 (1951). — ROE, J. H.: J. biol. Chem. 107, 15 (1934) (1); 208, 889 (1954) (2); 212, 335 (1955) (3). — ROE, J. H., J. H. EPSTEIN and N. P. GOLDSTEIN: J. biol. Chem. 178, 839 (1949). — RÖTTGER, H.: Biochem. Z. 319, 359 (1949) (1). — Arch. Gynäk. 184, 59 (1953) (2). — ROSENMUND, H.: Untersuchungen über die saure Phosphataseaktivität mit besonderer Berücksichtigung der Prostataphosphatase und des Blutserums. Habil.-Schr. Zürich 1953. — RUCKNAGEL, D. L., E. W. B. PAGE and W. N. JENSEN: Blood 10, 999 (1955).

SAIFER, A., and A. NEWHOUSE: J. biol. Chem. 208, 159 (1954). — SALT, H. B.: Analyst 78, 4 (1953). — SALTZMAN, A.: J. Lab. clin. Med. 35, 123 (1950). — SAVARD, K.: Ciba Found. Coll. Endocrinol. 11, 252 (1957). — SCHEFF, G.: Biochem. Z. 183, 341 (1927). — SCHEIFFARTH, F.: Ärztl. Lab. 1, 105 (1954). — SCHEIFFARTH, F., G. BERG u. H. GÖTZ: Hoppe-Seylers Z. physiol. Chem. 302, 126 (1955). — SCHETTLER, G. F., F. DIETRICH, M. EGGSTEIN

u. H. Jobst: Klin. Wschr. 1957, 268. — Schmid, R.: Schweiz. med. Wschr. 1956, 775. — Schmidt, H.: Fortschritt der Serologie. Darmstadt 1955. — Schneider, G., u. G. Sparmann: Naturwiss. 42, 156 (1955). — Schneierson, S. St.: Proc. Soc. exp. biol. (N.Y.) 74, 106 (1950). — Scholtan, W.: Z. ges. exp. Med. 121, 574 (1953). — Schubert, K.: Beitr. Krebsforsch. 5, 50 (1), 54 (2) (1956). — Schultz, D. H.: Amer. J. Obstet. Gynec. 66, 1260 (1953). — Schultze, H. E.: Ges. dtsch. Chem., Freiburg, 1957. — Schulz, F. H.: Das Fibrinogen. Leipzig 1953. — Schwartz, S., V. Hawkinson, S. Cohen and C. J. Watson: J. biol. Chem. 168, 133 (1947) (1). — Schwartz, S., and H. M. Wikoff: J. biol. Chem. 194, 563 (1952). — Schwartz, S., L. Zieve and C. J. Watson: J. Lab. clin. Med. 37, 843 (1951) (2). — Scudi, J. V.: J. biol. Chem. 164, 183 (1946). — Scudi, J. V., and V. C. Jelinek: J. biol. Chem. 164, 195 (1946). — Seed, J. C., and C. E. Wilson: Science 110, 707 (1949). — Seggel, K. A.: Ergebn. inn. Med. Kinderheilk. 58, 582 (1940). Nach Plötner, Klin. Wschr. 1937, 383. — Seitz, L., u. A. I. Amreich: Biologie und Pathologie des Weibes. Ein Handbuch der Frauenheilkunde und Geburtshilfe, 2. Aufl., Bd. 2, S. 728. München 1952. — Selden, G. L., and U. Westphal: J. Lab. clin. Med. 49, 786 (1957). — Shank, B., and C. Hoagland: J. biol. Chem. 162, 133 (1946). — Shaw, F. H.: Biochem. J. 32, 19 (1938). — Short, E. I.: Biochem. J. 48, 301 (1951). — Silber, R. H., and R. D. Bush: J. clin. Endocr. 15, 505 (1955) (1); 16, 1333 (1956) (2). — Silber, R. H., and C. C. Porter: J. biol. Chem. 210, 923 (1954). — Simmer, H.: Dtsch. med. Wschr. 52, 2108 (1956). — Sinodinos, E., et R. Vuillaume: Bull. Soc. Chim. biol. (Paris) 32, 409 (1950). — Sjöstrand, T.: Acta physiol. scand. 16, 201 (1948). — Smith, E. W., and C. L. Conley: Bull. Johns Hopk. Hosp. 93, 94 (1953). — Smith, G. V., and O. W. Smith: Proc. Soc. exp. Biol. (N.Y.) 36, 460 (1937). — Smith, H. W., N. Finkelstein, L. Aliminosa, B. Crawford and M. Graber: J. clin. Invest. 24, 388 (1945). — Smithies, O.: Biochem. J. 61, 629 (1955). — Nature (Lond.) 175, 307 (1955). — Smithies, O., and M. D. Poulik: Nature (Lond.) 177, 1033 (1956). — Sobel, A. E., H. Yuska and J. Cohen: J. biol. Chem. 118, 443 (1937). — Soffer, L. J.: Diseases of the endocrine glands, p. 610, 612 (1), 618—626 (2) und s. Index S. 1026. Philadelphia 1956. — Sokolski, W. T., S. Ullmann, H. Koffler and P. A. Tetrault: Antibiot. and Chemother. 4, 1057 (1954). — Somogyi, J. C.: Schweiz. med. Wschr. 1941, 225. — Sonnet, J.: Les glycoprotéines sériques à l'état normal et pathologique. Brüssel: Éditions Arscia 1956. — Sopp, J. W.: Ergebn. inn. Med. Kinderheilk. 46, 151 (1934). — Spaeth, Th. H.: J. Lab. clin. Med. 41, 161 (1953). — Spray, G. H.: Biochem. J. 41, 366 (1947). — Starlinger, H., u. J. Tamm: Klin. Wschr. 1955, 1104. — Stary, Z.: Clin. Chem. 3, 557 (1957). — Staub, H.: Schweiz. med. Wschr. 1929, 308. — Sterling, K., and S. J. Gray: J. clin. Invest. 29, 1614 (1950). — Stern, M. I., and G. I. M. Swyer: Nature (Lond.) 169, 796 (1952). — Stevenson, M. F., and G. F. Marrian: Biochem. J. 41, 508 (1947). — Stich, W.: Handbuch der allgemeinen Pathologie, Bd. IV/2, S. 204 u. 228. — Stiffey, A. V., and W. L. Williams: J. Ass. Offic. agric. Chem. 1955, 870. — Stimmel, B. F.: J. biol. Chem. 162, 99 (1946) (1), (2); 165, 73 (1946). — Stoll, A., u. A. Rüegger: Helv. physiol. pharmacol. Acta 10, 385 (1952). — Stoner, R. E., and H. F. Weisberg: Clin. Chem. 3, 22 (1957). — Strain, H. H., and J. C. Sullivan: Analyt. Chem. 23, 816 (1951). — Street, H.: J. biol. Chem. 116, 25 (1936). — Strumia, M. M., A. D. Blake jr. and W. A. Wicks: J. clin. Invest. 26, 667 (1947). — Südhof, H., u. H. Kellner: Hoppe-Seylers Z. physiol. Chem. 300, 82 (1955) (1). — Klin. Wschr. 1957, 194 (2). — Südhof, H., H. Kellner, M. Schönenberger, H. Haupt u. C. Clauditz: Hoppe-Seylers Z. physiol. Chem. 309, 136 (1957). — Süllmann, H.: Klin. Wschr. 1952, 185. — Sullivan, T. J., E. B. Gutman and A. B. Gutman: J. Urol. (Baltimore) 48, 426 (1942). — Sunderman, F. W., B. E. Copeland, R. P. MacFate, V. E. Martens, H. N. Naumann and G. F. Stevenson: Amer. J. clin. Path. 25, 489 (1955). — Suzuki, T., and T. Ozaki: Tôhoku J. exp. Med. 54, 332 (1951). — Svensson, H., u. I. Brattsten: Ark. Kemi 1, 401 (1949). — Swahn, B.: Scand. J. clin. Lab. Invest. 4, 98, 247 (1952) (1); 5, Suppl. 9 (1953) (2). — Sweat, M. L.: Analyt. Chem. 26, 773, 1964 (1954) (1). — J. clin. Endocr. 15, 1043 (1955) (2). — Sweat, M. L., W. E. Abbott, W. M. Jeffries and E. L. Bliss: Fed. Proc. 12, 141 (1953). — Sweat, M. L., and G. L. Farrel: J. clin. Endocr. 12, 141 (1952). — Szego, C. M., and S. Roberts: Proc. Soc. exp. Biol. (N.Y.) 61, 161 (1946).

Tamm, J.: Klin. Wschr. 1956, 346. — Tamm, J., I. Beckmann u. K. D. Voigt: Acta Endocr. (Kbh.) Suppl. 31, 219 (1957). — Teller, J. D.: J. biol. Chem. 185, 701 (1950). — Thannhausers Lehrbuch des Stoffwechsels und der Stoffwechsel-Krankheiten, II. Aufl., S. 800ff. 1957. — Ting, K. S., J. M. Coon and A. C. Conway: J. Lab. clin. Med. 34, 822 (1949). — Tiselius, A., and P. Flodin: Advanc. Protein Chem. 8, 461 (1953). — Tollens, B.: Ber. dtsch. chem. Ges. 41, 1788 (1908). — Tompsett, S. L., u. D. C. Smith: Acta endocr. (Kbh.) 20, 310 (1955). — Trenckmann, H.: Klin. Wschr. 1957, 551. — Turba, F., u. H. C. Enenkel: Naturwiss. 37, 39 (1950). — Tygstrup, N., K. Winkler, E. Lund u. H. C. Engell: Scand. J. clin. Lab. Invest. 6, 43 (1954).

Urbach, C.: Biochem. Z. 236, 164 (1931). — Uriel, J., et J. J. Scheidegger: Bull. Soc. Chim. biol. (Paris) 37, 165 (1956).

VALK jr., A. DE T., and H. L. PRICE: J. clin. Invest. **35**, 837 (1956). — VALLEE, B. L.: Analyt. Chem. **25**, 317 (1953). — VANATTA, J. C., and I. CUSHING: J. biol. Chem. **208**, 195 (1954). — VANOTTI, A.: Porphyrin und Porphyrinkrankheiten. Berlin 1937. — VICKERY, H. B.: Yale J. Biol. med. **18**, 473 (1946). — VIETINGHOFF-SCHEEL, O. V., u. E. HAGENDORFF: Arch. Hyg. (Berl.) **135**, 311 (1951). — VINING, L. C., F. J. GREGORY and S. A. WAKSMAN: Antibiotics **5**, 417 (1955). — VOGT, H.: Grundzüge der Pathologischen Physiologie, S. 255. München u. Berlin 1953. — VOIGT, K. D.: Zit. bei J. TAMM.

WAEL, J. DE, u. K. PUNT: Clin. chim. Acta **2**, 403 (1957). — WÄLSCH, H., u. G. KLEPETAR: Hoppe-Seylers Z. physiol. Chem. **236**, 92 (1935). — WALAAS, E., u. O. WALAAS: Acta physiol. scand. **17**, 235 (1949). — WALDENSTRÖM, J.: Acta med. scand. **117**, 216 (1944) (2). — Plasmaproteine. In THANNHAUSERS Lehrbuch des Stoffwechsels und der Stoffwechselkrankheiten, 2. Aufl. Stuttgart 1957 (1). — WALLACE, E. Z.,N. P. CHRISTY and J. W. JAILER: J. clin. Endocr. **15**, 1073 (1955). — WALLENFELS, K.: Ärztl. Forsch. **5**, 430 (1951). — WALLENFELS, K., E. BERNT u. G. LIMBERG: Angew. Chem. **65**, 581 (1953). — WALLENSTEIN, W.: M.S.C. Veterinarian **10**, 35 (1949). — WARD, E., and H. L. MASON: J. clin. Invest. **29**, 905 (1950). — WATSON, C. J.: Arch. intern. Med. **86**, 797 (1950). — WEICHSELBAUM, T. E.: Amer. J. clin. Path. **16**, 40 (1946). — WEICHSELBAUM, T. E., and H. W. MARGRAF: J. clin. Endocr. **15**, 970 (1955). — WEIL-MALHERBE, H., and A. D. BONE: Biochem. J. **51**, 311 (1952); **58**, 132 (1954). — WEIL-MALHERBE, H., and R. H. GREEN: Biochem. J. **49**, 286 (1952). — WEIMER, H. E., and J. R. MOSHIN: Amer. Rev. Tuberc. **68**, 594 (1953). — WEINBACH, A. P.: J. biol. Chem. **110**, 95 (1935). — WEINFELD, H., and A. A. CHRISTMAN: J. biol. Chem. **200**, 345 (1953). — WELTMANN, O.: Z. klin. Med. **118**, 670 (1931). — WENT, L. N.: W. Indian med. J. **5**, 247 (1956) (2). — Persönl. Mitt.(1). — WERNER, G., u. O. WESTPHAL: Angew. Chem. **67**, 251 (1955). — WEST, G. B.: J. Physiol. **106**, 418 (1947). — WESTERGREN, A.: Ergebn. inn. Med. Kinderheilk. **26**, 577 (1924). — WHEATLEY, V. R.: Biochem. J. **43**, 420 (1948). — WHITLOCK jr., C. M., A. D. HUNT jr. and S. G. TASHMAN: J. Lab. clin. Med. **34**, 1682 (1949); **37**, 155 (1951).— WICK, A. N., L. HILLGARD and E. M. MACKAY: Endocrinology **48**, 137 (1951). — WIDMARK, E.: Skand. Arch. Physiol. **48**, 61 (1926). — WIEDERMANN, W.: Schweiz. med. Wschr. **1953**, 1208. — WIELAND, T., u. G. PFLEIDERER: Angew. Chem. **67**, 257 (1955). — WIENER, A. S.: Blood groups and transfusion. Springfield, Ill. 1943. — Rh-Syllabus. Stuttgart 1949.— WILLENEGGER, H., u. R. BOTTEL: Der Blutspender. Basel 1947. — WILLIAMS, C. A., and P. GRABAR: J. Immunol. **74**, 158 (1955). — WILLIAMS, R. P., J. A. GREEN and D. A. RAPPOPORT: J. Bact. **71**, 115 (1956). — WINZLER, R. J., A. DEVOR, J. W. MEHL and I. SMYTH: J. clin. Invest. **27**, 609 (1948). — WITH, T. K.: Hoppe-Seylers Z. physiol. Chem. **278**, 122, 130 (1943) (1). — Scand. J. clin. Lab. Invest. **8**, 113 (1956). — WOLF, R., et P. MAGUIN: Bull. Soc. Chim. biol. (Paris) **36**, 925 (1954). — WOLFF, H.: Biochem. Z. **322**, 340 (1952). — WOLFSON, W. Q., C. COHN, E. CALVARY and F. ICHIBA: Amer. J. clin. Path. **18**, 723 (1948). — WOLSTENHOLME, G. E. W., and E. C. P. MILLAR: Paper electrophoresis. Boston 1956. — WÜST, H.: Klin. Wschr. **1954**, 660; **1955**, 185. — WUHRMANN, F., u. CH. WUNDERLY: Die Bluteiweißkörper des Menschen, 3. Aufl. Basel u. Stuttgart 1957. — WUNDERLY, CH.: Die Papierelektrophorese. Aarau u. Frankfurt 1954 (1). — Chimia **7**, 145 (1953); **10**, 1 (1956) (2).— Nature (Lond.) **177**, 586 (1956) (3). — Experientia (Basel) **13**, 421 (1957) (4). — WUNDERLY, CH., et R. J. WIEME: Arch. int. Physiol. **63**, 318 (1955). — WUNDERLY, CH., u. F. WUHRMANN: Schweiz. med. Wschr. **1945**, 1128. — WUNSCHENDORFF, H.: Bull. Soc. Chim. biol. (Paris) **7**, 1158 (1925). — WYNGAARDEN, J. B.: Metabolism **6**, 244 (1957).

YI-YUNG HSIA, D., and M. PAGE: Proc. Soc. exp. Biol. (N.Y.) **85**, 86 (1954). — YOUNG, N. F., in: Standard methods of clinical chemistry, p. 8. New York, N. Y.: Academic Press. Inc. 1953.

ZAK, B., R. C. DICKENMAN, E. G. WHITE, H. BURNETT and P. J. CHERNEY: Amer. J. clin. Path. **24**, 1307 (1954). — ZANDER, J.: Klin. Wschr. **1955**, 697 (1). — Die Schwangerschaft. In A. LABHART, Klinik der inneren Sekretion, S. 600 (2). Berlin-Göttingen-Heidelberg 1957. — Die Schwangerschaft (Endocrinologische Untersuchungsmethoden). In A. LABHART, Klinik der inneren Sekretion, S. 1022 (3) und 1027 (4). Berlin-Göttingen-Heidelberg 1957. — ZANDER, J., T. R. FORBES, R. NEHER u. P. DESAULES: Klin. Wschr. **35**, 143 (1957). — ZANDER, J., u. H. SIMMER: Klin. Wschr. **1954**, 529. — ZELLER, A.: Helv. chim. Acta **23**, 1509 (1940). — ZETTEL, H., u. M. KNEDEL: Chirurg **23**, 460 (1952). — ZETTEL, H., M. KNEDEL, M. ENDRESS u. H. ENDRESS: Z. klin. Med. **153**, 134 (1955). — ZIJLSTRA, W. G.: Klin. Wschr. **1956**, 384. — ZIMMERMANN, W.: Hoppe-Seylers Z. physiol. Chem. **233**, 257 (1935) (1); **245**, 47 (1936) (2). — Chemische Bestimmungsmethoden von Steroidhormonen in Körperflüssigkeiten, S. 53. Berlin-Göttingen-Heidelberg 1955 (3). — ZÖLLNER, N.: Med. Mschr. **5**, 331 (1951). — ZUKSCHWERDT, L., M. KNEDEL u. H. ZETTEL: Dtsch. med. Wschr. **1952**, 640.

Namenverzeichnis — Author Index

Sachverzeichnis — Subject Index

The manufacturer's authorised representative in the EU is Springer
Nature Customer Service Centre GmbH, Europaplatz 3, 69115 Heidelberg,
Germany. If you have any concerns regarding our products, please
contact ProductSafety@springernature.com

Printed and bound by CPI Group (UK) Ltd, Croydon, CR0 4YY

27/04/2026

02097642-0003